国家卫生健康委员会"十三五"规划教材

全国高等学历继续教育规划教材

供护理学类专业用

基础护理学

第2版

主　　编　杨立群　高国贞

副 主 编　崔慧霞　龙　霖

人民卫生出版社

图书在版编目（CIP）数据

基础护理学/杨立群,高国贞主编.—2版.—北京:人民卫生出版社,2018

全国高等学历继续教育"十三五"（护理专本共用）规划教材

ISBN 978-7-117-26866-0

Ⅰ.①基…　Ⅱ.①杨…②高…　Ⅲ.①护理学-成人高等教育-教材　Ⅳ.①R47

中国版本图书馆 CIP 数据核字（2018）第 134879 号

人卫智网　www.ipmph.com	医学教育、学术、考试、健康,购书智慧智能综合服务平台
人卫官网　www.pmph.com	人卫官方资讯发布平台

基础护理学

第 2 版

主　　编：杨立群　高国贞

出版发行：人民卫生出版社（中继线 010-59780011）

地　　址：北京市朝阳区潘家园南里 19 号

邮　　编：100021

E - mail：pmph @ pmph. com

购书热线：010-59787592　010-59787584　010-65264830

印　　刷：三河市潮河印业有限公司

经　　销：新华书店

开　　本：850×1168　1/16　印张：29

字　　数：724 千字

版　　次：2013 年 9 月第 1 版　2018 年 7 月第 2 版
　　　　　2018 年 7 月第 2 版第 1 次印刷（总第 7 次印刷）

标准书号：ISBN 978-7-117-26866-0

定　　价：69.00 元

打击盗版举报电话：010-59787491　E-mail：WQ @ pmph. com

（凡属印装质量问题请与本社市场营销中心联系退换）

纸质版编者名单

数字负责人　杨立群

编　　者（按姓氏笔画排序）

王　妍 / 济宁医学院护理学院　　　　吴子敬 / 中国医科大学护理学院

龙　霖 / 川北医学院附属医院　　　　宋葆云 / 河南省人民医院

叶碧容 / 厦门医学院护理学系　　　　张　晶 / 哈尔滨医科大学附属第二医院

朱姝芹 / 南京医科大学护理学院　　　钱春荣 / 陆军军医大学护理学院

刘红敏 / 齐齐哈尔医学院护理学院　　徐艳斐 / 大庆医学高等专科学校

刘彦淑 / 内蒙古医科大学护理学院　　高国贞 / 广州医科大学附属第一医院

江月英 / 新疆医科大学护理学院　　　郭小燕 / 长治医学院护理学系

李福英 / 重庆医科大学护理学院　　　崔慧霞 / 锦州医科大学护理学院

杨立群 / 齐齐哈尔医学院护理学院

编写秘书　刘红敏 / 齐齐哈尔医学院护理学院

数字秘书　刘红敏 / 齐齐哈尔医学院护理学院

在线课程编者名单

在线课程负责人　杨立群

编　　者（按姓氏笔画排序）

王　妍 / 济宁医学院护理学院　　　　宋葆云 / 河南省人民医院

龙　霖 / 川北医学院附属医院　　　　宋玛丽 / 广州医科大学附属第一医院

叶碧容 / 厦门医学院护理学系　　　　张　巍 / 大庆医学高等专科学校

朱姝芹 / 南京医科大学护理学院　　　范　薇 / 广州医科大学附属第一医院

任　静 / 哈尔滨医科大学附属第二医院　钱春荣 / 陆军军医大学护理学院

刘红敏 / 齐齐哈尔医学院护理学院　　徐艳斐 / 大庆医学高等专科学校

刘彦淑 / 内蒙古医科大学护理学院　　高国贞 / 广州医科大学附属第一医院

李福英 / 重庆医科大学护理学院　　　郭小燕 / 长治医学院护理学系

杨立群 / 齐齐哈尔医学院护理学院　　崔慧霞 / 锦州医科大学护理学院

吴子敬 / 中国医科大学护理学院

在线课程秘书　刘红敏 / 齐齐哈尔医学院护理学院

第四轮修订说明

随着我国医疗卫生体制改革和医学教育改革的深入推进，我国高等学历继续教育迎来了前所未有的发展和机遇。为了全面贯彻党的十九大报告中提到的"健康中国战略""人才强国战略"和中共中央、国务院发布的《"健康中国 2030"规划纲要》，深入实施《国家中长期教育改革和发展规划纲要(2010-2020 年)》《中共中央国务院关于深化医药卫生体制改革的意见》，落实教育部等六部门联合印发《关于医教协同深化临床医学人才培养改革的意见》等相关文件精神，推进高等学历继续教育的专业课程体系及教材体系的改革和创新，探索高等学历继续教育教材建设新模式，经全国高等学历继续教育规划教材评审委员会、人民卫生出版社共同决定，于 2017 年 3 月正式启动本套教材护理学专业（专科起点升本科）第四轮修订工作，确定修订原则和要求。

为了深入解读《国家教育事业发展"十三五"规划》中"大力发展继续教育"的精神，创新教学课程、教材编写方法，并贯彻教育部印发《高等学历继续教育专业设置管理办法》文件，经评审委员会讨论决定，将"成人学历教育"的名称更替为"高等学历继续教育"，并且就相关联盟的更新和定位、多渠道教学模式、融合教材的具体制作和实施等重要问题进行了探讨并达成共识。

本次修订和编写的特点如下：

1. 坚持国家级规划教材顶层设计、全程规划、全程质控和"三基、五性、三特定"的编写原则。

2. 教材体现了高等学历继续教育的专业培养目标和专业特点。坚持了高等学历继续教育的非零起点性、学历需求性、职业需求性、模式多样性的特点，教材的编写贴近了高等学历继续教育的教学实际，适应了高等学历继续教育的社会需要，满足了高等学历继续教育的岗位胜任力需求，达到了教师好教、学生好学、实践好用的"三好"教材目标。

3. 本轮教材从内容和形式上进行了创新。内容上增加案例及解析，突出临床思维及技能的培养。形式上采用纸数一体的融合编写模式,在传统纸质版教材的基础上配数字化内容,以一书一码的形式展现,包括在线课程、PPT、同步练习、图片等。

4. 整体优化,本轮修订增加 3 个品种,包含我国新兴学科以及护理临床操作技能,以满足新形势下的教学培养目标与需求。

本次修订全国高等学历继续教育"十三五"规划教材护理学专业专科起点升本科教材 19 种,于 2018 年出版。

第四轮教材目录

序号	教材品种	主编	副主编
1	护理研究(第3版)	陈代娣	肖惠敏 邹海欧
2	护理管理学(第3版)	张振香	刘彦慧 陈翠萍
3	护理心理学(第3版)	史宝欣	唐峥华 孙慧敏
4	护理教育学(第3版)	李小寒 罗艳华	周 芸 马小琴
5	健康评估(第3版)	张彩虹	赵 莉 李雪萍 李雪莉 余丽君
6	内科护理学(第3版)	胡 荣 史铁英	李健芝 游兆媛 朱小平
7	外科护理学(第3版)	张美芬 孙田杰	王爱敏 尹 兵 牟绍玉
8	妇产科护理学(第3版)	张秀平	王爱华 陈 洁 周小兰
9	儿科护理学(第3版)	范 玲 沙丽艳	杨秀玲 李智英
10	急危重症护理学(第3版)	成守珍	桑文凤 甘秀妮 郝春艳
11	老年护理学(第3版)	王艳梅	尹安春 童 莉 石 蕾
12	精神科护理学(第3版)	吕春明	刘麦仙 王秀清 魏钦令
13	临床营养学(第3版)	让蔚清 于 康	施万英 焦凌梅
14	护理伦理学(第3版)	崔香淑 翟晓梅	张 旋 范宇莹
15	护理人际沟通	刘均娥 孟庆慧	付菊芳 王 涛
16	助产学	蔡文智	丁艳萍
17*	基础护理学(第2版)	杨立群 高国贞	崔慧霞 龙 霖
18*	社区护理学(第3版)	涂 英 沈翠珍	张小燕 刘国莲
19*	临床护理技能实训	李 丹	李保刚 朱雪梅 谢培豪

注:1. * 为护理学专业专科、专科起点升本科共用教材

2. 本套书部分配有在线课程,激活教材增值服务,通过内附的人卫慕课平台课程链接或二维码免费观看学习

评审委员会名单

前　言

根据全国高等学校医学高等学历继续教育教材第三轮修订工作原则和基本要求,在总结《基础护理学》第1版教材编写和使用情况的基础上,结合临床护理实践的变化,适应护理工作者对护理新知识、新技术和新方法的挑战,我们组织17所院校的18位教师对本教材进行了完善和修订。

本教材在编写中坚持基本理论、基本知识、基本技能和思想性、科学性、先进性、启发性、适用性,同时注重内容安排合理,深浅适宜,适应高等学历继续教育教学的需求。语言流畅、简练、规范、准确。注重遵循高等学历继续教育教学规律,体现高等学历继续教育的特点。在编写过程中坚持以人为本的现代护理理念,从理论到实践努力做到与临床接轨,坚持体现整体护理理念,注重教材内容的实用性。

与第1版教材比较,《基础护理学》(第2版)创新之处在于:①为适合在职人员的学习特点,每章节前加"学习目标"这一模块,每章后加上"学习小结"和"复习思考题"两个模块,有利于培养学生自学、创造性思维和解决实际护理问题的能力;②操作步骤细化,有利于学生对操作流程的掌握;③增加了操作过程中护士与患者沟通的内容,体现护理工作的人文关怀,及对护士职业素质、职业情感的培养;④为了提高学习效率增加了融合教材。

尽管在编写过程中各位编委认真负责、团结协作、严谨务实,但由于能力和水平有限,教材也难免有错误和疏漏之处,我们恳请广大读者、教师、学生和临床护理工作者给予批评指正。

在本教材的编写过程中,得到了所有参编院校领导和同仁的帮助与支持,在此表示诚挚的感谢!

杨立群

2018 年 3 月

目　录

第一章　绪　论

1

学习目标

掌握	《基础护理学》课程的学习方法。
熟悉	《基础护理学》课程的学习目的和意义；《基础护理学》课程的学习要求。
了解	《基础护理学》的基本任务。

护理学是一门以自然科学与社会科学为理论基础,研究有关预防保健、疾病治疗及康复过程中的护理理论、知识、技术及其发展规律的综合性应用学科。护理学的内容和范畴包括基础护理、专科护理、心理护理、护理教育、护理管理、社区护理和护理研究等,其中基础护理学是研究临床护理中各专科共性的基本理论、基本知识、基本技术的一门学科,是护理学的重要组成部分,对培养具有扎实的理论基础和娴熟的基本技术的合格护理人才起着重要的作用,是护理学专业学生必修的一门重要的专业基础课程。

问题与思考1-1　　你护理学专业中专毕业后分配到三级甲等医院工作,热爱护理工作,有责任心、爱心,完成本职工作的同时喜欢看书学习,由于担心自己学历低、护理学知识和理论不能满足以后护理工作的需要,报考了成人护理本科,已经被某医学院护理学专业录取,《基础护理学》开课了,作为一名护理本科学生请回答:

　　1.《基础护理学》课程在护理工作的作用和意义?

　　2. 你用哪些学习方法学好本门课程?

一、《基础护理学》课程的基本任务

　　基础护理学是运用护理学的基本知识、基本技能,满足患者的基本需求,是各专科护理和护理学科的基础。基础护理学是以人的健康为中心,针对服务对象的生理、心理、社会、精神及文化等各层面的健康问题,采取科学的、有效的护理方法,满足服务对象的需求,使其处于一个最佳的接受治疗和护理的身心状态,从而促进健康的恢复。因此,基础护理学的基本任务是以培养学生良好的职业道德、职业情感为核心,使学生树立整体护理观念,掌握基础护理学中的基本理论知识和基本操作技能,并将所学的知识和技能灵活地运用于临床护理实践,履行护理人员"促进健康、预防疾病、恢复健康和减轻痛苦"的重要职责。

（一）促进健康

　　世界卫生组织(World Health Organization,WHO)指出:"健康不但是没有疾病和身体缺陷,而且还要有完整的生理、心理状态和良好的社会适应能力"。1989 年,WHO 又提出了有关健康的新概念,即"健康不仅是没有疾病,而且包括躯体健康、心理健康、社会适应良好和道德健康"。促进健康是帮助人群获得维持或增进健康所需要的知识、技能和资源。促进健康的目标是帮助人群树立现代的健康观,维持最佳健康水平或健康状态。护士通过基础护理服务帮助服务对象获取有关维持和增进健康所需要的知识,也可以通过卫生宣教等护理活动帮助服务对象维持他们的健康状态,使人群能够理解和懂得适当运动、合理膳食、戒烟限酒、心情舒畅等有益于增进健康和预防疾病的发生。《渥太华宪章》中提出了健康促进的策略:"制定促进健康的政策、营造良好的支持环境、扩大卫生服务职能、充分发挥社区力量、发挥个人力量。"可见护士在促进健康过程中发挥着重要的作用。

（二）预防疾病

　　现代疾病观对疾病的认识,不仅限于身体器官的功能和组织结构的损害,还包括人体各器官、系统之间的联系,人的心理因素与躯体的联系以及人体与外界社会之间的联系。护士在预防疾病中的作用是帮助健康人群或易感人群获得健康的知识和预防疾病的知识,通过医护人员的各种努力,提高全社会人民的预防观念。预防工作应从医院到社会,从生理预防到社会心理预防,从单纯技术服务到社会服务,使所有人都尽可能达到最佳的健康水平。在健康-疾病动态过程的任何阶段,均可以采取一些预防措施,以避免或延迟疾病的发生,从而阻止疾病的恶化,促进健康。

(三)恢复健康

恢复健康的护理活动包括生理领域、心理领域和社会领域。恢复健康是帮助人们在患病或存在影响健康的问题后,指导人们改变不健康的生活方式和行为习惯,改善其健康状况,协助残疾者参与他们力所能及的活动,使他们从活动中得到锻炼和自信,以利于他们恢复健康。

(四)减轻痛苦

减轻个体和人群的痛苦是护士所从事护理工作的基本职责和任务。护士运用所学的护理理论知识和技能,服务于临床护理实践,帮助个体和人群减轻疾病带来的身心痛苦。

二、《基础护理学》课程学习目的和意义

基础护理是满足患者基本需要的一系列护理活动,这些基础护理活动包括满足患者生理需要、心理需要和社会需要。同时,基础护理学的教学活动和实践活动既有助于学生明确作为一名合格护士的自身价值,也有助于培养学生良好的职业道德与职业情感。其教学宗旨在于帮助学生掌握并灵活运用护理学基础理论与技术,以便为全面开展"以服务对象为中心"的高质量整体护理服务打下坚实的基础。因此,学习《基础护理学》课程的主要目的是使学生在完成本课程内容的学习后,能够:

1. **获得基本知识和基本技能** 为患者提供安全舒适的住院环境、保持患者的清洁卫生、帮助患者进行适当的活动和休息、饮食护理、排泄护理、生命体征观察、预防医院感染、临终关怀、病情观察及医疗护理文件的记录和书写等。上述基本护理知识和基本技能是学生将来从事护理工作的基础,应全面掌握。

通过学习《基础护理学》,可以帮助学生牢固地树立终生为人类的健康事业服务的思想和决心,以护理理论知识为指导,用娴熟的基础护理操作技术,为患者提供优质的护理服务,满足患者生理、心理和社会需求,提高患者生活质量,使其尽可能地达到最佳的健康状态。

2. **认识自身价值,树立正确的价值观** 认识自身价值是做好护理工作的原动力。护理工作需要技巧、想象力、奉献和对工作及服务对象的热爱,是科学和艺术的结晶。通过学习《基础护理学》,帮助学生认识到护理学既是一门科学也是满足人类需求的一门艺术。科学性体现在护理专业有其相对独立的知识体系,并有一定的理论知识作为指导;艺术性则表现为护理的对象是千差万别的个体,在对服务对象进行护理时必须有意识地将所学的知识和技能加以创造和升华,树立正确的价值观,才能为患者提供优质的服务。

3. **具备良好的职业道德和职业情感** 护理的服务对象是人,人是由生理、心理、社会、精神、文化等多个层面所组成的个体。护理服务对象的特殊性决定了从事护理工作的护理人员必须具备良好的人道主义精神,只有这样,才能为服务对象提供人道主义的护理照顾,使服务

对象获得心理上的舒适并促进其疾病的康复。

通过学习《基础护理学》，可以培养学生高尚的职业道德和职业情感，使其树立严谨求实的工作作风和对患者高度负责的工作态度，使他们在未来的临床护理工作中，能够严格遵守护理人员的伦理道德行为规范，尊重、关心和体谅患者，维护患者的权益，做好患者的代言人。此外，通过学习《基础护理学》还可以激发学生热爱护理专业、为护理事业无私奉献的热情。

4. 提供健康教育和指导 21世纪人口结构、保健模式、疾病谱及人们对卫生保健的需求将发生很大变化，以个人和疾病为中心的保健机构已转变为以人群、社区为中心的保健系统，护理服务也从医院扩大到家庭和社区。

通过学习《基础护理学》，使学生充分地认识到，护理工作不仅要在医院为患者提供护理服务，还需要将护理服务扩展到社区和社会，为健康人群提供保健。目前临床护理实践，已转化为整体护理工作模式，要求护理人员以整体观念评估、分析和满足患者生理、心理、社会、精神、文化等方面的需求，帮助服务对象获得最大程度的健康。随着人们生活水平的不断提高，不仅要求生活好，而且要健康长寿，人们已经不满足常规的卫生服务模式，而要求卫生人员定期给他们体检，进行健康指导，了解自然环境及社会环境对健康的影响，以及老年人、妇幼的预防保健工作、社会预防保健工作、社区预防保健工作都成为护理工作的重要组成部分。

《基础护理学》提供对各专科患者及健康人群进行的具有共性的生活护理和技术护理服务，它是临床护理工作中最常用、最普遍的基本理论和技术操作，是护理人员必须掌握的基础知识，也是发展专科护理的基础和提高护理质量的重要保证。在进行基础护理教学中要帮助学生认识作为一名合格护士的自身价值，将基础护理的内容与临床护理紧密结合，培养学生的基本能力、基本素质和关爱患者的情感及热爱护理专业的思想，满足患者的身心需要。

三、《基础护理学》的教学内容、学习要求与方法

（一）教学内容

《基础护理学》的教学范畴是要求学生必须掌握护理的基本理论、基本知识和基本技能。基础护理工作是临床护理和各专科护理的基础，贯穿于患者对健康需求的始终。它包括对患者的生活护理、病情变化观察、患者治疗需要的满足、基本护理技术操作和健康教育等护理内容。它是护理学中最基本、最重要的课程之一，是护理专业的一门主干课程。学好《基础护理学》，有利于培养学生热爱护理事业的情怀，了解护士的职责，对实现救死扶伤使命具有十分重要的意义。

（二）学习要求

1. 有良好的职业动机，真正理解基础护理学的概念和内涵，树立热爱生命热爱护理事业，有立志从事护理事业的理想和信念。

2. 学习态度端正，明确基础护理在临床护理工作中的重要地位。在学习中体验职业情感，培养职业的行为规范。

3. 在学习基础护理知识时应与基础医学、临床医学知识进行有机的联系，以求从理论上明白护理的原理、机制，真正知其然又知其所以然。

4. 理论学习的同时，要重视实践锻炼、示教室操作练习，临床的见习、实习，都是十分重要

的理论联系实际的学习过程,边学边做,在实践中领会护理理论的真谛,感悟护理技术操作的艺术性,体验护理职业情感,培养护理职业行为规范,提高基本技术的熟练程度,是学好基础护理学的重要方法和原则。

5. 刻苦练习护理技术,切实掌握基本功。熟练的技能、技巧来源于手、脑并用,反复练习。只有在大脑指挥下,感官与手密切配合,进行有目的、有组织的操作活动,在特定的动作形成条件反射之后,技术才能达到准确、规范的熟练程度。

(三)学习方法

1. **理论学习法**　《基础护理学》的理论学习法包括教师的理论讲授和学生的自主学习。要求学生在课前做好预习,带着问题到课堂上学习。各项操作前的理论部分教师要进行理论讲授,如无菌技术操作原则、静脉输液和静脉输血原理等内容多采取这种学习方法,学生在听课中应该发挥主体的作用,教师发挥主导作用,并且做好师生的互动。

2. **以问题为基础的学习(Problem-Based Learning,PBL)**　以问题为基础的学习作为一种新的学习方法,由美国神经病学家巴罗斯(Barrows HS)于1969年创立。此方法是以问题为基础,以学生为中心,以教师为导向的学习方法,强调从问题着手,让学生去探索知识,并运用知识分析和解决问题,从而激发其学习动机。具体操作方法是:

(1)建立学习小组:将学生分为若干个学习小组,每个小组选一位责任心强、学习好的学生担任组长,要求每位学生必须参加小组的学习。在小组学习和讨论时由各组长做好记录。

(2)布置问题:教师根据教学大纲要求,结合教材内容,以临床上具有代表性的病例为基础,按照2节课精心设计1~2个问题,在课前一周布置给学生。

(3)课前准备:学生以小组为单位,根据教师提供的问题,到图书馆或网上查阅相关资料,针对教师提供的病例资料,结合文献检索结果,在充分讨论的基础上,要求每组学生以护理程序为主线,独立做出评估、诊断、计划、实施和评价。

(4)问题解决和总结:每组选出1~2名学生作为代表,轮流在课堂上进行汇报。教师进行总结和讲解,在教师的指导下由学生演示相关的护理操作。

3. **实践学习法**　基础护理学是一门实践性很强的课程,其内容的重点是基础护理操作,所以,实践学习法是护生学习基础护理学的主要方法,包括实训室学习、临床见习、临床实习三部分。

(1)实训室学习:实训室学习是护生学习基础护理学的重要方法之一,护生只有在实训室模拟的护理情境下能够独立、熟练地完成各项基础护理技能操作,达到教学大纲所要求的标准,才能够到临床真实的患者身上实施各项护理技能操作。实训室学习法包括:①教师示教法:教师示教是教师按照操作程序边操作边讲解,先分步骤操作,然后按照操作程序完整地示教;②学生回示法:教师示教结束请1~2名同学回示操作,操作结束后由学生评价,找出优点和存在问题,再由教师做总结;③分组练习法:首先是模拟练习,如肌内注射法,在模型上练习;④开放实训室学习法:业余时间实训室对学生开放,学生按照小组进行模拟练习,直至熟练;⑤角色扮演法:教师考核达到标准后进行角色扮演练习,每2名同学一组,分别扮演患者和护士,进行角色扮演训练;⑥达标考核法:教师对每一名学生的操作进行达标考核,严格按照考核标准进行考核;⑦多元教学法:包括案例教学法、情景模拟教学法、微格教学法等。微格教学(Microteaching)又称微型教学,是以现代教育理论为基础,利用先进的媒体信息技术,根据反馈原理和教学评价理论,分阶段系统培训教师教学技能的活动。微格教学产生于美国斯坦福大学,以前用于师范学校的教学,现在医学院校也广泛应用。在基础护理学实践教学中,如选择教学内容后,将学生练习和达标考核的全过程进行录像,记录教学过程,然后播放录像进行学生自我评价及指导教师总结评价。在微格教学过程中,强调技能的分析示范、实践反馈、客观评价等环节。

实训室学习法非常重要,对学生要求也很严格,因此要求护生:

1)以认真的态度对待实习课,进入实训室前要衣帽整洁,穿好白大衣、戴好护士帽。

2)严格遵守实训室的规章制度,在实训室内,严禁大声喧哗,严禁坐床,要爱护实训室内的所有设备及物品(包括模型人、操作用物等),保持实训室清洁卫生,练习结束离开实训室前要关好门窗。

3)认真观看教师示教,对于实训室学习,教师示范是重要的环节。护生应集中注意力,仔细看清楚教师所示范的每一个步骤。在教师示范过程中,如有疑问或有没看清楚的地方,应在教师示范结束后及时提出。

4)认真做好模拟练习,观看完教师的示范后,护生要根据教师的示范,按照正确的操作程序逐步进行模拟练习。模拟练习中力求每一步骤都能符合操作标准要求,如有问题应及时请教实践课指导教师。

5)加强课后练习,技能学习是一个循序渐进、不断熟练的过程,需要学生课后不断进行练习。护生应有效利用实训室开放的时间,根据自身情况,认真地进行操作技能的训练,以使技能操作达到娴熟的程度。

(2)临床学习:临床学习也是提高护生基础操作技能的一种有效的学习方法,包括临床见习和临床实习。通过临床学习,护生不仅能使各项操作技能逐渐达到熟练的程度,而且还能促进护生职业道德和职业情感的形成与发展。临床学习的前提条件是护生在实训室内进行各项技能操作时已经达到教学所规定的标准和要求。如果护生的各项操作在实训室学习中没有过关,决不允许他们在临床真实患者身上进行任何技能操作,以保证患者的安全。护生在临床真实的护理情境中为患者实施基础护理的各项技能操作之初,需借助临床教师的指导,再逐渐过渡到自己独立完成各项操作。

为了提高临床学习的效果,要求护生:

1)以护士的标准严格要求自己,进入临床后,护生应自觉遵守医院的各项规章制度,按照护士的伦理道德规范行事。

2)树立良好的职业道德和职业情感,护生到临床后,要树立高度的责任心和责任感,尊重、关心、同情、爱护患者,全心全意为患者服务,尽可能地满足患者提出的各种合理要求。

3)认真对待每一项基础护理技能操作,临床学习的经历是非常珍贵的,护生应珍惜每一次操作机会,并按照正确的操作程序和方法在患者身上实施各项操作,严格遵守无菌技术操作原则和查对制度,确保患者的舒适和安全。

4)虚心接受临床教师的指导和帮助,临床教师具有丰富的临床经验和带教经验,他们了解护生刚刚进入临床时的感受和状态,是护生临床学习的主要支持者。因此,护生应有效地利用临床教师这一重要的学习资源,尊重他们,主动请教问题并虚心接受他们的指导。此外,如在临床学习中遇到各种压力时,护生应主动寻求临床教师的帮助,以避免压力对自身造成各种不利影响。

（杨立群）

基础护理学是运用护理学的基本知识、基本技能，满足患者的基本需求，是各专科护理的基础。《基础护理学》的基本任务是以培养学生良好的职业道德、职业情感为核心，使学生树立整体护理观念，掌握基础护理学中的基本理论知识和基本操作技能，并将所学的知识和技能灵活地运用于临床护理实践，履行护理人员"促进健康、预防疾病、恢复健康和减轻痛苦"的重要职责。学习《基础护理学》课程的主要目的是使学生在完成本课程内容的学习后，能够获得基本知识和基本技能；认识自身价值，树立正确的价值观；具备良好的职业道德和职业情感；为护理对象提供健康教育和指导。《基础护理学》的教学范畴包括学生必须掌握的护理基本理论、基本知识和基本技能。要求学生有良好的职业动机，学习态度端正，在学习中与其他知识进行有机的联系，重视实践锻炼如示教室操作练习、临床的见习和实习，刻苦练习护理技术，切实掌握基本功。《基础护理学》的学习方法包括：理论学习法、以问题为基础的学习、实践学习法。

复习思考题

1. 怎样认识《基础护理学》这门课程？

2. 写一份《基础护理学》的学习计划书。

第二章　医院环境

2

学习目标	
掌握	门诊、急诊、病区护理工作的主要内容；医院物理环境和社会环境的调控方法及要求。
熟悉	医院的任务；门诊、急诊、病区的设置与布局；医院环境的特征。
了解	医院的类型和分级。

环境是人类生产和生活的场所,是人类赖以生存和发展的物质基础,与人的健康和生命息息相关。良好的医院环境对患者的治疗和康复起着积极作用。因此,护士的职责之一就是为患者提供安全、安静、舒适、整洁、美观的医院环境,满足患者的身心需要,促进患者的康复。

问题与思考2-1

患者,张某,男,65岁,退休教师,有高血压病和冠心病史。因胸部不适2天,由家属陪同来到某医学院附属心血管医院就诊。在门诊护士的指导下,患者挂完心血管内科号后,和家属一起坐在候诊室等候。

1. 张某就诊的医院属于什么类型的医院?
2. 门诊的护理工作主要有哪些?
3. 候诊期间,张某自诉胸痛进行性加重,难以忍受。门诊护士应如何处理?

第一节 医院

医院(hospital)是对个人或特定人群进行防病治病、卫生保健的重要医疗服务机构,是国家社会主义卫生保健事业的重要组成部分。医院的组成包括一定数量的病床设施、仪器设备,具有救死扶伤精神、精湛知识和技术的依法执业的医务人员,有效的规章制度等,从而保证为住院或门诊患者实施正确的诊疗和护理。

一、医院的任务

医院作为社会系统的一个有机组成部分,为广大的人民群众提供全方位的医疗服务。1982年卫生部颁布的《全国医院工作条例》指出:"医院必须以医疗工作为中心,在提高医疗质量的基础上,保证教学和科研任务的完成,并不断提高教学质量和科研水平。同时做好扩大预防、指导基层和计划生育的技术工作。"文件中明确指出了医院具有以下任务:

1. **医疗** 医疗是医院的主要功能和中心任务。各项工作都必须保证和服从这一中心任务的完成。医院的医疗工作以诊疗与护理两大业务为主体,与辅助诊疗部门密切配合,形成为患者服务的医疗整体。医院医疗分为门诊医疗、住院医疗、急诊医疗和康复医疗。门诊、急诊医疗是第一线,住院医疗是重点,康复医疗使患者早日回归社会,具有良好的社会效益。

2. **教学** 医学是实践医学。医学教育的特殊性在于人员的培养必须经过学校教育和临床实践两个阶段,理论联系实际,提高临床实践技能。为适应医学发展的需要,毕业后医学人员仍须不断接受医学继续教育,学习新理论、新知识、新方法和新技术,不断提高业务水平。因此,医院是培养各类医学人才的教学基地,根据医院的性质、规模、等级承担着不同层面的教学任务。

3. **科研** 医院是开展科学研究的主要阵地,科学研究是医院持续发展的动力。通过科学研究,一方面可以解决诊疗护理问题,发展新技术、新方法,促进医学科学和护理科学的发展;另一方面可以将科学研究成果应用于临床,服务于临床,提高医疗护理质量。因此,各级各类医院都要根据自身的技术水平和特点,进行力所能及的科学研究工作,有条件者可成立专业特长方面的临床实验室或研究所。科研任务的比重,也是依据医院的性质、等级而定。

4. 预防保健 随着人们健康观念的变化,医院服务范畴不断扩展,包括预防保健和社区卫生服务工作。如开展社区家庭服务;指导基层做好妇幼保健、计划生育工作;进行健康教育、健康咨询及疾病普查工作;倡导健康的生活方式,加强自我保健意识,从而提高人们的生活质量和健康水平。医院也因此成为人民群众健康保健服务的中心。

以上四个任务并不是孤立存在的,而是相互联系、相辅相成的。医院应以医疗为中心,将医疗与其他三个任务相结合,统筹安排工作,全面完成各项任务。

二、医院的种类

根据医院的特定任务、收治范围、隶属关系、经营目的和技术力量等不同划分条件,可将医院划分为不同类型(表2-1)。无论医院是何种类型,当发生重大灾害、事故、疫情等特殊情况时,均有义务执行政府指令性任务,包括非营利性医院。

表2-1 医院的类型

划分条件	划分类型
按收治患者的范围	综合性医院、专科医院
按地区	城市医院(市、区、街道医院)、农村医院(县、乡、镇卫生院)
按特定任务	军队医院、企业医院、医学院附属医院
按所有制	全民所有制医院、集体所有制医院、个体所有制医院、中外合资医院
按经营目的	非营利性医院、营利性医院
按分级管理办法	一级医院(甲、乙、丙等)、二级医院(甲、乙、丙等)、三级医院(特、甲、乙、丙等)

注:有的医院兼有几种类型

1989年卫生部下发《医院分级管理办法》,根据医院的功能、任务、设施条件、技术建设、医疗服务质量和科学管理的综合水平,将医院分为三个等级,实行医院标准化管理和目标管理。各级医院的功能和任务有所侧重和区别(表2-2)。

表2-2 医院的分级

级别	功能	任务
一级医院	直接向具有一定人口(≤10万)的社区提供医疗、预防、保健和康复服务的基层医疗卫生机构,如农村乡镇卫生院、城市街道医院、社区卫生服务中心	直接对群众提供一级预防,对多发病、常见病进行管理,对疑难重症进行正确转诊,同时协助上级医院做好住院前后的卫生服务
二级医院	向多个社区(其半径人口一般在10万以上)提供综合医疗卫生服务和承担一定教学、科研任务的地区性医院,如一般市、县医院、省辖市的区级医院、企事业单位的职工医院	提供医疗护理、预防保健和健康服务,参与指导对高危人群的监测,接受一级医院转诊,指导一级医院的业务,进行一定程度的教学和科研
三级医院	向全国及跨地区、省、市提供更高层次的医疗卫生服务的医院,是全面医疗、护理、教学、科研相结合的医疗预防技术中心,如国家、省、市直属的市级大医院及医学院校的附属医院	提供全面连续的医疗护理、预防保健、康复服务和高水平的专科医疗服务,解决危重疑难病症,接受二级医院转诊,对下级医院进行指导和培训,并承担教学、科研任务

三、医院的组织结构

根据我国医院的组织结构模式,医院大致分为三大系统:诊疗部门、辅助诊疗部门和行政后勤部门(图2-1)。诊疗部门是医院主要业务部门,承担门诊、急诊、住院和预防保健等工作。诊疗部门的设置重点因医院的种类而各有不同。辅助诊疗部门以专门的技术和设备辅助诊疗工作的进行,帮助诊疗部门诊断、治疗和照护患者。行政后勤部门承担着管理人、财、物、时间、信息等要素的任务,是医院正常、有序、有效运作的重要保障。三大系统相互协调成为有机整体。

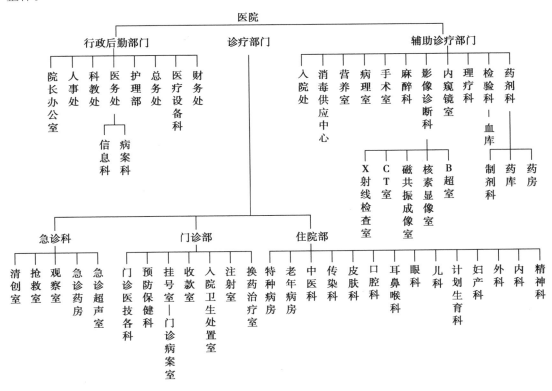

图 2-1　医院的组织结构

四、门诊

门诊(out-patient department)是医院面向社会、提供服务的窗口,是医院对人民群众进行诊疗、护理和预防保健的第一线。门诊工作直接反映出医院医务人员的精神风貌、医疗护理质量以及医院的综合管理水平。

(一)门诊的设置和布局

门诊具有患者集中、病种复杂、人员流动性大、季节变化性强、就诊时间短、交叉感染可能性大的特点。因此门诊的设置必须以人为本,以突出公共卫生为原则,做到布局合理,设施齐全,标识醒目,流程优化,管理到位,让患者便捷就医、安全就医、有效就医、明白就医,提升诊疗护理服务水平。

门诊应设有导诊台或预检分诊室、挂号处、收费处、预防保健科、注射室、药房、检验科、影像检查室、便民服务中心(应急电话、饮水机、轮椅等)、治疗室、各科诊室(内科、外科、妇科、儿科、五官科、皮肤科等)和候诊室等。候诊室应设在诊室附近,光线充足,空气流通,并有足够座位。每间诊室以设置1~2张诊查桌,2~4张座椅和1~2张诊查床为宜,最好执行"一室一医一患"诊查制度,并设置私密性保护设施,以保护患者隐私。诊查桌桌面摆放常规检查用具、处方单、检查申请单及化验单,并放置有序,有条件的配备有电脑和打印机。室内还应设洗手池和洗手液。随着现代化信息技术的发展,门诊一卡通、自助预约系统、电子叫号系统、多媒体查询触摸屏、电子病历、微平台等现代化信息工具的应用,能及时向患者提供咨询、预约、查询、缴费、宣教等服务,改善患者就医体验,处处体现以患者为中心的服务理念。

(二)门诊的护理工作

1. **预检分诊**　由临床经验丰富的护士担任,对患者先预检分诊,后挂号治疗,使患者及时正确分诊,从而缩短其就诊时间,提高工作效率。护士应主动热情接待患者,简明扼要询问病史,仔细观察评估病情,做出初步判断,科学合理地安排就诊流向,使患者在最短的时间内得到有效的诊治。合理的分诊指导也是防止传染病传播的有效途径。

2. **安排候诊与就诊**　患者挂号后,分别到各科候诊室依次就诊,护士应做好相应工作。

(1)准备好各种检查器械和诊治用物,做好开诊前的准备。

(2)维护整洁、安静的候诊环境,维持良好的就诊秩序,做好等待服务。

(3)分理初诊和复诊病案,收集整理各种化验单和检查报告单等。

(4)根据病情测量体温、脉搏、呼吸、血压,并将其记录在门诊病案上。

(5)按照挂号的先后顺序安排就诊,必要时协助医生进行相关工作。

(6)随时密切观察患者的病情变化,对高热、休克、呼吸困难、出血或剧痛的患者,应立即安排提前就诊或送入急诊室处理;遇年老体弱或病情较重者,可安排优先就诊。

3. **治疗工作**　根据医嘱执行治疗,如注射、换药、导尿、灌肠等。护士必须认真执行各项规章制度和技术操作规程,严格查对制度,防止差错事故的发生。

4. **消毒隔离**　门诊患者流量大而且集中,易发生交叉感染,因此要认真做好消毒隔离工作。如采集血标本实行一人、一针、一巾、一止血带;各种治疗后用物按要求处理;定期清洁和消毒地面、墙壁、桌椅、扶手、平车等。遇传染病或疑似传染病的患者,应分诊到隔离门诊就诊,并及时做好疫情报告。

5. **健康教育**　在患者候诊、就诊、随诊的过程中适时向患者及家属开展内容丰富、形式多样的健康教育。健康教育的内容包括门诊诊疗环境介绍、相关疾病知识和合理用药知识等。健康教育的形式有口头宣传、图片宣传栏、赠送宣传小册子、集体讲解示范、卫生影视等。近年来,新媒体、微平台的应用使健康教育的形式更丰富多样。同时护士对患者提出的问题应耐心、热情地给予解释回答,并提供合理化建议,从而树立良好形象,赢得社会效益。

6. **预防保健**　护士经过培训可直接参与健康体检、疾病普查、预防接种等工作。

7. **护理门诊**　由取得相应专科护士资质的护理专家坐诊,为患者提供专业的护理服务,如 PICC 护理、伤口/造口护理、糖尿病教育与管理等。护理门诊的出现扩展了门诊护理服务的范畴,是护理学科向多元化、专科化发展的体现。

五、急诊

急诊(emergency department)具有患者发病急、病情重、变化快、周转快、突发事件多、不可预知性、时间性强、多学科性的特点,因此急诊科护理的组织管理和技术管理应最优化,达到标准化、程序化和制度化。急诊科的护士要有良好的职业素质、高度的责任心、严格的时间观念、扎实的急救知识、娴熟的抢救技术和丰富的临床经验,才能胜任急救护理工作。

(一)急诊的设置与布局

急诊是抢救生命的第一线,实行24小时开放服务,收治的多是突发性的急、危、重症的患者,一切以"急"为中心,因此急诊科的设置应以在最短的时间内,用最快的速度,最大限度地方便患者就诊为原则,从而赢得抢救时机。急诊应设在医院交通最方便的位置,接近住院部,环境宽敞明亮,整洁通风,光线充足,设有专用通道和宽敞的出入口,突出醒目的路标及指示牌,夜间有明亮的灯光。各救护车停靠车头一律朝向医院门口。此外急诊应建立绿色通道,加强与临床科室间的衔接,确保及时救治急、危、重症患者。

急诊作为一个相对独立的救治单元,应设立预检分诊处、各诊疗室、治疗室、抢救室、观察室、挂号室、收费室、检验室、B超室、X线室、药房等,从而为急诊患者提供及时连贯的服务。有条件的三级甲等医院可设置急诊科病房、急诊ICU。急救中心(站)应设立院前急救相关设置,如电话等先进的通讯设备、救护车等。有条件的医院可配置装备齐全的监护型救护车、直升机等现代化的急救通行工具。

(二)急诊的护理工作

1. 预检分诊 当急诊患者到达时,预检分诊护士应根据患者主诉及主要症状体征,初步判断病情危重程度及隶属专科,安排救治程序及分配专科就诊,即"一问、二看、三检查、四分诊"。遇到传染性疾病患者或疑似患者应及时隔离,做好消毒与疫情报告;遇有危急重患者应立即通知值班医生及抢救室护士,并根据情况开通绿色通道,先救治后付费;遇到意外灾害事件应立即通知护士长及相关部门;遇到法律纠纷、刑事案件、交通事故等情况,在积极救治的同时,应迅速报告医院保卫部门或直接与公安部门取得联系,并请家属或陪送者留下以配合工作。作为急诊工作的首要步骤,高质量的预检分诊对急危重患者的救治成功与否起着至关重要的作用。

2. 抢救工作

(1)物品准备:完备齐全的急救物品和抢救设备是挽救患者生命的关键。一切抢救物品应做到"五定",即"定数量品种、定点安置、定人保管、定期消毒灭菌和定期检查维修",使急救物品完好率达100%。

1)一般物品:血压计、听诊器、张口器、压舌板、舌钳、手电筒、止血带、输液架(或输液轨道)、氧气管、吸痰管、胃管等。

2)无菌物品及急救包:各种型号注射器和针头、输液器、输液泵、静脉切开包、气管插管包、气管切开包、开胸包、导尿包、穿刺包、无菌手套及无菌敷料等。

3)抢救器械:中心供氧系统或氧气筒,中心吸引装置或电动吸引器、心电监护仪、除颤仪、心脏起搏器、呼吸机、超声波诊断仪、洗胃机等,条件许可备移动式(手提)X线机、手术床、多功能抢救床。

4)抢救药品:主要包括中枢兴奋药,升压、降压药,强心、止喘药,抗休克和心律失常药,血管扩张和止血药,镇痛、镇静、解毒药,抗过敏、抗惊厥药,脱水利尿药,激素,纠正水、电解质紊乱及酸碱平衡失调药,静脉制剂,局部麻醉及抗生素,各种输入液体等。

5)通讯设备:自动传呼系统、电话、对讲机等。

(2)配合抢救:抢救工作离不开医护人员的团结协作和积极配合,也只有这样,才能为患者赢得宝贵时间,提高危重患者急救的成功率,降低伤残率和死亡率。

1)严格按照抢救程序和操作规程实施抢救措施。当发现患者病情危急,护士应当立即通知医生。医生到达前,护士应根据病情作出初步诊断,先行实施必要的紧急救护,如测量血压、吸氧、吸痰、止血、建立静脉通路、人工呼吸、胸外心脏按压等;医生到达后,立即汇报处理情况,积极配合抢救,正确执行医嘱,密切观察病情动态变化,为医生提供有关资料。

2)做好抢救记录和查对工作。及时、准确、清晰地做好抢救记录。内容包括:患者和医生到达的时间,抢救措施落实和停止的时间,执行医嘱的内容及病情的动态变化。

抢救过程中,凡口头医嘱必须向医生复述一遍,双方确定无误后方可执行。抢救完毕后,请医生及时补写医嘱和处方。认真检查核对各种抢救药品的名称、剂量、浓度、有效期、用法等。致敏药物使用前应询问过敏史,做好药物过敏试验;使用毒麻药品时应反复核对无误,确保患者安全;对使用后的空安瓿、输液空瓶、输血空袋等须经两人核对后方可进行处理。

此外,急诊科护士还必须承担院前急救护理。在接到急救电话时,应了解患者的伤病情况、详细地址和联系方式,然后立即组织医护人员及救护车,尽可能快地到达现场,实施急救和转诊患者。

3. **病情观察**　急诊设有一定数量的观察床,置于急诊观察室,主要收治三类患者:需要进行短时观察治疗即可回家的患者、暂时不能确诊的患者、已经确诊但因各种原因暂时不能住院的患者。留观时间一般为 3~7 天。观察室护理工作包括:

(1)入室登记,建立病案;认真填写各项记录,书写病情报告;按护理程序进行护理。

(2)对留观患者要主动巡视,随时观察病情,按时进行诊疗护理并及时记录;做好晨晚间护理,加强心理护理。

(3)做好出入室患者及家属的管理工作,维护观察室良好的秩序,保持观察室环境的整洁安静。

六、病区

病区(inpatient area)是医院的重要组成部分,是住院患者接受诊疗、护理、休养的主要场所,也是医务人员开展医疗、护理、教学和科研的重要基地。因此病区工作是保证医疗护理质量的主要环节。

(一)病区的设置和布局

病区作为患者提供健康照顾的主要场所,设置和布局除符合卫生学的要求外,应体现对患者的关爱,为患者提供一个舒适、安全、安静、整洁的病区环境,使患者得以良好休养,早日康复。

病区实行科主任、护士长分工负责制,通过科学化和规范化管理,完成医院病区的各项任务。每个病区设有普通病室、危重病室、抢救室、治疗室、换药室、处置室、护士站、医生办公室、主任办公室、医护休息室、示教室、库房、配膳室、洗涤间和开水间等。有条件的病区还可设置患者学习室、会客室、阳光房等。护士站应位于病区入口处,最好设在病区的中心位置,缩短医护人员来往路径,同时应与治疗室、抢救室、危重病室相邻,便于护士观察和抢救患者。每个病区应设 30~40 张病床为宜,每间病室设 1~3 张病床,配有空调、电视、壁柜、卫生间、床旁呼叫系统、中心供氧装置、中心吸引装置、输液轨道、围帘等设施。危重病室在普通病室设备的基础上增设急救器材、监测仪器等。病区的走廊、浴室、卫生间应设置扶手,供患者行走不稳时扶持。

(二)病区的护理工作

1. 按照护理程序开展工作,评估患者健康状况,合理制订护理计划,全面落实护理措施,及时评价护理效果,并适时补充修改护理计划。

2. 执行医嘱,协助医生完成各项诊疗护理操作技术和抢救工作,杜绝各种差错事故的发生。

3. 经常巡视病房,进行病情观察,了解患者病情变化及治疗效果。如发现异常情况及时处理并报告。

4. 做好患者的生活护理,满足患者舒适、清洁、安全方面的需要。

5. 了解患者心理需求及变化,及时进行心理护理。

6. 做好病区消毒隔离工作,预防医院感染的发生。

7. 负责做好患者的入院介绍、在院健康教育、出院指导。定期组织患者学习医院规章制度,宣传卫生知识。经常征求患者意见,做好说服解释工作并采取改进措施。

8. 办理入院、出院、转科、转院手续。

9. 及时、准确、清晰、客观地书写各种护理文件,并按要求保管。

10. 认真做好病区环境管理工作,避免和消除一切不利于患者康复的环境因素。

11. 参与护理教学和科研工作,不断提高临床护理的质量和水平。

第二节　医院环境

随着生物-心理-社会医学模式的发展,现代健康观的提出,医院的服务对象、服务层面、服务内容进一步延伸和扩展。服务对象包括患者和健康人,包含了人生命过程的每一个阶段。服务层面包括生物、心理和社会三个层面,要求医院对服务对象提供全方面的服务,满足其身、心、社、灵的需要。服务内容体现出医疗、预防、保健、康复、健康教育为一体的综合性服务。因此,医院环境的创设应在充分考虑服务对象、层面和内容的基础上,树立以人为本、患者至上的服务理念,全方位地为患者提供一个安全、舒适、优美、促进患者身心健康的良好环境。

一、医院环境的特征

1. **服务专业性**　医院环境是健康照顾的环境,以医学科学技术为服务手段。随着人们健康意识的增强和现代医院人员分工的精细化,社会对医务人员提供的服务提出了更高的标准和要求。要求医务人员具有高度的责任心、人性化的服务理念、全面的专业理论知识、娴熟的专业技能水平和丰富的临床经验,从而确保高质量、专业化的医学综合服务。各级各类医务人员应在自己的专业领域内不断提高业务水平,发展新技术、新方法,推出新服务,并与其他医务人员团结协作、密切配合,以专业性的服务来满足患者身心需求,使患者满意。

2. **形象感染性**　任何环境都是通过可观可感、具体生动的形象体现出来的。医院也不例外。医院的物质环境通过建筑设计、基本设施、自然生态、院容院貌等表现出来;精神环境通过文化宗旨、精神风貌、服务理论、技术水平、学术氛围等体现出来。通过物质与精神环境结合的和谐统一,给人受到感染,产生美的感受,唤起愉悦的情感;通过和谐环境向社会传达医院文化和精神,建立医院与公众的互动联系,树立美好的医院形象;扩大医院的知名度和竞争力,提高医院的经济效益和社会效益。

3. **安全舒适性**　医院作为一个特殊的公共场所,人群密集、流动性大、病原微生物种类繁多、易感人群集中、侵入性诊治手段多等因素使其具有潜在的危险性。因此,医院环境的设置应以满足患者安全感、舒适感、信任感为目标。具体表现在:

(1)安全舒适的治疗环境:医院的建筑设计和布局符合有关标准;空间、温度、湿度、声音、光线、卫生等物理环境得到有效的调控和维持;安全设施齐备完好,如床挡、防滑垫、扶手、呼叫系统等设施可以避免患者发生损伤;医务人员严格遵守操作规程,防止差错事故的发生。

(2)监控有效的生物环境:建立院内感染监控系统,健全有关制度,严格管理监督,全面落实与把关,确保生物环境的安全性,以免患者和医务人员遭受感染。如严格执行消毒隔离制度;加强蚊、虫、蝇的灭除工作。

(3)和谐融洽的社会环境:医院的社会环境包括医患关系、护患关系、病友关系、医院规则等方面。良好、舒适、和谐的社会环境有利于满足患者的心理需求,增加其心理安全感。因此,医院要坚持以患者为中心的服务理念,加强医院精神文明建设,注重医德医风的培养,营造良好的人际关系氛围,重视患者心理、社会方面的支持和帮助,促进其身心康复。

4. **管理规范性**　医院医疗服务面广,分工协作部门复杂多样。为提高工作效率和服务质量,医院应实行规范化管理。例如在病区护理单元中做到:①病室陈设规格统一,布局整齐,摆放合理,物有定位,用后归位;②被服类物品定期整理或更换;③保持患者口腔、头发、面部、手足、皮肤及会阴的清洁,及时清除排泄物与分泌物;④治疗后用物及时撤去,按要求分类处理;⑤工作人员仪表端庄,服装整洁大方,遵守有关的工作制度。

二、医院环境的分类

医院是防病治病的场所,是医务人员提供诊疗护理服务的重要场所。医院环境可分为物理环境和社会环境。

1. **物理环境**　包括医院的地理条件、自然景观、建筑设计、院容院貌、仪器设备等物质环境,属于硬环境,是表层的、有形的、看得见的、具体的。物理环境是医院存在和发展的物质基础和必要条件,直接影响着医院的发展。

2. **社会环境**　包括以医疗护理技术、人际关系、精神面貌、服务理念及服务态度等为主的医疗服务环境和以医院的规章制度、监督机制及各部门协作关系等为主的医院管理环境,属于软环境,是深层次的、无形的、内在的、抽象的。社会环境从根本上促进或制约着医院的发展。

医院的物理环境和社会环境是个组合系统,缺一不可。创设舒适、安全、整洁、和谐、人性化的医院环境,必须将两者有机结合,相互促进,共同发展,形成良性循环,从而提升医院良好的社会形象,争取最大的经济和社会效益。

三、医院环境的调控

医院环境的好坏直接影响到患者的休养和康复。因此,创造和维护一个适宜的医院环境是护士的重要职责。当医院的环境不能满足患者康复需求,护士应采取适当的措施对其进行调控,并采取措施预防环境因素对健康所造成的威胁。

(一)医院物理环境的调控

医院的物理环境是影响患者身心舒适、治疗效果的重要因素。南丁格尔曾在《护理札记》中写道:"护理应是从最小限度地消耗患者的生命力出发,使周围环境保持舒适、安静、美观、整洁、空气新鲜、阳光充足、温度适宜⋯⋯"说明专业化护理人员从开始就应认识到良好的物理环境对患者的重要意义。

1. **空间** 为了方便治疗和护理操作,病床之间的距离不得少于 1 米。床与床之间应设有围帘,必要时进行遮挡,保护患者隐私。每个人都需要一个适合其成长、发展及活动的空间。因此,为患者安排空间时,应在医院条件许可的情况下,尽可能满足患者的需要。如设置游戏区,满足儿童成长和发展的需要;配有会客室或阳光房,满足成年人从事社会交往活动和学习的需要。

2. **温度** 室内适宜的温度(temperature)使患者感到舒适、安宁,减少消耗和身体负担,利于患者休息、治疗及护理工作的进行。过高的室温使机体神经系统受到抑制,干扰消化和呼吸功能,不利于体热的散发,影响体力恢复;过低的室温则使机体因为冷的刺激缺乏动力,肌肉紧张而产生不安,且易使患者着凉。因此,一般病室室温保持在 18~22℃ 较为适宜。新生儿及老年人对温度的敏感性降低,应将室温保持在 22~24℃ 为宜。

病室应备有温度计,以便随时评估室内的温度。护士应根据不同季节及时采用相应的护理措施进行室温的调节,以满足患者身体舒适的需要。如夏季采用空调、电扇、开窗通风来降低室温,增加机体散热速度;冬季采用暖气、火炉等取暖设备,维持适宜的室温。此外,还可根据气温变化及时增减患者的盖被及衣服。操作前暖手、尽量避免操作过程中患者不必要的暴露也是防止患者受凉,使患者舒适的护理措施。

3. **湿度** 湿度(humidity)为空气中含水分的程度。病室湿度一般指相对湿度,即在一定温度的条件下,单位体积的空气中所含水蒸气的量与其达到饱和时含量的百分比。病室的湿度以 50%~60% 为宜。湿度过高或过低,对人体都不适甚至有害。湿度过高,机体蒸发作用减弱,抑制出汗,患者感到潮湿,气闷难受,无精打采,尿液排出量增加,加重肾脏负担,且易于细菌繁殖;湿度过低,空气干燥,人体蒸发大量水分,引起机体口干舌燥、咽痛、烦渴、鼻出血等表现,在秋冬季干冷空气侵入时,极易诱发呼吸系统疾病。某些患者由于疾病因素对湿度的要求较高,如呼吸道疾患或气管切开患者。

病室应备有湿度计,以便随时评估和适当调节室内的湿度。室内湿度过高时,使用空调是降低湿度的最好方法。室内湿度过低时,使用加湿器即可在短时间内提高湿度。同时,开窗通气也是调节室内湿度的有效措施。

4. 通风 污浊的空气中氧含量低,可使人出现烦躁、倦怠、头晕、食欲减退等表现,且因不洁空气中微生物的密度增加,容易导致呼吸道的感染和疾病的传播。因此,病室应每日定时通风,通过置换室内空气,增加氧含量,降低室内二氧化碳的浓度和微生物的密度,以保持室内空气新鲜,同时调节室内温、湿度,从而刺激皮肤的血液循环,刺激汗液蒸发及热量散失,增加患者的舒适感。通风效果与通风面积(门窗大小)、室内外温度差、通风时间及室外气流速度成正比。在通风时,应注意保护遮挡患者,避免直接吹风和对流风。一般通风 30 分钟即可达到置换室内空气的目的。有条件的医院可通过层流装置净化空气。为保持室内空气新鲜,护士应做好病室无烟区的管理,及时清除患者排泄物、分泌物及不良气味。同时,应定期做空气培养,以监测室内空气环境。

5. 噪声 凡是不需要的、能引起人们心理和生理不适的声音都是噪声。噪声影响人的健康,其危害程度与音量的大小、频率的高低、持续暴露时间和个人的耐受性有关。机体患病时,对噪声的适应性和忍受性减弱,更应该引起重视。根据世界卫生组织规定的噪声标准,白天病区较理想的强度是 35~40dB。噪声强度在 50~60dB 即能产生相当的干扰,影响休息和睡眠。长时间处于 90dB 以上高音量环境中,能导致耳鸣、血压升高、血管收缩、肌肉紧张,以及出现焦躁、易怒、头痛、失眠等症状。当其强度高达 120dB 以上时,可能造成高频率听力损失,甚至永久性失聪。

医院周围环境的噪声虽非护士所能控制,但护士作为医院环境的主要管理者,应尽可能地维护医院环境的安静。护士应耐心向患者、家属及探视人员解释、宣传保持病室安静对患者休养和康复的重要性,取得他们的理解、支持与配合;同时在说话、行动与工作时应尽可能做到"四轻":

(1)说话轻:护士说话声音应轻柔、清晰,不可过大,但也不能耳语。耳语会使患者产生疑虑误解。

(2)走路轻:护士应穿舒适的软底鞋,行走时应柔步无声,避免重步行走和发出不悦耳的声音。

(3)操作轻:操作时动作稳、准、轻、快,避免物品、器械相互碰撞发出声音。车轮轴承处应定期滴注润滑油,避免因锈涩而产生刺耳的噪声。

(4)开关门窗轻:病室的门及椅脚应钉橡胶垫。开关门窗时,注意轻开轻关,不要人为地发出噪声。发现门窗损坏时及时维修。

6. 光线 病室采光有自然光源和人工光源。适量的阳光照射能使照射部位温度升高、血管扩张、血流增快,改善皮肤的营养状况,使人食欲增加,舒适愉快。另外紫外线有强大的杀菌作用,并可促进机体内部生成维生素 D,达到维持健康的目的。因此,病室内应经常开启门窗,让阳光直接射入,或协助患者到户外接受日光浴,增加患者身心舒适,但应避免阳光直射患者的面部。同时护士应注意根据患者对阳光的不同需求采取措施。如午睡时间宜用窗帘遮挡阳光;对破伤风、先兆子痫、系统性红斑狼疮等畏光的患者,要采取避光措施。充足的光线有利于观察患者,进行诊疗和护理工作,避免差错事故的发生。但光线过亮或 24 小时光源不断又会影响患者的休息与睡眠。因此病室人工光源的设计及亮度要能依其作用进行调节。楼道、药柜、抢救室、治疗室、监护室内的灯光要明亮。普通病室除一般吊灯外还应有床头灯、地灯装置。床头灯开关应设置在患者易于触及的地方,方便患者使用。地灯装置保证了护士夜间巡视不打扰患者的睡眠。病室内还应有一定数量的立式鹅颈灯,以适用于不同角度的照明,为特殊诊疗提供方便。

7. **装饰** 病室是住院患者停留时间最长的地方。病室布置应简洁美观、体现人性化特点。色彩不仅悦目,而且富有感情,被称为"最经济的奢侈品",已受到医院的青睐。根据色彩对人的情绪、行为及健康的不同影响,现代医院改变了传统的单一白色的环境风格,逐步将色彩合理运用到医院环境的设置中。根据各类病室的不同需求合理设计和配备适宜的颜色,配合图画、窗帘等进行精心布置,使患者身心舒适,并通过暗示作用产生积极的治疗效果。例如利用不同的颜色标识不同的功能区域,使患者便于寻找;儿科病室用暖色系及卡通图片装饰,减少儿童的恐惧感,增加温馨甜蜜的感受;手术室选取绿色或浅蓝色,使患者产生安静、信任的感觉。病室内可适当摆放绿色植物、花卉盆景。一方面,可以美化环境、净化空气;另一方面,生命元素的参与增强了患者与疾病做斗争的勇气。值得注意的是,对哮喘患者,不可摆放花卉,以免诱发或加重哮喘。病室的墙壁和走廊适当悬挂照片、油画,增添人文气息。医院环境应布局合理,整洁明快,有一定的绿化区域,栽种树木草坪,修建花坛和桌凳等,供患者休息、散步和观赏,为患者创造一个舒适优美的休养环境。有的医院还设有水舞喷泉、钢琴演奏、雕塑展示和艺术画廊等,使医院成为充满艺术气息的休憩场所,有效地缓解了患者的焦虑情绪。

相关链接　　　　　医院环境人性化的标签——视觉障碍者导识系统

　　视觉障碍者导识系统是通过系统化设计,将医院建筑空间中的位置、方向、路径、目的地等信息快捷准确地传递给视觉障碍者,提高他们在医疗建筑中的寻路与行走能力。导识系统的设计不仅要关注物质环境的无障碍化,也要关注人文环境和信息环境的无障碍化。如流线网络结构尽可能简洁化、直线化,避免过于复杂的流线设计或容易造成方向感迷失的曲线型走道设计;强化流线交叉点的设计,采用回声、脚底触感和光线反差对比,对视觉障碍者起到有效的提示作用,从细节处体现人文关怀;选择门厅、中庭、电梯厅、通廊等位置作为楼层中的信息核心,统一设置楼层索引、楼层平面图等导向信息,降低视觉障碍者寻路的难度,也能对医院的人流分流起到良好的促进作用;建立综合导识信息系统,整合建筑空间中的视觉、听觉、嗅觉和触觉信息环境,充分利用地面材料、盲道、扶手、盲文标识、触觉地图、音响信号等引导方向,使之既可以被普通人使用,也能被视觉障碍者所使用。

(二)医院社会环境的调控

　　医院是一个特殊的社会环境,关系着人的生、老、病、死。医院的社会环境影响患者的心理和行为,与患者的精神需要密切相关。患者来到医院,面对陌生的环境、疾病的困扰、独特的规章制度、复杂的人际关系,无所适从,难免产生焦虑、恐惧、抑郁、孤独、失落感、无力感等情绪和行为上的起伏变化,影响诊疗和康复效果。同时,患者渴望得到医务人员的关心和帮助。因此,除了创设一个舒适、安全、整齐的物理环境外,护士还应帮助患者尽快转变角色,以适应医院这一特殊环境,从而更好地配合治疗和护理。

1. **人际关系** 人际关系(interpersonal relationship)是人们在生产或生活过程中所建立的

一种社会关系,是人的基本社会需求。良好的人际关系可使人得到心理上的满足,减少心理伤害,有利于身体健康。患者处于医院环境中,主要的人际关系有:护患关系、患患关系(病友关系)和其他关系(如医患关系、医护关系、与其他医务人员的关系、与家属的关系等)。

(1)护患关系:护患关系是在医疗护理实践活动中,护士与患者及家属之间产生和发展的一种人际关系,是服务者与被服务者、帮助者与被帮助者的工作关系。其特征是护士对患者表达接纳、信任、了解、诚实和同情等。由于护士与患者接触最多、时间最长,因此护患关系是患者住院期间人际关系的首要关系。良好的护患关系,能有效地减轻或消除患者来自环境、诊疗过程及疾病本身的压力,增强其安全感、亲切感和信任感,有助于患者的治疗和康复。在护患关系中,护士与患者相互影响的能力是不平衡的,护士处于相对主动地位,其态度和行为对护患关系的建立与发展起决定性的作用。因此护士应坚持以人为本、服务至上的理念,不论患者的年龄、性别、职业、职位高低和经济水平,均能一视同仁,一切从患者利益出发,主动热情地与患者建立良好的护患关系。主要表现在:

1)语言:俗话说"良言一句三冬暖,恶语伤人六月寒"。语言是特别敏感的刺激物,可以治病,也可以致病。护士在与患者接触中,应运用好语言这把双刃剑,说话真诚温柔,语气自然、语速适中,通俗易懂,认真倾听患者有疑问或不解的地方并予以耐心解释,使患者感觉到他是被关心和照顾的。在操作前、中、后都要跟患者做好解释,取得患者的理解和配合。适当地运用语言沟通技巧,有助于良好护患关系的建立。护士切不可盲目指责患者,伤害患者的自尊心。

2)行为举止:"言为心声,行为心迹"。端庄的仪表、得体的举止和娴熟的技术反映了护士良好的职业素养,使患者产生安全感和信任感,增强信心。护士在护理过程中要真诚对待患者,举止大方,动作稳、准、轻、快,及时有效地帮助患者满足合理要求,解除痛苦。尊重患者的权利和人格,最大限度地调动患者的积极性,对患者取得的进步给予鼓励。同时不忘充实自己,加强业务学习,提高护理水平,从行动上为患者提供更优质的服务。

3)情绪:情绪是人的各种感觉、思想和行为的一种综合的心理和生理状态,具有感染性。积极的情绪使人乐观自信,提升主观幸福感,有利于健康;消极的情绪则使人脾气暴躁、悲观失望,影响身体健康。因此,护士应掌握情绪管理的方法,善用积极的情绪感染患者,消除其不良情绪,使患者乐观开朗、心情愉悦,从而增进护患关系。

4)工作态度:工作态度包括工作的认真度、责任度和努力程度等。护士的服务对象是人,是生命,应树立以人为中心的服务理念,严肃认真,一丝不苟,以高度的责任心、热情友善的态度对待患者,重视患者的主诉,设身处地为患者着想,使患者感受到来自护士的温暖和支持,促进护患关系的良性发展。

护患关系是相互的、双向的。患者也应尊重护士的职业和劳动,在治疗护理中与医护人员积极配合,以促进早日康复。

(2)病友关系:病区中的每个人都是社会环境中的一员。病友们有着不同的职业、背景、教育水平、经济情况和性格特点,由于疾病的原因来到了医院,在共同的治疗康复生活中自然地构成一个群体,并相互影响。这种影响有积极的,也有消极的。如病友们通过交谈,了解一些疾病疗养常识和医院规章制度等;病友间的相互帮助与照顾,有利于消除新患者的陌生感和不安情绪;而病友间彼此交往较少,缺乏关照,感到孤独寂寞,表现出消极被动;老病友对疾病的积极或消极态度、感受等对新患者产生的影响。

护士应协调病友间关系,帮助病友间建立良好的情感交流,营造积极乐观的群体气氛,增进病友间的互助、友谊与团结,使群体气氛有利于患者和医护工作的开展;善于发现病友间的不良情绪和消极气氛,采用正确的方式消除以防蔓延,并引导其往愉快、乐观的方面发展,使其最终产生积极作用;对病情轻重不一的患者,尽量安置在不同的房间,避免不良因素的影响刺激。融洽的病友关系有助于新患者缓解陌生感和焦虑感,尽快适应医院环境;有利于调动患者的积极因素,积极配合护理工作;有利于满足患者身心需求,提高患者对医疗护理的满意度。

(3)其他关系:护士是患者所处环境中人际关系的主要调节者。帮助患者与医生、其他医务人员、家属建立和睦的人际关系是护士的职责。护士应主动将医生、其他医务人员介绍给患者,鼓励患者与他们接触和沟通,协调好各方面的关系,使患者感到来自群体的支持。另外,家属作为患者重要的社会支持系统,家属的态度也很重要。一般来说,家属对患者的关心、支持、理解和鼓励,可增强患者战胜疾病的信心和勇气,解除患者后顾之忧。因此,护士应与家属加强沟通,取得信任与理解,共同做好患者的身心护理。近年来,家庭化病房的建立,为患者与家属及亲朋好友的接触提供了更多的方便,收到了良好的效果。

2. 规章制度 为了保证诊疗护理工作的正常进行,预防和控制医院感染工作的全面落实,同时保证患者具有良好的休息环境,医院依据国家相关部门有关医院管理的规定并结合医院自身的特点制订了规章制度,包括入院须知、探视制度、陪护制度等。医院规章制度既是对患者的指导,也是对患者的一种约束,因而会对患者产生一定的影响。护士要帮助患者逐渐适应医院环境并遵守医院的管理制度。

(1)耐心解释取得理解:向患者和家属耐心解释每一项院规的内容和执行各项院规的必要性。只有患者和家属对院规有正确的理解,才能主动配合、自觉遵守医院的各项规章制度。对不遵守的行为,护士要进行恰当的劝阻和限制,给患者适应的时间,不可盲目批评。

(2)关心患者减少失落感:保证患者对周围环境有一定的自主权,患者入院后,凡事都要遵从医生护士的安排和院规的约束,容易产生压抑和无从感。由于健康照顾的需要,患者既往的生活习惯发生变化,相应的社交活动减少,还要接受各种陌生的检查和诊疗护理操作,容易感到自我控制感丧失。因此,在维护院规的前提下,尽可能让患者拥有其个人的环境,并对患者的居住空间表示尊重,包括在进入病室时应先敲门;帮助患者整理床单位或衣物时,应先取得患者的同意等;允许并鼓励患者参与决策过程,促进其自控力,减少失落感。

(3)满足需求尊重探视人员:家属或亲朋好友的探视可满足患者安全的需要、爱与归属的需要,减轻患者的寂寞与社交隔离。因此,要尊重探视人员,人性化处理患者的被探视需要。但如果探视者不受患者欢迎,或探视时间不恰当,影响医疗护理工作,则要加以劝阻和限制,并给予解释,取得患者、家属及探视者的谅解。

(4)提供信息健康教育:信息的不足、知识的缺乏会使患者感到焦虑、不安甚至恐惧,缺乏安全感。因此,护士应针对患者的生理、心理、文化、社会的适应能力开展健康教育,向患者传授疾病相关知识、术前术后护理知识、康复知识等,满足患者对疾病信息的需求,调动患者积极参与自我护理保健,达到恢复健康的目的。如在操作前、中、后,应给予患者适当的解释与心理支持,使其理解配合。随着现代信息技术的发展和人们健康意识的增强,患者会通过网络、书籍等途径来获得相关的疾病知识。他们对疾病的信息需求提高,不再局限于一般性问题,更多的是需要专业性的指导与建议。因此护士要不断提高自己的专科知识和水平,为患者提供更有针对性的信息服务。

（5）尊重患者维护权利：患者的权利有生命健康权、平等治疗权、知情同意权、获得诊疗信息的权利、隐私权等。护士作为患者权利的忠实维护者，要尊重患者的权利，保护其合法权益。如进行某项检查或治疗前，先征得患者同意；在操作过程中，适当地遮挡患者，避免不必要的暴露；对患者的个案讨论、诊断鉴定、检查结果、治疗记录，护士有义务为患者保密。

（6）鼓励患者自我照顾：由于疾病的影响，患者自理能力下降、被限制了活动或对自我照顾能力的信心不足，导致对他人照顾的依赖。护士应认真评估患者的病情和自我照顾能力，在病情允许的情况下，鼓励患者参与自我照顾，对患者取得的进步予以鼓励，增强其自信心，促进早日康复。

相关链接　　　　互联网医院，Yes or No

　　随着互联网+时代的到来，互联网医院应运而生，如乌镇互联网医院、浙江大学附属第一医院互联网医院、宁波云医院等。互联网医院是互联网在医疗卫生行业的新应用，是以互联网为载体和技术手段的健康医疗咨询服务平台，其通用模式是线上线下相结合。患者在线上得到分诊咨询、远程门诊、线上付费、检查预约、住院床位预约、药物配送、慢病随访等服务；线下依托实体医疗机构得到诊疗、手术及住院等服务。关于互联网医院，学术界一直存在争议。有学者称，互联网医院通过互联网手段，打破了医院围墙，延伸了实体医院的服务，节约了患者的时间和成本开支，增加了医患之间的黏性，应该给予更多政策上的支持。也有学者认为，互联网医院的准入标准、服务内容、医保支付、医生资质、监督管理等方面尚未有明确规定，还未达到理想和成熟的状态；甚至有学者提出互联网医院名称本身就违反医疗机构管理条例。因此，互联网医院未来的发展方向还需在实践中不断探索。

（叶碧容）

本章包括医院的概述和医院环境的调控两部分内容。第一部分介绍了医院的四大任务即医疗、教学、科研和预防保健，对医院的不同划分种类和组织机构进行了简要说明，并着重阐述了医院的三个重要部门——门诊、急诊、病区的设置和主要护理工作，使学生对医院的基本情况有更深的了解；明确如何根据三个部门的特点，以患者为中心进行布局和设置，以及各个部门承担的主要护理工作。第二部分归纳总结了医院环境的四大特征，即服务专业性、形象感染性、安全舒适性和管理规范性；重点阐述了医院的物理环境和社会环境的调控方法和要求；详尽地指导学生从空间、温度、湿度、通风、噪声、光线、装饰七个方面着手，为患者提供舒适、安静、安全的物理环境；最后阐述了建立良好人际关系的意义和方法，并提出了相应措施帮助患者适应医院环境和遵守医院规章制度。

复习思考题

1. 患者，男，30岁，建筑工人，从7米高处坠落，全身多处受伤，由工友送入急诊科。入院时患者烦躁不安，面色苍白，四肢湿冷，血压80/45mmHg。如果你是急诊科护士，你应该要如何处理？

2. 郭大爷，67岁，因哮喘发作住院治疗。查体：体温37.2℃，脉搏84次/分，呼吸24次/分，血压150/102mmHg。患者神志清楚，左侧偏瘫，小便失禁。如果你是郭大爷的责任护士，应如何做好物理环境的调控？

第三章　　患者出入院的护理

3

学习目标

掌握　患者入院和出院护理的目的；患者入院后的初步护理；各种铺床法的目的及操作方法；分级护理概念；分级护理的分级标准及相应的护理要点；轮椅和平车运送患者法及注意事项。

熟悉　入院护理；患者出院前的护理；患者床单位所包含的固定设备。

了解　人体力学在护理工作中的应用。

患者的入院与出院护理是护理人员对患者实施整体护理,满足患者身心需要的具体体现。护士应掌握患者入院和出院护理的一般程序,按照整体护理的要求,评估并满足患者的身心需要,协助其尽快适应医院环境,遵守医院规章制度,积极参与配合医疗、护理活动。同时护士还应通过鼓励和健康教育,努力提高患者的自护能力,指导患者出院后继续巩固治疗,维持健康。

问题与思考3-1　　王强,男,65岁,退休工人,有高血压史10余年,今天早晨起床时左边身体失去知觉,同时不能活动,来医院就诊,经医生检查,初步诊断为"脑血栓",需住院治疗。

思考:

1. 患者家属办理住院手续的依据是什么?

2. 患者入院时住院处的工作有哪些?

3. 患者入院后需要做哪些护理工作?

第一节　患者入院的护理

入院护理(admission nursing)是指患者经门诊或急诊医生诊查后,因病情需要住院做进一步观察、检查和治疗时,经诊查医生建议并签发住院证后,由护士为患者提供的一系列护理工作。对病情严重、症状危急者,尽量简化相应检查,立刻送其住院治疗或就地抢救。

入院护理的目的:①协助患者了解和熟悉环境,使患者尽快熟悉和适应医院生活,消除紧张、焦虑等不良情绪;②满足患者的各种合理需求,以调动患者配合治疗、护理的积极性;③做好健康教育,满足患者对疾病知识的需求。

一、入院程序

入院程序是指患者持门诊或急诊医师签发的住院证,从住院处办理住院手续到入住病区期间接受的护理步骤。

(一)办理入院手续

患者或家属持医生签发的住院证到住院处办理入院手续。如填写入院登记表格、缴纳住院保证金等,并由住院处护士登记入册。对急需手术的患者,可先手术,后补办入院手续。

(二)通知病房

住院处办理入院手续后,立即通知相关病区值班护士根据患者病情做好接纳新患者的准备工作。

(三)进行卫生处置

根据医院的条件、患者的病情及自理能力,协助患者进行卫生处置,如沐浴、更衣等。急、危、重症患者或即将分娩者可酌情免浴。传染病患者或疑似传染病患者应送隔离室处置。患者如有头虱或体虱,应先进行灭虱,再沐浴、更衣。患者换下的衣物和不需要的衣物交家属带回或由住院处按手续存放。

（四）护送患者进入病区

根据患者病情采用适当方法将患者护送入病室,对能行走的患者扶助步行,不能行走或病情危重者可用轮椅或平车护送。护送过程中,护士应安置患者于适宜体位,注意安全和保暖,不应停止必要的治疗,如输液、给氧等。护送患者至病区后,应与病区值班护士进行患者病情、治疗与护理方案、措施及物品等的当面交接。

二、患者入院后的初步护理

（一）门诊患者的入院护理

1. **准备床单位** 病区值班护士接到住院处通知后,立即根据患者病情及治疗需要准备床单位。将备用床改为暂空床,备齐患者所需用物;传染病患者安置在隔离病室。

2. **迎接新患者** 护士应以热情的态度、亲切的语言迎接新患者至指定的床位,并妥善安置患者。向患者作自我介绍,说明自己将为其提供的服务及职责,为患者介绍同室病友等。以自己的行动和语言消除患者的不安情绪,增强患者的安全感和对护士的信任。

3. **通知负责医生接诊** 请主管医生前来诊查患者,必要时协助体检、治疗。

4. **协助患者佩戴腕带标识,进行入院护理评估** 为患者测量生命体征和体重,必要时测量身高。了解患者的基本情况,填写护理评估单,为制定护理计划提供依据。

5. **安排膳食** 根据医嘱,通知营养室为患者准备膳食。

6. **填写住院病历和有关护理表格** 填写患者入院登记表、诊断卡(一览表卡)、床头(尾)卡等。

7. **介绍与指导** 向患者及家属介绍病区环境、探视陪护制度、床单位及相关设备的使用方法,指导常规标本的留取方法、时间及注意事项。

8. 执行入院医嘱及给予紧急护理措施。

（二）急诊患者的入院护理

病区接收的急诊患者多由急诊室或手术室转入,病区护士接到通知后立即做好以下准备。

1. **准备床单位** 根据患者的病情将备用床改为暂空床或麻醉床。

2. **做好抢救准备** 准备好急救器材和药品,通知医生做好抢救准备。

3. **认真进行交接** 患者入病区后,护士应立即与护送人员进行交接,为患者佩戴腕带标识。对语言障碍、意识不清的患者和婴幼儿等,需暂留陪送人员,以便询问患者病史。

4. **配合抢救** 密切观察患者病情变化,积极配合抢救,并做好护理记录。

第二节　患者出院的护理

出院护理(discharge nursing)是患者经过住院期间的治疗和护理,病情好转、稳定、痊愈需出院或需转科,或不愿接受医生的建议而自动离院时,护士均应对其进行一系列的出院护理工作。

出院护理的目的是：①指导患者和家属办理出院手续；②对患者进行出院指导，协助其尽快适应原工作和生活并能遵照医嘱继续治疗和定期复诊；③清洁、消毒和整理床单位，准备迎接新患者。

一、患者出院前的护理

当医生根据患者康复情况决定出院日期，开写出院医嘱后，护士应做好下列工作：

1. **通知患者及家属**　护士应提前通知患者及家属，并协助做好出院准备。

2. **进行健康教育**　针对患者的健康状况，进行适时、恰当的健康教育，告知患者出院后在生活起居、饮食、用药、功能锻炼和定期复查等方面的注意事项。必要时可为患者或家属提供有关书面资料，并帮助患者建立维护和增进自我健康的意识，提高患者的自我护理能力。

3. **注意患者的情绪变化**　护士应特别注意观察病情无明显好转、转院、自动离院的患者并做好相应的护理。自动出院的患者应在出院医嘱上注明"自动出院"，并要求患者或家属签名认可。

4. **征求意见**　征求患者及家属对医院医疗、护理等各项工作的意见及建议，以便在今后的医疗和护理工作中不断改进工作方法，提高医疗护理质量。

二、患者出院当日的护理

（一）医疗护理文件的处理

1. 执行出院医嘱

（1）停止一切医嘱，用红笔在各种执行单（服药单、治疗单、饮食单、护理单等）或有关表格单上填写"出院"字样，注明日期并签名。

（2）撤去"患者一览表"上的诊断卡及床头（尾）卡。

（3）填写出院患者登记本。

（4）患者出院后需继续服药时，按医嘱处方到药房领取药物，并交给患者或家属带回，同时指导用药方法和注意事项。

（5）在体温单40~42℃横线之间，相应时间栏内，用红钢笔纵行填写出院时间。

2. 填写患者出院护理记录单。

3. 按要求整理病历，交病案室保存管理。

（二）患者的护理

1. 协助患者解除腕带标识。

2. **协助患者清理用物**　归还寄存的物品，收回患者住院期间所借物品，并消毒处理。

3. **协助患者或家属办理出院手续**　护士收到住院收费处签写的出院通知单后，根据患者病情，步行护送或用轮椅、平车推送患者出院。

（三）病室及床单位的处理

患者办好出院手续，离开病室后方可整理床单位，避免给患者带来心理上的不舒适感。

1. 病室开窗通风,撤去病床上的污被服,放入污衣袋中。根据出院患者疾病种类决定清洗、消毒方法。

2. 床垫、棉胎、床褥、枕芯等用紫外线灯照射消毒或使用臭氧机消毒,也可在日光下暴晒6小时后,按要求折叠。

3. 用消毒液擦拭床旁椅、床旁桌及床。非一次性使用的痰杯、脸盆需用消毒液浸泡。

4. 传染性疾病患者出院后,需按传染病终末消毒法进行处理。

5. 铺好备用床,准备迎接新患者。

相关链接　　　患者标识（腕带）的使用

患者标识(标识腕带)是对在医院接受治疗的患者进行身份标记,以方便识别,患者标识的使用贯穿于整个医疗护理活动之中,有利于医疗护理工作的规范化管理,能有效地防止因错误识别患者而引发的医疗事故。使用时将标有患者重要资料的标识带系在患者手腕上,24小时贴身标识,能够有效保证随时对患者进行快速准确的识别。

第三节　患者床单位的准备

一、患者床单位及设备

患者床单位(Patient's unit)是指医疗机构提供患者使用的家具与设备,它是患者住院时用以休息、睡眠、饮食、治疗和活动的最基本生活单位。每个床单位的固定设施包括床、床垫、床褥、枕芯、棉胎或毛毯、大单、被套、枕套、橡胶单和中单(需要时)、床旁桌、床旁椅、床上桌(需要时),另外还包括墙上有照明灯、呼叫装置、供氧和负压吸引管道等设施(图3-1)。

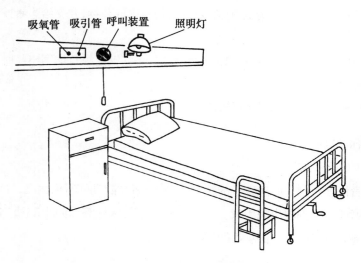

图3-1　患者床单位的设施

1. **病床** 床是患者睡眠和休息的用具,是病室中的主要设备。所以病床一定要符合实用、耐用、舒适、安全的原则。普通病床(图 3-2)一般为高 60cm、长 200cm、宽 90cm。床头和床尾可抬高的手摇式床,以方便患者更换卧位;床脚有小轮,便于移动。临床也可选用多功能病床(图 3-3),根据患者的需要,可以改变床位的高低、变换患者的姿势、移动床挡等,控制按钮设在患者可触及的范围内,便于清醒患者随时自主调节。

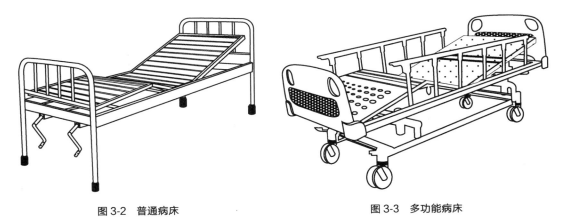

图 3-2　普通病床　　　　　　　　　　　图 3-3　多功能病床

2. **床垫** 长、宽与床的规格相同,厚 10cm。垫芯多选用棉花、棕丝、马鬃、木棉或海绵,垫面多选用牢固防滑的布料制作。

3. **床褥** 长、宽与床垫的规格相同,铺于床垫上,一般选用棉花作褥芯,用棉布做包布。

4. **枕芯** 长 60cm,宽 40cm,内装木棉、蒲绒、荞麦皮或人造棉等,以棉布作枕面。

5. **棉胎** 长 210cm,宽 160cm,可选用棉花制作。

6. **大单** 长 250cm,宽 180cm,选用棉布制作。

7. **被套** 长 230cm,宽 170cm,选用棉布制作,开口在尾端,有系带。

8. **枕套** 长 75cm,宽 45cm,选用棉布制作。

9. **橡胶单** 长 85cm,宽 65cm,两端与棉布缝制在一起,棉布长 40cm。

10. **中单** 长 170cm,宽 85cm,选用棉布制作。

11. **床旁桌** 放置在患者床头一侧,用于摆放患者日常所需的物品或护理用具等。

12. **床旁椅** 患者床单位至少有一把床旁椅,供患者、探视家属或医务人员使用。

13. **床上桌** 供患者进食、阅读、写字或从事其他活动时使用,高度可以调节。

二、铺床法

铺床是为了保持床单位整齐,满足患者休息的需要。铺床法的基本要求是舒适、安全、紧扎、实用、平整。常用的铺床法有备用床(图 3-4)、暂空床(图 3-5)、麻醉床(图 3-6)、卧床患者更换床单法(图 3-7)。

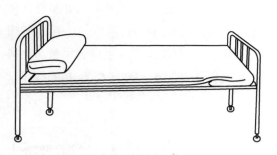

图 3-4　备用床

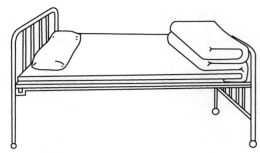

图 3-5　暂空床

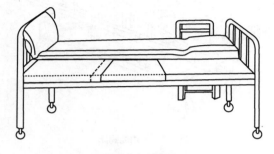
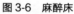

图 3-6　麻醉床

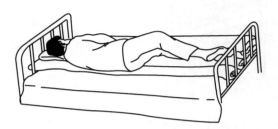

图 3-7　卧床患者更换床单法

备用床（closed bed）

【目的】

保持病室整洁,准备接收新患者。

【操作前准备】

1. **护士准备**　衣帽整洁,修剪指甲,洗手,戴口罩。

2. **用物准备**　治疗车、床、床垫、棉胎或毛毯、床褥、枕芯、大单或床褥罩、被套、枕套。

3. **环境准备**　病室内无患者进行治疗或进餐,清洁、通风。

【操作步骤】

操作步骤	要点与说明
1. 备齐用物　将用物按使用顺序叠好备齐,推至患者床旁	• 按顺序放置用物由下而上放置枕芯、枕套、棉胎、被套、大单、床褥 • 棉胎或毛毯竖折三折（对侧一折在上）,再按 "S" 形横折三折（将棉胎从床尾向床头 "S" 形折叠,床头一折在上）叠好 • 床褥从床尾至床头 "S" 形横折三折
2. 移开床旁桌,向左侧移开床旁桌,距床约 20cm,移床旁椅至床尾正中,距床约 15cm	• 便于操作
3. 放置用物　将物品放于床尾椅上	• 便于取用
4. 检查床垫　检查床垫是否完好,根据需要翻转床垫	• 避免床垫局部经常受压而凹陷,造成患者睡卧不适
5. 铺床褥　将床褥齐床头平放于床垫上,将床尾处下拉至床尾,铺平床褥	• 患者躺卧舒适 • 床褥中线与床面中线对齐
6. 铺床单或床褥罩	
▲ 大单法	
（1）将大单横、纵中线对齐床面横、纵中线放于床褥上,同时向床头、床尾一次打开	• 护士取大单后,正确运用人体力学原理,双下肢左右分开,站在床右侧中间,减少来回走动,节时省力

操作步骤	要点与说明
（2）将靠近护士一侧（近侧）大单向近侧下拉散开，将远离护士一侧（对侧）大单向远侧散开	• 护士双下肢前后分开站立，两膝稍弯曲，保持身体平稳，使用肘部力量
（3）铺大单床头：护士移至床头将大单散开平铺于床头	• 铺大单顺序：先床头，后床尾；先近侧，后对侧
（4）铺近侧床头角：右手托起床垫一角，左手伸过床头中线将大单折入床垫下，扶持床头角（图3-8A）	
（5）做角：右手将大单边缘提起使大单侧看呈等边三角形平铺于床面，将位于床头侧方的大单塞于床垫下，再将床面上的大单下拉于床缘（图3-8B~F）	
（6）移至床尾，同步骤（3）~（5）铺床尾角	
（7）移至床中间处，两手下拉大单中部边缘，塞于床垫下（图3-8G）	• 使大单平紧，不易产生皱褶，美观
（8）转至床对侧，同步骤（3）~（7）铺对侧大单	
▲ 床褥罩法	
（1）将床褥罩横、纵中线对齐床面横、纵中线放于床褥上，一次将床褥罩打开	
（2）同大单法的（4）~（8）的顺序分别将床褥罩套在床褥及床垫上	• 床褥罩平紧 • 床褥罩角与床褥、床垫角吻合
7. 铺棉被（或毛毯）	
（1）将被套横、纵中线对齐床面横、纵中线放于大单上，向床头侧打开被套、使被套上端距床头15cm，再向床尾侧打开被套，并拉平	
（2）将近侧被套向近侧床缘下拉展开，将远侧大向远侧床缘展开	• 被套中线与床面中线和大单中线对齐
（3）将被套尾部开口端的上层打开至1/3处（图3-9A）	• 有利于棉胎放入被套
（4）将棉胎放于被套尾端开口处，棉胎底边与被套开口边缘平齐（图3-9B）	
（5）套被套：拉棉胎上缘中部至被套被头中部，充实远侧棉胎角于被套顶角处，展开远侧棉胎，平铺于被套内（图3-9C）	• 棉胎上缘与被套被头上缘吻合、平整、充实
（6）充实近侧棉胎角于被套顶角处，展开近侧棉胎，平铺于被套内	• 棉胎角与被套顶角吻合、平整、充实
（7）移至床尾中间处，展平另一侧棉胎，拉平盖被	• 盖被上端距床头15cm
（8）系好被套尾端开口处系带	
（9）折被筒：左右侧向内折叠与床沿平齐，铺成被筒	• 被筒内面平整
（10）将盖被尾端向内折叠齐床尾	• 使床面整齐美观
8. 套枕套　将枕套套于枕芯外，并横放于床头盖被上	• 枕套角、线吻合，平整、充实 • 枕套开口端背门，使病室整齐、美观
9. 移回床旁桌、床旁椅	• 保持病室整齐、美观
10. 推治疗车离开病室	• 放于指定位置
11. 洗手	

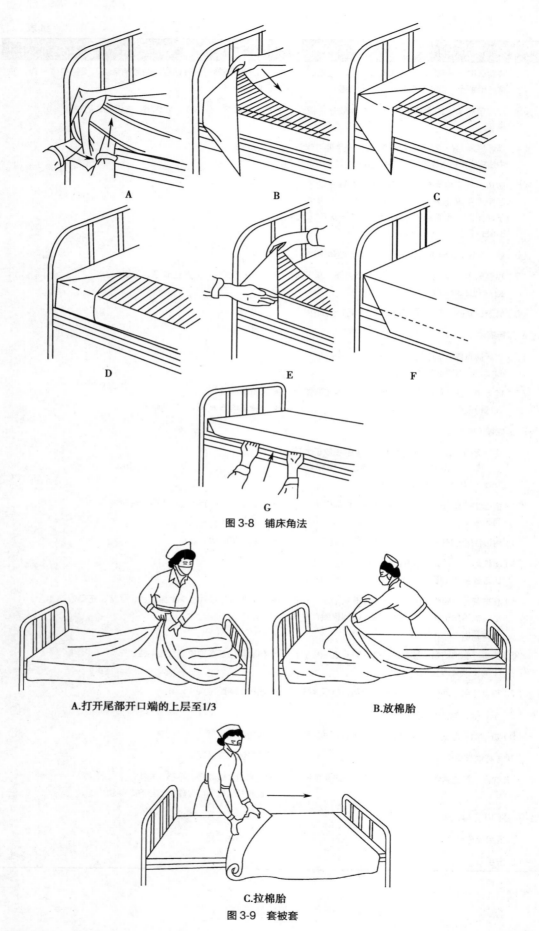

图 3-8 铺床角法

A.打开尾部开口端的上层至1/3

B.放棉胎

C.拉棉胎

图 3-9 套被套

【注意事项】

1. 病室内有患者进餐或治疗时应暂停铺床。

2. 操作过程中动作要稳,避免尘埃飞扬。

3. 铺好的床铺外观应平、整、紧,中线直,无皱褶。

4. 被头充实,盖被平整、两边内折对称。

5. 枕头平整、充实,开口背门。

6. 操作中应用节力原则,注意节力、省时。

暂空床（unoccupied bed）

【目的】

1. 供新住院患者或暂时离床患者使用。

2. 保持病室整洁、美观。

【操作前准备】

1. 评估患者并解释。

（1）评估:患者是否可以暂时离床活动或外出检查。

（2）解释:向暂时离床活动或外出检查的患者及家属解释操作目的。

2. 护士准备 衣帽整洁,修剪指甲,洗手,戴口罩。

3. 用物准备 按备用床准备用物,必要时备橡胶单、中单。

4. 环境准备 病室内无患者进行治疗或进餐,清洁、通风等。

【操作步骤】

操作步骤	要点与沟通
1. 备齐用物　携用物于床旁	
2. 在右侧床头,将备用床的盖被上端向内折,然后扇形三折于床尾,并使之平齐	● 方便患者上下床活动
3. 同备用床步骤 8~11	

【健康教育】

1. 向患者说明铺暂空床的目的。

2. 指导患者上下床的方法。

【注意事项】

1. 同备用床 1~6。

2. 用物准备符合患者病情需要。

3. 患者上、下床方便。

麻醉床（anesthetic bed）

【目的】

1. 便于接收和护理麻醉手术后的患者。

2. 避免床上用物被污染,便于更换。

3. 使患者安全、舒适,预防并发症。

【操作前准备】

1. 评估 患者的诊断、病情、手术和麻醉方式、术后所需要的抢救或治疗物品等。

2. **护士准备** 衣帽整洁,修剪指甲,洗手,戴口罩。

3. **用物准备**

(1)床上用物:床垫、床褥、棉胎或毛毯、枕芯、大单、橡胶单 2 条、中单 2 条、被套、枕套按顺序放于治疗车上。

(2)麻醉护理盘:①治疗巾内:开口器、压舌板、舌钳、牙垫、通气导管、治疗碗、氧气导管或鼻塞管、吸痰导管、棉签、平镊、纱布或纸巾;②治疗巾外:电筒、心电监护仪(血压计、听诊器)、治疗巾、弯盘、胶布、护理记录单及病历夹。

(3)另备输液架,必要时备好吸痰装置、给氧装置和胃肠减压器等。

4. **环境准备** 病室内无患者进行治疗或进餐,清洁、通风等。

【操作步骤】

操作步骤	要点与沟通
1. 将床上原有的各单全部撤下置污衣袋内	• 减少患者手术后发生感染的机会
2. 按备用床铺好近侧大单	
3. 铺橡胶单和中单	• 根据患者的麻醉方式和手术部位铺橡胶单和中单 • 防止呕吐物、分泌物或伤口渗液污染病床
(1)于床中部或床尾部铺一橡胶单和中单,余下部分塞于床垫下	• 腹部手术铺在床中部;下肢手术铺在床尾 • 若需要铺在床中部,则橡胶单和中单的上缘应距床头 45~50cm • 避免橡胶单外露,接触患者皮肤
(2)于床头铺另一橡胶单,将中单铺在橡胶单上,余下部分塞于床垫下	• 橡胶单和中单的上缘应与床头平齐,下缘应压在中部橡胶单和中单上 • 非全麻手术患者,只需在床中部铺橡胶单和中单
4. 转至对侧,铺好大单、橡胶单和中单	• 中线要齐,各单应铺平、拉紧,防皱褶
5. 套被套,同备用床	
6. 将盖被两侧边缘向内折叠与床沿平齐,尾端向内或向上折叠与床尾平齐	
7. 将盖被三折叠于背门一侧	• 盖被三折上下对齐,外侧齐床缘,便于患者术后被移至床上
8. 套枕套,横立于床头	• 枕套开口端背门,使病室整齐、美观 • 防止患者躁动时,头部碰撞床栏杆而受伤
9. 移回床旁桌,将床旁椅放于盖被折叠侧	• 便于将患者移至病床上
10. 将麻醉护理盘放置于床旁桌上,其他物品按需要放置	• 便于取用
11. 推治疗车离开病室	• 放于指定位置
12. 洗手	

【健康教育】

向麻醉未清醒的患者家属说明去枕仰卧位的方法、时间及注意事项。

【注意事项】

1. 同备用床。

2. 保证护理术后患者的用物齐全,使患者能及时得到抢救和护理。

卧床患者更换床单法(change an occupied bed)

【目的】

1. 为卧床的患者更换清洁床单,保持病床平整,使者舒适。

2. 预防压疮等并发症发生。

3. 保持病室整洁、美观。

【操作前准备】

1. 评估患者并解释

(1)评估:患者的病情、意识状态、活动能力、配合程度等。

(2)解释:向患者及家属解释更换床单的目的、方法、注意事项及配合要点。

2. 患者准备 了解更换床单的目的、方法、注意事项及配合要点。

3. 护士准备 衣帽整洁,修剪指甲,洗手,戴口罩。

4. 用物准备 大单、中单、被套、枕套,床刷及床刷套,需要时备清洁衣裤。将准备好的用物叠放整齐并按使用顺序放于护理车上。

5. 环境准备 同病室内无患者进行治疗或进餐等。酌情关闭门窗,按季节调节室内温度。必要时用屏风遮挡患者。

【操作步骤】

操作步骤	要点与沟通
1. 备齐用物 将用物按使用顺序叠好备齐推至患者床旁	• 备齐用物,减少工作量 • 护士:您好! 请问您叫什么名字? 请让我看一下您的腕带,××您好! 您的床单有点脏了,让我来给您换一下床单好吗
2. 放平床头和膝下支架	• 方便操作
3. 移开床旁桌床旁椅:移开床旁桌椅,放于床尾处;移开床旁桌,距床 20cm 左右	• 方便操作
4. 移患者至对侧:松开床尾端盖被,将患者枕头移向对侧,并协助患者移向对侧,患者侧卧、背向护士	• 护士:××,我现在要给你更换床单了,我帮您翻身转向对侧 • 随时观察患者的面色、脉搏、呼吸情况 • 患者卧位安全,防止坠床,必要时加床挡
5. 松近侧污单:从床头至床尾将各层床单从床垫下拉出	• 保持恰当的姿势,注意节力
6. 清扫近侧橡胶单和床褥	
(1)上卷中单至床中线处,塞于患者身下	• 使污染面向内
(2)清扫橡胶单,将橡胶单搭于患者身上	• 清扫原则:自床头至床尾;自床中线至床外缘
(3)将大单上卷至中线处,塞于患者身下	• 使污染面向内
(4)清扫床褥	
7. 铺近侧清洁大单、近侧橡胶单和清洁中单:	
(1)将清洁大单的中线和床中线对齐,展开近侧半幅,将对侧大单内折后卷至床中线处,塞于患者身下	• 大单中线与床中线对齐
(2)将近侧大单向近侧下展开,按铺床法铺好近侧大单	• 使大单清洁面向内翻卷
(3)铺平橡胶单,铺清洁中单于橡胶单上,近侧部分下拉至床缘,对侧部分内折后卷至床中线处,塞于患者身下;将近侧橡胶单和中单边缘塞于床垫下	• 使中单清洁面向内翻卷
8. 以患者至近侧 将枕头移向近侧,并协助患者移向近侧,患者侧卧、面向护士,躺卧于已铺好床单的一侧	• 护士:××,请您平卧后,翻身转过来,感觉怎么样,有不舒适的感觉吗 • 观察患者面色、脉搏、呼吸

操作步骤	要点与沟通
9. 松对侧污单：护士转至床对侧，从床头至床尾将各层床单从床垫下依次拉出	• 保持恰当的姿势，注意节力
10. 清扫对侧橡胶单和床褥	
（1）上卷中单至中线处，取出污中单，放于护理车污衣袋内	
（2）清扫橡胶单，将橡胶单搭于患者身上	• 清扫原则：自床头至床尾；自床中线至床外缘
（3）将大单自床头内卷至床尾处，取出污大单，放于护理车污衣袋内	• 污单不可随意扔在地上
（4）清扫床褥	
11. 铺对侧清洁大单、近侧橡胶单和清洁中单	• 各层拉紧铺好
（1）按铺床法铺大单	
（2）放平橡胶单，铺清洁中单于橡胶单上，将对侧橡胶单和中单边缘塞于床垫下	
12. 摆体位：协助患者平卧，将患者枕头移向床中间	
13. 套被套	• 护士：×××，现在给您换被套，您现在感觉怎么样，有不舒适的感觉吗
（1）解开被套系带，将被套平铺于盖被上	
（2）自污被套内将棉胎取出，装入清洁被套内	• 动作轻巧、敏捷，避免患者受凉 • 避免棉胎接触患者皮肤
（3）撤出污被套	
（4）将棉胎展平，系好被套尾端开口处系带	• 盖被头端充实 • 盖被头端距床头 15cm 左右 • 清醒患者可配合抓住被头两角，配合操作
（5）折被筒，床尾余下部分塞于床垫下	• 护士：请您屈膝 • 使患者躺卧舒适
14. 更换枕套	• 护士：××，现在给您更换枕套，请您稍抬一下头
15. 铺床后处理	
（1）移回床旁桌、床旁椅	• 床面整齐、美观
（2）根据天气情况和患者病情，摇起床头和膝下支架，打开门窗	• 患者躺卧舒适 • 保持病室空气流通，空气新鲜
（3）推护理车离开病室	• 放于指定位置
（4）洗手	

【健康教育】

1. 告知患者在更换床单的过程中，如感觉不舒适应立刻向护士说明，防止意外发生。

2. 告知患者如床单位被污染应及时通知护士，请求更换。

【注意事项】

1. 操作过程中注意保暖，意识不清的患者可加床档，以防坠床的发生。

2. 操作中注意与患者交流，随时观察患者反应，询问有无不适，一旦病情发生变化，应立即停止操作。

人体力学在护理工作中的应用

人体力学是应用力学原理、有关定律和相关机械运动原理研究维持和掌握机体平衡及协调变换姿势的科学。在医疗、护理实践活动中,人体力学应用十分广泛,与护理工作相关的应用如下:

1. 利用杠杆作用 护理人员操作时,应靠近操作物体;两臂持物时,两肘紧靠身体两侧,上臂下垂,前臂和所持物品靠近身体,使阻力臂缩短,从而省力。如必须提取重物时,最好把重物分成两等分,分别用两手提拿。

2. 扩大支撑面 护士在护理工作中进行站立、行走、起立或蹲下等活动时,应根据实际需要两脚前后或左右分开,两脚间保持适当的距离,以扩大支撑面,有利于保持身体的平衡和稳定性。同理,护士在协助患者取侧卧位时,应使两臂曲肘,一手放于枕旁,一手放于胸前;患者两腿前后分开,上腿屈膝屈髋在前,下腿略屈曲在后,尽量扩大支撑面,增加患者的稳定性,维持身体平衡。

3. 降低重心 护士在做工作面较低的护理操作或提取较低位置的物体时,双下肢应随身体动作的方向前后或左右分开站立,以扩大支撑面;同时屈膝屈髋,使身体呈下蹲姿势,以降低重心位置,使重力线在支撑面内,有利于增加身体的稳定性,如铺床时。

4. 减少身体重力线改变 护士在提取物品时,应尽量将物品靠近身体;抱起或抬起患者移动时,应将患者靠近自己的身体,以使重力线落在支撑面内。另外,护士在操作中,应以下蹲代替弯腰工作,避免身体重力线偏移,落在支撑面外,防止腰部扭伤,维持身体的平衡。

5. 尽量使用大肌肉群或多肌肉群 护士在进行护理操作时,应尽量使用大肌肉群或多肌肉群共同工作,以减少疲劳和防止损伤。即能用双手操作,不用单手操作;能使用整只手时,避免用手指进行操作,能使用手臂力量时,尽量不用手腕部力量;能使用躯干部和下肢肌肉力量时,尽量避免使用上肢的力量。

6. 使用最小肌力做功 护士在移动重物时,要先计划好所要移动的位置和方向,尽量以直线方向移动,尽可能用推或拉代替提取。

在护理工作中将人体力学的原理真正有效地落实在各项护理操作过程中,并经常有意识地去实践、体会、熟悉,使之最终成为自己自觉的习惯动作,从而真正达到提高工作效率和增进患者舒适的目的。

第四节　患者运送法

在入院、出院及住院期间接受检查或治疗时,凡因病情所限不能自行活动的患者,护士可根据病情选用轮椅、平车或担架等工具运送患者。在运送过程中,护士应正确运用人体力学的原理,减轻操作疲劳,并确保患者的安全与舒适。

一、轮椅运送法

【目的】

1. 护送不能行走但能坐起的患者入院、出院、检查、治疗或室外活动。
2. 帮助患者下床活动,促进血液循环和体力恢复。

【操作前准备】

1. 评估患者并解释

(1)评估:患者的体重、意识状态、病情、躯体活动能力。患者损伤的部位和理解合作程度。

(2)解释:向患者及家属解释轮椅运送的目的、方法、注意事项及配合要点。

2. 患者准备 了解轮椅运送的目的、方法及注意事项,能够主动配合操作。

3. 用物准备 轮椅(各部件性能良好),根据季节酌情准备毛毯、别针,需要时备软枕。

4. 环境准备 移开障碍物,保证环境宽敞,便于操作。

5. 护士准备 衣帽整洁,修剪指甲、洗手,戴口罩。

【操作步骤】

操作步骤	要点与沟通
1. 核对解释 核对床号和姓名,向患者或家属解释将要进行的护理活动	● 护士:您好！请问您叫什么名字？×××您好！根据医嘱您现在需要进行××检查,请问您有大小便吗？没有的话我用轮椅送您去进行检查
2. 检查轮椅 检查轮椅性能,将轮椅推至患者床旁	● 检查轮椅:车轮、椅桌、椅背、脚踏板、制动闸等各部件性能,保证患者安全
3. 放置轮椅 将椅背与床尾平齐,椅面朝向床头,翻起脚踏板,将闸制动	● 固定车轮,保证患者的安全 ● 缩短距离,以便于患者坐入轮椅
4. 患者上轮椅前的准备	● 毛毯平铺于轮椅,上端高过患者颈部15cm左右 ● 护士:×××请您配合我,我会扶您先坐起来,再穿好鞋子,然后坐到轮椅上
(1)撤掉盖被,扶患者坐起	● 护士:×××,有眩晕和不舒适的感觉吗
(2)协助患者穿衣、裤,扶患者坐于床边,双脚垂床缘,协助患者穿鞋	
(3)嘱患者用手掌撑住床面以维持坐姿	● 方便患者下床
5. 协助患者上轮椅	
(1)嘱患者将双手置于护士肩上,护士双手环抱患者腰部,协助患者下床	● 注意观察患者病情变化
(2)协助患者转身,嘱患者用手扶住轮椅把手,坐于轮椅中,嘱患者尽量向后坐,勿向前倾斜或自行下车	● 嘱患者抓紧轮椅扶手 ● 护士:×××,请您向后靠,这样舒服吗
(3)翻下脚踏板,协助患者将双足置于脚踏板上	● 若用毛毯,则将上端围在患者颈部,用别针固定;两侧围裹患者双臂,用别针固定;再用余下部分围裹患者上身、下肢和双足(图3-10)避免患者受凉
(4)整理床单位,铺暂空床	
(5)观察患者,确定无不适后,放松制动闸,推患者至目的地	● 推行中注意患者病情变化 ● 过门槛时,跷起前轮,避免过大震动 ● 下坡时,嘱患者抓紧扶手,保证患者安全

操作步骤	要点与沟通
6. 协助患者下轮椅	
（1）将轮椅推至床尾，使椅背与床尾齐患者面向床头	
（2）扳制动闸将轮椅止动，翻起脚踏板	
（3）解除患者身上固定毛毯用别针	
（4）协助患者站起、转身、坐于床缘	● 防止患者摔倒
（5）协助患者脱去鞋子及保暖外衣，躺卧舒适，盖好盖被	
（6）整理床单位	● 观察患者病情
7. 推轮椅至原处放置，必要时作记录	● 便于其他患者使用

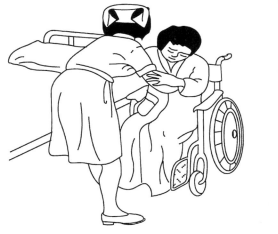
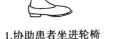
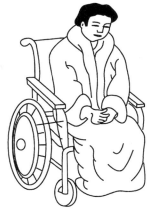

1.协助患者坐进轮椅　　　　2.为患者包盖保暖

图 3-10　轮椅接送患者

【健康教育】

1. 解释搬运的过程、配合方法及注意事项。

2. 告知患者在搬运过程中，如感不适立刻向护士说明，防止意外发生。

【注意事项】

1. 保证患者安全，运送前仔细检查轮椅各部件性能。

2. 注意保暖、舒适。根据室外温度适当增加衣服、毛毯，以免患者着凉。

3. 推患者外出时，嘱患者双手紧握轮椅扶手，身体尽量向后靠，勿向前倾斜或自行下车，以免摔倒。

4. 患者进出门口时，嘱患者双手放在胸前，以免碰撞。

5. 推行中应密切注意观察患者病情变化。

二、平车运送法

【目的】

运送不能起床的患者入院，做各种特殊检查、治疗、手术或转运。

【操作前准备】

1. 评估患者并解释

（1）评估：患者的体重、意识状态、病情与躯体活动能力。患者损伤的部位和理解合作程度。

（2）解释：向患者及家属解释搬运的步骤及配合方法。

2. 患者准备 了解搬运的步骤及配合方法。

3. 护士准备 衣帽整洁，修剪指甲，洗手，戴口罩。

4. 用物准备 平车（各部件性能良好，车上置以被单和橡胶单包好的垫子和枕头），带套的毛毯或棉被。如为骨折患者，应有木板垫于平车上，并将骨折部位固定稳妥；如为颈椎、腰椎骨折患者或病情较重的患者，应备有帆布中单或布中单。

5. 环境准备 环境宽敞，便于操作。

【操作步骤】

操作步骤	要点与沟通
1. 核对 床号和姓名，向患者或家属解释将要进行的护理活动	• 护士：您好！请问您叫什么名字？请让我看一下您的腕带，×××您好！根据医嘱您现在需要进行××检查，检查室离病房有一段距离，检查需要一段时间，请问您有大小便吗？没有的话我用平车送您去进行检查
2. 检查平车 检查平车性能，将平车推至患者床旁	• 检查车轮、车面、制动闸等各部件性能，保证患者安全
3. 安置好患者身上的导管等	• 避免导管脱落、受压或液体反流
4. 搬运患者	• 根据患者病情及体重，确定搬运方法
▲ 挪动法	• 适用于能在床上配合的患者
（1）推平车至患者床旁，移开床旁桌、床旁椅，松开盖被	
（2）将平车推至床旁与床平行，大轮靠近床头，将制动闸止动	• 平车贴近床缘便于搬运
（3）协助患者将上身、臀部、下肢依次向平车移动	• 患者头部枕于大轮端，以减少颠簸
	• 搬运者制动平车，防止平车滑动
	• 护士：×××，请您让我帮您向我这边移动
	• 协助患者离开平车回床时，应协助患者先移动下肢，再移动上肢
（4）协助患者在平车上躺好，用被单或盖被包裹患者，先足部，再两侧，头部盖被折成45°角	• 患者保暖、舒适
	• 包裹整齐、美观
	• 护士：×××，您这样躺着舒服吗？我们要去做检查了。我会在您的头部一侧，有不舒服可以告诉我
▲ 一人搬运法	• 适用于上肢活动自如，体重较轻的患者
（1）推平车至患者床旁，大轮端靠近床尾，使平车与床成钝角，将制动闸止动	• 缩短搬运距离，节力
（2）松开盖被，协助患者穿好衣服	• 护士：现在我先帮您穿好上衣，自己挪到床边来，把您的手绕过我的颈部抱紧，我们一起用力
（3）搬运者一臂自患者近侧腋下伸入至对侧肩部，另一臂伸入患者臀下；患者双臂过搬运者肩部，双手交叉于搬运者颈后；搬运者抱起患者（图3-11），稳步移动将患者放于平车中央，盖好盖被	• 搬运者双下肢前后分开站立，扩大支撑面；略屈膝屈髋，降低重心，便于转身
▲ 二人搬运法	• 适用于不能活动，体重较重的患者
（1）同一人搬运法步骤（1）~（2）	• 缩短搬运距离，节力

操作步骤	要点与沟通
（2）搬运者甲、乙二人站在患者同侧床旁，协助患者将上肢交叉于胸前	• 护士：现在我先帮您穿好上衣，请您将双手在胸前交叉，我们一起抱您上车，请不要紧张，我们会抱稳的
（3）搬运者甲一手伸至患者头、颈、肩下方，另一手伸至患者腰部下方；搬运者乙一手伸至患者臀部下方，另一只手伸至患者膝部下方，两人同时抬起患者至近侧床缘，再同时抱起患者稳步向平车处移动（图3-12），将患者放于平车中央，盖好盖被	• 搬运者甲应使患者头部处于较高位置，减轻不适 • 抬起患者时，应尽量使患者靠近搬运者身体，节力
▲ 三人搬运法	• 适用于不能活动，体重超重的患者
（1）同一人搬运法步骤（1）~（2）	• 缩短搬运距离，节力
（2）搬运者甲、乙、丙三人站在患者同侧床旁，协助患者将上肢交叉于胸前	• 护士：现在我先帮您穿好上衣，请您将双手在胸前交叉，我们一起抱您上车，请不要紧张，我们会抱稳的
（3）搬运者甲双手托住患者头、颈、肩及胸部；搬运者乙双手托住患者背、腰、臀部；搬运者丙双手托住患者膝部及双足，三人同时抬起患者至近侧床缘，再同时抬起患者稳步向平车处移动（图3-13），将患者放于平车中央，盖好盖被	• 搬运者甲应使患者头部处于较高位置，减轻不适 • 合力抬起时，应由一人发口令，三人同时抬起患者，保持平稳移动，减少意外伤害
▲ 四人搬运法	• 适用于颈椎、腰椎骨折和病情较重的患者
（1）移开床旁桌椅，松开盖被，为患者穿好衣服	• 搬运骨折患者，平车上应放置木板，固定好骨折部位
（2）搬运者甲、乙分别站于床头和床尾；搬运者丙、丁分别站于病床和平车一侧	• 护士：现在我先帮您穿好上衣，在您的腰部、臀下铺帆布中单，您配合一下
（3）将帆布兜或中单放于患者腰、臀部下方	• 帆布兜或中单能承受患者的体重
（4）搬运者甲抬起患者的头、颈、肩；搬运者乙抬起患者的双足；搬运者丙、丁分别抓住帆布兜或中单四角，四人同时抬起患者向平车处移动（图3-14），将患者放于平车中央，盖好盖被	• 搬运者应协调一致，搬运者甲应随时观察患者的病情变化 • 患者平卧于平车中央，避免碰撞
5. 铺暂空床：整床单位，将床改铺成暂空床	• 保持病室整齐、美观
6. 运送患者：开平车制动闸，推患者至目的地	

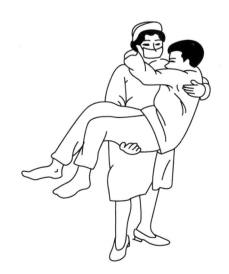

图3-11　一人搬运患者上平车法

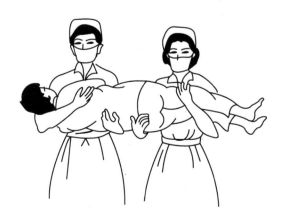

图3-12　二人搬运患者上平车法

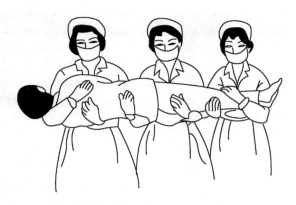

图 3-13 三人搬运患者上平车法

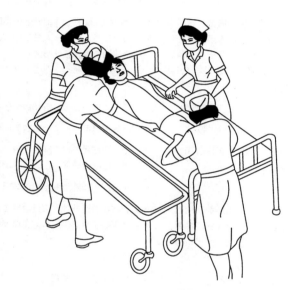

图 3-14 四人搬运患者上平车法

【健康教育】

1. 解释搬运的过程、配合方法及注意事项。

2. 告知患者在搬运过程中,如有感觉不适立刻向护士说明,防止意外发生。

【注意事项】

1. 根据患者的病情和体重确定不同的运送工具及运送方法。

2. 多名护士同时搬运患者时,应注意相互配合、动作轻稳、协调一致,确保患者安全。

3. 推送患者时,护士应位于患者头部,随时注意患者病情变化。

4. 运送过程中,平车小轮端在前,转弯灵活;速度不可过快;上、下坡时,患者头部应位于高处,减轻患者不适,并嘱患者抓紧扶手,保证患者安全。

5. 进、出门时,避免碰撞房门。

6. 保持输液管道、引流管道通畅,保证患者各种持续性治疗不受影响。

7. 颅脑损伤、颌面部外伤以及昏迷患者,应将头偏向一侧;搬运颈椎损伤的患者时,头部应保持中立位。

相关链接   搬运伤员常用的担架及使用方法

1. 升降担架、走轮担架　为目前救护车内装备的担架,符合病情需要,便于患者躺卧。

2. 铲式担架　铲式担架是由左右两片铝合金板组成。搬运伤员时,先将伤员放置在平卧位,固定颈部,然后分别将担架的左右两片从伤员侧面插入背部,扣合后再搬运。

3. 负压充气垫式固定担架　使用负压充气垫式固定担架是搬运多发骨折及脊柱损伤伤员的最好工具。充气垫可以适当地固定伤员的全身。使用时先将垫充气后铺平,将伤员放在垫内,抽出袋内空气,气垫即可变硬,同时伤员就被牢靠固定在其中,并可在搬运途中始终保持稳定。

4. 篮式担架　也叫"船型担架"(Stoke Basket),市面上常见的为两种类型:铝合金型、合成树脂型;它造型与其名称相似,像一艘"小船"。搬运伤员时,被搬运伤员被置于担架内,担架在四周"突起"边缘配合正面的扁带将被搬运伤员"封闭"在担架内部。这样不会因担架的位移(如翻转、摇晃)而使被搬运伤员脱离担架。在安全性的背后,也存在一些隐患。如被搬运伤员过胖,且捆绑在其正面的扁带过紧加之操作时间过长,则容易引发被搬运伤员胸闷、窒息。

5. 卷式担架　也叫"多功能担架"(Sked),它与篮式担架在使用上相似,但重量更轻(8 至 12 公斤)且可以卷在滚筒或背包中携带。它的原料是特种合成树脂,有抗腐蚀性,一般是橘黄色。

第五节　分级护理

分级护理(levels of care)是指患者在住院期间,医护人员根据患者病情的轻、重、缓、急以及自理能力,确定并实施不同级别的护理。根据卫生部 2009 年颁布的《综合医院分级护理指导原则(试行)》(附 3-1),住院患者护理级别分为四个等级,即特级护理、一级护理、二级护理及三级护理(表 3-1)。不同的护理级别规定了相应的护理要求,有利于护理工作的开展和保证护理质量。在临床护理工作中,为了更直观地显示患者的护理级别,及时观察患者的病情和生命体征变化,临床上常用不同颜色的标志来区分护理级别,在患者一览表的诊断卡和患者的床头(尾)卡上进行标记。

表 3-1　各级护理级别的适用对象及护理内容

护理级别	适用对象	护理要点
特级护理	病情危重，随时可能发生病情变化需要进行抢救的患者；重症监护患者；各种复杂或者大手术后的患者；严重创伤或大面积烧伤的患者；使用呼吸机辅助呼吸，并需要严密监护病情的患者；实施连续性肾脏替代治疗（CRRT），并需要严密监护生命体征的患者；其他有生命危险，需要严密监护生命体征的患者	①严密观察患者病情变化，监测生命体征；②根据医嘱，正确实施治疗、给药措施；③根据医嘱，准确测量出入量；④根据患者病情，正确实施基础护理和专科护理，如口腔护理、压疮护理、气道护理及管路护理等，实施安全措施；⑤保持患者的舒适和功能体位；⑥实施床旁交接班
一级护理	病情趋向稳定的重症患者；手术后或者治疗期间需要严格卧床的患者；生活完全不能自理且病情不稳定的患者；生活部分自理，病情随时可能发生变化的患者	①每小时巡视患者，观察患者病情变化；②根据患者病情，测量生命体征；③根据医嘱，正确实施治疗、给药措施；④根据患者病情，正确实施基础护理和专科护理，如口腔护理、压疮护理、气道护理及管路护理等，实施安全措施；⑤提供护理相关的健康指导
二级护理	病情稳定，仍需卧床的患者；生活部分自理的患者	①2小时巡视患者，观察患者病情变化；②根据患者病情，测量生命体征；③根据医嘱，正确实施治疗、给药措施；④根据患者病情，正确实施护理措施和安全措施；⑤提供护理相关的健康指导
三级护理	生活完全自理且病情稳定的患者；生活完全自理且处于康复期的患者	①每3小时巡视患者，观察患者病情变化；②根据患者病情，测量生命体征；③根据医嘱，正确实施治疗、给药措施；④提供护理相关的健康指导

相关链接

分级护理创始人——"南丁格尔"奖获得者黎秀芳

1954年，时任西北军区总医院后勤部护士专修科主任的黎秀芳和西北军区总医院护理部主任张开秀，看到当时的护理工作分不清先后缓急，治疗中时有差错发生，并给患者带来痛苦，她们下决心要改变这种情况。经过调查研究，黎秀芳与同事们一起总结，创立了"三级护理""三查七对"以及书写护理文书时的"对抄勾对"等护理技术操作制度。这些制度试行成功之后，军内外有97家医院派人前来参观学习，这些制度迅速在全国各医院推广应用。她与张开秀合写的论文"三级护理"刊登在《护理杂志》1955年2月号上，后被苏联《护理杂志》1955年11月号转载，并且该杂志给她寄来了贺卡形式的复印件。

1997年黎秀芳获得"南丁格尔奖"，成为军队首位获此殊荣者。

（刘红敏）

患者入院程序为办理入院手续、通知病房、进行卫生处置、护送患者进入病区。患者入病区后护理工作包括门诊患者的入院护理和急诊患者的入院护理。对门诊患者初步护理工作有准备床单位、迎接新患者、通知负责医生接诊、协助患者佩戴腕带标识，进行入院护理评估、安排膳食、填写住院病历和有关护理表格、执行入院医嘱及给予紧急护理措施。急诊患者初步护理工作有通知医生、准备急救药物和急救设备、安置患者、配合救治。

患者出院护理包括患者出院前的护理和患者出院当日的护理。患者出院前的护理有通知患者及家属、进行健康教育、注意患者的情绪变化、征求意见。患者出院当日的护理有医疗护理文件的处理、患者的护理、病室及床单位的处理。

常用的铺床法有备用床、暂空床、麻醉床。

根据患者病情的轻、重、缓、急及自理能力，临床上分别给予特级护理、一级护理、二级护理、三级护理，护理级别不同，护理的内容亦不同。

对躯体活动受限的患者在临床上常用轮椅或平车运送的方法。使用时一定要注意患者的安全舒适，要熟练掌握操作步骤和注意事项。

1. 简述急诊患者进入病区后的护理工作。

2. 简述出院患者的病室及床单位的处理。

3. 患者王某，男，22岁，业余体校运动员，4小时前在训练中不慎发生下肢骨折，疼痛难忍，紧张，烦躁，不能自行活动，急诊入院，诊断为腓骨骨折。

请问：应如何帮助患者从床上移动至平车上？

附3-1 综合医院分级护理指导原则
（试行）

第一章 总 则

第一条 为加强医院临床护理工作，规范临床分级护理及护理服务内涵，保证护理质量，保障患者安全，制定本指导原则。

第二条 分级护理是指患者在住院期间，医护人员根据患者病情和生活自理能力，确定并实施不同级别的护理。

分级护理分为四个级别：特级护理、一级护理、二级护理和三级护理。

第三条 本指导原则适用于各级综合医院。专科医院、中医医院和其他类别医疗机构参照本指导原则执行。

第四条 医院临床护士根据患者的护理级别和医师制订的诊疗计划，为患者提供基础护理服务和护理专业技术服务。

第五条　医院应当根据本指导原则，结合实际制定并落实医院分级护理的规章制度、护理规范和工作标准，保障医学教育网搜集整理患者安全，提高护理质量。

第六条　各级卫生行政部门应当加强医院护理质量管理，规范医院的分级护理工作，对辖区内医院护理工作进行指导和检查，保证护理质量和医疗安全。

第二章　分级护理原则

第七条　确定患者的护理级别，应当以患者病情和生活自理能力为依据，并根据患者的情况变化进行动态调整。

第八条　具备以下情况之一的患者，可以确定为特级护理：

（一）病情危重，随时可能发生病情变化需要进行抢救的患者；

（二）重症监护患者；

（三）各种复杂或者大手术后的患者；

（四）严重创伤或大面积烧伤的患者；

（五）使用呼吸机辅助呼吸，并需要严密监护病情的患者；

（六）实施连续性肾脏替代治疗（CRRT），并需要严密监护生命体征的患者；

（七）其他有生命危险，需要严密监护生命体征的患者。

第九条　具备以下情况之一的患者，可以确定为一级护理：

（一）病情趋向稳定的重症患者；

（二）手术后或者治疗期间需要严格卧床的患者；

（三）生活完全不能自理且病情不稳定的患者；

（四）生活部分自理，病情随时可能发生变化的患者。

第十条　具备以下情况之一的患者，可以确定为二级护理：

（一）病情稳定，仍需卧床的患者；

（二）生活部分自理的患者。

第十一条　具备以下情况之一的患者，可以确定为三级护理：

（一）生活完全自理且病情稳定的患者；

（二）生活完全自理且处于康复期的患者。

第三章　分级护理要点

第十二条　护士应当遵守临床护理技术规范和疾病护理常规，并根据患者的护理级别和医师制订的诊疗计划，按照护理程序开展护理工作。

护士实施的护理工作包括：

（一）密切观察患者的生命体征和病情变化；

（二）正确实施治疗、给药及护理措施，并观察、了解患者的反应；

（三）根据患者病情和生活自理能力提供照顾和帮助；

（四）提供护理相关的健康指导。

第十三条　对特级护理患者的护理包括以下要点：

（一）严密观察患者病情变化，监测生命体征；

（二）根据医嘱，正确实施治疗、给药措施；

（三）根据医嘱，准确测量出入量；

（四）根据患者病情，正确实施基础护理和专科护理，如口腔护理、压疮护理、气道护理及管路护理等，实施安全措施；

（五）保持患者的舒适和功能体位；

（六）实施床旁交接班。

第十四条　对一级护理患者的护理包括以下要点：

（一）每小时巡视患者，观察患者病情变化；

（二）根据患者病情，测量生命体征；

（三）根据医嘱，正确实施治疗、给药措施；

（四）根据患者病情，正确实施基础护理和专科护理，如口腔护理、压疮护理、气道护理及管路护理等，实施安全措施；

（五）提供护理相关的健康指导。

第十五条　对二级护理患者的护理包括以下要点：

（一）每2小时巡视患者，观察患者病情变化；

（二）根据患者病情，测量生命体征；

（三）根据医嘱，正确实施治疗、给药措施；

（四）根据患者病情，正确实施护理措施和安全措施；

（五）提供护理相关的健康指导。

第十六条　对三级护理患者的护理包括以下要点：

（一）每3小时巡视患者，观察患者病情变化；

（二）根据患者病情，测量生命体征；

（三）根据医嘱，正确实施治疗、给药措施；

（四）提供护理相关的健康指导。

第十七条　护士在工作中应当关心和爱护患者，发现患者病情变化，应当及时与医师沟通。

第四章　质量管理

第十八条　医院应当建立健全各项护理规章制度、护士岗位职责和行为规范，严格遵守执行护理技术操作规范、疾病护理常规，保证护理服务质量。

第十九条　医院应当及时调查了解患者、家属对护理工作的意见和建议，及时分析处理，不断改进护理工作。

第二十条　医院应当加强对护理不良事件的报告，及时调查分析，防范不良事件的发生，促进护理质量持续改进。

第二十一条　省级卫生行政部门可以委托省级护理质量控制中心，对辖区内医院的护理工作进行质量评估与检查指导。

第五章　附　　则

第二十二条　本指导原则自2009年7月1日施行。

第四章 预防与控制医院感染

4

学习目标

掌握	医院日常的消毒、灭菌工作方法；无菌技术基本操作方法；隔离技术基本操作方法；洗手、卫生手消毒的方法。
熟悉	常用的消毒灭菌方法及注意事项；医院日常清洁、消毒、灭菌工作的主要内容；常见的隔离类型及相应的隔离措施；无菌技术的操作原则。
了解	医院感染、清洁、消毒、灭菌、手卫生、无菌技术、隔离及标准预防的概念；医院感染的分类、发生原因及条件；医院选择消毒灭菌方法的原则。

随着现代医学的发展,医院感染逐渐成为各级医疗机构所面临的突出的公共卫生问题。医院感染不仅影响患者的身心健康,也影响着医务人员的健康状况,同时还造成医疗资源的浪费,给个人、家庭和社会带来沉重负担。医院感染的发生率已成为评价医护质量和医院管理水平的一项重要指标。WHO 提出有效控制医院感染的关键措施是:清洁、消毒、灭菌、无菌技术、隔离、合理使用抗生素、消毒与灭菌的效果监测,这些措施和护理工作密切相关,因此,护理人员必须掌握正确的医院感染知识,认真履行医院感染的管理规范,严格执行预防和控制医院感染的各项技术。

问题与思考4-1　　医院感染通常伴随着医疗护理活动而发生,医务人员在工作中如不能严格执行医院感染管理规范,不能落实各项防控措施,则会导致医院感染的发生,甚至发生触目惊心的医院感染暴发事件,比如:

2006 年安徽宿州市市立医院 9 名患者白内障手术后感染,眼球被摘除事件。

2009 年山西太原煤炭中心医院血液透析感染丙肝事件。

2015 年甘肃兰大一院、兰大二院院内麻疹暴发,73 名医务人员感染事件。

2017 年 浙江省中医院"5 名患者感染艾滋病事件"。

思考:

1. 医院感染发生的原因是什么?

2. 医院感染的途径有哪些?

3. 如何防止医院感染的发生?

第一节　医院感染

一、概述

（一）医院感染的概念

医院感染(nosocomial infection)又称医院内获得性感染、医院内感染。目前通常引用我国卫生部 2006 年 9 月 1 日施行的《医院感染管理办法》中医院感染的定义:指住院患者在医院内获得的感染,包括在住院期间发生的感染和在医院内获得而出院后发生的感染,但不包括入院前已开始或入院时已处于潜伏期的感染。医院工作人员在医院内获得的感染也属医院感染。

广义上讲,任何人在医院活动期间由于遭受病原体侵袭而引起的诊断明确的感染或疾病均称为医院感染。医院感染的研究对象应包括住院患者、医务人员、门诊、急诊患者、陪护人员、探视人员及其他医院流动人员。但由于以上人员除住院患者外,其他人员在医院内停留时间相对短暂,常难以确定其感染是否来自于医院,所以医院感染的对象主要为住院患者。这里需要指出的是医务人员与医院外的接触也很多,只有当医务人员的感染有明确的原因确定是在救治患者的过程中发生的感染才列入医院感染的范畴。

参照 WHO 及美国疾病控制中心（CDC）诊断标准，我国卫生部于 1990 年制定了《院内感染分类诊断标准》，主要依据临床资料、实验室检查及其他检查和临床医生判断进行诊断。下列情况属于医院感染：①无明确潜伏期的感染，入院 48 小时后发生的感染；有明确潜伏期的感染，住院日超过平均潜伏期后发生的感染；②本次感染直接与上次住院有关；③在原有感染基础上出现其他部位新的感染（除外脓毒血症迁徙灶），或在原感染已知病原体基础上又分离出新的病原体（排除污染和原来的混合感染）的感染；④新生儿在分娩过程中和产后获得的感染；⑤由于诊疗措施激活的潜在性感染，如疱疹病毒、结核分枝杆菌等的感染；⑥医务人员在医院工作期间获得的感染。下列情况不属于医院感染：①皮肤黏膜开放性伤口只有细菌定植而无炎症表现；②由于创伤或非生物性因子刺激而产生的炎症表现；③新生儿经胎盘获得（出生后48 小时内发病）的感染，如单纯疱疹、弓形虫病、水痘等；④患者原有的慢性感染在医院内急性发作。

（二）医院感染的分类

1. 根据感染发生的部位分类　全身各个系统及部位都可能发生医院感染（表 4-1）。

表 4-1　医院感染分类（按发生的部位）

发生部位	举例
呼吸系统	上呼吸道感染、下呼吸道感染、胸腔感染
消化系统	感染性腹泻、肝炎、腹腔感染
泌尿系统	肾盂肾炎、膀胱炎、尿道炎
运动系统	骨髓炎、关节感染、感染性肌炎
神经系统	颅内感染、椎管内脓肿
循环系统	纵隔感染、心内膜炎、心包炎、心肌炎、败血症
生殖系统	盆腔感染、生殖器官感染
血液系统	血管相关性感染、输血相关性肝炎
皮肤和软组织	压疮感染、疖、坏死性筋膜炎、乳腺炎、脐炎
手术部位	浅表切口感染、深部切口感染、腔隙感染
全身多个部位	多系统感染、多器官感染
其他	中耳炎、口腔感染、结膜炎

2. 根据病原体的来源分类　将医院感染分为内源性感染和外源性感染。

（1）内源性感染（endogenous infections）：又称自身感染，指各种原因引起的患者在医院内遭受自身固有病原体侵袭而发生的感染。病原体通常为寄居在患者体表或体内的正常菌群，通常是不致病的，但当个体的免疫功能受损、健康状况不佳或抵抗力下降时则会导致感染的发生。如患者采用机械通气，肠道菌群发生移位进入下呼吸道导致患者发生呼吸机相关性肺炎；又如患者因某些原因长期大量使用广谱抗菌药物，导致肠道菌群失调而发生的假膜性肠炎等。

（2）外源性感染（exogenous infections）：又称交叉感染，指各种原因引起的患者在医院内遭受非自身固有病原体侵袭而发生的医院感染。病原体来自患者身体以外的个体、环境等。包括从个体到个体的直接感染和通过物品、环境而引起的间接感染。如患者与患者之间，患者与医院工作人员之间的直接感染，或通过空气、水、物品的间接感染。

3. 根据病原体的种类分类　可将医院感染分为细菌感染、真菌感染、病毒感染、支原体感染、衣原体感染及原虫感染等，其中以细菌感染最常见，每一类感染又可根据病原体的具体名称分类,如铜绿假单胞菌感染。

二、医院感染发生的原因

(一)内在因素

机体内在因素包括生理因素、病理因素及心理因素,这些因素可使个体抵抗力下降、免疫功能受损,从而导致医院感染的发生。

1. **生理因素**　包括年龄、性别等。婴幼儿和老年人医院感染发生率高,主要是由于婴幼儿尤其是低出生体重儿、早产儿等自身免疫系统发育尚不完善,防御功能低下;老年人脏器功能衰退、抵抗力下降。女性特殊生理时期如月经期、妊娠期、哺乳期时,个体敏感性增高,抵抗力下降,是发生医院感染的高危时期;而且某些部位的感染存在性别差异,如泌尿系感染女性多于男性。

2. **病理因素**　由于疾病使患者本身对病原微生物的抵抗力降低。如恶性肿瘤、血液病、糖尿病、肝脏疾病等造成个体本身抵抗力下降;放疗、化疗、皮质激素的应用等对个体的免疫系统功能产生抑制甚至是破坏作用;皮肤或黏膜的损伤,局部缺血,伤口内有坏死组织、异物、血肿、渗出液积聚等均有利于病原微生物的生长繁殖,易诱发感染。个体的意识状态也会影响医院感染的发生,如昏迷患者易发生误吸而引起吸入性肺炎。

3. **心理因素**　个体的情绪、主观能动性、暗示作用等在一定程度上可影响其免疫功能和抵抗力。如患者情绪乐观、心情愉快、充分调动自己的主观能动性可以提高个体的免疫功能,降低医院感染的机会。

(二)外在因素

机体外在因素主要包括诊疗活动、医院环境和医院管理体制等,这些因素可为医院感染的发生创造条件。

1. **诊疗活动**　现代诊疗技术和先进的药物应用对医学的发展具有强大的推动作用,在造福人类健康的同时,也增加了医院感染的危险性。

(1)侵入性诊疗机会增加:各种侵入性诊疗技术,如器官移植、中心静脉插管、气管插管、血液净化、机械通气等破坏了机体皮肤和黏膜的屏障功能,损害了机体的防御系统,把致病微生物带入机体或为致病微生物侵入机体创造了条件,从而导致医院感染。

(2)抗菌药物使用不合理:许多感染性疾病治疗期间,应用多种抗菌药物或使用大量抗菌药物,如无适应证的预防性用药、术前用药时间过早、术后停药过晚、用药剂量过大或联合用药过多等,均易致耐药菌株增加、菌群失调、二重感染,致使病程延长,感染机会增多。由于抗菌药物滥用引起的医院感染,其病原体多以条件致病微生物、机会致病微生物和多重耐药菌为主。

2. **医院环境**　医院是各类患者聚集的场所,其环境易受各种病原微生物污染,某些医院建筑布局不合理、卫生设施不良等会增加医院空气中病原微生物的浓度,医院的设备、器械等受污染后适合病原微生物的生长繁殖和变异。

3. **医院管理机制**　医院感染管理制度不健全,或者虽然建立了医院感染管理组织,但只是流于形式;医院感染管理工作资源不足、投入缺乏;医院领导和医务人员缺乏医院感染的知识,对医院感染的严重性认识不足、重视不够等都会影响医院感染的发生。

三、医院感染发生的条件

医院感染的形成包括3个环节,即感染源、传播途径和易感宿主。三者同时存在并相互联系,就构成了感染链,缺少或切断任一环节,将不会发生医院感染。

(一)感染源

感染源(source of infection)即感染的来源,是指病原微生物自然生存、繁殖并排出的宿主(人或动物)或场所。内源性感染的感染源是患者自身,寄居在患者身体某些特定部位(皮肤、泌尿生殖道、胃肠道、呼吸道及口腔黏膜等)或来自外部环境并定植在这些部位的正常菌群,在一定条件下,个体的抵抗力下降或发生菌群易位时,可能引起患者自身感染或传播感染。外源性医院感染的感染源主要有:

1. 已感染的患者和病原携带者 已感染的患者是最重要的感染源。一方面患者不断排出大量病原微生物,另一方面排出的病原微生物致病力强,常具有耐药性,而且容易在另一易感宿主体内定植。此外,病原携带者(包括携带病原体的患者、医务人员、探陪人员)也是医院感染另一重要的感染源。一方面病原微生物不断生长繁殖并经常排出体外,另一方面携带者本身无自觉症状而常常被忽视。

2. 环境贮源 医院的特殊环境可成为某些微生物存活并繁殖的场所,如铜绿假单胞菌、沙门菌等兼有腐生特征的革兰阴性杆菌可在潮湿的环境或液体中存活并繁殖达数月以上。

3. 动物感染源 各种动物都可能感染或携带病原微生物而成为动物感染源,其中以鼠类意义最大。鼠类在医院的密度较高,不仅是沙门菌的宿主,而且是鼠疫、流行性出血热等传染病的感染源。

(二)传播途径

传播途径(modes of transmission)是指病原微生物从感染源传播到易感宿主的途径。内源性感染主要通过病原体在机体的易位而实现,属于自身直接接触感染。外源性感染的发生可有一种或多种传播途径,主要的传播途径有:

1. 接触传播 病原微生物通过手、媒介物直接或间接接触导致的传播,是医院感染中最常见也是最重要的感染方式之一。

(1)直接接触传播:感染源直接将病原微生物传播给易感宿主,如母婴间的风疹病毒、艾滋病病毒、沙眼衣原体等传播感染。患者之间、医务人员与患者之间、医务人员之间都可通过手的直接接触而感染病原体。

(2)间接接触传播:感染源排出的病原微生物经过媒介传递给易感宿主。①医务人员的手是最主要的传播媒介;②通过各种医疗器械或设备、血液及血制品、药液及一次性无菌医疗用品等而造成的传播,如呼吸机相关性肺炎、导管相关性血流感染、输血导致的丙型肝炎;③医院的水源或食物被病原微生物污染,通过消化道传播,如霍乱等;④通过动物或昆虫携带病原微生物作为人类疾病传播的中间宿主,如蚊子传播疟疾、乙型脑炎等。

2. 空气传播 带有病原微生物的微粒子($\leqslant 5\mu m$)通过空气流动导致的疾病传播。如开放性肺结核患者排出结核杆菌通过空气传播给易感人群等。

3. 飞沫传播 带有病原微生物的飞沫核(>5μm),在空气中短距离(1m内)移动到易感人群的口、鼻黏膜或眼结膜等导致的传播。如急性传染性非典型肺炎(SARS)、流行性感冒、流行性脑脊髓膜炎、麻疹等主要通过飞沫传播。

(三)易感宿主

易感宿主是指对某种疾病或传染病缺乏免疫力的人。如将易感者作为一个总体,则称为易感人群。医院是易感人群相对集中的地方,易发生感染和感染的流行。医院感染常见的易感人群主要有:①婴幼儿及老年人;②机体免疫功能严重受损的患者;③营养不良的患者;④接受各种免疫抑制剂治疗的患者;⑤不合理使用抗菌药物的患者;⑥接受各种侵入性操作的患者;⑦住院时间较长的患者;⑧手术时间较长的患者;⑨心态消极者。

四、医院感染的预防与控制

医院感染预防与控制工作坚持科学防控、规范管理、突出重点、强化落实的原则,健全医院感染防控体系,完善相关技术标准,落实各项防控措施,提高专业技术能力,提升医院感染防控水平,最大限度降低医院感染发生率,提高医疗质量和保障医疗安全。

(一)建立医院感染三级监控体系

医院感染管理机构应有独立的完整体系,住院床位总数在100张以上的医院应设置三级管理组织,即医院感染管理委员会、医院感染管理科、各科室医院感染管理小组。住院床位总数在100张以下的医院应当指定分管医院感染管理工作的部门,其他医疗机构应当有医院感染管理专(兼)职人员。

医院感染管理委员会由医院感染管理部门、医务科、护理部、消毒供应中心、手术室、临床检验部门、药事管理部门、设备管理部门、后勤管理部门、临床重点科室及其他有关部门的主要负责人组成。在医院感染管理委员会的领导下,建立层次分明的三级医院感染护理管理体系:一级管理——病区护士长和兼职监控护士;二级管理——科护士长;三级管理——护理部主任或副主任(为医院感染管理委员会的副主任),负责评估医院感染发生的危险性,做到预防为主,及时发现、及时上报、及时处理。

(二)健全各项规章制度

1. 管理制度 如患者入院、住院和出院3个阶段的随时、终末和预防性消毒隔离制度,清洁卫生制度,消毒隔离制度,消毒供应中心物品消毒管理制度,感染管理报告制度等。

2. 监测制度 包括对灭菌效果、消毒剂使用效果、一次性医疗器材及门、急诊常用器材的监测;对重点部门如ICU、手术室、血液透析室、消毒供应室、新生儿室、产房、内镜室、口腔科和导管室等消毒卫生标准的监测。

3. 消毒质量控制标准 医院内的消毒应遵循中华人民共和国卫生健康委员会制定的《医疗机构消毒技术规范》执行。医务人员的手、空气、物体表面、各种管道装置的消毒标准,应符合中华人民共和国卫生部所规定的医院消毒卫生标准。

(三)落实医院感染管理措施

落实医院感染管理措施必须切实做到控制感染源、切断传播途径、保护易感人群,加强对重点部门、重点环节、高危人群及主要感染部位的感染管理。具体措施包括：①医院建筑布局合理,建立规范合格的感染性疾病科;②加强重点部门如 ICU、手术室、消毒供应中心（室）、导管室等的消毒隔离;③加强重点环节的监测,如内镜、牙钻、接触血及血制品的医疗器械、医院污水、污物的处理等;④做好清洁、消毒、灭菌及其效果监测;⑤开展无菌技术、洗手技术、隔离技术的监测;⑥加强抗菌药物临床使用和耐药菌监测管理;⑦加强主要感染部位如呼吸道、手术切口等的感染管理。

（四）加强医院感染知识的教育

对全体医务人员加强医院感染知识的教育,并督促各级医务人员履行在医院感染管理中的职责,增强预防与控制医院感染的自觉性。

第二节　清洁、消毒、灭菌

清洁、消毒、灭菌是预防和控制医院感染的重要措施之一。

一、概述

（一）概念

1. **清洁（cleaning）**　去除物体表面有机物、无机物和可见污染物的过程。其作用是去除和减少微生物。常用于医院地面、墙壁、家具、餐具等物体表面的处理或物品消毒、灭菌前的准备。

2. **消毒（disinfection）**　是指用物理或化学的方法清除或杀灭传播媒介上除芽孢以外的所有病原微生物的过程。

3. **灭菌（sterilization）**　是指用物理或化学的方法清除或杀灭传播媒介上一切微生物,包括致病微生物和非致病微生物,也包括细菌芽孢和真菌孢子的过程。

（二）意义

医院感染是随着医院的建立和发展而产生和发展的,随着现代医学的发展,感染性疾病不断发生新的变化。医院感染逐渐成为各级医疗机构所面临的突出公共卫生问题。

医院是患者聚集的场所,极易受到微生物的污染,且病原体种类繁多耐药性强;各种侵入性诊疗活动增加了感染的传播途径;免疫抑制治疗、化疗等都会造成患者抵抗力下降,使之成为某些疾病的易感人群。清洁、消毒和灭菌工作能有效防止病原体扩散,防止病原体侵入易感人群,进而防止医院感染的发生。所以医护人员在日常护理工作中,要遵守各项医院感染管理制度,规范地做好环境及物品的清洁、消毒、灭菌工作,保障患者安全。

二、消毒灭菌的种类和方法

常用的消毒灭菌方法有两大类:物理消毒灭菌法和化学消毒灭菌法。

（一）物理消毒灭菌法

物理消毒灭菌法是利用物理因素如热力、辐射、过滤等将病原微生物清除或杀灭的方法。

1. 热力消毒灭菌法　是利用热力使微生物的蛋白质凝固变性，细胞膜发生改变，酶失去活性，以达到消毒灭菌的目的。包括干热法和湿热法，干热法由空气导热，传热较慢；而湿热法由于空气和水蒸气的共同作用，导热较快，穿透力强。所以，湿热消毒灭菌的效果比干热消毒灭菌的效果要好。

（1）干热法

1）干烤法：将物品放进专用密闭烤箱内，通电后进行灭菌。其热力的传播与穿透主要靠空气对流和介质的传导，灭菌效果可靠。适用于耐高温（高温下不变质、不损坏、不蒸发）、不耐湿、蒸汽或气体不能穿透的物品。常用于玻璃器皿、搪瓷、金属制品、油剂及各种粉剂等的灭菌。不适用于纤维织物、塑料制品等的灭菌。干烤灭菌的温度和时间应根据不同的物品种类和烤箱类型来确定，一般为：150℃，150min；160℃，120min；170℃，60min；180℃，30min。

使用干烤法时应注意：①灭菌的物品干烤前应洗净，以防附着在表面的污物炭化；②玻璃器皿干烤前应洗净并完全干燥；③物品包装体积通常不超过 10cm×10cm×20cm，不与烤箱底部及四壁接触，物品间应留有空隙，安放的物品不能超过烤箱高度的 2/3；④粉剂和油脂的厚度不得超过 1.3cm；⑤有机物灭菌时，温度不超过 170℃，以防炭化；⑥灭菌后温度降到 40℃ 以下时才能打开烤箱。

2）燃烧法：是一种简单、迅速、彻底的灭菌方法。如污染的废弃物、病理标本、特殊感染的敷料和纸张等可直接点燃或在焚烧炉内焚烧。实验室用的试管或烧瓶可用火焰烧灼法灭菌。当开启或关闭塞子时，须在火焰上烧灼试管（瓶）口和塞子，来回旋转 2～3 次，避免污染。搪瓷类物品和急用的金属器械可用乙醇燃烧法。如坐浴盆，先将盆洗净擦干，再倒入 95% 的乙醇，点燃后慢慢转动容器，使其内面全部被火焰烧到，烧至熄灭。

使用燃烧法时应注意：①保证安全，须远离易燃、易爆物品，如氧气等；②用乙醇燃烧时，不可在火焰未灭时添加乙醇，以免引起意外；③贵重器械或锐利刀剪禁用此法灭菌，以免锋刃变钝或器械被破坏。

（2）湿热法

1）压力蒸汽灭菌法：是热力消毒灭菌中效果最为可靠、临床使用最广泛的一种灭菌方法。主要利用高压饱和蒸汽的高热所释放的潜热灭菌（潜热：1g 100℃ 的水蒸气变成 1g 100℃ 的水时，释放出 2255J 的热能）。适用于耐高压、耐高温、耐潮湿物品的灭菌，如金属、敷料、搪瓷、橡胶、玻璃制品及溶液等。不适用于油类和粉剂的灭菌，如凡士林、滑石粉等。

根据排放冷空气的方式和程度不同，分为下排气式压力蒸汽灭菌器和预排气压力蒸汽灭菌器两大类。根据灭菌时间的长短，压力蒸汽灭菌程序包括常规压力蒸汽灭菌程序和快速压力蒸汽灭菌程序。

下排气式压力蒸汽灭菌器是利用重力转换原理，使热蒸汽在灭菌器中从上而下，将冷空气由下排气孔排出，排出的冷空气全部由饱和蒸汽取代，再利用蒸汽释放的潜热使物品灭菌。常用方法有手提式压力蒸汽灭菌器灭菌法和卧式压力蒸汽灭菌器灭菌法两种。

预排气压力蒸汽灭菌器另设有真空泵，是利用机械抽真空的方法，使灭菌柜室内形成 2.0～2.7kPa 的负压，蒸汽得以迅速穿透物品内部进行灭菌。根据一次或多次抽真空的不同，分为预真空法和脉动真空法两种，后者因多次抽真空，灭菌效果更可靠。灭菌器的灭菌参数（表 4-2）。

表 4-2 压力蒸汽灭菌器灭菌参数

灭菌器类别	物品类别	压力（kPa）	温度（℃）	所需最短时间（min）
下排气式	敷料	102.8~122.9	121	30
	器械	102.8~122.9	121	20
预真空式	器械、敷料	184.4~210.7	132	4
		201.7~229.3	134	4

快速压力蒸汽灭菌参数如时间和温度由灭菌器性质、灭菌物品材料性质（带孔和不带孔）、是否裸露而定（表4-3）。

表 4-3 快速压力蒸汽灭菌（132~134℃）所需最短时间

物品种类	下排气		正压排气		预排气	
	灭菌温度（℃）	灭菌时间（min）	灭菌温度（℃）	灭菌时间（min）	灭菌温度（℃）	灭菌时间（min）
不带孔物品	132	3	134	3.5	132	3
带孔物品	132	10	134	3.5	132	4
不带孔+带孔物品	132	10	134	3.5	132	4

压力蒸汽灭菌法的注意事项：①灭菌包装和容器合适：下排气式压力蒸汽灭菌器的物品包，体积不得超过 30cm×30cm×25cm；预排气压力蒸汽灭菌器的物品包，体积不得超过 30cm×30cm×50cm。②灭菌物品装载恰当：灭菌器内装填量，下排气式不得超过柜室内容量的 80%，预排气式不得超过柜室内容量的 90%，同时预真空和脉动真空压力蒸汽灭菌器的装填量又分别不得少于柜室内容积的 10% 和 5%，以防止小装量效应，残留空气影响灭菌效果。物品装放时，将难于灭菌的大包放在上层，较易灭菌的小包放在下层；金属器械类放下层，纺织类物品放上层，物品装放不得贴靠柜壁。③灭菌设备应每日检查，处于良好状态才能使用，操作过程中注意在压力未降至零时不能打开柜门，以防发生意外。④灭菌后卸载：从灭菌器取出的物品冷却时间应>30 分钟，温度降至室温才能移动。⑤定期监测灭菌效果。

压力蒸汽灭菌法的效果监测方法：①物理监测法：每次灭菌应连续监测并记录灭菌时的温度、压力和时间等灭菌参数，灭菌温度波动范围在±3℃内，时间满足最低灭菌时间的要求，同时应记录所有临界点的时间、温度与压力值，结果应符合灭菌的要求。应每年用温度压力检测仪监测温度、压力和时间等参数，检测仪探头放置于最难灭菌部位。②化学监测法：分为包外、包内化学指示物监测，即无菌包外用化学指示胶带贴封，灭菌包内放置化学指示卡，通过观察化学指示卡或化学指示胶带在灭菌后颜色和形状的改变来判定灭菌效果（图4-1），如果透过包装材料可直接观察包内化学指示物的颜色变化，则不必放置包外化学指示物。③生物监测法：是最可靠的监测方法。将嗜热脂肪杆菌芽孢菌片制成生物测试包，对灭菌器的灭菌质量进行监测，至少每周监测一次。④B-D 试验预真空（包括脉动真空）压力蒸汽灭菌器应每日开始灭菌运行前空载进行 B-D 测试，B-D 测试合格后，灭菌器方可使用。灭菌器新安装、移位和大修后的监测：应进行物理监测、化学监测和生物监测，预真空（包括脉动真空）压力蒸汽灭菌器应进行 B-D 测试。

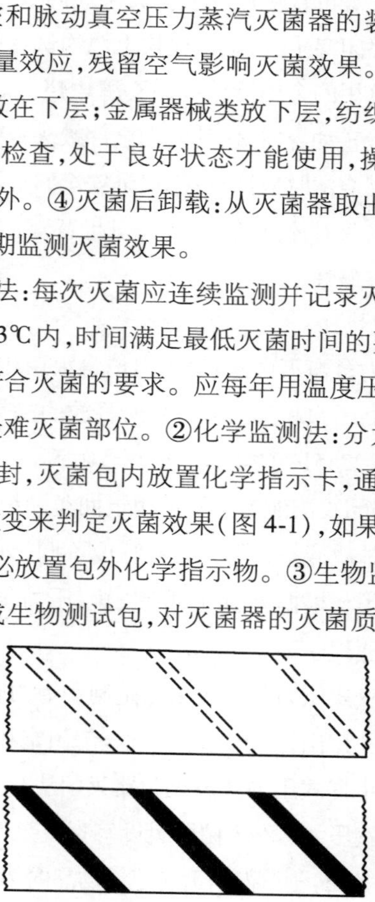

消毒前

消毒后

图 4-1 化学指示胶带

2）煮沸消毒法：是一种经济、方便的消毒方法。适用于耐湿、耐高温的物品，如金属、搪瓷、玻璃、橡胶类等。在 1 个大气压下，水的沸点是 100℃，煮沸 5～10 分钟可杀灭细菌繁殖体，煮沸 15 分钟可杀灭多数细菌芽孢，某些热抗力极强的细菌芽孢需煮沸更长时间，如肉毒芽孢需煮沸 3 小时才能杀灭。将碳酸氢钠加入水中，配成 1%～2% 的浓度时，沸点可达 105℃，除增强杀菌作用外，还有去污防锈作用。水的沸点受气压影响，海拔高的地区气压低，水的沸点也低，应适当延长煮沸时间。海拔每增高 300m，应延长煮沸时间 2 分钟。

消毒方法：将物品刷洗干净，全部浸没于水中，然后加热煮沸，消毒时间从水沸后算起，如中途加入物品，则在第二次水沸后重新计时。

注意事项：①煮沸消毒前应将物品洗净后放入水中，煮锅应加盖；②根据物品性质决定放入水中的时间及消毒时间，如玻璃类物品用纱布包好，应从冷水放入，以免突然高热或碰撞而破损；金属及搪瓷类物品也应冷水放入；橡胶类物品用纱布包好，水沸后放入，消毒后及时取出，以免老化；③有管腔的器械先注水，有轴节的器械或有盖的容器应先打开再放入水中；大小相同的容器不能重叠，保证物品的各面都与水接触；④较小的物品用纱布包好使其沉入水中；⑤消毒后应将物品及时取出，放置于无菌容器内；⑥4 小时内未用需要重煮消毒。

3）流通蒸汽消毒法：在常压下用 100℃ 左右的蒸汽消毒，从产生蒸汽后开始计时，15～30 分钟即可达到消毒效果，常用于食具、便器的消毒。

4）低温蒸汽消毒法：将蒸汽输入预先抽空的压力蒸汽灭菌器内，控制温度于 73～80℃，持续 10～15 分钟。用于不耐高热的器材，如内镜、塑料制品等消毒。

2. 辐射消毒法　主要利用紫外线或臭氧的杀菌作用，使菌体蛋白光解、变性而致细菌死亡。

（1）日光暴晒法：利用日光的热、干燥和紫外线作用达到消毒效果。常用于床垫、毛毯、衣服、书籍等物品的消毒。将物品放在直射阳光下暴晒 6 小时，并定时翻动，使物品各面均受到日光照射。

（2）紫外线消毒法：紫外线属于波长在 100～400nm 的电磁波，根据波长可分为 A 波、B 波、C 波和真空紫外线。消毒使用的是 C 波紫外线，其波长范围是 200～275nm，杀菌作用最强的波段是 250～270nm。

紫外线可杀灭多种微生物，包括杆菌、病毒、真菌、细菌繁殖体、芽孢等，其作用机制：①破坏菌体蛋白质使其光解变性；②使菌体 DNA 失去转化能力而死亡；③降低菌体内氧化酶的活性；④使空气中的氧电离产生极强杀菌作用的臭氧。

由于紫外线辐射能量低，穿透力弱，因此主要适用于空气、物品表面和液体的消毒。

紫外线消毒器是采用臭氧紫外线杀菌灯制成的，主要包括紫外线空气消毒器、紫外线表面消毒器、紫外线消毒箱 3 种。

使用方法：①物品表面消毒：最好使用便携式紫外线消毒器近距离移动照射方式，也可采用紫外线灯悬吊式照射，对小件物品可放在紫外线消毒箱内照射。一般照射剂量大于 $70\mu W/cm^2$，有效距离 25～60cm，消毒时间为 20～30 分钟。②室内空气消毒：可选用间接照射法，首选高强度紫外线空气消毒器，不仅消毒效果可靠，而且可在室内有人活动时使用；若室内无人时，也可采用紫外线灯悬吊式或移动式直接照射。室内安装悬吊式紫外线消毒灯（30W 紫外线灯，在 1m 处的强度 $>70\mu W/cm^2$）的数量为平均每立方米不少于 1.5W，有效距离不超过 2m，消毒时间为 30～60 分钟。③液体消毒：可采用水内照射法或水外照射法，采用水内照射法时，紫外线光源应装有石英玻璃保护罩。无论采用何种方法,水层厚度均应小于 2cm,并根据紫外线光源的强度决定水流速度。

注意事项:①保持紫外线灯管的清洁:一般每周 1 次用 75%乙醇棉球轻轻擦拭灯管表面的灰尘和污垢;②注意防护:紫外线对人的眼睛和皮肤均有刺激作用,直接照射 30 秒就可引起眼炎或皮炎,照射过程中产生的臭氧对人体亦不利,故照射时人应离开房间,必要时戴防护镜、穿防护衣;③由于紫外线的穿透力差,消毒物品时应将物品摊开或挂起,并定时翻动;④正确计时:消毒时间须从灯亮 5～7 分钟后开始计时,照射完毕后应开窗通风;⑤环境适宜:消毒室内空气时,室内应保持清洁干燥,减少尘埃和水雾,适宜温度 20～40℃,相对湿度 40%～60%;⑥定期检测灯管照射强度:如灯管照射强度低于 $70\mu W/cm^2$ 时,应予以更换,或使用时间超过 1000 小时,应予以更换;⑦定期监测灭菌效果:定期进行空气培养,以检测消毒效果,一般每月一次。

(3)臭氧消毒法:臭氧在常温下为强氧化气体,主要依靠其强大的氧化作用广谱杀菌,可杀灭细菌繁殖体、病毒、芽孢、真菌,并可破坏肉毒杆菌毒素。主要用于空气、医院污水、诊疗用水、物品表面等的消毒。

注意事项:①臭氧对人有毒,国家规定大气中臭氧浓度不能超过 $0.2mg/m^3$,空气消毒时,人员必须离开,待消毒结束后 20～30 分钟方可进入;②臭氧具有强氧化性,可损坏多种物品,且浓度越高对物品损坏越重;③温湿度、有机物、水的浑浊度、pH 等多种因素可影响臭氧的杀菌作用。

3. 电离辐射灭菌法 利用 γ 射线或电子加速器产生的高能电子束进行辐射灭菌。适用于不耐热的物品如金属、橡胶、精密仪器、生物制品、塑料制品等在常温下的灭菌,故又称"冷灭菌"。

注意事项:①放射线对人体有伤害,物品必须使用机械传送;②灭菌应在有氧环境下进行以增强 γ 射线的杀菌作用;③湿度越高,杀菌效果越好。

4. 微波消毒法 微波是频率高、波长短的电磁波。在电磁波的高频交流电场中,物品中的极性分子发生极化进行高速运动,并且频繁改变方向,互相摩擦,使温度迅速升高,达到消毒作用。微波可以杀灭各种微生物,包括细菌繁殖体、病毒、真菌和细菌芽孢、真菌孢子等。常用于食物及餐具的消毒、医疗药品及耐热非金属材料器械的消毒。

注意事项:①微波对人体有一定伤害,避免小剂量长期接触或大剂量接触;②微波的热效应需要有一定的水分,用湿布包裹物品或待消毒物品含水量适当会提高消毒效果;③不用金属盛放物品,被消毒物品为小件或不太厚。

5. 机械除菌法 指用机械的方法,如冲洗、刷、擦、扫、抹、铲除或过滤等以除掉物品表面、水中、空气中及人畜体表的有害微生物。这种方法虽不能杀灭病原微生物,但可大大减少其数量进而减少引起感染的机会。如医院内常见的层流通风、过滤除菌法均属于机械除菌法。层流通风主要使室外空气通过孔隙小于 $0.2\mu m$ 的高效过滤器以垂直或水平两种气流呈流线状流入室内,再经等速流过房间后流出,使室内产生的尘粒或微生物随气流方向排出房间。过滤除菌可除掉空气中 $0.5～5\mu m$ 的尘埃以达到洁净空气的目的。

(二)化学消毒灭菌法

化学消毒灭菌法是利用化学药物使微生物的蛋白凝固变性,酶蛋白失去活性,抑制微生物的代谢、生长和繁殖,或破坏细胞膜的结构,改变其渗透性,干扰其生理功能等,从而达到消毒灭菌的作用。凡不适用于物理消毒灭菌的物品,都可选用化学消毒灭菌法。能杀灭传播媒介上的微生物使其达到消毒或灭菌要求的化学制剂称为化学消毒剂。

1. 化学消毒剂的使用原则

(1)根据物品的性能及微生物的特性,选择合适的消毒剂。

(2)严格掌握消毒剂的有效浓度、消毒时间和使用方法。

(3)消毒剂应定期监测、调整浓度,易挥发的应加盖。

(4)被消毒物品要洗净擦干,完全浸没在消毒液中,并打开轴节和套盖。

(5)浸泡消毒后的物品,使用前用无菌生理盐水冲净,以免消毒剂刺激人体组织。

(6)消毒剂中不能放置纱布、棉花等物,以防降低消毒效力。

(7)工作人员应熟悉消毒剂的毒副作用,做好防护工作。

2. 化学消毒剂的分类　各种化学消毒剂按其效力不同可分为 4 类。

(1)灭菌剂:能杀灭一切微生物(包括细菌芽孢),并达到灭菌要求的制剂。如戊二醛、过氧乙酸、过氧化氢、环氧乙烷、甲醛等。

(2)高效消毒剂:能杀灭一切细菌繁殖体(包括分枝杆菌)、病毒、真菌及其孢子等,对细菌芽孢也有一定杀灭作用的消毒制剂。如过氧化氢、碘酊、部分含氯消毒剂等。

(3)中效消毒剂:能杀灭分枝杆菌、真菌、病毒及细菌繁殖体等微生物的消毒制剂。如部分含氯消毒剂、碘类、醇类等。

(4)低效消毒剂:能杀灭细菌繁殖体和亲脂病毒的消毒制剂。如胍类、季铵盐类等。

3. 化学消毒剂的使用方法

(1)浸泡法:是将物品浸没于消毒溶液中,在标准的浓度与时间内达到消毒灭菌作用的方法。被浸泡的物品和消毒剂的种类不同,消毒剂的浓度和浸泡时间也不同。适用于多数物品、器械的消毒,如锐利器械、内窥镜的消毒,注意浸泡时应打开物品的轴节或套盖,管腔内要灌满消毒液。

(2)喷雾法:是用喷雾器将化学消毒剂均匀喷洒于空间或物体表面进行消毒的方法,常用于地面、墙壁、空气等的消毒。

(3)擦拭法:是用消毒剂擦拭被污染物品的表面或进行皮肤、黏膜消毒的方法,如用含氯消毒剂擦拭桌、椅、墙壁,用2%碘酊和70%乙醇进行皮肤消毒等。宜选用易溶于水、渗透性强、无显著刺激性的消毒剂。

(4)熏蒸法:是将消毒剂加热或加入氧化剂,使其产生气体进行消毒的方法,常用于室内物品、空气,以及不耐湿、不耐高温的物品(精密仪器、各种票证)的消毒。操作方法:计算好消毒剂的用量,密闭门窗,消毒剂加热或加氧化剂熏蒸,按规定时间开门窗通风换气。常用消毒剂及方法(表 4-4)。

表 4-4　空气熏蒸消毒常用消毒剂及方法

消毒剂名称	用量	消毒方法
纯乳酸	0.12ml/m³	加等量水,加热熏蒸,密闭30~120分钟
过氧乙酸	1g/m³	稀释成 3%~5% 的水溶液,加热熏蒸,密闭 2 小时
食醋	5~10ml/m³	加热水 1~2 倍,加热熏蒸,密闭30~120分钟,用于流行性感冒、流行性脑脊髓膜炎病室的消毒

4. 常用化学消毒剂　临床常用化学消毒剂（表4-5）。

表4-5　常用化学消毒剂

消毒剂名称	消毒水平	适用范围及使用方法	注意事项
戊二醛	灭菌剂	①适用于不耐热的医疗器械和精密仪器的消毒与灭菌 ②常用浸泡法，灭菌时间10小时；消毒时间20~45分钟 ③灭菌浓度为2%以上，常用制剂：2%碱性戊二醛、2%强化弱酸戊二醛、2%中性戊二醛	①应密封、避光，置于阴凉、干燥、通风的环境中保存。盛装消毒剂的容器应加盖，定期检测浓度 ②对手术刀片等有腐蚀性，浸泡前先加入0.5%亚硝酸钠防锈 ③灭菌效果受pH影响大，用强化酸性戊二醛时，应先用碳酸氢钠调节pH至7.5~8.3 ④对皮肤、黏膜有刺激性，灭菌后的物品使用前用无菌蒸馏水冲洗擦干；接触溶液时，应注意防护
福尔马林（37%~40%甲醛溶液）	灭菌剂	①适用于不耐高温，对湿热敏感且易腐蚀医疗器械的灭菌 ②常用甲醛灭菌器进行低温甲醛蒸汽灭菌，气体浓度：3~11mg/L，温度50~80℃，相对湿度80%~90%，时间30~60分钟	①必须在密闭的灭菌箱中进行，不可采用自然挥发法 ②对人体有一定的毒性和刺激性，消毒后应去除残留甲醛气体，需设置专用排气系统 ③因有致癌作用，不用于空气消毒
环氧乙烷	灭菌剂	①适用于不耐高温、湿热如电子仪器、光学仪器等医疗器械的灭菌 ②大型环氧乙烷灭菌器，一般用于处理大量物品的灭菌，作用浓度为0.8~1.2kg/m³，温度55~60℃，作用时间6小时；中型环氧乙烷灭菌器，一般用于一次性诊疗用品的灭菌，作浓度为800~1000mg/m³，温度55~60℃，相对湿度60%~80%，作用时间6小时；小型环氧乙烷灭菌器，一般用于处理少量医疗器械和用品的灭菌，作用浓度为450~1200mg/m³，温度37~63℃，相对湿度40%~80%，作用时间1~6小时	①应存放于阴凉、通风、远离火源、静电、无转动的马达处，储存温度低于40℃，相对湿度60%~80% ②物品灭菌前应彻底清洗干净，不可用生理盐水清洗（环氧乙烷难以杀灭无机盐中的微生物） ③消毒被血液、脓液等污染的物品时应延长作用时间 ④环氧乙烷易燃、易爆，且对人有毒，工作人员严格按照操作规程，并注意防护 ⑤消毒灭菌后物品应清除残留环氧乙烷后方可使用 ⑥每次消毒灭菌时，应进行效果监测及评价
过氧乙酸	灭菌剂	①适用于耐腐蚀物品、环境、室内空气等的消毒 ②常用浸泡法、擦拭法、喷洒法 ③0.2%~0.4%溶液用于环境喷洒，作用时30~60分钟；浸泡消毒用0.05%~1%溶液，作用时间30分钟；15%溶液5~10ml/m³加热熏蒸1~2小时	①稀释液应现用现配，使用时限≤24小时 ②稳定性差，应贮存于通风阴凉处，远离可燃物质。用前应测定有效含量，原液浓度低于12%时不应使用 ③易氧化分解而降低杀菌力，溶液浓度过高时有刺激性及腐蚀性，应加强防护措施
过氧化氢（H_2O_2）	高效	①适用于隐形眼镜、不耐热的塑料制品、口腔含漱、外科伤口清洗等 ②3%过氧化氢浸泡、擦拭，作用时间30分钟	①应储存于通风阴凉处，使用前测定有效含量 ②对金属有腐蚀性，对织物有漂白作用 ③稀释液现用现配，配制时忌与还原剂、高锰酸钾、碘化物等强氧化剂混合 ④消毒被血液、脓液污染的物品时应延长作用时间

消毒剂名称	消毒水平	适用范围及使用方法	注意事项
含氯消毒剂	中、高效	①适用于餐具、环境、水、疫源地等的消毒 ②常用浸泡、擦拭、喷洒及干粉消毒等 ③对细菌繁殖体污染的物品，用含有效氯200mg/L 的消毒液，浸泡 10 分钟以上；对乙肝病毒、结核杆菌、细菌芽孢污染的物品，用含有效氯 2000~5000mg/L 的消毒液，浸泡或擦拭 30 分钟以上；如用喷洒法，有效氯的含量、消毒时间均要加倍；按含有效氯 10000mg/L 的含氯消毒剂干粉加入排泄物中搅拌，作用 2~6 小时；按照有效氯 50mg/L 加入医院污水中搅拌，作用 2 小时后排放	①密闭保存在阴凉、干燥处，粉剂需防潮 ②使用液应现配现用 ③有腐蚀和漂白作用，不应用于有色织物及油漆家具的消毒 ④消毒时如存在大量有机物，应延长作用时间或提高消毒液浓度 ⑤消毒后的物品应及时用清水冲净
碘伏 复方碘伏 消毒液	中效	①适用于手、皮肤、黏膜及伤口的消毒；复方碘伏消毒液主要用于医务人员的手、皮肤消毒 ②常用擦拭法和冲洗法 ③外科手消毒用碘伏消毒液原液擦拭揉搓作用 3~5 分钟 ④注射和穿刺部位皮肤、手术切口部位皮肤以及新生儿脐部消毒，用含有效碘 2~10g/L 碘伏擦拭 2~3 遍，作用 1~3 分钟 ⑤黏膜冲洗消毒，用含有效碘 250~500mg/L 的碘伏稀释液直接冲洗或擦洗待消毒部位 ⑥含有乙醇或异丙醇的复方碘伏消毒液可用于手、皮肤消毒，原液擦拭 1~2 遍，作用 1~2 分钟，不可用于黏膜消毒	①应置于阴凉处，避光、防潮、密封保存 ②碘伏对二价金属制品有腐蚀性，不应做相应金属制品的消毒 ③碘过敏者慎用 ④皮肤消毒后无需乙醇脱碘
碘酊	中效	①适用于注射和穿刺部位皮肤、手术切口部位皮肤以及新生儿脐部消毒 ②使用 2%碘酊直接涂擦注射及手术部位皮肤 2 遍以上，作用 1 分钟后用 75%的乙醇脱碘	①消毒液中的碘在常温下易挥发，应置于阴凉处避光、防潮 ②不宜用于破损皮肤、眼及口腔黏膜的消毒 ③对金属有腐蚀性，不能浸泡金属器械 ④碘酊过敏者慎用
乙醇	中效	①适用于手、皮肤、物体表面及医疗器械的消毒，常用消毒浓度 70%~75% ②常用擦拭法、浸泡法 ③体温表消毒用 75%乙醇加盖浸泡 30 分钟；卫生手消毒时将消毒剂擦拭手部 1 遍，作用时间 1 分钟，外科手消毒时擦拭 2 遍，作用时间 3 分钟；皮肤消毒时将消毒剂擦拭皮肤 2 遍，作用时间 3 分钟	①易挥发、易燃，需加盖保存于阴凉避火处，并定期测定有效浓度 ②不适于手术器械灭菌，因不能杀灭芽孢 ③使用浓度勿超过 80%，因乙醇杀菌需一定量的水分，浓度过高或过低均影响杀菌效果 ④有刺激性，不宜用于黏膜及创面消毒 ⑤乙醇过敏者慎用
胍类 消毒剂 氯己定	低效	①适用于手、皮肤、黏膜及物品表面的消毒 ②常用擦拭法和冲洗法 ③使用浓度为 2~45g/L：外科手消毒，擦拭或浸泡，作用时间≤3 分钟；卫生手消毒，擦拭或浸泡，作用时间≤1 分钟；皮肤和黏膜消毒，擦拭或冲洗，作用时间≤5 分钟；物品表面消毒，擦拭或浸泡，作用时间≤10 分钟	①应置于阴凉处避光、防潮、密封保存 ②不适用结核杆菌、细菌芽孢污染物品的消毒 ③不能与肥皂、洗衣粉等阴性离子表面活性剂同用 ④消毒物品应先清洁

消毒剂名称	消毒水平	适用范围及使用方法	注意事项
季铵盐类 新洁灵	低效	①适用于环境、物体表面、皮肤与黏膜的消毒 ②常用有浸泡法、擦拭法、喷洒法等 ③500～1000mg/L 的消毒液，用于皮肤消毒，作用 3~5 分钟；500mg/L 用于黏膜消毒，作用 3 分钟；1000～2000mg/L 用于环境表面消毒，作用 30 分钟	①不宜与阴离子表面活性剂如肥皂、洗衣粉等合用 ②易被污染，宜现用现配 ③存在有机物时会降低其消毒效果，应加大消毒液的浓度或延长作用时间

三、医院清洁、消毒、灭菌工作

医院清洁、消毒、灭菌工作是指根据一定的规范、原则对医院环境、各类用品、患者分泌物及排泄物等进行消毒处理的过程,其目的是尽最大可能减少医院感染的发生。

(一)医院用品的危险性分类

医院用品的危险性是指物品污染后对人体造成危害的程度。通常根据其危害程度和人体接触部位的不同可分为 3 类。

1. **高度危险性物品** 进入人体无菌组织、器官、脉管系统,或有无菌体液从中流过的物品或接触破损皮肤、黏膜的物品,如手术器械、穿刺针、腹腔镜、活检钳、心脏导管、植入物等,一旦被微生物污染,具有极高感染风险。

2. **中度危险性物品** 与完整黏膜相接触,而不进入人体无菌组织、器官和血流,也不接触破损皮肤、黏膜的物品,如胃肠道内镜、气管镜、喉镜、体温计、呼吸机管道、麻醉机管道、压舌板等。

3. **低度危险性物品** 与完整皮肤接触而不与黏膜接触的器材,如听诊器、血压计袖带等;病床围栏、床面以及床头柜、被褥;墙面、地面、痰盂(杯)和便器等。

(二)消毒、灭菌方法的分类

根据消毒因子的浓度、强度和作用时间对微生物的杀灭能力,可将消毒灭菌方法分为 4 个作用水平。

1. **灭菌水平** 杀灭一切微生物包括细菌芽孢达到无菌水平的方法。常用的方法包括热力灭菌、辐射灭菌等物理灭菌方法,以及采用戊二醛、环氧乙烷、甲醛、过氧乙酸等灭菌剂进行的化学灭菌法。

2. **高水平消毒法** 杀灭一切细菌繁殖体包括分枝杆菌、病毒、真菌及其孢子和绝大多数细菌芽孢的消毒方法。常用的方法包括采用含氯制剂、臭氧、过氧乙酸等以及能达到灭菌效果的化学消毒剂在规定的条件下,以合适的浓度和有效的作用时间进行消毒的方法。

3. **中水平消毒法** 杀灭除细菌芽孢以外的各种病原微生物的消毒方法。常用的方法包括煮沸消毒法、流通蒸汽消毒法、碘类、醇类、复方氯己定等进行消毒的方法。

4. **低水平消毒法** 只能杀灭细菌繁殖体(分枝杆菌除外)和亲脂病毒的消毒方法。常用的方法包括通风换气、冲洗等机械除菌法和季铵盐类消毒剂、双胍类消毒剂等化学消毒法。

（三）选择消毒、灭菌方法的原则

1. 根据物品污染后导致感染的风险高低选择相应的消毒或灭菌方法。

（1）高度危险性物品，应采用灭菌方法处理。

（2）中度危险性物品，应达到中水平消毒以上效果的消毒方法。

（3）低度危险性物品，宜采用低水平消毒方法，或做清洁处理；遇有病原微生物污染时，针对所污染病原微生物的种类选择有效的消毒方法。

2. 根据物品上污染微生物的种类、数量选择消毒或灭菌方法

（1）对受到致病菌芽孢、真菌孢子、分枝杆菌和经血传播的病原体（乙型肝炎病毒、丙型肝炎病毒、艾滋病病毒等）污染的物品，应采用高水平消毒或灭菌。

（2）对受到真菌、亲水病毒、螺旋体、支原体、衣原体等病原微生物污染的物品，应采用中水平以上的消毒方法。

（3）对受到一般细菌和亲脂病毒等污染的物品，应采用达到中水平或低水平的消毒方法。

（4）消毒物品存在较多有机物或微生物污染特别严重时，应加大消毒药剂的使用剂量和（或）延长消毒时间。

3. 根据消毒物品的性质选择消毒或灭菌方法

（1）耐热、耐湿的诊疗器械、器具和物品，应首选压力蒸汽灭菌；耐热的油剂类和干粉类等应采用干热灭菌。

（2）不耐热、不耐湿的物品，宜采用低温灭菌方法如环氧乙烷灭菌、过氧化氢低温等离子体灭菌或低温甲醛蒸汽灭菌等。

（3）金属器械的浸泡灭菌，应选择腐蚀性小的灭菌剂，同时注意防锈。

（4）物体表面消毒，应考虑表面性质，光滑表面宜选择合适的消毒剂擦拭或紫外线消毒器近距离照射；多孔材料表面宜采用浸泡或喷雾消毒法。

（四）医院日常的清洁、消毒、灭菌

1. 预防性和疫源性消毒

（1）预防性消毒：指在未发现明显感染源的情况下，为预防感染的发生对可能被病原微生物污染的环境、物品、个体等进行消毒及对粪便和污染物的无害化处理。

（2）疫源性消毒：指有感染源或曾经存在病原微生物污染的情况下，为预防感染播散而进行的消毒，包括随时消毒和终末消毒：①随时消毒是指直接在患者或带菌者周围进行，随时杀灭或清除由感染源排出的病原微生物；②终末消毒是指感染源已离开疫源地，杀灭其遗留下来的病原微生物，应根据消毒对象及其污染情况选择适宜的消毒方法。

2. 环境消毒　医院环境常被患者、隐性感染者或带菌者排出的病原微生物污染，构成感染的媒介。因此，医院环境的清洁与消毒是控制医院感染的基础。

（1）环境空气消毒：从空气消毒的角度将医院环境分为四类，其包括的内容及可采用的空气消毒方法如下。

1）Ⅰ类环境包括层流洁净手术室、层流洁净病房和无菌药物制剂室等，采用层流通风法使空气净化。

2）Ⅱ类环境包括普通手术室、产房、新生儿室、烧伤病房、ICU 等，采用低臭氧紫外线灯制备的空气消毒器或静电吸附式空气消毒器进行空气消毒。

3）Ⅲ类环境包括儿科病房、妇产科检查室、注射室、换药室、化验室、各类普通病房和诊室等,除可采用Ⅱ类环境中的空气消毒方法外,还可采用臭氧、紫外线灯、化学消毒剂熏蒸或喷雾、中草药空气消毒剂喷雾等空气消毒方法。

4）Ⅳ类环境包括普通门(急)诊及其检查、治疗室;感染性疾病门诊和病区,可采用Ⅱ类和Ⅲ类环境中的空气消毒方法。

（2）环境表面消毒

1）地面:无明显污染,可用湿式清扫;被病原微生物污染,可用消毒液湿拖擦洗或喷洒地面。

2）墙面:通常不需常规消毒,被病原微生物污染,可用化学消毒剂喷洒或擦拭。

3）各类物品表面:室内用品如桌子、椅子、床头柜、床栏、门把手、治疗车等的表面无明显污染时,每天要清洁消毒,当受到肉眼可见污染时应及时清洁消毒。

3. **被服类消毒**　各科患者用过的被服可集中送到被服室,经环氧乙烷灭菌后,再送洗衣房清洗,备用。如无条件成立环氧乙烷灭菌间,可根据不同的物品采用不同的消毒方法:①棉织品如患者的床单、病员服经一般洗涤后高温消毒;②毯子、棉胎、枕芯、床垫可用日光暴晒或紫外线消毒;③感染患者的被服应与普通患者的被服分开清洗和消毒;④工作人员的工作服及值班室被服应与患者的被服分开清洗和消毒。

4. **皮肤和黏膜消毒**　皮肤和黏膜是人体的防御屏障,其表面有一定数量的微生物,有一些是致病性微生物或条件致病菌。皮肤和黏膜消毒时应注意:①医务人员应加强手卫生,以避免交叉感染;②患者皮肤、黏膜的消毒应根据不同的部位、病原微生物污染的情况选择相应的消毒剂。

5. **器械物品的清洁、消毒、灭菌**　医疗器械及其他物品是导致医院感染的重要途径之一,必须根据医院不同种类危险性用品的消毒、灭菌原则进行清洁、消毒、灭菌。

6. **医院污物、污水的处理**　医院污物主要指医疗废物和生活垃圾。①医疗废物:在诊疗、卫生处理过程中产生的废弃物,包括感染性废物、病理性废物、损伤性废物、药物性废物、化学性废物等五类;②生活垃圾:患者生活过程中产生的排泄物及垃圾。为防止医院感染的发生,医院废弃物应严格管理,根据废弃物的种类实施不同的收集处理办法:黑色袋装生活垃圾,黄色袋装医疗废物,红色袋装放射性废物,专用的黄色锐器盒装损伤性废物。

医院污水包括医疗污水、生活污水和地面雨水,医院应建立集中污水处理系统并遵照相关规定按污水种类分开排放。

（五）医院清洁、消毒、灭菌的监测

消毒效果的监测是评价医院消毒设备运转是否正常、消毒剂是否有效、消毒方法是否合理、消毒是否达标的唯一手段。从事医院消毒效果监测的人员应经过专业培训,选择合适的采样时间并严格遵循操作规程。

1. **各类环境空气、物体表面、医务人员手的消毒卫生标准**　注意Ⅰ类、Ⅱ类环境中不得检出金黄色葡萄球菌、大肠埃希菌及铜绿假单胞菌。Ⅲ类、Ⅳ类环境中不得检出金黄色葡萄球菌及大肠埃希菌。早产儿室、新生儿室、母婴同室病房及儿科病房的物品表面和医务人员的手上,不得检出沙门菌、溶血性链球菌、金黄色葡萄球菌及大肠埃希菌。各类环境空气、物体表面卫生标准(表4-6)。

表 4-6　各类环境空气、物品表面菌落总数卫生标准

环境类别		空气平均菌落数[a]		物体表面平均菌落数
		CFU/皿	CFU/m³	CFU/cm²
Ⅰ类环境	洁净手术室	符 GB50333 要求	≤150	≤5.0
	其他洁净场所	≤4.0（30 分钟）[b]		
Ⅱ类环境		≤4.0（15 分钟）	—	≤5.0
Ⅲ类环境		≤4.0（5 分钟）	—	≤10.0
Ⅳ类环境		≤4.0（5 分钟）	—	≤10.0

[a] CFU/皿为平板暴露法,CFU/ m³ 为空气采样器法

[b] 平板暴露法检测时的平板暴露时间

注:医院洁净手术部建筑技术规范 GB50333,中华人民共和国住房和城乡建设部、中华人民共和国国家质量监督检验检疫总局联合发布,发布时间 2013-11-29

卫生手消毒后医务人员手表面的菌落总数应≤10CFU/cm²;外科手消毒后医务人员手表面的菌落总数应≤5CFU/cm²。

2. 器械物品消毒效果监测　高度危险性医疗用品必须无菌,不得检出任何微生物。中度危险性医疗用品细菌菌落总数应≤20CFU/g 或≤20CFU/100cm²,致病性微生物不得检出。低度危险性医疗用品细菌菌落总数应≤200CFU/g 或≤200CFU/100cm²,致病性微生物不得检出。

3. 消毒液的监测　定期测定消毒液中的有效成分,使用中的消毒液菌落总数应≤100CFU/ml,不得检出致病性微生物。

4. 餐具消毒效果的监测　采用灭菌滤纸片在消毒后、使用前进行检测,细菌总数≤5CFU/cm²,HBsAg 阴性,未检出大肠埃希菌及致病菌为消毒合格。

5. 卫生洁具消毒效果监测　不得检出致病菌,HBsAg 阴性。

6. 饮水消毒效果监测　细菌总数<100 个/毫升,大肠埃希菌<3 个/1000 毫升。

7. 洗衣房衣物、医用污物消毒效果监测　不得检出致病菌。

（六）消毒供应中心（室）工作

消毒供应中心是医院内承担各科室所有重复使用诊疗器械、器具和物品清洗、消毒、灭菌以及无菌物品供应的部门,其工作质量与医院感染的发生密切相关,直接影响医疗护理质量和患者安全。

1. 消毒供应中心的设置

（1）建筑原则:消毒供应中心的新建、扩建和改建,应遵循医院感染预防与控制的原则,遵守国家法律法规对医院建筑和职业防护的相关要求。建筑面积应符合医院建设方面有关规定,并兼顾未来发展规划的需要。

（2）基本要求:消毒供应中心宜接近手术室、产房和临床科室或与手术室有物品直接传递专用通道;周围环境应清洁、无污染源,区域相对独立,内部通风、采光良好。

2. 消毒供应中心的布局　分为工作区域和辅助区域。

（1）工作区域:包括去污区、检查包装及灭菌区(含独立的敷料制备或包装间)和无菌物品存放区。工作区域划分应遵循的基本原则:①物品由污到洁,不交叉、不逆流;②空气流向由洁到污,去污区保持相对负压,检查、包装及灭菌区保持相对正压。

去污区、检查区、包装区及灭菌区和无菌物品存放区之间应设实际屏障;各区之间应设洁、

污物品传递通道,并分别设人员出入缓冲间(带)。缓冲间(带)应设洗手设施,采用非手触式水龙头开关。无菌物品存放区内不应设洗手池。检查、包装及灭菌区的专用洁具间应采用封闭式设计。

工作区域温度、相对湿度、机械通风的换气次数符合要求。

工作区域的天花板、墙壁应无裂隙,不落尘,便于清洗和消毒;地面与墙面踢脚及所有阴角均应为弧形设计;电源插座应采用防水安全型;地面应防滑、易清洗、耐腐蚀;地漏应采用防返溢式;污水应集中至医院污水处理系统。

(2)辅助区域:包括工作人员更衣室、值班室、办公室、休息室、卫生间等。

3. 消毒供应中心的设备、设施

(1)清洗消毒设备及设施:医院应根据消毒供应中心的规模、任务及工作量,合理配置清洗消毒设备及配套设施。

(2)应配有污物回收器具、分类台、手工清洗池、压力水枪、压力气枪、超声清洗装置、干燥设备及相应清洗用品等。

(3)宜配备机械清洗消毒设备。

(4)检查、包装设备:应配有带光源放大镜的器械检查台、包装台、器械柜、敷料柜、包装材料切割机、医用热封机及清洁物品装载设备等。

(5)灭菌设备及设施:应配有压力蒸汽灭菌器、无菌物品装、卸载设备等。根据需要配备灭菌蒸汽发生器、干热灭菌和低温灭菌装置。各类灭菌设备应符合国家相关标准,并设有配套的辅助设备。

(6)储存、发放设施:应配备无菌物品存放设施及运送器具等。

(7)防护用品:根据工作岗位的不同需要,应配备相应的个人防护用品,包括圆帽、口罩、隔离衣或防水围裙、手套、专用鞋、护目镜、面罩等。去污区应配置洗眼装置。

4. 消毒供应中心的工作内容 包括回收、分类、清洗、消毒、干燥、器械检查与保养、包装、灭菌、储存及无菌物品发放。

(1)回收:重复使用的诊疗器械、器具和物品与一次性使用物品分开放置,直接置于封闭的容器中,由消毒供应中心集中回收处理。被朊毒体、气性坏疽及突发原因不明的传染性病原体污染的诊疗器械、器具和物品,使用者应双层包装并标明感染性疾病的名称,由消毒供应中心单独回收处理。不在诊疗场所对污染器械、器具和物品清点交接。回收运送工具每次使用后清洗、消毒,干燥备用。

(2)分类:应在消毒供应中心的去污区进行诊疗器械、器具和物品的清点、核查;应根据器械的物品材质、精密程度等进行分类处理。

(3)清洗:清洗方法包括机械清洗、手工清洗。清洗步骤包括冲洗、洗涤、漂洗、终末漂洗。消毒液和酶浓度比例达标,按规定及时更换。

(4)消毒:清洗后的器械、器具和物品应进行消毒处理,方法首选机械热力消毒,也可采用75%乙醇、酸性氧化电位水或取得国家许可的消毒剂进行消毒。

(5)干燥:选用干燥设备进行干燥处理,金属类干燥温度 70~90℃,塑胶类干燥温度 65~75℃。穿刺针、手术吸引头等管腔类器械,应用压力气枪或≥95%乙醇进行干燥处理。

(6)器械检查和保养:应采用目测或使用带光源的放大镜对于干燥后的每件器械、器具和物品进行检查。器械表面及关节、齿牙处光洁无血渍、污渍、水垢等残留物质和锈斑,功能完好,无损毁。应使用润滑剂进行器械保养,不应使用液状石蜡等非水溶性的产品作为润滑剂。

（7）包装:包括装配、包装、封包、注明标识等步骤。器械与敷料分室包装。盘、盆碗等器皿应单独包装,剪刀和血管钳等轴节类器械不应完全扣锁,有盖的器皿应开盖,摞放的器皿应用吸湿布、纱布或医用吸水纸隔开,管腔类物品应盘绕放置,保持管腔通畅,精密器械、锐器应采取保护性措施。灭菌包重量要求,器械包不宜超过 7kg,敷料包不宜超过 5kg,灭菌包的体积要求,下排气式不宜超过 30cm×30cm×25cm,脉动预真空不宜超过 30cm×30cm×50cm。开放式储槽不应用于灭菌物品的包装,普通棉布包装材料应一用一清洗,无污渍,灯光检查无破损。手术器械应采用闭合式包装方法,应由 2 层包装材料分 2 次包装。包外应设有灭菌化学指示物,高度危险性物品灭菌包内应有化学指示物,闭合式包装应使用专用胶带,纸塑袋、纸袋等密封包装其密封宽度应≥6mm,包内器械距包装袋封口处≥2.5cm,灭菌物品包装的标识应注明物品名称、包装者等内容,灭菌前注明灭菌器的编号、灭菌批次、灭菌日期和失效期,标识应具有可追溯性。

（8）灭菌:具体要求见压力蒸汽灭菌。

（9）无菌物品储存:灭菌后物品分类存放在无菌物品存放区;一次性使用的无菌物品应去除外包装后,进入无菌物品存放区;物品存放架或柜距地面高度≥20cm,离墙≥5cm,距天花板≥50cm。物品放置应固定位置,设置标识;接触清洁物品和无菌物品前应洗手或手消毒。消毒后直接使用的物品应干燥、包装后专架存放,无菌物品的有效期为 7 天。

（10）无菌物品发放:无菌物品发放时,应遵循"先进先出"的原则,发放无菌物品时,确认无菌物品的有效性;发放记录应具有可追溯性,应记录一次性使用无菌物品出库日期、名称、规格、数量、生产厂家、生产批号、灭菌日期、失效日期、物品领用科室等;手术器械实行可追溯;运送无菌物品的器具使用后,应清洁处理,干燥存放。

第三节　无菌技术

一、概述

无菌技术(aseptic technique)是指在执行医疗护理操作过程中,防止一切微生物侵入人体和防止无菌物品、无菌区域被污染的操作技术。

（一）基本概念
1. **无菌区**　指经过灭菌处理且未被污染的区域。
2. **非无菌区**　指未经过灭菌处理或虽经过灭菌处理但又被污染的区域。
3. **无菌物品**　指经过灭菌后保持无菌状态的物品。
4. **非无菌物品**　指未经过灭菌处理或虽经过灭菌后又被污染的物品。

（二）无菌技术操作原则
1. **环境清洁、宽敞**
（1）操作环境应清洁、宽敞、定期消毒。

（2）操作台清洁、干燥、平坦、物品放置合理。

（3）进行无菌技术操作前半小时，停止清扫工作，减少走动，防止尘埃飞扬。

2. 工作人员仪表符合要求　无菌操作前，工作人员应着装整洁、修剪指甲、洗手、戴口罩，必要时穿无菌衣、戴无菌手套。

3. 物品管理有序

（1）无菌物品和非无菌物品应分别放置，并有明显标志。

（2）无菌物品必须存放在无菌容器或无菌包内，不可暴露在空气中。

（3）无菌包或无菌容器外要注明物品名称、灭菌日期，无菌物品按失效期先后顺序摆放，必须在有效期内使用，过期或受潮应重新灭菌。

（4）无菌物品有效期一般为 7 天；医用一次性纸袋包装的无菌物品，有效期为 30 天；由医疗器械厂家提供的一次性使用物品遵循包装上标示的有效期。

4. 操作中的无菌观念

（1）进行无菌操作时，操作者身体应与无菌区保持一定距离。

（2）取放无菌物品时，操作者应面向无菌区。

（3）取用无菌物品时应使用无菌持物钳，手臂须保持在腰部水平或治疗台面以上，不可跨越无菌区域，手不可接触无菌物品。

（4）无菌物品一经取出，即使未使用，也不可放回无菌容器内。

（5）不可面向无菌区谈笑、咳嗽、打喷嚏。

（6）无菌物品疑有污染或已被污染，应予更换并重新灭菌。

（7）一套无菌物品只供一位患者使用一次。

二、手卫生

在临床实践中医务人员的手经常直接或间接地与污染物品或患者接触，如不加强手卫生容易引起医院感染的发生。为保障患者安全，提高医疗护理质量，防止交叉感染，应加强医务人员手卫生的规范化管理，提高医务人员手卫生的依从性。

（一）概念

1. 手卫生（hand hygiene）　是医务人员洗手、卫生手消毒和外科手消毒的总称。

2. 洗手（handwashing）　指医务人员用肥皂（皂液）和流动水洗手，去除手部皮肤污垢、碎屑和部分致病菌的过程。

3. 卫生手消毒（antiseptic handrubbing）　医务人员用速干手消毒剂揉搓双手，以减少手部暂居菌的过程。

4. 外科手消毒（surgical hand antisepsis）　指外科手术前医务人员用肥皂（液）或抗菌皂（液）和流动水洗手，再用手消毒剂清除或者杀灭手部暂居菌和减少常居菌的过程。使用的手消毒剂可具有持续抗菌活性。

（二）手卫生的管理与基本要求

《医务人员手卫生规范》是医疗机构在医疗活动中管理和规范医务人员手卫生的行动指南。

（1）制定并落实手卫生管理制度。

（2）配备有效、便捷的手卫生设施。

（3）定期开展手卫生的全员培训，医务人员应掌握手卫生知识和正确的手卫生方法，保证洗手与手消毒的效果。

（4）加强对医务人员工作的指导与监督，提高医务人员手卫生的依从性。

（5）开展效果监测，手消毒效果应达到如下相应要求：卫生手消毒监测的细菌菌落总数应≤10CFU/cm²；外科手消毒监测的细菌菌落总数应≤5CFU/cm²。

（三）手卫生设施

包括洗手池、水龙头、流动水、清洁剂、干手用品、手消毒剂等。洗手与卫生手消毒设施要求、手卫生设施的设置应方便医务人员使用，并且符合国家有关规定。

1. 流动水洗手设施 有条件的医疗机构在诊疗区域均宜配备非手触式水龙头。手术室、产房、导管室、层流洁净病房、骨髓移植病房、器官移植病房、ICU、新生儿室、母婴室、血液透析病房、烧伤病房、感染疾病科、口腔科、消毒供应中心等重点部门必须配备非手触式水龙头。

2. 清洁剂 通常为肥皂或含杀菌成分的洗手液。肥皂应保持清洁与干燥，盛放皂液的容器宜为一次性使用，重复使用的容器应每周清洁与消毒。皂液有浑浊或变色时及时更换，并清洁、消毒容器。

3. 干手物品或者设施 如擦手纸、干毛巾或干手机，另配备盛装擦手纸或干毛巾的容器。均应一人一用，用后清洁、灭菌；盛装毛巾的容器应每次清洗、灭菌。

4. 速干手消毒剂 含有醇类和护肤成分的手消毒剂，如乙醇、异丙醇、氯己定、碘伏等，剂型包括水剂、凝胶和泡沫型。手消毒剂应符合国家有关规定，宜使用一次性包装，应有良好的接受性，并且无异味、无刺激性等。

（四）洗手

有效洗手可清除手上99%以上的各种暂住菌，切断通过手传播感染的途径。

【目的】

清除手上的污垢和大部分暂住菌。

【操作前准备】

1. 用物准备 流动水洗手设施、清洁剂、干手物品。

2. 环境准备 清洁、宽敞。

3. 护士准备 衣帽整洁、修剪指甲、取下手上饰物、卷袖过肘。

【操作步骤】

操作步骤	要点与说明
1. 湿手　打开水龙头，调节合适水流及水温，充分浸湿双手	● 水流不可过大以防溅湿工作服
2. 揉搓双手　以清洁肥皂或无菌皂液涂抹双手，按六步洗手法揉搓双手（图4-2），至少持续15秒。具体揉搓步骤：①掌心相对，手指并拢相互揉搓；②手心对手背沿指缝相互揉搓，两手交替进行；③掌心相对，双手交叉沿指缝相互揉搓；④一手握另一手大拇指旋转揉搓，两手交替进行；⑤弯曲各手指关节，在另一手掌心旋转揉搓，两手交替进行；⑥指尖在掌心中转动揉搓，两手交替进行，必要时另取洗手液清洗手腕部	● 注意指尖、指缝、拇指、指关节等处揉搓

操作步骤	要点与说明
3. 冲净双手　从上至下彻底用流动水冲净双手	• 流动水可避免污水沾污双手
4. 干手　用擦手纸或毛巾擦干双手或在干手机下烘干双手	• 冲净双手时注意指尖向下
	• 擦手巾应保持清洁干燥，一用一消毒

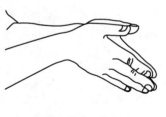

**A.掌心相对，手指
并拢相互揉搓**

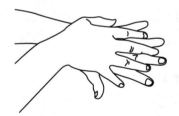

**B.掌心对手背沿指缝
相互揉搓，交换进行**

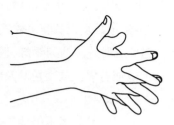

**C.掌心相对,双手交
叉指缝相互揉搓**

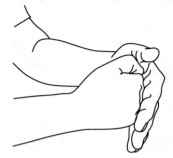

**D.弯曲手指使关节在另一
掌心旋转揉搓,交换进行**

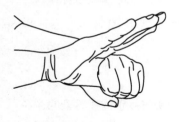

**E.一手握另一手大拇指
旋转揉搓,交换进行**

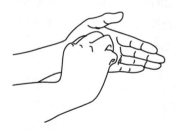

**F.五个手指尖并拢在另一
掌心中旋转揉搓,交换进行**

图 4-2　六步洗手法

【注意事项】

1. 当手部有血液或其他体液等肉眼可见的污染时,应用肥皂(皂液)和流动水洗手。当手部没有肉眼可见污染时,可用速干手消毒剂消毒双手代替洗手。揉搓方法与洗手方法相同。

2. 洗手方法正确,双手的各个部位都已洗到并冲净,冲净双手时注意指尖向下。

3. 如操作过程中手腕部被污染,六步洗手后另取洗手液清洗手腕部。

4. **洗手指征**

(1)直接接触每个患者前后。

(2)从同一患者身体的污染部位移动到清洁部位时。

(3)接触患者黏膜、破损皮肤或伤口前后。

(4)接触患者的血液、体液、分泌物、排泄物、伤口敷料等之后。

(5)接触患者周围环境及物品后。

（6）穿脱隔离衣前后，脱手套后。

（7）进行无菌操作前，接触清洁、无菌无物之前。

（8）处理药物或配餐前。

（五）卫生手消毒

医务人员接触污染物品或感染患者后，手常被大量细菌污染，仅一般洗手不能达到预防交叉感染的要求，必须在洗手后再进行卫生手消毒。

【目的】

清除致病性微生物，预防感染与交叉感染，避免污染无菌物品和清洁物品。

【操作前准备】

1. **用物准备**　流动水洗手设施、清洁剂、干手物品、速干手消毒剂。

2. **环境准备**　清洁、宽敞。

3. **护士准备**　衣帽整洁，修剪指甲，取下手表、饰物，卷袖过肘。

【操作步骤】

操作步骤	要点与说明
1. 洗手　按洗手步骤洗手并保持手的干燥	● 符合洗手的要点和要求
2. 取速干手消毒剂于掌心，均匀涂抹至整个手掌、手背、手指和指缝	
3. 揉搓双手　按六步洗手法揉搓双手，直到手部干燥	● 保证消毒剂完全覆盖手部皮肤 ● 揉搓时间至少 15 秒 ● 自然干燥

【注意事项】

1. 卫生手消毒前先洗手并保持手部干燥，遵循洗手的注意事项。

2. 速干手消毒剂揉搓双手时方法正确，注意手的各个部位都要揉搓到。

3. **卫生手消毒指征**

（1）接触患者的血液、体液和分泌物以及被传染性致病微生物污染的物品后。

（2）直接为传染病患者进行检查、治疗、护理或处理传染患者污物之后。

三、无菌技术基本操作方法

（一）无菌持物钳的使用

【目的】

取放和传递无菌物品，保持无菌物品的无菌状态。

【操作前准备】

1. **用物准备**　合适的无菌持物钳、盛放无菌持物钳的容器。

2. **环境准备**　清洁、宽敞、明亮，定期消毒。

3. **护士准备**　衣帽整洁，修剪指甲，洗手、戴口罩。

（1）无菌持物钳的种类（图 4-3）

1）卵圆钳：分直头和弯头两种，下端有两个卵圆形的小环，可用于夹取刀、剪、钳、镊、治疗碗、弯盘等。

2)三叉钳:结构和卵圆钳相似,下端较粗,呈三叉形,并以一定弧度向内弯曲,可用于夹取盆、盒、罐、骨科器械等。

3)镊子:分长镊和短镊两种,镊子尖端细小,使用时轻巧方便,可用于夹取棉球、缝针、纱布等。

(2)无菌持物钳的存放:每个容器只能放置一把无菌持物钳,目前临床主要使用干燥保存法,将盛有无菌持物钳的无菌干罐保存在无菌包内,在集中治疗前开包,4 小时更换一次。

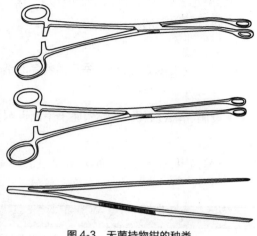

图 4-3　无菌持物钳的种类

【操作步骤】

操作步骤	要点与说明
1. 查对　检查并核对名称、有效期及灭菌标识	● 确保在灭菌有效期内使用
2. 取持物钳	● 不可从盖孔中取、放无菌持物钳
(1)打开盛放无菌持物钳的容器盖	● 取、放时,不可触及容器口边缘
(2)手持无菌持物钳上 1/3,钳端闭合,将钳移至容器中央,垂直取出,关闭容器盖	● 保持无菌持物钳的无菌状态
3. 用持物钳　保持钳端向下,在腰部以上视线范围内活动	● 防止无菌持物钳在空气中暴露过久而污染
4. 放持物钳　用后闭合钳端,打开容器盖,快速垂直放回容器(图4-4),关闭容器盖	● 第一次使用应记录打开日期、时间并签名,4 小时内有效

【注意事项】

1. 严格遵守无菌操作原则。

2. 无菌持物钳只能夹取无菌物品,不可触及非无菌区及非无菌物品。

3. 不可用无菌持物钳夹取油纱布,防止油粘于钳端而影响消毒效果;不可用无菌持物钳换药或消毒皮肤,以防污染。

4. 如到远处夹取物品,应将无菌持物钳放入容器内一同移至操作处。

5. 无菌持物钳一经污染或疑有污染时,不得再放回容器内,应重新灭菌。

6. 无菌持物钳及无菌容器每 4 小时更换一次。

(二)无菌容器的使用

【目的】

用于盛放无菌物品并保持无菌状态。

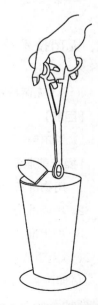

图 4-4　取放无菌持物钳

【操作前准备】

1. 用物准备

(1)无菌持物钳及其容器。

(2)无菌容器:常用的有无菌盒、罐、盘及储槽等。无菌容器内盛放灭菌器械、棉球、纱布等。

(3)记录纸、笔。

2. 环境准备　清洁、宽敞、明亮,定期消毒。

3. 护士准备　衣帽整洁、修剪指甲、洗手、戴口罩。

【操作步骤】

操作步骤	要点说明
1. 查对　检查并核对无菌物品名称、灭菌有效期及灭菌标识	● 确保在灭菌有效期内使用 ● 应同时检查无菌持物钳在有效期内
2. 打开容器盖　取物时,打开无菌容器盖,内面向上置于稳妥处或拿在手中(图4-5)	● 防止污染盖内面 ● 拿盖时,手不可触及盖的边缘及内面
3. 取出物品　用无菌持物钳从无菌容器内夹取无菌物品	● 无菌持物钳及物品不可触及容器边缘
4. 关闭容器盖　取物后立即将容器盖盖严	● 避免容器内无菌物品在空气中暴露过久
5. 手持容器　手持无菌容器(如治疗碗)时应托住容器底部(图4-6)	● 第一次使用,应记录开启日期、时间并签名,24 小时内有效

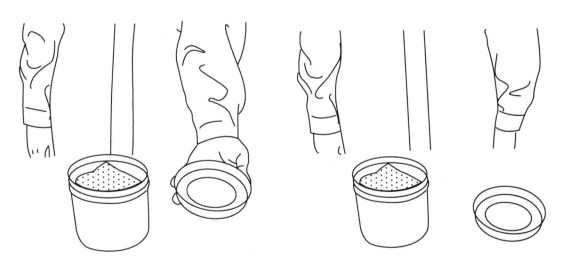

图4-5　打开无菌容器盖

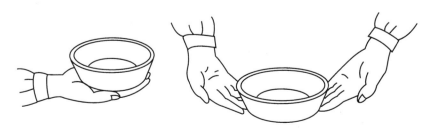

图4-6　手持治疗碗

【注意事项】

1. 严格遵循无菌操作原则。

2. 移动无菌容器时,应托住底部,手指不可触及无菌容器的内面和边缘。

3. 从无菌容器内取出的无菌物品,虽未使用,也不得再放回无菌容器内。

4. 无菌容器应定期消毒,一经打开,使用时间不超过 24 小时。

(三)无菌包的使用

【目的】

用无菌包布包裹无菌物品,使无菌物品保持无菌状态,供无菌操作用。

【操作前准备】

1. 用物准备

(1)无菌持物钳及其盛放容器、盛放无菌包内物品的容器或区域。

(2)无菌包:内放无菌治疗巾、敷料、器械等。无菌包灭菌前应妥善包好,将需灭菌的物品放于包布中央,将包布近侧一角盖住物品,左右两角先后盖上并将角尖向外翻折,盖上最后一角后用化学指示胶带贴妥(图4-7),再贴上注明物品名称及灭菌日期的标签。

(3)记录纸、笔。

2. 环境准备　清洁、宽敞、明亮,定期消毒。

3. 护士准备　衣帽整洁、修剪指甲、洗手、戴口罩。

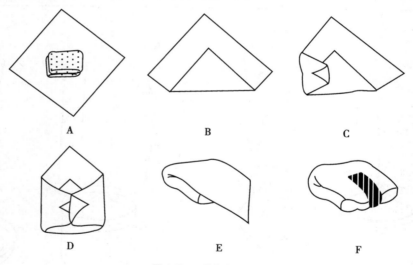

图 4-7　无菌包包扎法

【操作步骤】

操作步骤	要点与说明
1. 查对　检查并核对无菌包名称、灭菌日期、灭菌标识,检查有无潮湿或破损	● 超过有效期或潮湿破损不可使用 ● 应同时检查无菌持物钳在有效期内
2. 根据包内物品取出的量使用无菌包	
▲ 取出包内部分物品	
(1)放置:将无菌包平放在清洁、干燥、平坦处	● 不可放在潮湿处,以免污染
(2)开包:手接触包布四角外面,依次解开四角	● 打开包布时,手不可触及包布内面
(3)取物:用无菌持物钳夹取所需物品,放在准备好的无菌区域内	● 取物品时,不可跨越无菌区
(4)回包:按原折痕包好	

操作步骤	要点与说明
（5）记录：注明开包日期及时间并签名	● 有效期24小时
▲ 取出包内全部物品	
（1）开包：将无菌包托在手上打开，另一手打开包布四角并捏住	
（2）放物：稳妥地将包内物品放入事先准备的无菌区域内（图4-8）	● 投放时，手托包布使无菌面朝向无菌区域
（3）整理：将包布折叠放妥	

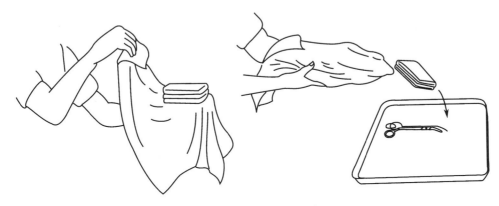

图4-8　一次性取出无菌包内物品

【注意事项】

1. 严格遵循无菌操作原则。

2. 打开包布时手只能接触包布四角的外面，不可触及包布内面，不可跨越无菌区。

3. 无菌包内物品未用完，应按原折痕包好，注明开包日期及时间，限24小时内使用。

4. 无菌包应定期消毒灭菌，有效期一般为7天；如包内物品超过有效期、被污染或包布受潮应重新灭菌。

（四）取用无菌溶液法

【目的】

保持无菌溶液的无菌状态，供治疗护理用。

【操作前准备】

1. **用物准备**

（1）无菌溶液、启瓶器、弯盘。

（2）盛装无菌溶液的容器。

（3）治疗盘内盛棉签、消毒溶液、记录纸、笔。

2. **环境准备**　清洁、宽敞、明亮，定期消毒。

3. **护士准备**　衣帽整洁、修剪指甲、洗手、戴口罩。

【操作步骤】

操作步骤	要点与说明
1. 清洁　取盛有无菌溶液的密封瓶，擦净瓶身	
2. 查对　检查并核对无菌溶液的名称、剂量、浓度及有效期，瓶盖有无松动，瓶身有无裂痕，溶液有无沉淀、浑浊、絮状物或变色	● 确定溶液正确 ● 对光检查溶液质量 ● 应同时检查无菌持物钳、无菌纱布在有效期内

操作步骤	要点与说明
3. 打开瓶塞　用启瓶器撬开瓶盖，消毒瓶塞，用无菌持物钳夹取无菌纱布覆盖在瓶塞上，用手将瓶塞打开	• 手不可触及瓶口及瓶塞内面，防止污染
4. 倒取溶液　手拿溶液瓶，瓶签朝向掌心，倒出少量溶液旋转冲洗瓶口后，再由原处倒出无菌溶液至无菌容器中（图4-9）	• 避免沾湿瓶签 • 倒溶液时，勿使瓶口接触容器口周围
5. 盖上瓶塞　倒后立即塞好瓶塞	
6. 记录　在瓶签上注明开瓶日期及时间	• 已开启的溶液瓶内的溶液，可在24小时内使用

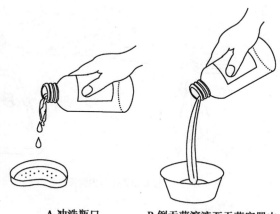

A.冲洗瓶口　　　B.倒无菌溶液至无菌容器中

图 4-9　倒取无菌溶液法

【注意事项】

1. 严格遵循无菌操作原则。

2. 倒溶液时，不可直接接触无菌溶液瓶口；不可将物品伸入无菌溶液瓶内蘸取溶液；已倒出的溶液，虽未使用也不得倒回瓶内，以免污染剩余溶液。

3. 已开启的溶液瓶内的溶液，有效时间为24小时。

（五）铺无菌盘法

【目的】

将无菌治疗巾铺在洁净、干燥的治疗盘内，形成无菌区域，放置无菌物品，供无菌操作用。

【操作前准备】

1. 用物准备

（1）盛有无菌持物钳的无菌罐、盛放治疗巾的无菌包、无菌物品。

（2）治疗盘、记录纸、笔。

2. 环境准备　清洁、宽敞、明亮，定期消毒。

3. 护士准备　衣帽整洁、修剪指甲、洗手、戴口罩。

无菌包内治疗巾的折叠有两种方法：①纵折法：治疗巾纵折两次，再横折两次，开口边向外（图4-10）；②横折法：治疗巾横折后纵折，再重复一次（图4-11）。

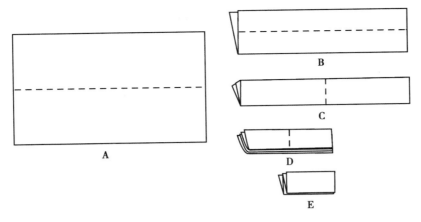

图 4-10　治疗巾纵折法

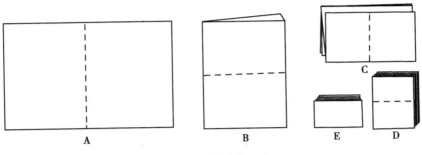

图 4-11　治疗巾横折法

【操作步骤】

操作步骤	要点与说明
1. 查对　检查并核对无菌物品名称、包装是否完整及灭菌有效期，确保质量可靠	• 同无菌包使用法 • 同时检查无菌持物钳、无菌物品以确保在有效期内
2. 取治疗巾　打开无菌治疗巾包，用无菌持物钳取出一块治疗巾放在治疗盘内	• 如包内治疗巾未用完则按原折痕包好，注明开包日期和时间，限 24 小时内使用
3. 铺治疗盘	• 不可跨越无菌区
▲ 单层底铺法	• 手不可触及无菌巾内面
双手捏住无菌巾上层外面两角，轻轻抖开，将其双折铺于治疗盘上，将上层折成扇形，边缘向外（图 4-12），放入无菌物品后，上层盖上，上下层边缘对齐。开口处向上翻折两次，两侧边缘分别向下折一次，露出治疗盘边缘	• 保持物品无菌
▲ 双层底铺法	• 手不可触及无菌巾内面
双手捏住治疗巾一边外面两角，轻轻抖开，从远到近 3 折成双层底，上面呈扇形折叠，开口边向外（图 4-13）放入无菌物品后，拉平扇形折叠层，盖于物品上，边缘对齐	• 保持物品无菌
4. 记录　注明铺盘名称及时间	• 铺好的无菌盘 4 小时内有效

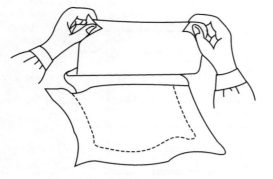

图 4-12　单层底铺盘法

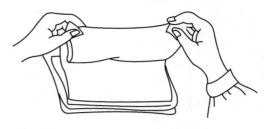

图 4-13　双层底铺盘法

【注意事项】

1. 严格遵循无菌操作原则。

2. 铺无菌盘区域须清洁、干燥,无菌巾避免潮湿、污染。

3. 铺盘时非无菌区和身体应与无菌盘保持适当距离,手不可触及无菌巾内面,不可跨越无菌区。

4. 铺好的无菌盘应尽早使用,有效期不超过 4 小时。

（六）戴、脱无菌手套法

【目的】

进行严格医疗护理操作时确保无菌效果,保护患者和医务人员免受感染。

【操作前准备】

1. **用物准备**　无菌手套、弯盘。无菌手套一般有两种类型:①天然橡胶、乳胶手套;②人工合成的非乳胶产品,如乙烯、聚乙烯手套。

2. **环境准备**　清洁、宽敞、明亮,定期消毒。

3. **护士准备**　衣帽整洁、修剪指甲、取下手表、洗手、戴口罩。

【操作步骤】

操作步骤	要点说明
1. 查对　检查并核对无菌手套号码、灭菌日期及包装是否完整	• 手套放置（图 4-14） • 选择适合操作者手掌大小的号码
2. 取手套　将手套袋平放于清洁、干燥处打开	
3. 取、戴手套	
▲ 分次取、戴法	
（1）一手掀开手套袋开口处,另一只手捏住手套反折部分（手套内面）取出手套,对准五指戴上（图 4-15）	• 戴手套时,防止手套外面（无菌面）触及任何非无菌物品
（2）未戴手套的手掀起另一只袋口,再以戴好手套的手指插入另一只手套的反折内面（手套外面）,取出手套,同法戴好	• 已戴手套的手不可触及未戴手套的手及另一手套的内面（非无菌面）;未戴手套的手不可触及手套的外面 • 戴好手套的手保持在腰部以上水平、视线范围
▲ 一次性取、戴法	• 要点同分次取、戴法
（1）两手同时掀开手套袋开口处,分别捏住两只手套的反折部分,取出手套	
（2）将两手套五指对准,先戴一只手,再以戴好手套的手指插入另一只手套的反折内面,同法戴好（图 4-16）	

操作步骤	要点说明
4. 调整 将手套的翻边扣套在工作服衣袖外面，双手对合交叉检查是否漏气，并调整手套位置	• 手套外面（无菌面）不可触及任何非无菌物品
5. 脱手套 操作完毕，一手捏住另一手套的腕部外面，翻转脱下；再将脱下手套的手伸入另一只手套内，将其往下翻转脱下	• 如手套上有血迹或污染严重时，应先用清水冲洗 • 注意勿使手套外面（污染面）接触皮肤
6. 处理 将用过的手套放入医疗废物袋内，按医疗废物处理	• 弃置手套后清洁双手

【注意事项】

1. 严格遵循无菌操作原则。

2. 注意修剪指甲以防刺破手套,选择合适手掌大小的手套尺码。

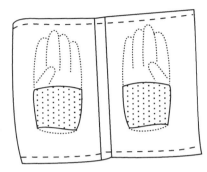

3. 戴手套后,手臂不可下垂,双手应始终保持在腰部或操作台面以上视线范围内的水平;如发现破损或可疑污染,应立即更换。

4. 脱手套时应翻转脱下,避免强拉。脱手套后应洗手。

图 4-14　无菌手套的放置

5. 诊疗护理不同患者之间应该更换手套;一次性手套应一次性使用;戴手套不能替代洗手,必要时进行手消毒。

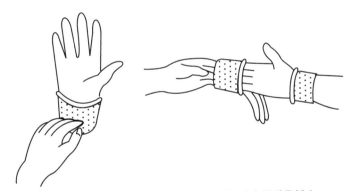

A.一手捏住一只手套的反折部分，另一手对准五指戴上手套

B.戴好手套的手指插入另一只手套的反折内面

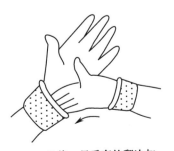
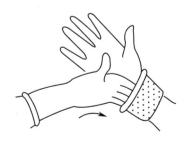

C.将一只手套的翻边扣套在工作服衣袖外面

D.将另一只手套的翻边扣套在工作服衣袖外面

图 4-15　分次取、戴无菌手套法

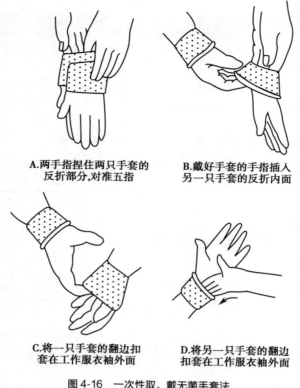

A.两手指捏住两只手套的 B.戴好手套的手指插入
反折部分,对准五指   另一只手套的反折内面

C.将一只手套的翻边扣 D.将另一只手套的翻边
套在工作服衣袖外面   扣套在工作服衣袖外面

图 4-16　一次性取、戴无菌手套法

第四节　隔离技术

一、概述

隔离(isolation)是采用各种方法技术,防止病原体从患者及携带者传播给他人的措施。隔离的目的就是切断感染链,将传染源、高度易感人群安置在指定的地点,暂时避免和周围人群接触。防止病原微生物在患者、工作人员及媒介物中扩散。隔离是预防医院感染的重要措施之一。

(一)基本概念

1. **清洁区**　指进行呼吸道传染病诊治的病区中不易受到患者血液、体液和病原微生物等物质污染及传染病患者不应进入的区域。包括医务人员的值班室、卫生间、男女更衣室、浴室以及储物间、配餐间等。

2. **潜在污染区**　指进行呼吸道传染病诊治的病区中位于清洁区与污染区之间、有可能被患者血液、体液和病原微生物等物质污染的区域。包括医务人员的办公室、治疗室、护士站、患者用后的物品、医疗器械等的处理室、内走廊等。

3. **污染区**　指进行呼吸道传染病诊治的病区中传染病患者和疑似传染病患者接受诊疗的区域,包括被其血液、体液、分泌物、排泄物污染物品暂存和处理的场所。包括病室、处置室、污物间以及患者入院、出院处理室等。

4. 两通道 指进行呼吸道传染病诊治的病区中的医务人员通道和患者通道。医务人员通道、出入口设在清洁区一端,患者通道、出入口设在污染区一端。

5. 缓冲间 指进行呼吸道传染病诊治的病区中清洁区与潜在污染区之间、潜在污染区与污染区之间设立的两侧均有门的小室,为医务人员的准备间。

6. 负压病区 指通过特殊通风装置,使病区(病房)的空气按照由清洁区向污染区流动,使病区(病房)内的压力低于室外压力。负压病区(房)排出的空气需经处理,确保对环境无害。

7. 标准预防 指基于患者的血液、体液、分泌物、非完整皮肤和黏膜均可能含有感染性因子的原则,针对医院所有患者和医务人员采取的一组预防感染措施,包括手卫生,根据预期可能的暴露选用手套、隔离衣、口罩、护目镜或防护面罩,以及安全注射。也包括穿戴合适的防护用品处理患者环境中污染的物品与医疗器械。

(二)建筑布局与隔离要求

1. 根据患者获得感染危险性的程度,将医院分为 4 个区域。

(1)低危险区域:包括行政管理区、教学区、图书馆、生活服务区等。

(2)中等危险区域:包括普通门诊、普通病房等。

(3)高危险区域:包括感染性疾病科(门诊、病房)等。

(4)极高危险区域:包括手术室、ICU、器官移植病房等。

2. 隔离要求

(1)明确服务流程,保证洁、污分开,防止因人员流程、物品流程交叉导致污染。

(2)同一等级分区的科室宜相对集中,高危险区的科室宜相对独立,宜与普通病区和生活区分开。

(3)通风系统应区域化,防止区域间空气交叉污染。

(4)配备合适的手卫生设施。

3. 不同病区建筑布局与隔离要求

(1)呼吸道传染病病区的建筑布局与隔离要求:适用于经呼吸道传播疾病患者的隔离。

1)建筑布局:应设在医院相对独立的区域,分为清洁区、潜在污染区和污染区,设立两通道和三区之间的缓冲间;缓冲间两侧的门不应同时开启,以减少区域之间空气流通;经空气传播疾病的隔离病区,应设置负压病室,病室的气压宜为-30Pa,缓冲间的气压宜为-15Pa。

2)隔离要求:各区之间界线清楚,标识明显;病室内应有良好的通风设施;各区安装适量的非手触式开关的流动水洗手池;不同种类传染病患者应分室安置,疑似患者应单独安置;受条件限制的医院,同种疾病患者可安置于一室,两病床之间距离不少于1.1m。

(2)负压病室的建筑布局与隔离要求:适用于经空气传播疾病患者的隔离。

1)建筑布局:应设病室及缓冲间,通过缓冲间与病区走廊相连;病室采用负压通风,上送风、下排风;病室内送风口应远离排风口,排风口应置于病床床头附近,排风口下缘靠近地面但应高于地面10cm;门窗应保持关闭;病室送风和排风管道上宜设置压力开关型的定风量阀,使病室的送风量、排风量不受风管压力波动的影响;负压病室内应设置独立卫生间,有流动水洗手和卫浴设施;配备室内对讲设备。

2)隔离要求:送风应经过初、中效过滤,排风应经过高效过滤处理,每小时换气6次以上;

应设置压差传感器,用来检测负压值,或用来自动调节不设定风量阀的通风系统的送、排风量。病室的气压宜为-30Pa,缓冲间的气压宜为-15Pa;保障通风系统正常运转,做好设备日常保养;一间负压病室宜安排一个患者,无条件时可安排同种呼吸道感染疾病患者,并限制患者到本病室外活动;患者出院所带物品应消毒处理。

（3）感染性疾病病区的建筑布局与隔离要求:适用于主要经接触传播疾病患者的隔离。

1）建筑布局:应设在医院相对独立的区域,远离儿科病房、ICU和生活区。设单独入、出口和入、出院处理室。中小型医院可在建筑物的一端设立感染性疾病病区。

2）隔离要求:应分区明确,标识清楚;不同种类的感染性疾病患者应分室安置;每间病室不应超过4人,病床间距应不少于1.1m;病房应通风良好,自然通风或安装通风设施,以保证病房内空气清新;应配备适量非手触式开关的流动水洗手设施。

（4）普通病区的建筑布局与隔离要求

1）建筑布局:在病区的末端,应设一间或多间隔离病室。

2）隔离要求:感染性疾病患者与非感染性疾病患者宜分室安置。受条件限制的医院,同种感染性疾病、同种病原体感染患者可安置于一室,病床间距宜大于0.8m;病情较重的患者宜单人间安置;病室床位数单排不应超过3床、双排不应超过6床。

（5）门诊的建筑布局与隔离要求

1）建筑布局:普通门诊应单独设立出入口,设置问询、预检分诊、挂号、候诊、诊断、检查、治疗、交费、取药等区域,流程清楚,路径便捷;儿科门诊应自成一区,出入方便,并设预检分诊、隔离诊查室等;感染疾病科门诊应符合国家有关规定。

2）隔离要求:普通门诊、儿科门诊、感染疾病科门诊宜分开挂号、候诊;诊室应通风良好,应配备适量的流动水洗手设施和(或)配备速干手消毒剂;建立预检分诊制度,发现传染病患者或疑似传染病患者,应到专用隔离诊室或引导至感染疾病科门诊诊治;可能污染的区域应及时消毒。

（6）急诊科(室)的建筑布局与隔离要求

1）建筑布局:应设单独出入口、预检分诊、诊查室、隔离诊查室、抢救室、治疗室、观察室等;有条件的医院宜设挂号、收费、取药、化验、X线检查、手术室等;急诊观察室床间距应不小于1.2m。

2）隔离要求:应严格预检分诊制度,及时发现传染病患者及疑似患者,及时采取隔离措施;各诊室内应配备非手触式开关的流动水洗手设施和(或)配备速干手消毒剂;急诊观察室应按病房要求进行管理。

（三）隔离的管理

1. 建筑布局合理,符合隔离要求 建筑布局符合医院卫生学要求,并具备隔离预防的功能,区域划分应明确、标识清楚。

2. 隔离的实施应遵循"标准预防"和"基于疾病传播途径的预防"原则。

3. 实施隔离教育 加强传染病患者的管理,包括隔离患者,严格执行探视制度。

4. 管理感染源、切断传播途径和保护易感人群。

5. 隔离与防护知识的培训,提供合适、必要的防护用品,正确掌握常见传染病的传播途径、隔离方式和防护技术,熟练掌握操作规程。

（四）隔离的原则

1. 在标准预防的基础上,医院应根据疾病的传播途径(接触传播、飞沫传播、空气传播和其他途径的传播),结合实际情况,制订相应的隔离与预防措施。

2. 一种疾病可能有多种传播途径时,应在标准预防的基础上,采取相应传播途径的隔离与预防。

3. 隔离病室应有隔离标志,并限制人员的出入,黄色为空气传播的隔离,粉色为飞沫传播的隔离,蓝色为接触传播的隔离。

4. 传染病患者或可疑传染病患者应安置在单人隔离房间。

5. 受条件限制的医院,同种病原体感染的患者可安置于一室。

二、隔离种类及措施

隔离预防是在标准预防的基础上实施两类隔离:一是基于传染源特点切断疾病传播途径的隔离,二是基于保护易感人群的隔离。

（一）基于传染源特点切断疾病传播途径的隔离预防

1. 接触传播的隔离与预防 接触经接触传播疾病如肠道感染、多重耐药菌感染、皮肤感染等的患者,在标准预防的基础上,采用接触传播的隔离与预防。

（1）接触传播的隔离标志为蓝色。

（2）患者的隔离:限制患者的活动范围。减少转运,如需要转运时,应采取有效措施,减少对其他患者、医务人员和环境表面的污染。

（3）医务人员的防护

1）进入隔离病室,从事可能污染工作服的操作时,应穿隔离衣;离开病室前,脱下隔离衣,按要求悬挂,每天更换清洗与消毒;或使用一次性隔离衣,用后按医疗废物管理要求进行处置。接触甲类传染病应按要求穿脱防护服,离开病室前,脱去防护服,防护服按医疗废物管理要求进行处置。

2）接触隔离患者的血液、体液、分泌物、排泄物等物质时,应戴手套;离开隔离病室前,接触污染物品后应摘除手套,洗手和(或)手消毒。手上有伤口时应戴双层手套。

2. 空气传播的隔离与预防 接触经空气传播的疾病,如肺结核、水痘等的患者,在标准预防的基础上,应采用空气传播的隔离与预防。

（1）空气传播的隔离标志为黄色。

（2）患者的隔离

1）无条件收治时,应尽快转送至有条件收治呼吸道传染病的医疗机构进行收治,并注意转运过程中医务人员的防护。

2）患者病情允许时,应戴外科口罩,定期更换,并限制其活动范围。

3）应严格空气消毒。

（3）医务人员的防护

1）严格按照区域流程,在不同的区域,穿戴不同的防护用品,离开时按要求摘脱,并正确处理使用后的物品。

2）进入确诊或可疑传染病患者房间时，应戴帽子、医用防护口罩；进行可能产生喷溅的诊疗操作时，应戴护目镜或防护面罩，穿防护服，当接触患者及其血液、体液、分泌物、排泄物等物质时应戴手套。

3）防护用品使用的具体要求应遵循相关规定。

3. 飞沫传播的隔离与预防　接触经飞沫传播的疾病，如百日咳、白喉、流行性感冒、病毒性腮腺炎、流行性脑脊髓膜炎等的患者，在标准预防的基础上，应采用飞沫传播的隔离与预防。

（1）飞沫传播的隔离标志为粉色。

（2）患者的隔离

1）减少转运，当需要转运时，医务人员应注意防护。

2）患者病情允许时，应戴外科口罩，并定期更换。

3）限制患者的活动范围。

4）患者之间、患者与探视者之间相隔距离在 1m 以上，探视者应戴外科口罩。

5）加强通风，或进行空气的消毒。

（3）医务人员的防护

1）严格按照区域流程，在不同的区域，穿戴不同的防护用品，离开时按要求摘脱，并正确处理使用后的物品。

2）与患者近距离（1m 以内）接触，应戴帽子、医用防护口罩。

3）进行可能产生喷溅的诊疗操作时，应戴护目镜或防护面罩，穿防护服。

4）当接触患者及其血液、体液、分泌物、排泄物等物质时应戴手套。

4. 其他传播疾病的隔离与预防　根据疾病的特性，采取相应的隔离与防护措施。

（二）基于保护易感人群的隔离

以保护易感人群作为制订措施的主要依据而采取的隔离称为保护性隔离，也称反向隔离。适用于抵抗力低下或极易感染的患者，如严重烧伤、早产儿、白血病、脏器移植及免疫缺陷患者等。其隔离措施如下：

1. 患者应住单间病室隔离，室外悬挂明显的隔离标志。病室内空气应保持正压通风，定时换气，地面、家具等均应严格消毒。

2. 凡进入病室的人员应穿戴灭菌后的隔离衣、帽子、口罩、手套及拖鞋；未经消毒处理的物品不可带入隔离区；接触患者前、后及护理另一位患者前均应洗手。

3. 凡患呼吸道疾病者或咽部带菌者，包括工作人员均应避免接触患者。原则上禁止探视患者，探视者需要进入隔离室时，应采取相应的隔离措施。

三、隔离技术基本操作

（一）口罩、帽子的使用

使用口罩、帽子可以保护患者和工作人员，避免交叉感染，并防止飞沫污染无菌物品或清洁物品。

1. 帽子的使用　帽子可防止工作人员的头屑飘落、头发散落或被污染，分为一次性帽子和布制帽子。

2. 口罩的使用　口罩能阻止对人体有害的可见或不可见的物质吸入呼吸道,也能防止飞沫污染无菌物品或清洁物品。口罩的类型:①纱布口罩:保护呼吸道免受有害粉尘、气溶胶、微生物及灰尘伤害的防护用品;②外科口罩:能阻止血液、体液和飞溅物传播的,医护人员在有创操作过程中佩戴的口罩;③医用防护口罩:能阻止经空气传播的直径<5μm 的感染因子或近距离<1m 经飞沫传播的疾病而发生感染的口罩。

3. 注意事项

(1)使用帽子注意事项

1)进入污染区和洁净环境前、进行无菌操作时等应戴帽子。

2)戴帽子应遮住全部头发,并保持清洁。

3)被患者血液、体液污染时,应立即更换。

4)一次性帽子应一次性使用后放入医疗废物袋内集中处理。

5)布制帽子应保持清洁,每次或每天更换与清洁。

(2)使用口罩注意事项

1)应根据不同的操作要求选用不同种类的口罩;一般诊疗活动,可佩戴纱布口罩或外科口罩;手术室工作或护理免疫功能低下患者、进行体腔穿刺等操作时应戴外科口罩;接触经空气传播或近距离接触经飞沫传播的呼吸道传染病患者时,应戴医用防护口罩。

2)佩戴口罩前后都必须清洁双手;被患者血液、体液污染时,应立即更换。

3)纱布口罩应保持清洁,每天更换、清洁与消毒,遇污染时及时更换;医用防护口罩只能一次性使用。

4)戴上口罩后,不可用污染的手触摸口罩。

5)脱口罩前后要洗手,使用后的一次性口罩放入医疗废物袋内集中处理。

（二）护目镜、防护面罩的使用

护目镜和防护面罩能防止患者的血液、体液等具有感染性物质溅入人体眼内和面部。下列情况应使用护目镜或防护面罩:①在进行诊疗、护理操作,可能发生患者血液、体液、分泌物等喷溅时;②近距离接触经飞沫传播的传染病患者时;③为呼吸道传染病患者进行气管切开、气管插管等近距离操作,可能发生患者血液、体液、分泌物喷溅时,应使用全面型防护面罩;佩戴前应检查有无破损,佩戴装置有无松懈;每次使用后应清洁与消毒;戴上护目镜或防护面罩,调节舒适度;摘下护目镜或面罩时应捏住靠近头部或耳朵的一边摘掉,放入回收或医疗废物容器内。

（三）穿、脱隔离衣

隔离衣是用于保护医务人员免受到血液、体液和其他感染性物质污染,或用于保护患者避免感染的防护用品。分为一次性隔离衣和布制隔离衣。根据患者的病情、隔离种类和隔离措施,确定是否穿隔离衣并选择其型号。

【目的】

保护医务人员和患者,防止病原微生物播散,避免交叉感染。

【操作前准备】

1. 用物准备　隔离衣一件、手消毒用物、挂衣架。

2. 环境准备　清洁、宽敞、符合隔离要求。

3. 护士准备　衣帽整洁、整齐;修剪指甲、取下手表;卷袖过肘、洗手、戴口罩。

【操作步骤】

操作步骤	要点与说明
▲ 穿隔离衣	• 应根据诊疗工作的需要，选用隔离衣 • 隔离衣应后开口，能遮盖住全部衣服和外露的皮肤
1. 取隔离衣 手持衣领取下隔离衣（图4-17），衣领和隔离衣内面为清洁面，将隔离衣清洁面朝向自己，污染面向外，衣领两端向外折齐，对齐肩缝，露出肩袖内口（图4-18）	• 取隔离衣时查看隔离衣是否完好、合适，有无穿过；确定清洁面和污染面
2. 穿好衣袖 一手持衣领，另一手伸入一侧袖内，举起手臂，将衣袖上抖，使手露出袖口（图4-19）；换手持衣领，同法穿好另一衣袖（图4-20）	• 系衣领时污染的袖口不可触及衣领、面部和帽子
3. 系好衣领 两手持衣领，双手由前向后理顺领边，系好衣领（图4-21）	
4. 系好袖口 扣好袖口或系上袖带，需要时套上橡皮圈束紧袖口（图4-22）	
5. 系好腰带 自一侧衣缝腰带下5cm处将隔离衣后身逐渐向前拉，见到衣边则捏住（图4-23），再依法将另一边捏住（图4-24），两手在背后将衣边边缘对齐（图4-25），向一侧折叠，按住折叠处（图4-26），将腰带在背后交叉，回到前面打一活结系好（图4-27）	• 后侧边缘须对齐，折叠处不能松散 • 手不可触及隔离衣的内面 • 如隔离衣后侧下部边缘有衣扣则扣上 • 穿好隔离衣后，双臂保持在腰部以上，视线范围内；不得进入清洁区；避免接触清洁物品
▲ 脱隔离衣	
1. 解开腰带 解开腰带在前面打一活结（图4-28）	• 如隔离衣后侧下部边缘有衣扣，则先解开
2. 解开袖口 解开袖口，在肘部将部分衣袖塞入工作衣袖内（图4-29）	• 不可使衣袖外侧塞入袖内
3. 消毒双手 消毒清洗双手，擦干	• 消毒手时不能沾湿隔离衣
4. 解开领口（图4-30）	• 保持衣领清洁
5. 脱下衣袖 一手伸入另一袖口内，拉下衣袖过手（遮住手）（图4-31），再用衣袖遮住的手在外面拉下另一衣袖（图4-32），两手在袖内使袖子对齐；双臂逐渐褪出（图4-33）	• 衣袖不可污染手及手臂 • 双手不可触及隔离衣外面
6. 挂隔离衣 双手持衣领，将隔离衣两边对齐，挂在衣钩上；不再穿的隔离衣，脱下后清洁面向外，卷好投入医疗废物袋中或回收袋内	• 洗手

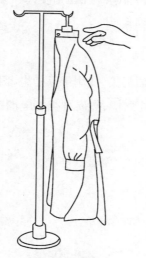

图4-17 取隔离衣

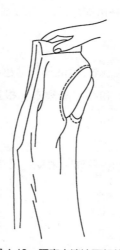

图4-18 隔离衣清洁面朝外

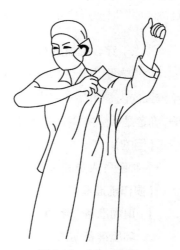

图4-19 穿一只衣袖

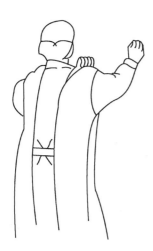

图 4-20 穿另一只衣袖

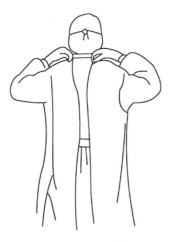

图 4-21 系衣领

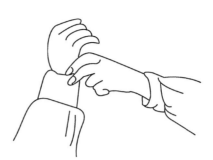

图 4-22 系袖口

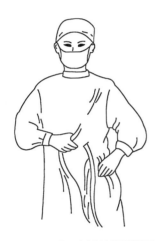

图 4-23 将一侧衣边拉到前面

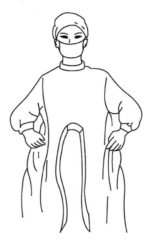

图 4-24 将另一侧衣边拉到前面

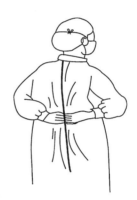

图 4-25 将两侧衣边在背后对齐

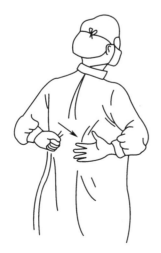

图 4-26 将对齐的衣边向一边折叠

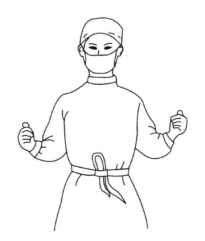

图 4-27 系腰带

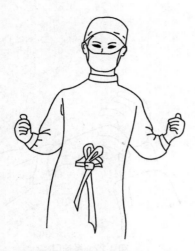

图 4-28 解开腰带在前面打一活结

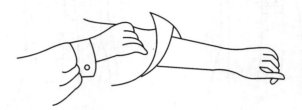

图 4-29 翻起袖口，将衣袖向上拉

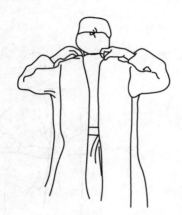

图 4-30 解衣领

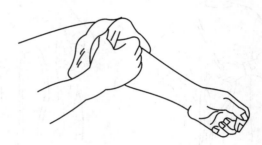

图 4-31 拉下衣袖

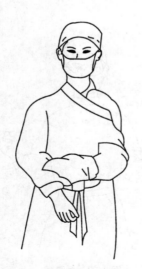

图 4-32 一手在袖口内拉另一
衣袖的污染面

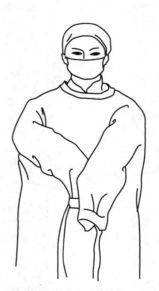

图 4-33 双袖对齐，双臂逐渐
褪出隔离衣

【注意事项】

1. 隔离衣的长短要适合,须全部遮盖工作服;如有破损,应补好后再穿。隔离衣应每日更换,若潮湿或污染应立即更换。

2. 穿脱隔离衣过程中避免污染衣领和清洁面,始终保持衣领清洁。

3. 穿好隔离衣后,双臂保持在腰部以上,视线范围内;不得进入清洁区,避免接触清洁物品。

4. 消毒手时不能沾湿隔离衣,隔离衣也不可触及其他物品。

5. 脱下的隔离衣如挂在潜在污染区,清洁面向外;挂在污染区则污染面向外。

6. 穿隔离衣的指征:

(1)接触经接触传播的感染性疾病患者如传染病患者、多重耐药菌感染等患者时。

(2)对患者实行保护性隔离时,如大面积烧伤、骨髓移植等患者的诊疗、护理时。

(3)可能受到患者血液、体液、分泌物、排泄物喷溅时。

(四)避污纸的使用

避污纸是备用的清洁纸片,做简单隔离操作时,用避污纸垫着拿取物品,保持双手或物品不被污染,以省略消毒程序。如用清洁的手拿污染的物品、开关电灯或用污染的手拿取清洁的物品时。取避污纸时,应从页面抓取,不可掀页撕取,避污纸用后随即丢入医疗废物袋内;使用过程中注意保持避污纸清洁以防交叉感染。

(五)鞋套、防水围裙的使用

1. **鞋套的使用** 从潜在污染区进入污染区时和从缓冲间进入负压病房时应穿鞋套,以避免地面污染物的播散。鞋套应具有良好的防水性能,并一次性使用,离开使用区域时应及时脱掉,发现破损应及时更换。

2. **防水围裙的使用** 可能受到患者的血液、体液、分泌物及其他污染物质喷溅、进行复用医疗器械的清洗时,应穿防水围裙。防水围裙分为重复使用的和一次性使用的。重复使用的围裙,每班使用后应及时清洗与消毒;一次性使用的围裙应一次性使用,受到明显污染时应及时更换。

(高国贞)

学习小结

本章主要介绍了医院感染的概念与分类、医院感染发生的原因及条件，以及医院感染的预防与控制措施。预防和控制医院感染是一项涉及全体医务人员的系统工程，首先是提高医院各类人员对医院感染的认识水平，增强责任心，在日常诊疗工作中树立主动预防医院感染的意识；其次是保证医院医疗用品的消毒灭菌质量，切实加强清洁、消毒灭菌及其效果监测以及医务人员手卫生等工作；第三要严格执行无菌操作技术和隔离操作技术；第四加强重点部门、重点环节、高危人群与主要感染部位的医院感染管理；同时还要加大监管力度确保预防和控制措施落到实处。

综上所述，预防和控制医院感染是一项科学、细致的工作，任何一个环节处理不当即可能造成感染的发生，危及患者健康。所以，广大护士需要不断学习相关知识，掌握基本的医院感染控制方法，工作中尽职尽责，从各个环节来降低感染发生率，朝着"零感染"的方向而努力。

复习思考题

1. 医院感染发生原因及条件有哪些？

2. 陈某某，男，18岁，因"被毒蛇咬伤呼之不应30分钟，伴流涎"来我院急诊科就诊。体查：神志昏迷，呼之不应，呼吸停止，颈动脉搏动消失，双侧瞳孔散大，直径5mm，对光反射消失。立即给予心肺复苏术，应用肾上腺素1mg静脉注射，每3分钟加用1次，电除颤1次。8分钟后，患者恢复自主心跳，无自主呼吸，给予经口气管插管术，术后接呼吸机通气，进行后续的如抗蛇毒血清治疗等高级生命支持，入住ICU。请问：

(1)呼吸机管道应采用何种水平的消毒、灭菌方法？

(2)手卫生的指征有哪些？

(3)ICU环境空气、物品表面菌落总数卫生标准是怎样的？

第五章

患者舒适与安全

5

学习目标

掌握 舒适的概念；影响舒适的因素；体位的性质、分类及适用范围；协助患者变换体位；影响休息的因素；促进休息的措施；睡眠各阶段生理特点和变化；影响睡眠的因素；促进睡眠的措施；活动受限对患者身心各方面的影响；正确的实施关节活动度练习；医院常见的不安全因素及防范；根据病情为患者选择合适的保护具。

熟悉 舒适体位的基本要求；休息的意义和条件；睡眠时相和周期；睡眠需要的评估；睡眠障碍的评估；住院患者睡眠的特点；活动的意义和种类；影响患者活动的因素；活动前的评估；各关节活动的形式和范围；影响患者安全的因素；辅助器的种类和应用。

了解 睡眠的生理机制和特点。

舒适与安全是人类的基本生理需要之一,体位、活动、环境、心理、卫生状况等都可能影响到舒适的感觉。在正常状况下,个体可通过自身的调节来满足机体舒适的需要,但在患病状态下,个体正常的平静和安宁被打破,休息和睡眠受到影响,安全感降低甚至消失,机体就会处于不舒适状态。活动也是每一个个体所必需的,通过适当的活动,可以增强机体各系统的功能,使个体能够较好的适应身体内外环境的变化,维持机体的健康状态,但处于患病状态时,机体的活动能力受到限制,从而对患者的身心方面均造成一定的不良影响。因此,护理人员在对患者进行护理的过程中,应能及时发现患者在舒适、休息、睡眠、活动等方面存在的问题,并能根据患者的情况,通过采取必要的措施,兼顾休息与活动,满足患者的舒适、安全及休息、活动等方面的需求。

问题与思考5-1

患者,男性,55岁,因"脑出血"导致左侧肢体偏瘫,术后左侧下肢可以遵照嘱咐进行肌肉收缩,但不能移动或抬起,也没有关节活动。

思考:

1. 按照徒手肌力评定法该患者左下肢目前肌力为几级?判断依据是什么?

2. 该患者由于偏瘫不能下床活动,护士应如何协助该患者进行活动锻炼?

3. 该患者卧床期间护士应如何促进其舒适?

第一节　舒适

舒适是患者住院需求的重点内容之一,与医疗护理密切相关,许多护理措施都是为了满足舒适的需要的,因此,护理人员应明确舒适的概念,能及时找出影响舒适的因素和掌握不舒适患者的护理原则。

一、概述

(一)舒适的定义

舒适(comfort)是指个体身心处于轻松自在、满意、没有焦虑、没有疼痛的健康和安宁状态的一种自我感觉。由于文化背景和生活经历的差异,不同的个体对舒适可产生不同的理解和体验。

舒适包括4个方面:①生理舒适:指个体身体上的舒适;②心理舒适:指信仰、信念、自尊、生命价值等内在自我意识层面需求的满足;③社会舒适:指个体、家庭、生活的相互关系和谐为个体带来的舒适感觉;④环境舒适:指围绕个体的外界事物,如音响、光线、颜色、温度、湿度等符合机体需求,使其产生舒适的感觉。以上4个方面相互联系、互为因果,当某个方面发生问题时,个体就会感到不舒适。

（二）影响舒适的因素

由于舒适与不舒适之间没有截然的分界线，两者之间呈动态变化，因此护理人员在日常护理工作中应充分了解造成患者不舒适的原因，用动态的观点评估患者舒适与不舒适的程度，采取合适的措施增进患者的舒适感。常见的影响舒适的因素有：

1. 身体因素

（1）疾病原因：由于疾病导致疼痛、恶心、呕吐、头晕、咳嗽、腹胀、发热等症状造成机体的不适。

（2）姿势和体位不当：活动受限导致不适当的姿势，或由于疾病导致的被迫体位，造成关节、四肢过度屈曲或伸展，使得局部肌肉、关节疲劳、麻木、疼痛等，从而影响生理功能，引起不适。

（3）压力和摩擦：如使用约束带或石膏、绷带、夹板过紧，造成局部皮肤和肌肉受压，引起疼痛等不适。

（4）个人卫生：意识不清、长期卧床、身体虚弱等患者由于生活不能自理或自理能力下降，若缺乏良好的护理，可导致口腔异味、皮肤污垢、瘙痒等不适。

2. 心理因素

（1）焦虑或恐惧：由于对疾病的恐惧，担心疾病的预后，担忧患病对家庭、经济、工作造成的影响，患者往往会出现焦虑、烦躁、紧张、失眠等不适的表现。

（2）自尊受损：如被医护人员忽视、冷落，担心得不到关心和照顾或操作时身体隐私部位暴露过多、缺少遮挡等，都可使患者感觉得不到重视和尊重，导致自尊心受挫。

（3）面对压力：对必须面对的手术和治疗感到担心，缺乏康复的信心。

3. 社会因素

（1）缺乏支持系统：如住院后与家人隔离，家人不能及时探视或被亲朋好友忽视，缺乏经济支持等。

（2）生活习惯改变：因疾病导致自理能力下降、原有的生活习惯被打乱，会造成患者一时的适应不良。

（3）角色适应不良：因担心家庭、工作等，患者不能很好地进入角色，导致不能安心养病，从而影响疾病的康复。

4. 环境因素

（1）不适宜的物理环境：如病室内通风不良、有异味刺激、温度过高或过低、同室病友的呻吟、仪器的噪音、被褥不整洁、床垫软硬不当等都可使患者感到不适。

（2）不适宜的社会环境：如新入院患者常因来到一个陌生的环境，缺乏安全感而产生紧张、焦虑的情绪。

二、促进患者舒适的护理

不舒适会造成个体焦虑而影响健康，而患者由于上述因素的影响经常处于不舒适的状态。护理人员需认真细致地评估导致患者不舒适的原因，及时采取针对性的措施，帮助患者缓解或解除不适，满足患者对舒适的需求。

（一）预防为主，促进舒适

导致患者不舒适的原因有多方面,护理人员应熟悉影响舒适的 4 个方面因素,对于共性的问题应做到预防在先,如帮助新入院患者尽快熟悉环境、保持病室安静、空气清新、做好基础护理等;而对于由于个体差异导致的具体的不适症状,护理人员应根据具体情况采取针对性措施,如协助重症患者保持个人卫生、采取舒适的卧位、缓解疼痛等。

（二）加强观察，发现诱因

舒适和不舒适都是患者的主观感觉,很难客观估计,尤其对于重症患者。护理人员应通过细致的观察和科学的分析,认真倾听患者的主诉和家属提供的线索,结合患者的面部表情、体位、睡眠情况等非语言行为,大致估计患者不舒适的程度,及时发现引起不舒适的原因。

（三）采取措施，去除诱因

对于患者的不适,应针对导致不适的原因采取有效的措施。如腹部手术的患者,将其安置于半坐位,可缓解切口疼痛,减轻不适;口腔有异味导致食欲缺乏者,应及时给予口腔护理等。

（四）互相信任，心理支持

护理人员应以良好的服务态度和熟练的专业技术赢得患者和家属的信任,采用有效的沟通方式,并能经常听取患者对治疗和护理的意见,并鼓励他们积极主动地参与护理活动,尽快康复。对于心理压力明显的患者,应深入了解压力的来源,配合家属给予相应的心理疏导,缓解压力。

第二节　协助患者保持舒适的体位

体位(position),也称卧位(lying position),是患者休息和接受检查、治疗时所采取的卧床姿势,正确的体位对增进患者的舒适、预防因长期卧床导致的并发症均有良好的作用。护理人员应熟悉各种体位的基本要求及安置方法,能根据患者的病情、治疗情况并结合患者的意愿协助其采取正确、安全、舒适的体位。

一、体位的性质

根据以下标准,可以将体位分为不同的类别。

（一）体位的自主性

1. **主动体位**　指患者能根据自身的意愿和习惯,自主采取的最舒适、并能随意改变的体位,常见于病情较轻、术前、疾病恢复期的患者。

2. **被动体位**　指患者自身没有变换体位的能力,只能躺在被安置的体位,常见于昏迷、瘫痪、极度衰弱的患者。

3. **被迫体位**　指患者意识清楚,也有变换体位的能力,但为了减轻疾病带来的痛苦或因治疗的需要不得不采取的体位,如破伤风患者被迫采取角弓反张位、肺心病患者由于呼吸困难而被迫采取端坐卧位。

(二)体位的平衡性

1. **稳定性体位** 支撑面较大,重心低,平衡稳定,处于此类体位的患者,感觉轻松、舒适(图5-1)。

2. **不稳定性体位** 支撑面较小,重心高,平衡性较差。处于此类体位的患者容易因肌肉紧张而疲劳、不舒适,如两腿并齐伸直,两臂在胸前的侧卧位(图5-2)。

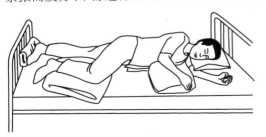 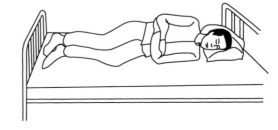

图5-1 稳定性体位 　　　　　　　　　　　图5-2 不稳定性体位

二、舒适体位及其基本要求

舒适体位是指患者卧床时,身体各部位皆处于合适的位置并感觉轻松自在,达到完全放松的目的。维持舒适体位应做到:

1. 卧床姿势应符合人体力学的要求,尽量扩大支撑面,降低重心,将体重平均分布于身体各负重部位,关节处于正常的功能位置,在身体空隙的部位垫以软枕、靠垫等,以起到使患者全身放松,充分休息的作用。

2. 长期卧床患者应至少每2小时变换一次体位,在改变体位时可进行关节活动度练习,以增进舒适,防止坠积性肺炎、深静脉血栓等并发症的发生,但如有骨折、关节损伤等禁忌证则应避免。

3. 受压部位应加强局部皮肤的护理,在改变体位时可给予受压部位皮肤适当的按摩以防止压疮的发生。

4. 在护理操作的过程中,应根据需要适当地遮盖患者的身体,注意保护患者的隐私,促进其身心舒适。

三、常用体位

(一)仰卧位(supine position)

也称平卧位,是一种自然的休息姿势。患者仰卧时,头下垫枕,两臂置于身体两侧,两腿自然伸直。根据病情、检查或治疗的需要,仰卧位又可分为以下三种:

1. **去枕仰卧位**

(1)姿势:患者仰卧,去枕,将枕头横立于床头;患者头偏向一侧,两臂置于身体两侧,两腿自然伸直(图5-3)。

（2）适用范围

1）昏迷或全麻尚未清醒的患者：采用去枕仰卧位时头偏向一侧，使口腔分泌物顺口角流下，可预防因口腔分泌物或呕吐物被误吸入气管而导致窒息或肺部并发症的发生。

2）椎管内麻醉或腰椎穿刺后的患者：采用该卧位可预防因颅内压降低而引起的头痛。

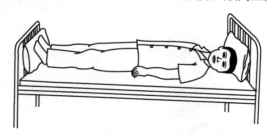

图 5-3　去枕仰卧位

2. 中凹卧位

（1）姿势：患者仰卧，两臂置于身体两侧，头胸部抬高 10°~20°，下肢抬高 20°~30°，为使患者保持稳定和舒适，可在膝下垫以软枕（图 5-4）。

（2）适用范围：休克患者。头、胸部抬高有利于保持气道通畅，改善通气功能，从而改善缺氧症状；下肢抬高可促进静脉血液回流，增加心脏排血量，从而缓解休克症状。

3. 屈膝仰卧位

（1）姿势：患者仰卧，头下垫枕，两臂置于身体两侧，两膝屈起并稍向外分开（图 5-5）。

（2）适用范围

1）腹部检查：有利于腹部肌肉放松，便于检查。

2）导尿和会阴冲洗等：暴露操作部位，便于操作。使用该体位时应注意保暖和保护患者隐私。

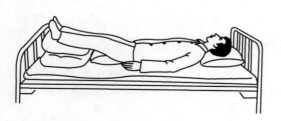

图 5-4　中凹卧位

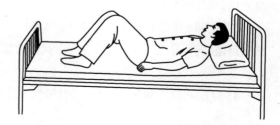

图 5-5　屈膝仰卧位

（二）侧卧位（side-lying position）

1. 姿势　患者侧卧，两臂屈肘，一手放在胸前，一手放在枕边，下腿稍伸直，上腿弯曲，必要时可在两膝之间、胸腹部、背部放置软枕，以扩大支撑面，增加稳定性，促进患者的舒适和安全（图 5-6）。

2. 适用范围

1）检查：肛门、胃镜、肠镜等检查，便于暴露操作部位，方便操作。

2）灌肠：患者侧卧，臀部尽量靠近床缘，以便于插管和灌液。

3）臀部肌内注射：采用该体位注射时，患者应上腿伸直，下腿弯曲，以便充分放松注射侧臀部的肌肉。

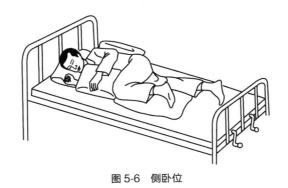

图 5-6　侧卧位

4）预防压疮：与平卧位交替，以避免局部组织长期受压，预防压疮的发生。

（三）半坐卧位（fowler position）

1. 姿势

（1）摇床法：患者仰卧，根据需要的高度摇起床头支架，抬高上半身，再摇起膝下支架，以防止患者下滑。必要时，床尾可放一软枕，垫于患者足底，支撑患者，增加舒适感。放平时，应先摇平膝下支架，再摇平床头支架（图 5-7）。

（2）靠背架法：将患者上半身下的床垫抬高，在垫褥下放一靠背架，下肢屈起，用大单包裹住枕芯垫于两膝下，大单两端系于床缘以防患者下滑，床尾足底垫软枕。放平时先取走膝下软枕，再取走床头靠背架，助患者小心躺下（图 5-8）。使用靠背架时切忌将上半身抬得过高，以防止靠背架支撑不牢致患者受伤。

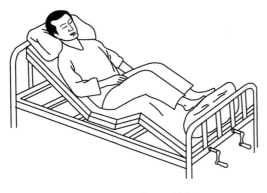

图 5-7　半坐卧位——摇床法

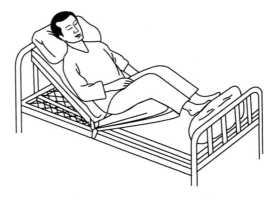

图 5-8　半坐卧位——靠背架法

2. 适用范围

（1）颜面部及颈部手术后的患者：采取半坐卧位可减少局部出血。

（2）心肺疾病引起的呼吸困难者：采取半坐卧位时由于重力作用，可使部分血液滞留于下肢和盆腔脏器内，减少回心血量，从而减轻肺淤血和心脏负担；同时，半坐卧位可使膈肌下降，胸腔容量扩大，从而减轻腹腔内脏器对心肺的压力，使肺活量增加，有利于改善呼吸困难。

（3）腹腔、盆腔手术后或有炎症的患者：采取半坐卧位，可使腹腔渗出液流入盆腔，防止感染向上蔓延引起膈下脓肿，从而促使感染局限。这是因为盆腔腹膜抗感染能力较强，而吸收能力较弱，因此可以防止炎症扩散和毒素吸收，减轻中毒。此外，腹部手术后的患者采取半坐卧位可减轻腹部切口缝合处的张力，缓解疼痛，促进舒适，有利于切口愈合。

（4）恢复期体质虚弱的患者：采取半坐卧位，可使患者逐渐适应体位的改变，有利于向站立姿势过渡。

（四）端坐位（sitting position）

1. **姿势** 患者坐起,在半坐卧位的基础上用床头支架将床头抬高70°~80°,使患者能向后倚靠,若患者虚弱,可在床上放一跨床小桌,桌上放一软枕,让患者伏桌休息;同时,膝下支架抬高15°~20°,必要时加床挡,以确保患者安全(图5-9)。

2. **适用范围** 左心衰竭、心包积液、支气管哮喘发作的患者。患者由于极度呼吸困难而被迫采取日夜端坐位。

（五）俯卧位（prone position）

1. **姿势** 患者俯卧,头偏向一侧,两臂屈曲置于头部两侧,两腿伸直,胸下、髋部及踝部各放一软枕支撑(图5-10)。

2. **适用范围**

（1）腰背部检查或配合胰胆管造影检查时。

（2）脊椎手术或腰背、臀部有伤口,不能平卧或侧卧的患者。

（3）胃肠胀气导致腹痛时,患者采取该体位可使腹腔容积增大,从而缓解因胃肠胀气所致的腹痛。

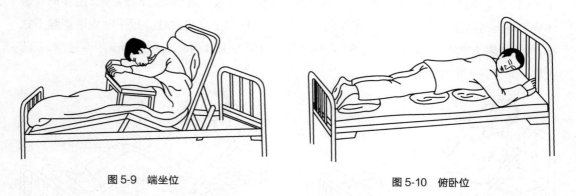

图5-9 端坐位　　　　　　　　　　　图5-10 俯卧位

（六）头低足高位（trendelenburg position）

1. **姿势** 患者仰卧,头偏向一侧,床尾的床脚用木墩或其他支托物垫高15~30cm,为增加安全感,可将一软枕横立于床头,以防碰伤头部(图5-11)。由于处于这种体位使患者感到不适,因此不宜长时间使用,孕妇、高血压、心肺疾患患者慎用,颅内高压患者禁用。

2. **适用范围**

（1）体位引流:可用于肺部引流,使痰液易于咳出。

（2）十二指肠引流:需同时采取右侧卧位,以利于胆汁引流。

（3）妊娠时胎膜早破:采用该体位可预防脐带脱垂。

（4）跟骨牵引或胫骨结节牵引:该体位可利用人体重力作为反牵引力。

（七）头高足低位（dorsal elevated position）

1. **姿势** 患者仰卧,床头的床脚用木墩或其他支托物垫高15~30cm,或根据病情需要而定,将软枕横立于床尾,以防足部触碰床尾而引起不适(图5-12)。

2. **适用范围**

（1）颅骨牵引:采取该体位可以利用人体重力作为反牵引力。

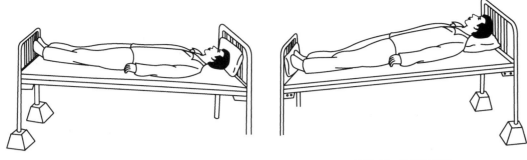

图 5-11　头低足高位　　　　　　　　　　　　图 5-12　头高足低位

（2）颅脑疾病或颅脑手术后患者：预防脑水肿,缓解颅内高压症状。

（八）膝胸卧位（knee-chest position）

1. **姿势**　患者跪卧,两小腿平放于床上,稍分开,大腿和床面垂直,胸部尽量贴近床面,腹部悬空,背部伸直,臀部抬起,头转向一侧,两臂屈肘置于头部两侧(图 5-13)。

2. **适用范围**

（1）肛门、直肠、乙状结肠镜检查及相应的治疗。

（2）矫正胎位不正或子宫后倾。

（3）促进产后子宫复原。

（九）截石位（lithotomy position）

1. **姿势**　患者仰卧于检查床上,两腿分开放于支腿架上(支腿架上放置软垫),臀部向前尽量靠近床沿,两手放于身体两侧或胸前(图 5-14)。采取该体位时应注意患者的遮挡和保暖。

2. **适用范围**

（1）会阴、肛门部位的检查、治疗或手术,如膀胱镜、妇产科检查、阴道灌洗等。

（2）产妇分娩。

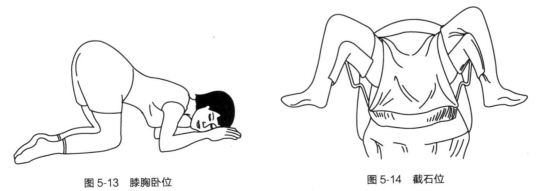

图 5-13　膝胸卧位　　　　　　　　　　　图 5-14　截石位

四、变换体位的方法

长期卧床的患者由于局部组织持续受压,导致血液循环障碍,容易发生压疮;呼吸道分泌物不易咳出,容易发生坠积性肺炎;同时,长期卧床由于缺乏适当的活动,也容易发生消化不良、便秘、肌肉萎缩等症状。因此,护理人员应督促长期卧床患者经常更换体位,对于活动能力较弱或无自主活动能力者,护理人员应协助其定时变换卧位,促进舒适,预防并发症的发生。

(一)协助患者移向床头法

【目的】

协助滑向床尾而不能自己移动的患者移向床头,增进患者舒适。

【操作前准备】

1. 评估患者并解释

(1)评估:①患者的年龄、体重、健康状况、需要变换体位的原因;②患者的神志、生命体征、躯体和四肢的活动度、伤口及引流情况等;③患者的心理状态及合作程度。

(2)解释:向患者及家属解释移向床头的目的、方法、配合要点等。

2. 患者准备

(1)患者及家属了解移向床头的目的、过程及配合要点。

(2)患者及家属情绪稳定,愿意配合。

3. 用物准备　视情况准备软枕。

4. 环境准备　环境安静整洁,室温适宜,光线充足,必要时进行遮挡。

5. 护士准备　衣帽整洁,修剪指甲,洗手,戴口罩。

【操作步骤】

操作步骤	要点与沟通
1. 核对　床号、姓名	● 确认患者
2. 解释　操作的目的、方法及配合要点	● 护士:×××,您好！ 我是您的责任护士×××,由于您目前一直处于卧床状态,身体有点滑到床尾了,我现在帮您往床头挪一挪,希望您能跟我配合
3. 准备　固定床脚轮,放平床头支架或靠背架,枕头横立于床头,将各种导管安置妥当,必要时将盖被折叠至床尾或一侧	● 避免移动中由于床的移动造成意外 ● 避免撞伤患者头部,避免移动患者时牵拉导管致脱落 ● 方便操作
4. 移动:	
▲ 一人协助患者移向床头法(图5-15)	● 适用于体重较轻且能较好配合的患者
(1)协助患者屈膝仰卧,嘱患者双手握住床头栏杆或搭于护士肩部	● 护士:×××,请用您的双手抓住床头的栏杆,如果够不着请放在我的肩膀上
(2)护士靠近床边,两腿弯曲,适当分开呈半蹲姿势,一手托住患者的肩背部,一手托住患者的臀部	● 节省体力
(3)护士托起患者,并嘱咐患者两脚蹬床面,同时挺身,一起移向床头	● 护士:×××,等下我喊"一二三",请您配合我,一起用力往上蹬 ● 患者身体应被抬离床面,切忌拖拉患者,以免皮肤擦伤
▲ 两人协助患者移向床头法	● 适用于体重较重或病情较重的患者
(1)协助患者屈膝仰卧	
(2)两位护士分别站于床的两侧,两腿弯曲,适当分开。 两人一手交叉托住患者颈肩部,另一手交叉握住托住患者臀部,同时抬起患者,移向床头	● 动作应协调轻稳,患者身体应被抬离床面,不可拖拉硬拽患者,确保患者舒适和安全
5. 整理:放回枕头,协助患者取舒适卧位,整理床单位	

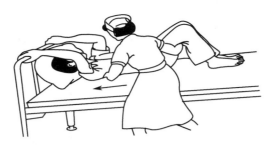

图 5-15　一人协助患者移向床头法

（二）协助患者翻身侧卧法

【目的】

1. 协助活动能力较弱或无自主活动能力的患者更换体位,促进患者舒适。

2. 便于检查、治疗和护理,如整理床单位、进行背部皮肤护理等。

3. 预防并发症的发生,如压疮、坠积性肺炎等。

【操作前准备】

1. 评估患者并解释

（1）评估:①患者的年龄、体重、健康状况、需要翻身侧卧的原因;②患者的神志、生命体征、躯体和四肢的活动度、伤口及引流情况等;③患者的心理状态及合作程度。

（2）解释:向患者及家属解释翻身侧卧的目的、方法、配合要点等。

2. 患者准备

（1）患者及家属了解翻身侧卧的目的、过程及配合要点。

（2）患者及家属情绪稳定,愿意配合。

3. 用物准备　视情况准备软枕、床挡、遮挡屏风等。

4. 环境准备　环境安静整洁,室温适宜,光线充足,必要时进行遮挡。

5. 护士准备　衣帽整洁,修剪指甲,洗手,戴口罩。

【操作步骤】

操作步骤	要点与沟通
1. 核对　床号、姓名	● 确认患者
2. 解释　操作的目的、方法及配合要点	● 护士:×××,您好!　我是您的责任护士×××,您右侧躺了近2个小时了,我现在帮您翻个身,希望您能跟我配合
3. 准备　固定床脚轮,将各种导管安置妥当,必要时将盖被折叠至床尾或一侧;协助患者仰卧,两手放于腹部	● 避免翻身时牵拉导管致脱落或扭曲受压 ● 方便操作
4. 翻身	
▲ 一人协助患者翻身侧卧法（图5-16）	● 适用于体重较轻的患者
（1）先将患者肩部、臀部向护士侧床沿移动,再同法移动双下肢,协助患者屈膝	● 使患者尽量靠近护士,以缩短力臂,达到节力的目的 ● 切忌拖拉患者,以免擦伤皮肤
（2）护士一手托住患者肩部,一手扶患者膝部,轻轻将患者转向对侧,使患者背向护士	● 必要时拉起床挡,防止坠床
▲ 两人协助患者翻身侧卧法（图5-17）	● 适用于体重较重或病情较重的患者
（1）两位护士站于床的同侧,一人托住患者颈肩部和腰部,另一人托住患者臀部和腘窝,两人同时将患者抬起移向近侧	● 需注意保护患者的头部 ● 两人动作应协调轻稳 ● 切忌拖拉患者,以免擦伤皮肤

操作步骤	要点与沟通
（2）两位护士分别扶住患者的肩部、腰部和臀部、膝部，轻轻将患者翻转向对侧	• 应注意观察患者背部的皮肤情况，并给予相应的护理
▲ 二人协助患者轴线翻身法	• 适用于脊椎受损或脊椎手术后，但无颈椎损伤的患者
（1）两位护士站于床的同侧，移动患者，将患者平稳移近床边	
（2）两位护士分别托住患者的肩、腰部和腰、臀部，使患者躯干保持在同一平面上，以滚轴式轻轻翻至对侧侧卧	• 注意不能让患者身体屈曲，以免脊柱发生错位
▲ 三人协助患者轴线翻身法	• 适用于有颈椎损伤的患者
（1）移动患者：第一操作者站于患者床头，一手固定患者头颈部，移去枕头，一手沿纵轴向上略加牵引，使头颈随躯干一起缓慢移动；第二操作者将双手伸至对侧分别托住患者的肩部和腰部；第三操作者将双手伸至对侧分别托住患者的腰部和臀部。使头、颈、肩、腰、髋保持在同一水平面上，将患者移向近侧	• 同样注意不能让患者身体屈曲，以免脊柱发生错位
（2）三人同时用力，使患者头颈、躯干保持在同一平面上以滚轴式翻至对侧	• 翻身角度不宜超过60°
5. 安置　按侧卧位的要求在患者背部、胸前及两膝间放置软枕，肢体各关节处于功能位，必要时加用床挡	• 注意观察患者背部的皮肤情况，并给予相应的护理
6. 整理　各种导管保持通畅，整理床单位	
7. 记录　翻身时间，皮肤情况等	

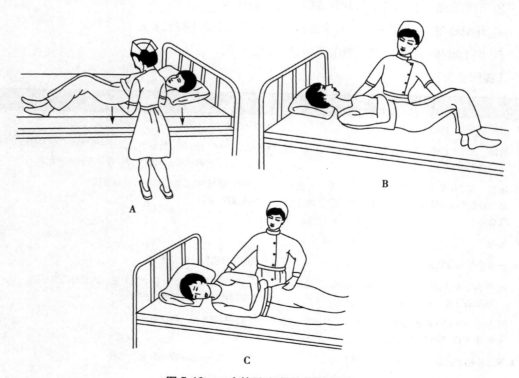

图 5-16　一人协助患者翻身侧卧法

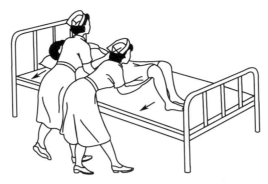

图 5-17　两人协助患者翻身侧卧法

【健康教育】

1. 向患者及家属说明更换体位的目的和意义,鼓励其积极主动地参与。

2. 教会患者更换体位时配合的要点,同时教会家属协助患者更换体位的正确方法和注意事项。

【注意事项】

1. 协助患者更换体位时应注意观察,并根据患者的病情和皮肤受压情况确定翻身间隔的时间。如发现患者皮肤有红肿或破损,应及时处理,并酌情增加翻身次数,记录于翻身卡上,同时做好交接班工作。

2. 协助患者更换体位时应先将患者身体抬离床面后再行进一步操作,切忌拖、拉、推、拽等动作,以免造成人为的皮肤擦伤;若为两人协助翻身,应注意动作的协调、轻稳。

3. 协助有特殊情况的患者更换体位时应给予特殊处理

(1)若患者身上带有各种导管,翻身或移动前应先将导管妥善安置,变换体位后仔细检查,防止导管发生扭曲、折叠、受压、移位、脱落等情况,以保持管道通畅。

(2)为手术后患者翻身前,应先检查伤口敷料是否干燥、有无脱落,如敷料潮湿或已脱落则应先换药再翻身,翻身后注意伤口不可受压。

(3)颅脑手术后的患者,应注意翻身时不可剧烈翻转头部以免引起脑疝,导致患者突然死亡。

(4)行牵引的患者,翻身时不可放松牵引。

(5)石膏固定或有较大伤口的患者,翻身后应使用软垫支撑,防止肢体或伤口的受压。

4. 协助患者更换体位时护士应注意节力原则,如翻身时应让患者尽量靠近护士,使重力线通过支撑面来保持平衡,同时缩短重力臂而起到安全、省力的作用。

第三节　休息与活动

休息与活动是人的基本生理功能之一,是人类生存和发展的基本需要,对维持机体健康有着重要的作用。在疾病状态下,很多因素将会影响患者的休息、造成患者的活动受限,从而影响机体各个系统的功能以及患者的心理状态。因此,护理人员应熟知影响休息与活动的因素,正确判断影响休息、造成活动受限的原因,根据具体情况采取恰当的措施协助患者休息,并满足患者活动的需要,从而发现并解决患者休息与活动方面存在的问题,以增进舒适,促进身心健康。

一、休息与睡眠

充分的休息不仅可以使身体放松,恢复体力,还可以减轻心理压力,使人感到轻松愉快。休息不足则会导致疲乏、困倦、注意力分散等躯体症状,长期休息不足甚至会出现紧张、焦虑、烦躁、易怒等情绪,严重时还会造成机体免疫力下降,导致身心疾病的出现,尤其在患病期间,休息显得更为重要。睡眠是休息的一种重要形式,通过睡眠可以使体力和精力得到快速的恢复,保持良好的觉醒状态,这样个体才能精力充沛的从事各项工作。

(一)休息

1. 休息的意义 休息是通过改变当前的活动方式,使身心处于一种没有紧张和焦虑的松弛状态,包括身体和心理两方面的放松。充足的休息对维持健康具有重要的意义,具体表现在:①休息可以缓解压力和精神紧张,减轻或消除疲劳;②休息可以维持机体生理调节的规律性;③休息可以促进机体正常的生长发育;④休息可以减少能量的消耗;⑤休息可以促进蛋白质的合成和组织修复,休息的方式因个体年龄、健康状况、工作性质、生活习惯等因素而有不同,无论采取何种休息方式,只要达到缓解疲劳、减轻压力、精力恢复、促进身心舒适等目的,就是有效的休息。

2. 休息的条件

(1)身体方面:要获得有效的休息需确保身体舒适,包括各组织器官功能良好;皮肤完整无破损;关节肌肉活动正常;身体各部位无疼痛、无感觉异常、无活动受限;各部位清洁无异味、卧位舒适等。任何一方面出现异常或不适都会影响休息的质量。

(2)心理方面:个体的心理和情绪状态同样会影响休息的质量,患病状态下可能会出现的害怕、焦虑、抑郁、烦躁、沮丧等负性情绪会直接影响患者的休息和睡眠型态。

(3)环境方面:环境性质可以决定心理状态,医院环境中的空间、温湿度、光线、色彩、声音、护患关系等对患者的休息和疾病的康复均有不同程度的影响。

(4)睡眠方面:睡眠的数量和质量都会直接影响休息的效果,患者入院后由于生活形态和方式等的改变,会出现不同程度的睡眠问题,包括睡眠数量的不足和质量的下降,从而影响患者休息和疾病的康复。

3. 促进患者有效休息的措施

(1)增加身体的舒适度:及时评估导致身体不舒适的因素,如疼痛、恶心、呕吐、咳嗽、饥饿、寒冷、口渴、体位、排泄、个人卫生等,护理人员在协助患者休息时,应帮助患者调整舒适的姿势和体位,做好个人清洁卫生,减轻或消除各种原因造成的不适,对于存在沟通障碍的患者,如昏迷、意识不清、失语、儿童、老年患者等,护理人员应加强观察,及时发现并解除影响休息的因素。

(2)促进心理的放松:护理人员细心观察患者是否存在心理紧张、焦虑等问题,及时评估患者心理问题产生的原因,建立良好的护患关系,同时调动患者家属、朋友等社会支持系统,帮助患者缓解紧张焦虑情绪,排解心中的压抑和苦闷,保持健康的心理状态。

（3）确保环境的和谐:医院环境的布局、工作流程等要以患者为中心,充分考虑到患者的舒适与方便:①为患者提供舒适的床单位、合理的空间、适宜的光线、必要的遮挡,同时保持适宜温度、湿度及空气的流通;②保持病室安静,医务人员做到走路轻、说话轻、开关门轻、操作轻;③医护活动时间应相对集中,情况允许的前提下尽量在白天进行,避免占用患者晚上的休息时间;④多人房间应提醒每位患者及陪护人员注意保持安静,尊重其他患者的生活习惯;⑤合理安排探视时间;⑥危重患者治疗措施较多,为避免较多的治疗或抢救影响其他患者的休息,危重患者应与普通患者应分开安置。

（4）保证充足的睡眠:护理人员应全面评估影响患者睡眠的因素及个人的睡眠习惯,制定促进睡眠的措施,确保患者睡眠的时间和质量,以达到有效的休息。

（二）睡眠

1. 睡眠的生理机制和特点　觉醒和睡眠是昼夜节律性的生理活动,是人类生存的必要条件,睡眠对周围环境可相对的不做出反应。

（1）睡眠的生理机制:睡眠中枢位于脑干尾端,此部位各种刺激性病变均可引起过度睡眠,破坏性病变则可引起睡眠减少。睡眠中枢向上传导冲动作用于大脑皮层,与控制觉醒的脑干网状结构上行激动系统的作用相拮抗,从而调节睡眠与觉醒的相互转化。

（2）睡眠的生理特点:睡眠是一种循环发生的周期现象,睡眠时视、触、嗅、听等感知觉减退或消失,骨骼肌反射和肌肉紧张度减弱,自主神经功能出现一系列变化,如血压下降、心率减慢、呼吸变慢、代谢率降低、尿量减少、唾液分泌减少、汗液增多、胃液分泌增多等。

2. 睡眠的时相和周期　睡眠是一种周期发生的知觉的特殊状态,由不同的时相组成,通过各时相的周期性出现,使人的体力和精力得到恢复。

（1）睡眠的时相:根据睡眠过程中脑电波的变化和机体活动功能的改变,可将睡眠分为慢波睡眠和快波睡眠两个时相。

1）慢波睡眠（slow wave sleep,SWS）:又称正相睡眠（orthodox sleep,OS）或非快速眼球运动睡眠（non-rapid eye movement sleep,NREM sleep）。

慢波睡眠分为四个时期:①入睡期（Ⅰ期）:此期为觉醒与睡眠之间的过渡时期,是所有睡眠时期中睡得最浅的一期,很容易惊醒或被唤醒。此期只维持几分钟,但生理活动速度开始降低,新陈代谢逐渐减慢,生命体征各项指标均降低。②浅睡期（Ⅱ期）:入睡几分钟后进入浅睡期,此期仍可听到声音,仍然容易被唤醒。此期大约持续10~20分钟,身体各器官活动逐渐减慢,肌肉逐渐放松。③中度睡眠期（Ⅲ期）:由Ⅱ期进入,此期肌肉完全放松,生命体征各项指标数值继续下降,身体很少移动,很难被唤醒。此期大约持续15~30分钟。④深度睡眠期（Ⅳ期）:此期身体完全放松且无法移动,难以被唤醒,腺垂体分泌大量生长激素,促进机体生长和组织修复。此期大约持续15~30分钟。

在慢波睡眠中,机体的耗氧量下降,但脑的耗氧量不变,同时,腺垂体分泌生长激素增多,因此,慢波睡眠有利于促进机体的生长和体力的恢复。长期睡眠不足的情况下,慢波睡眠,尤其是深度睡眠将明显增加,以补偿之前的睡眠不足。

2）快波睡眠（fast wave sleep,FWS）:又称异相睡眠（paradoxical sleep,PS）或快速眼球运动睡眠（rapid eye movement sleep,REM）。

快波睡眠的特点是眼球转动很快,脑电波非常活跃,与觉醒时很难区分,但很难被唤醒。此期各种感觉进一步减退,骨骼肌反射和肌肉紧张度进一步减弱,肌肉几乎完全放松,但有间断的阵发性表现,如眼球快速运动、躯体抽动、血压升高、心率加快、呼吸加快等。此期脑的耗氧量增加,脑血流量增多且脑内蛋白质合成加快,快波睡眠与幼儿神经系统的发育成熟有密切关系,能够促进学习记忆和精力恢复,但生长激素分泌减少。

做梦是快波睡眠的重要特征之一,充满感情色彩的梦境可以舒缓精神压力,使人们面对内心深处的感受,消除意识中令人忧虑的事情,因此快波睡眠对精神和情绪上的平衡最为重要,在快波睡眠时相自然醒来会觉得睡眠充足,精力充沛,但某些疾病也容易在此期发作,如心绞痛、哮喘、阻塞性肺气肿缺氧发作等,可能与快波睡眠期会出现间断的阵发性表现有关。睡眠各阶段的变化如下表所示(表5-1)。

表5-1 睡眠各阶段生理特点和变化

	睡眠分期	特点	生理表现	脑电图特点
NREM	第Ⅰ期	可被外界的声响惊醒	肌肉逐渐放松,呼吸均匀、脉搏减慢	低电压 α 节律,频率为 8~12 次/秒
	第Ⅱ期	进入睡眠状态,但仍然容易被惊醒	肌肉松弛,呼吸均匀、脉搏减慢,血压、体温下降	出现快速、宽大的梭形波,频率为 14~16 次/秒
	第Ⅲ期	睡眠逐渐加深,需要巨大的声响才能被唤醒	肌肉十分松弛,呼吸均匀,心跳缓慢,血压、体温继续下降	梭形波与 δ 波交替出现
	第Ⅳ期	沉睡期,很难被唤醒,可出现梦游和遗尿	全身松弛,无任何活动,脉搏、体温继续下降,呼吸缓慢均匀,体内分泌大量生长激素	缓慢而高的 δ 波,频率为 1~2 次/秒
REM		眼肌活跃,眼球迅速转动,梦境往往在此期出现	心率、血压、呼吸大幅度波动,大量分泌肾上腺素,眼球快速转动,除眼肌外,全身肌肉松弛,很难被唤醒	不规则的低电压波形,与第Ⅰ期相似

(2)睡眠周期:正常情况下,睡眠周期是慢波睡眠与快波睡眠交替出现,不断重复的过程。

1)睡眠周期路径:正常睡眠是从慢波睡眠的入睡期(Ⅰ期)进入浅睡期(Ⅱ期),经中度睡眠期(Ⅲ期)到深度睡眠期(Ⅳ期),再经深度睡眠期返回中度睡眠期和浅睡期,再从浅睡期进入快波睡眠,持续约10分钟后,再次进入浅睡期,是为一个睡眠周期,如此循环往复(图5-18)。

在睡眠周期的交替进行中,入睡只能从慢波睡眠的I期进入,但可以从任何一期被唤醒,醒后再继续睡眠时,不会回到被唤醒的那个睡眠时相中,而是又从最初状态开始。因此,在夜间,若个体的睡眠经常被中断,个体将无法获得深度睡眠和快波睡眠,睡眠质量将大大下降,个体不得不通过增加睡眠总时数来弥补缺乏的深度睡眠和快波睡眠,以至于会造成睡眠型态发生紊乱。

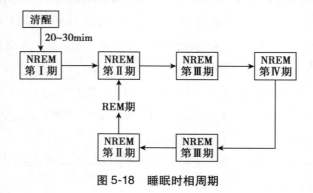

图5-18 睡眠时相周期

2)睡眠周期时长:每一个睡眠周期都含有 60~120 分钟不等的有顺序的睡眠时相,平均是 90 分钟,在成人夜晚 6~8 小时的睡眠中,平均包含 4~6 个睡眠时相周期。每一时相持续的时间并非一成不变,刚入睡时,慢波睡眠中的中度和深度睡眠大约占 90 分钟,快波睡眠不超过 30 分钟;随着睡眠的加深,进入深夜,快波睡眠时间会延长到 60 分钟,而慢波睡眠的中度和深度睡眠时间会相应缩短;越到睡眠后期,快波睡眠持续的时间越长。

睡眠周期在白天小睡时也会出现,各期时间长短依小睡的时间而定,上午小睡是后半夜睡眠的延续,快波睡眠所占的比例较大,下午小睡,慢波睡眠所占的比例较大,会影响晚上睡眠时慢波睡眠时间的长短。

为了帮助患者获得最佳的睡眠质量,护理人员应熟悉睡眠的规律和特点,在全面评估患者睡眠需要和影响睡眠因素的基础上制定措施,促进患者良好的睡眠。

3. **睡眠的评估**

(1)睡眠需要的评估:睡眠的需要因人而异,不同的年龄、不同的健康状况、不同的职业特点所需的睡眠时间不一样。如出生一周以内的新生儿睡眠时长在 20 小时以上,婴儿期为 14~15 小时,幼儿期为 12~14 小时,学龄期儿童为 10 小时左右,青少年期为 8~9 小时,成人一般为 7~8 小时,老年人睡眠时间更短。孕妇、术后、疲劳、患病状态所需的睡眠量会明显增加;体力劳动者比脑力劳动者需要的睡眠时间长;劳动强度大、工作时间长的人需要的睡眠时间也长。

睡眠各期所占的比例也会随年龄的变化而变化。快波睡眠和深度睡眠的比例随年龄的增长而减少,在婴儿期大于儿童期,青年期和老年期逐渐减少;而入睡期和浅睡期的时间则随年龄的增长而增加。总之,随着年龄的增长,总的睡眠时间减少,深度睡眠比例减少,睡眠过程中醒来的次数增多。

(2)影响睡眠因素的评估

1)年龄因素:睡眠时间通常与年龄成反比,随着年龄的增长,个体的睡眠时间逐渐减少。

2)生理因素:睡眠是一种周期性现象,与昼夜性节律有关,昼夜性节律是指机体根据内在的生物性规律,在 24 小时内规律的运行和活动,相当于人体的生物时钟,每天 24 小时周期规律运转,反应机体在生理与心理方面的起伏和变化,如激素分泌、体温、代谢等都呈现周期性变化,这种变化随个体疾病和情绪的不同而有所改变。

如果睡眠不能与昼夜性节律协同一致,如长期频繁的夜间工作或航空时差,会造成生物节律失调,机体产生疲劳与不适。适度的疲劳虽有助于入睡,但是过度疲劳反而会使入睡困难。另外,内分泌的变化也会影响睡眠,女性在月经期会感到疲劳,需要通过增加睡眠时间来补充体力;而绝经期女性由于内分泌的变化则会引起睡眠紊乱,适当补充激素可以改善睡眠质量。

3)疾病因素:疾病会影响原有的睡眠节律和型态,患病的人通常需要更多的睡眠时间来促进机体的恢复,但由于躯体疾病造成的不适、疼痛等症状均会影响正常的睡眠。此外,约 80% 的失眠与精神疾病有关,如神经衰弱、焦虑症、抑郁症等,同时可伴有中枢交感和胆碱能活动平衡紊乱,影响大脑对睡眠的调节功能。

4)心理因素:不良的心理反应和强烈的情绪变化均可影响正常睡眠,如焦虑、紧张、愤怒、恐惧等,因此住院患者由于生病及住院产生的心理和情绪的变化,如对疾病的担心、经济的压力、角色的转换等都可能造成患者睡眠障碍。

5)环境因素:环境的改变会直接影响睡眠状况,医院环境的复杂性和特殊性是影响患者睡眠的重要因素之一,有研究显示,在新环境中,慢波睡眠和快波睡眠的比例会发生变化,表现为入睡时间延长,快波睡眠减少,觉醒次数增加等。另外,患者睡眠时的体位、各种管道、有无输液治疗,以及灯光、声音、温湿度、空气质量等均会影响患者睡眠的质量。

6)药物因素:应用 β 受体阻滞剂可出现失眠、睡眠中断及噩梦等不良反应;应用利尿剂会导致夜尿增多而影响睡眠;镇静安眠类药物短期内能加速睡眠,增加睡眠量,提高睡眠质量,但若长期使用会导致白天嗜睡、疲乏、精神出现混乱等不良反应。长期不适当的使用安眠药,可产生药物依赖或出现戒断反应,加重原有的睡眠障碍。

7)食物因素:含 L-色氨酸较多的食物,如肉类、乳制品、豆类能促进入睡,是天然的催眠剂。少量饮酒能促进放松,有助于睡眠,但大量饮酒会抑制脑干维持睡眠的功能,干扰睡眠结构,降低睡眠质量。浓茶、咖啡中含有咖啡因,饮用后使人兴奋难以入睡,且入睡后容易中途醒来,总睡眠时间缩短,对睡眠不好的人应限制摄入,尤其在睡前应避免饮用。

8)个人习惯:睡前洗热水澡、喝牛奶、听音乐等习惯有助于睡眠,但一些不健康的睡前习惯则会影响睡眠,如饥饿、过度进食、饮水过度等。另外,睡前任何身心强烈的刺激也都会影响睡眠,如看恐怖电影、听恐怖故事、剧烈的活动、受严厉的批评、过度兴奋等。

9)生活方式:长期处于紧张忙碌的工作状态,生活无规律,缺乏适当运动,或长期处于单调乏味的生活环境中,缺少必要的刺激都会影响睡眠的质量。

(3)睡眠障碍的评估:睡眠障碍是指睡眠质和量的异常,或在睡眠时出现某些临床症状,也包括影响入睡或保持正常睡眠能力的障碍,如睡眠减少或睡眠过多,异常的睡眠行为等。

1)失眠(insomnia):失眠是临床最常见的睡眠障碍,以入睡困难及维持睡眠困难为主要表现,是睡眠数量和质量不能满足正常需求的一种主观体验。失眠有"入睡性失眠""睡眠维持性失眠""早醒性失眠"三类,大多数失眠患者均混合有以上两至三种表现。

根据引起失眠的原因可分为原发性失眠和继发性失眠。原发性失眠,即失眠症;继发性失眠是由心理、生理或环境的因素引起的短暂失眠。失眠可引起焦虑、抑郁、烦躁等心理,并导致精神活动效率下降,其共同特征为:①患者主诉失眠,包括难以入睡、易醒、多梦、早醒、醒后不易再睡或醒后不适等;②睡眠量和质的不足引起了患者的苦恼或影响了社会及职业功能。

2)发作性睡眠(narcolepsy):是指不可抗拒的突然发生的睡眠,同时伴有猝倒、睡眠瘫痪和入睡幻觉,是一种特殊形式的睡眠障碍。特点是不能控制的短时间嗜睡,发作时患者可由清醒状态直接进入快波睡眠,但脑电图呈正常的睡眠波形。通常睡眠程度不深,易唤醒,醒后若没有持续的刺激则会继续入睡,一天可发作数次至数十次次数不等,持续时间一般为十余分钟,通常在安静的环境、单调的工作、餐后较易发作。

猝倒是发作性睡眠最危险的并发症,约 70% 的患者会出现猝倒现象,即发作时意识清晰,但躯干和肢体肌张力突然降低而致猝倒,从而导致严重的跌伤,一般持续 1~2 分钟。另外,约有 25% 的发作性睡眠患者会出现生动的、充满色彩的幻觉和幻听。

发作性睡眠属于快波睡眠障碍,医护人员应正确认识和处理,应选择药物治疗,而不应将其简单地视为懒惰、不负责任或情绪不稳定,对有发作性睡眠史的患者,护士应指导其学会自我保护,识别发作前兆,尽量减少意外发生,同时应告诫患者禁止从事高空、驾驶等工作,避免危险的发生。

3)睡眠过度(hypersomnia):是指过多的睡眠,可持续几小时或几天,难以被唤醒,可发生于多种脑部病,如脑外伤、脑血管疾病、脑炎、蝶鞍处的肿瘤等,也可见于糖尿病、镇静剂过量等,以及严重的抑郁、焦虑等心理疾病时,患者通过睡眠逃避工作生活的紧张和压力。

4) 睡眠呼吸暂停(sleep apneas):是指以睡眠过程中呼吸反复停顿为特征的一组综合征,表现为时睡时醒,同时伴有动脉血氧饱和度降低、低氧血症、高血压及肺动脉高压。

睡眠呼吸暂停可分为中枢性和阻塞性呼吸暂停两种类型。中枢性呼吸暂停是由于中枢神经系统功能不良造成的,可能与快波睡眠有关的脑干呼吸机制失调有关。阻塞性呼吸暂停通常发生在严重、频繁、用力地打鼾后,通常与鼻至喉之间的通道狭窄导致气流受阻有关,肥胖、甲状腺机能减退出现黏液水肿也是导致阻塞性睡眠呼吸暂停可能发生的原因。睡眠呼吸暂停是心血管疾病的危险因素,与高血压之间存在因果关系,护士应指导患者采取正确的睡眠姿势,以确保呼吸道通畅。

5) 梦游症(sleepwalking):又称夜游症、梦行症或睡行症,系中枢神经延缓成熟所致,多见于儿童,男性多见,随着年龄的增长症状逐渐消失。该症发作时患者可于睡眠中在床上爬动或下地走动,甚至到室外活动,面无表情,走路不稳,有时喃喃自语,数分钟后又上床睡觉,正常醒来后对所进行的活动没有记忆,对梦游症的患者,应采取相应的防护措施,将室内危险物品移开,睡觉前锁好门窗,避免发生危险。

6) 梦魇(nightmare):是指睡眠时出现噩梦,见到可怕的景象或遇到可怕的事情,如突然自高空坠落等,睡梦中不自主的呼叫或呻吟出声,突然惊醒,醒后情绪紧张、心悸、出冷汗等,事后可依然入睡。

梦魇通常由于白天受到惊吓、胸前受压、呼吸道不畅、晚餐过饱引起胃部膨胀感等所致,常发生于 REM 期,长期服用抑制 REM 期睡眠的药物突然停药后亦可出现。梦魇多为暂时性的,一般不会导致严重后果,但若持续梦魇,则可能为精神疾病的症状,应予以重视。

7) 夜惊(night terrors):是指睡眠中突然惊醒,两眼直视,表情紧张恐惧,呼吸急促,心率加快,有时伴有大声呼叫,历时 1~2 分钟后又复入睡,醒后对经历不能回忆。有研究显示,夜惊常发生在睡眠开始后 15~30 分钟内,属于 NREM 期,脑电图上显示觉醒的 α 节律,是一种"觉醒障碍"。

8) 遗尿(bedwetting):是指 5 岁以上的儿童仍不能控制排尿,在夜间经常出现不自主的排尿,可分为原发性遗尿和继发性遗尿,前者指从婴儿期以来一直未能建立排尿控制,后者指曾经能自行控制排尿,形成正常排尿习惯后又出现遗尿。对遗尿的患者应做好心理的安慰,保护患者的隐私和自尊心,不要到处宣扬,也不能歧视、指责患者。

4. 促进住院患者的睡眠

(1) 住院患者睡眠状况的评估

1) 睡眠评估的重点:①患者对睡眠时间和睡眠质量的个性化需求;②睡眠障碍的症状、类型、持续时间、发生原因、对患者的主要影响。

2) 睡眠评估的方法:①询问患者的个人睡眠情况;②观察有无睡眠不足、睡眠过多或异常睡眠行为的表现;③必要时应用量表或脑电图评估,以明确患者的睡眠问题。

3) 睡眠评估的内容:①患者每天需要的睡眠时间及常规就寝时间;②平时是否午睡及午睡的时间和时长;③睡眠习惯,如对食物、个人卫生、卧具、光线、声音、温度等的要求;④入睡持续的时间;⑤睡眠深度;⑥是否打鼾;⑦夜间醒来的次数、原因;⑧是否有睡眠障碍或睡眠异常行为及严重程度;⑨睡眠效果;⑩睡前是否需服用药物或需要其他辅助入睡措施。

（2）住院患者睡眠的特点：住院患者身心状态较健康时有不同程度的变化，加上住院本身就是一个应激源，因此，住院患者的睡眠会受到或多或少的影响，主要表现在以下两方面。

1）睡眠节律改变：表现为昼夜性节律去同步化，又称节律移位，是指患者正常的昼夜性节律遭到破坏，睡眠与昼夜性节律不协调，具体表现为白天昏昏欲睡，夜间失眠，觉醒阈值降低，极易被惊醒，继而出现焦虑、沮丧、不安、烦躁等症状。

2）睡眠质量改变：睡眠质量是各睡眠时相持续的时间、睡眠深度及睡眠效果三方面协调一致的综合体现。住院患者睡眠质量的影响主要为睡眠剥夺、睡眠中断和诱发补偿现象，具体表现为：①入睡时间延长、睡眠持续时间缩短、睡眠次数增多、总睡眠时数减少，尤其是快波睡眠减少。②睡眠中断、睡眠时相转换次数增多，不能保证睡眠的连续性。睡眠转换次数增多会造成交感神经和副交感神经刺激的改变，尤其在快波睡眠期间，容易出现致命的心律失常。③慢波睡眠的中度睡眠期、深度睡眠期和快波睡眠减少时，会在下一个睡眠周期中得到补偿，特别是慢波睡眠的深度睡眠期会优先得到补偿，同时分泌大量生长激素，以弥补因觉醒时间增加造成的能量消耗。但如此会导致快波睡眠不足的症状更为严重，患者会出现知觉及人格方面的紊乱，称诱发补偿现象。

（3）促进住院患者睡眠的护理措施

1）满足患者身体舒适的需要：可在睡前帮助患者做好晚间护理，如协助患者洗漱、排便、更衣、整理床单位等，帮助患者采取舒适的卧位，检查身体各部位的伤口、引流管等是否有引起不舒适的情况，并及时给予处理。对疼痛的患者，可根据医嘱适当给予止痛药物。到就寝时间关闭大灯，尽量减少病室环境与治疗活动对患者睡眠产生干扰。

2）减轻患者的心理压力：护理人员应加强观察，及时了解患者的心理变化，判断影响睡眠的原因，采取适当的措施解决患者的睡眠问题。当患者感到焦虑不安，无法入睡时，不要强迫患者入睡，可尽量转移患者的失眠问题的注意力，指导做一些放松活动来促进睡眠，并针对不同的患者给予个性化的护理措施。

3）创造良好的睡眠环境：①调节病室内适宜的温湿度，通常冬季温度保持在 $18 \sim 22℃$，夏季保持在 $25℃$ 左右，湿度保持在 $50\% \sim 60\%$；②将治疗处置的声音、电话铃声、仪器报警声、卫生间流水声、开关门声等噪音降低到最小限度；③工作人员避免穿响底鞋，降低说话和走路的声音；④夜间拉上病室的窗帘，熄灭大灯，为防止患者夜间起床走路时跌倒可开地灯，夜里有操作尽量开床头小灯，以免影响其他患者休息；⑤保证空气的清新和流通，及时清理病室中的呕吐物、排泄物等，以避免异味刺激影响睡眠。

4）建立良好的睡眠习惯：护士可与患者共同讨论分析影响睡眠的生理、心理、环境、生活方式等因素，鼓励患者建立良好的生活方式和睡眠习惯，消除影响睡眠的因素，如：①根据人体生物节律性调整作息时间，合理安排日间活动，白天适当锻炼，晚间固定就寝时间，不要熬夜，也不要在非睡眠时间卧床；②睡前可进食少量易消化的食物，防止过于饥饿影响睡眠，但睡前不可暴饮暴食，也应避免咖啡、浓茶等含咖啡因的饮料；③睡前可以根据个人爱好选择短时间的阅读、听音乐、做放松操等促进睡眠，视听内容要轻松、柔和，避免激烈的音乐、运动等使身心受到强烈刺激而影响睡眠。

5）合理使用安眠类药物：护士应掌握安眠药物的种类、药理作用、使用方法、对睡眠的影响及副作用，并注意观察患者在服药期间的睡眠情况及身心反应，避免长期使用产生耐受性和依赖性。

二、活动

（一）活动的意义

凡具有生命的生物体均有着与生俱来的活动能力,活动对维持健康的意义具体表现在以下四个方面:

1. 增强运动系统的强度和耐力　适当的活动可保持良好的肌张力,保持关节的弹性和灵活性,预防骨质疏松的发生;强度大的活动还可消耗脂肪,控制体重。

2. 提高机体心肺功能　适当的运动可加速血液循环,增加血氧交换,提高肺循环功能,增加肺活量。

3. 预防便秘　适当活动能促进肠蠕动,有利于粪便的排出,预防便秘的发生。

4. 缓解压力　活动能促进身心放松,有助于睡眠。

（二）活动的种类

活动包括强身健体的体育运动和轻松愉快的娱乐活动,本章所讨论的活动主要指运动。运动的分类方法主要有三种,个人可以根据不同的目的、身体状况、环境条件等因素,结合不同年龄阶段的身心发育特点来选择合适的运动方式。

1. 根据运动方式分类

(1)主动运动:又称为自由运动,是指个体在没有外力辅助的情况下主动活动关节所完成的一种运动。不同的年龄阶段,机体有不同的主动运动项目,如婴幼儿期选择爬、走、跳,成年期选择散步、慢跑、游泳等。

(2)被动运动:相对于主动运动而言,是指全靠外力的帮助完成的运动,这种外力可以借助康复器具,也可以借助他人或自身健侧肢体,如人工或器械按摩、由他人协助进行的肢体活动等。

2. 根据耗氧情况分类

(1)有氧运动:是指人体在氧气充分供应的情况下进行的体育运动。在运动过程中,人体吸入的氧气与需求能达到生理上的平衡,其特点是强度低、有节奏、不中断、时间长,有利于增强心肺耐力。常见的有氧运动有:游泳、慢跑、快走、骑自行车、打太极拳、跳绳、球类运动等。

(2)无氧运动:相对有氧运动而言,是指肌肉在"缺氧"的状态下高速剧烈的运动。无氧运动大部分是负荷强度高、瞬间性较强的运动,其最大特征是运动时氧气的摄取量非常低,所以难以持续很长时间,而且消除疲劳的时间也慢。常见的无氧运动有:短距离赛跑、举重、投掷、跳高、跳远等。

3. 根据肌肉收缩方式分类

(1)等长运动:是一种静力性肌肉收缩的运动,肌肉收缩时,肌力明显增加但肌长度基本无变化,没有明显的关节活动,因此又称为静力运动。特别适用于制动的肢体和软弱的肌肉及神经损伤后的早期练习,以预防肌肉萎缩。如膝关节制动后的股四头肌锻炼。

(2)等张运动:指肌肉收缩时,肌力基本不变,但肌长度改变,同时伴随有明显的关节活动,因此又称动力性运动。等张运动的特点是肌肉运动符合大多数日常活动的肌肉运动方式,同时有利于改善肌肉的神经控制。如屈肘举哑铃、引体向上等。等长运动和等张运动均属于主动运动的一种。

（三）影响患者活动的因素

当身体的活动力减弱或身体任何一部分由于某种原因而受到限制时就会影响到患者的活动。活动受限的常见原因通常包括以下三个方面。

1. 生理因素

（1）疼痛：某些慢性病引起的疼痛往往会限制患者相应部位的活动,如类风湿性关节炎患者,常为了避免疼痛而造成关节活动范围缩小;手术后患者因切口疼痛也会主动或被动地限制活动以减轻疼痛。

（2）神经系统功能障碍：可造成暂时性或永久性运动功能的障碍,如重症肌无力、脑卒中、脊髓损伤等患者,由于中枢性神经功能损伤,导致运动神经无法支配相应肌肉而造成机体出现明显的活动受限或运动障碍。

（3）运动系统的器质性损伤：如关节脱位、骨折、肌肉的扭伤、挫伤等往往导致受伤肢体直接或间接的活动受限,身体活动能力下降。

（4）残障：如肢体的先天性畸形、失明等可造成机体活动受限。

（5）疾病：由于疾病造成的严重营养不良或极度肥胖所致的全身无力、心肺疾病引起供氧不足、乏力等均可使患者的活动能力下降或受到限制。

2. 精神心理因素

（1）心理障碍：如癔症的患者,躯体本身并没有器质性病变,神经功能、肌肉骨骼状态均完好,但是由于心理障碍或癔想某部分躯体不能活动而导致该部分躯体失去活动能力。

（2）情绪变化：如当个体承受的压力超过其适应范围时,会出现情绪低落、焦虑,对活动缺乏热情,甚至产生厌倦或恐惧的心理,发生情绪性活动能力下降。另外,患者的社会支持系统,如家属的态度和行为也会影响患者的心理状态和行为,进而影响其活动状况。

3. 医疗因素 在患者治疗过程中,有时会采取限制活动的措施。如骨折患者在牵引和使用石膏绷带后活动受到限制;为防止意识不清患者因躁动出现意外,须对其加以约束;另外,某些疾病的急性期要求患者绝对卧床休息也限制了其活动。

（四）活动受限对患者的影响

活动受限对机体的生理、心理、社会交往各方面都会产生影响,活动受限的程度越重,影响就越深。活动受限对患者各系统的影响可参照下图(图 5-19)。

1. 对皮肤的影响 活动受限者由于长期卧床和躯体移动障碍,容易导致受压部位的皮肤产生压疮。详情请参见本书第六章。

2. 对运动系统的影响 骨骼、关节、肌肉长期处于活动受限的状态,会导致以下情况。

（1）肌肉萎缩：不仅肌肉形态上变小,其运动强度、耐力、协调性均变差。

（2）骨质疏松：活动受限导致骨钙和矿物质流失,骨的结构改变,严重时会发生病理性骨折;同时,如钙质沉积于肾内或关节内,会导致肾结石和关节僵硬。

（3）关节僵硬：钙质沉积、关节长期处于某一位置而发生关节僵硬、挛缩、变形,出现垂腕、足下垂、髋关节外翻、关节活动范围缩小等并发症。

3. 对循环系统的影响 长期卧床、活动受限对循环系统的影响主要有以下两方面:

（1）体位性低血压：患者从卧位到坐位、直立位或长时间站立时,出现血压突然下降超过

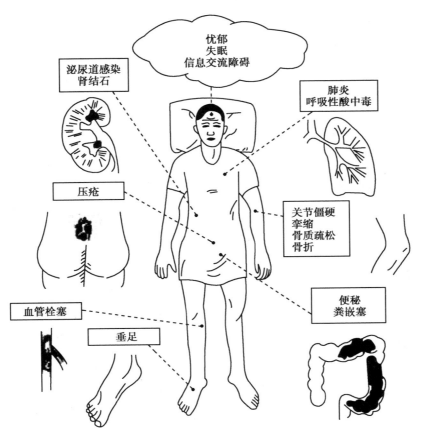

图 5-19 活动受限的并发症

20mmHg，并伴有头晕、视力模糊、乏力、恶心等现象称为体位性低血压。发生这种现象一是由于长期卧床造成的肌张力下降，肌肉收缩促进静脉血回流的能力降低，静脉血滞留在下半身，循环血容量减少；二是由于患者长期卧床，神经血管反射能力降低，突然改变体位时，血管不能及时收缩以维持血压，从而出现冷汗、苍白、眩晕等低血压的表现。

（2）深静脉血栓：形成静脉血栓有三大主要因素，分别是静脉血液淤积、血液高凝状态和静脉壁内膜损伤。长期卧床、活动受限的患者此三大因素均存在：由于机体活动量减少，导致下肢静脉血液淤积；机体活动量减少也导致血容量的相对不足，其中血浆的减少比血细胞减少的要多，因此出现血液黏稠度增高；由于缺少肢体活动，血流缓慢，导致下肢深静脉血液循环不良，如果超过机体组织受损的代偿时间，就会发生血管内膜损伤，进一步促进血栓形成。血栓形成后，肢体可出现疼痛、肢端冰冷苍白、皮肤溃疡水肿等，严重时可造成坏疽。如果血栓的整体或部分脱落，形成栓子，随血流走行，会引起栓塞的发生，如果栓塞于肺部血管，则会导致肺动脉栓塞，危及生命。

患者卧床的时间越长，发生深静脉血栓的危险性就越高，特别是肥胖、脱水、贫血及休克的卧床患者，因此，对于有活动能力而由于病情的影响需长期卧床者，应鼓励其卧床期间在床上进行四肢和躯体的功能锻炼，并随时评估患者病情，尽可能早期下床活动。

4. 对呼吸系统的影响 活动受限对呼吸系统的影响，主要表现为影响呼吸道分泌物排出、呼吸运动减弱，最终导致坠积性肺炎和二氧化碳潴留的发生。

（1）呼吸运动减弱：活动受限使胸廓的扩张受阻，呼吸运动受到限制；另外呼吸肌运动能力减弱，也使呼吸运动减弱，进而影响肺通气功能。

（2）呼吸道分泌物蓄积：长期卧床活动受限患者无力进行深呼吸和有效咳嗽，致使呼吸道内分泌物难以排出，痰液流向肺的深部，造成坠积性肺炎的发生。

（3）缺氧和二氧化碳潴留：活动受限患者由于分泌物蓄积，肺底长期处于充血、淤血状态，肺扩张受阻，有效通气减少，影响气体的正常交换，导致二氧化碳潴留，严重时出现呼吸性酸中毒。

（4）肺不张：由于肺通气不足，分泌物蓄积在细支气管而引起局部堵塞。肺泡表面活性物质分泌的减少加重了堵塞，导致远端肺泡的塌陷，引起肺不张。

5. 对消化系统的影响　由于活动量的减少和疾病的消耗，消化系统的主要表现有以下两个方面。

（1）食欲下降：长期卧床而活动受限的患者常出现食欲缺乏、厌食，摄入的营养物质减少，导致负氮平衡，甚至出现严重的营养不良。

（2）便秘：长期卧床引起胃肠道蠕动减慢，加之患者食欲下降导致摄入的水分和纤维素减少，患者经常出现便秘，同时辅助排便的腹肌和提肛肌无力则更加加重了便秘，严重时可导致粪便嵌塞，使排便更加困难。

6. 对泌尿系统的影响　长期卧床者由于排尿姿势的改变，会影响其正常的排尿活动，出现以下情况。

（1）排尿困难和尿潴留：正常情况下，站姿或坐姿、蹲姿排尿时能使会阴部肌肉放松，有利于排尿的进行。长期卧床的患者，由于排尿习惯和姿势的改变，有的会出现排尿困难；长期的排尿困难，膀胱高度膨胀造成逼尿肌过度伸展，机体对膀胱胀满刺激的感觉性会变差，形成尿潴留。

（2）尿路结石和尿路感染：由于机体活动量减少，尿液中的钙、磷浓度增加，再加上同时伴有尿潴留，进而可形成泌尿道结石；另外，由于排尿困难，尿液对泌尿道的冲洗作用减少，致使细菌繁殖，致病菌可沿着尿道上行，造成泌尿系统感染。

7. 对心理状态的影响　长期卧床患者容易出现焦虑、恐惧、失眠、挫折感等情绪和情感的变化。由于卧床，生活需要依赖他人照顾，正常的社会交往也受到限制，有的患者对事物缺乏兴趣，可能产生认知的改变，如出现定向力障碍，不能辨别时间、地点等。在行为上，有的患者变得亢进，事事处于敌对好斗状态，也有人变得消极、胆怯畏缩，遇事没有主见、缺乏自信，再加上面临经济的压力，对患者的心理会产生很大的影响。

（五）满足患者活动的需要

1. 活动前评估　评估可从以下几个方面进行：①患者的年龄、性别、文化程度、职业等一般资料；②心肺功能；③关节功能状态；④肌肉收缩功能；⑤日常活动能力；⑥活动耐力；⑦目前患病情况；⑧患者社会心理状态等。

肌肉收缩的力量用肌力表示，通常用徒手肌力评定法（manual muscle test）来判断肌力的大小，一般分为6级：

0级：无肌肉收缩

1级：有轻微收缩，但不能引起关节活动

2级：在减重状态下能作关节全范围运动

3级：能对抗重力作关节全范围运动，但不能对抗阻力

4级：能对抗重力和一定阻力，作关节全范围运动

5 级:能对抗重力和充分阻力,作关节全范围运动

日常活动功能可通过观察患者的穿衣、行走、修饰、如厕等活动的完成情况来进行综合评价,一般分为 5 级:

0 级:完全能独立,可自由活动

1 级:需要使用辅助器械

2 级:需要他人的帮助、监护或指导

3 级:既需要帮助,也需要辅助器械

4 级:完全不能活动,全部依赖他人

Gordon 将活动耐力分为 4 级:

Ⅰ级:在平地行走速度正常,可以上一段或更高的楼梯,只是比平时气促些

Ⅱ级:可在平地行走 500 尺,可缓慢地上一段楼梯,中间不间断

Ⅲ级:在平地不间断行走 50 尺,但不能连续上一段楼梯

Ⅳ级:休息时即有呼吸困难和疲劳

2. 协助患者活动　在充分评估的前提下,护理人员可根据患者的不同年龄、身心发育特点和疾病情况选择适宜的活动方式,与患者一起制订活动计划,以提高措施的针对性。

(1)选择合适的体位:在病情允许的前提下,督促或协助患者经常更换体位,具体措施参见本章第二节。

(2)关节活动范围练习

1)定义:关节活动范围(range of motion,ROM)也称关节活动度,是指关节活动时可达到的最大弧度。关节活动度练习简称为 ROM 练习,是通过应用主动或被动的练习,恢复和改善关节功能,维持关节正常活动度的一种锻炼方法。

2)操作方法:根据各关节的活动形式和范围,患者的颈、肩、肘、腕、手指、髋、膝、踝、脚趾关节可作屈曲、伸展、内收、外展、内旋、外旋等活动练习(表 5-2,表 5-3)。下面以肩关节活动范围为例说明各种关节活动形式的操作方法(图 5-20)。

表 5-2　各关节的活动形式和范围

部位	屈曲	伸展	内收	外展	内旋	外旋	过伸
脊柱	颈段前屈 35° 腰段前屈 45°	后伸 35° 后伸 20°	左右侧屈 30° 左右侧屈 30°		120° 90°		
肩部	前屈 135°	后伸 45°	45°	90°	135°	45°	
肘部	前屈 150°	0°					5°~10°
前臂					旋前 80°	旋后 100°	
腕部	掌屈 80°	背伸 70°	尺侧偏屈 50°	桡侧偏屈 30°			
手	掌指关节 90° 近侧指间关节 120° 远侧指间关节 50°~80°			45°			
拇指	50°			70°			45°
髋部	150°	0°	30°	45°	40°	60°	15°
膝部	135°	0°					10°
踝部	背屈 25°	跖屈 45°					

表 5-3　各关节活动形式注解

活动形式	注解
屈曲（flection）	关节弯曲或头向前弯
伸展（extension）	关节伸直或头向后仰
内收（adduction）	移向身体中心
外展（abduction）	远离身体中心
内旋（internal rotation）	自外旋向中心
外旋（external rotation）	自中心向外旋转
伸展过度（hyperextension）	超过一般的活动范围

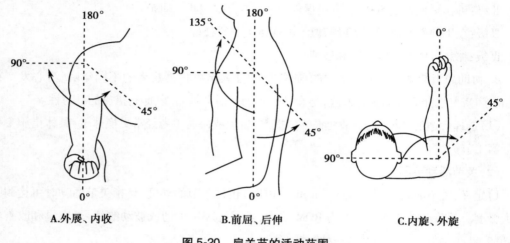

A.外展、内收　　　　　　B.前屈、后伸　　　　　　C.内旋、外旋

图 5-20　肩关节的活动范围

3）注意事项：①操作前应全面评估患者情况,制订合理的运动计划,循序渐进进行练习；②操作时应让患者采取放松自然的姿势,尽量靠近操作者；③运动过程中随时观察患者的反应,及时发现异常情况并汇报医生给予处理；④运动中应注意比较两侧关节的活动情况,以了解原来关节的活动度,避免伸展过度而损伤关节；操作时操作者的手应做成环状或支架以支撑关节及关节远端的肢体（图 5-21）；⑤为骨折、脱位、肌腱断裂等患者进行 ROM 练习时应在医师或康复师的指导下进行,避免发生再次损伤；⑥对心脏病患者,应特别注意运动过程中有无胸痛症状,并注意心率、血压等方面的变化,避免因剧烈活动而诱发心脏病发作；⑦指导患者利用健侧肢体帮助患侧肢体进行运动；⑧及时给予记录,为后续练习制订计划提供依据。

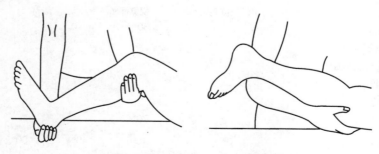

图 5-21　以手作成环状或支架支撑腿部

（3）肌力练习

1）等长练习（isometric exercise）：视患者的具体情况选择静力负荷，采用"tens"法则进行练习，即以收缩10秒、休息10秒的频率收缩10下为一组，每次练习可重复10组。

2）等张练习（isotonic exercise）：可采用"渐进抗阻运动法"（progressive resistant exercise，PRE），逐渐增大阻力。此法训练前应先测定训练肌肉连续做10次等张运动的最大负荷量（10RM），先后用10RM的50%、75%、100%做10次抗阻练习为一组，共做三组，每组之间间隔1分钟，每天练习一次。每周需复测10RM的值以便及时调整负荷量。

肌力锻炼前、后应做充分的准备活动，合理掌握肌肉的运动量及频率，以达到肌肉适度疲劳而不出现明显疼痛为原则，循序渐进，避免拉伤肌肉。有轻度高血压、冠心病或其他心血管疾病者慎用肌力练习，严重者应禁用。

（4）日常生活活动：进行相应的日常生活活动如进食、呼吸、排泄等训练，可采用便于患者掌握的分解动作来进行，详情可参见本书第七章、第九章、第十章的内容。

相关链接　　　　等速运动

等速运动（isokinetic exercise）又称可调节抗阻运动或恒定角速度运动，是指利用专门的训练设备，依据训练运动过程的肌力大小的变化，进行相应的调节运动的外加阻力，使整个关节运动依预先设定的速度运动，运动过程中肌肉收缩时被测试对象的肢体移动的角速度不变，只是引起肌张力的增高，输出的力矩增加。

等速运动的概念最早于1967年由美国两位学者Hislop和Perrine最先提出，由此发展而来的等速肌力测试和等速肌力训练技术（简称等速技术）逐渐形成。应用等速技术在肌肉力量测试和肌肉力量训练上具有安全性、客观性和重复性3个特点，采用等速肌力测试技术可对测试对象的肌肉功能进行定量的测试，为测试对象的肌肉运动能力和运动损伤后肌肉的功能情况提供客观详细的各项评价指标；等速肌力训练也被认为是对于为了增强测试对象的肌肉力量以及恢复运动损伤后的肌肉功能的最佳训练方法。

近几十年来，等速肌力测试和训练技术在运动医学、康复医学的临床和科研中得到广泛的应用和不断地发展。等速运动的出现对康复医学起了很大的推动作用，随着等速运动在国内的不断被认识和应用，等速运动将在康复医学领域起到越来越重要的作用。

第四节　患者安全

安全（safety）是机体基本生理需要之一，也是个体生存的基本条件。患者由于患病使得机体虚弱，在日常生活中更容易发生意外伤害。因此，护理人员应具有全面评估个体及环境安全状况的能力，掌握保证患者安全的措施，努力为患者提供一个安全的治疗和休息环境，以满足患者安全的需要。

一、影响安全的因素

（一）患者因素

包括患者的年龄、感觉功能、目前的健康状况等。年龄可影响个体对周围环境刺激的感知能力,因此也会影响个体是否能采取相应行为来保护自己；良好的感觉功能帮助人们了解周围的环境,识别和判断自身行为的安全性,因此,任何一种感觉异常或障碍都会妨碍个体辨别周围环境中现存的或潜在的危险因素而容易受到伤害；患病状态下,由于身体虚弱、行动受限、机体免疫力下降等均是容易造成患者受伤的安全隐患。

（二）医院环境因素

医院的基础设施、物品配置、设备性能等也是影响患者安全的因素,另外,熟悉周围环境的人与物才能较好地进行沟通交流,从而获取各种信息和支持,增加安全感。相反,陌生的环境容易使人产生焦虑、害怕等心理反应,缺乏安全感。

（三）诊疗方法

一些特殊的诊疗方法,如侵入性的诊断检查和治疗、外科手术等可造成皮肤的损伤和潜在的感染；某些药物治疗引起的副作用、给药不当引起的毒性反应等均是造成患者不安全的因素。

（四）医护人员的因素

主要是医护人员配备数量的多少及其素质的高低对患者安全的影响。充足的人员配备有利于满足日常工作中基础护理、病情监测等的需要；医护人员的素质包括思想素质、业务素质和职业素质等,若医护人员的业务素质未达到医护职业的要求,就可能因某些行为差错或过失而造成患者身心的伤害。

二、医院常见的不安全因素及防范

安全环境(secure environment)是指平安而无危险、无伤害的环境。医院环境中存在多种安全隐患,护理人员应全面掌握这些因素,在工作的各个环节把好关,以确保患者的安全。

（一）物理性损伤及防范

1. **机械性损伤** 住院患者最常见的机械性损伤类型是跌倒和坠床。护理人员应根据不同患者的具体情况,及时识别环境中容易引起跌倒或造成坠床的因素并给予妥善的处理,具体措施参考如下：

（1）意识不清、躁动不安、婴幼儿等较易发生坠床的患者,应酌情使用床挡、约束带等保护用具来加以保护。

（2）年老虚弱、偏瘫等行动不便者,下床活动时应给予协助,如给予搀扶、使用拐杖、轮椅等辅助器具等。同时可将患者常用的物品放于容易拿取处,以防取放物品时发生跌倒。

（3）保持地面整洁干燥,尽量移开障碍物,在浴室、厕所、水房、刚拖完的地面等容易滑倒的地方放置警示牌;在病室走廊、浴室、厕所等患者常去的地方设置扶手,以供患者步态不稳时使用;浴室和厕所应设置呼叫铃并教会患者使用,以利必要时患者呼救。

（4）长期卧床患者下床前应按照"抬高床头—半坐位—床上坐起—床边行走—远距离行走"的顺序进行下床活动训练,以避免突然下床行走而造成体位性低血压、跌倒等伤害。

2. 温度性损伤 包括用热和用冷时引起的损伤。医院内常见的患者温度性损伤有:热水袋、热水瓶导致的烫伤,易燃易爆物品如氧气、乙醚等导致的烧伤,各种电器如烤灯、高频电刀导致的灼伤,应用冰袋、冰枕等导致的冻伤等。护理人员在护理过程中应注意:

（1）在进行热疗和冷疗时,应做好交接班,严格按操作规程进行,熟练掌握操作要点和注意事项,及时观察局部皮肤变化并听取患者的主诉,如发现不适应立即给予处理;对婴幼儿、意识不清、感觉迟缓的患者,在热疗期间最好有专人陪伴。

（2）对于易燃易爆物品应强化管理,加强用电管理,定期检修电路及各种电器设备;加强防火教育,制订防火措施,护理人员在自己熟悉各类灭火器用法的前提下,教会患者和家属使用灭火器并告知患者在发生火灾时应如何识别安全通道。

3. 压力性损伤 常见的为因长期受压导致的压疮,因高压氧舱治疗不当导致的气压伤,输液不当导致的肺水肿等。其防范措施可参见相应章节的内容。

4. 放射性损伤 常见的有放射性皮炎、皮肤溃疡等,严重者可导致死亡。在患者进行放射性治疗时应正确使用防护设备,保持放射部位皮肤清洁干燥并避免一切物理性和化学性刺激（如外用刺激性药物、用肥皂擦洗、搔抓、紫外线照射等）,同时正确掌握放射性治疗的时间和剂量,并保证照射区域标记准确无误以减少不必要的身体暴露。

（二）化学性损伤及防范

化学性损伤在医院内通常是由于药物使用不当所引起的,如药物剂量过大、配伍不当甚至用错药物等。因此,护理人员应具备相应的药理知识,掌握药物管理制度;用药时严格执行"三查七对",注意药物间的配伍禁忌,同时观察患者用药后的反应并向患者及其家属讲解安全用药的有关知识。

（三）生物性损伤及防范

生物性损伤包括微生物及昆虫对人体的伤害。病原微生物侵入机体后可诱发各种疾病,直接威胁患者的安全,护理人员应严格执行消毒隔离制度,遵守无菌技术操作原则,加强对危重患者的护理,增强患者的抵抗力。

昆虫如蚊、蝇、虱、蚤、蟑螂等的叮咬造成的伤害也较多见,昆虫叮咬不仅影响患者的休息和睡眠,还可导致过敏性损伤,甚至传播疾病,应采取有力措施予以消灭和加强防范。

（四）心理性损伤及防范

患者对疾病的认识和态度、与周围人群的情感交流、医护人员对患者的行为和态度等均可影响患者的心理,甚至导致心理性损伤的发生。护理人员应注重患者的心理护理,对患者进行有关疾病知识的健康教育,引导患者采取积极乐观的态度对待疾病;同时,护理人员应注意自身的言行,以高质量护理行为取得患者信任,建立起良好的护患关系,并协助患者与病友和其他医务人员之间建立和谐的人际关系。

三、保护患者安全的措施

（一）保护具的应用

保护具（protective device）是在特殊情况下用来限制患者身体或身体某部位的活动，以达到维护患者安全与治疗效果的各种器具。

【适用范围】

1. **小儿患者** 由于小儿尤其是 6 岁以下的患儿，其认知及自我保护能力尚未发育完善，因此容易发生坠床、跌倒、撞伤、烫伤等意外或不配合治疗的行为。

2. **发生坠床概率高的患者** 如全麻未清醒者、躁动不安、意识不清、年老者等。

3. **眼部有疾患或特殊手术者** 如失明患者、白内障摘除术后患者等。

4. **精神病患者** 如躁狂症患者、有自我伤害倾向的患者等。

5. 长期卧床、极度消瘦、虚弱等容易发生压疮者。

【使用原则】

1. **知情同意原则** 使用前应向患者及家属说明所使用保护具的原因、目的和使用方法，取得患者及家属的同意后方可使用。

2. **短期应用原则** 如为约束器具，只可短期使用，且使用时必须保持患者肢体关节处于功能位，同时要保证患者的舒适和安全。

3. **随时评价原则** 应用约束器具时应随时评价使用效果，了解并发症的发生情况，如观察约束部位的皮肤有无破损、血液循环有无障碍、有无意外伤害的发生、患者的心理状况等，根据实际情况定时放松约束带，并做好相应的记录；若患者或家属要求解除约束带，在解释、劝说无效的情况下应给予解除。

【常用保护具的使用方法】

1. **床挡** 也称床栏，主要用于预防患者坠床。常见的床挡根据设计不同可有多种样式，如多功能床挡（图 5-22）、半自动床挡（图 5-23）和围栏式床挡（图 5-24）。其中多功能床挡使用时将床挡插入两边床缘，不用时插于床尾，必要时还可在进行胸外心脏按压时垫于患者身下；半自动床挡一般固定于床缘两侧，可按需进行升降；围栏式床挡亦固定于床两侧，床挡中间有一活动门，使用时将门关上即可。

2. **约束带** 主要用于限制躁动患者的身体或失控的肢体活动，防止患者自伤或干扰医疗措施的执行。根据约束使用部位的不同，约束带可分为腕部约束带、肩部约束带、膝部约束带、约束手套（图 5-25）、约束衣（图 5-26）等。随着设计和材料的不断改进，约束带变得越来越简便和实用，有条件的医院或病区配有专用的约束带成品，如腕部约束带、约束手套等，也有些病区利用床单、宽绷带等制成约束带。但无论使用何种约束带，均应注意约束的松紧以不影响血液循环为宜，且要注意皮肤和骨隆突处的保护。

（1）腕部约束带：常用于固定手腕，也可用于固定脚踝。如使用成品约束带，将约束带棉质部位套于手腕或脚踝并将尼龙搭扣扣好，将系带系于床缘即可；如使用宽绷带自制，则需先将手腕或脚踝用棉垫包裹，再用宽绷带套在棉垫外打成死结（活结容易在患者挣扎过程中越收越紧，影响血液循环而导致并发症的发生），然后将带子系于床缘。

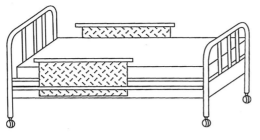

图 5-22　多功能床挡

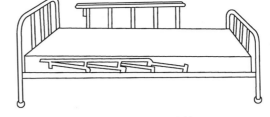

图 5-23　半自动床挡

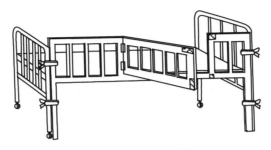

图 5-24　围栏式床挡

（2）肩部约束带：用于固定肩部，限制患者坐起。肩部约束带可用宽布或大单制成，如使用宽布，则将宽布制成成品（图 5-27），使用时，先在腋下垫棉垫，然后将袖筒套于患者肩部，将两条较宽的长带系于床头，两袖筒上的细带在胸前打结固定（图 5-28）；如使用大单，则将大单斜折成长条置于患者颈下，将长条的两端由腋下经肩前绕至肩后，从横于颈下的大单上穿出，系于床头横栏上（图 5-29），切忌将大单直接置于患者胸部后从腋窝下穿出，以免患者在挣扎坐起时引起压迫胸部导致窒息的发生。

（3）膝部约束带：用于固定膝部，限制患者下肢活动。膝部约束带亦可用宽布或大单制成，如使用宽布，则将宽布制成双头带（图 5-30），使用时，先在两膝和腘窝处垫棉垫，然后将双头带横放于患者两膝上，宽带下的两头系带各固定一侧膝关节，宽带两端系于床缘（图 5-31）；如使用大单，则将大单斜折成 30cm 左右宽的长条横放于腘窝下，长条的两端向内侧压盖在膝上后穿过腘窝下的横带，然后拉向外侧系于床缘（图 5-32）。

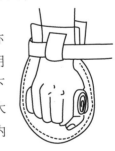

图 5-25　约束手套

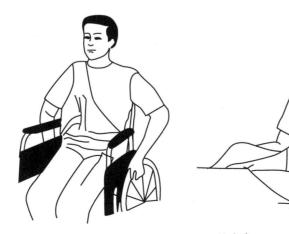

图 5-26　约束衣

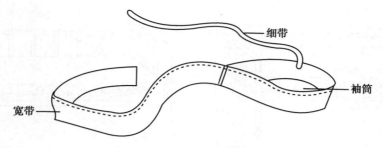

图 5-27　肩部约束带

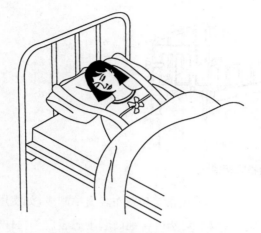

图 5-28　肩部约束带固定法

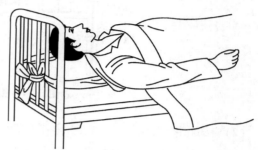

图 5-29　肩部大单固定法

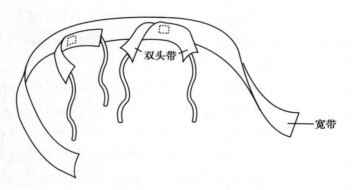

图 5-30　膝部约束带

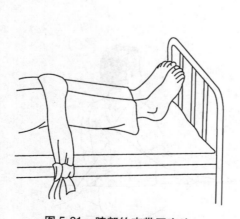

图 5-31　膝部约束带固定法

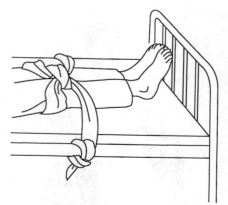

图 5-32　膝部大单固定法

3. **支被架** 主要用于防止盖被压迫肢体瘫痪、昏迷的患者不能活动的下肢而造成足下垂、压疮等，也可用于烧伤患者进行暴露疗法时的保暖。支被架为一半圆形带栅栏的架子，由铁条、木条或其他材料制成，使用时，将架子罩于需防止受压的肢体，盖好盖被即可（图 5-33）。

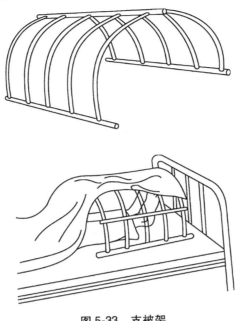

图 5-33 支被架

【注意事项】

1. 严格掌握保护具的使用指征，始终维护患者的自尊。

2. 使用保护具时应将患者肢体置于功能位，协助患者定时更换体位，以保证患者的安全和舒适。

3. 使用约束带时，带下必须放置衬垫，为不影响血液循环，松紧通常以能伸入 1~2 个手指为标准。约束期间，随时观察受约束部位的皮肤和血液循环，发现异常及时处理，必要时可行局部按摩，以促进血液循环；约束带需定时松解，根据情况每 2 小时松解一次或结合患者意愿给予松解。

4. 使用保护具的过程中应将呼叫器摆放在患者易于拿取的位置，或有专门陪护人员，以确保患者能随时与医务人员取得联系，保障患者的安全。

5. 患者使用保护具的原因、开始使用和解除的时间、使用过程中的情况等均应及时记录。

（二）辅助器的应用

【目的】

辅助身体有残障或因各种原因导致的行动不便者进行活动，保障患者的安全。

【常用辅助器的使用方法】

1. **拐杖** 适用于短期或长期残障者离床活动时。

(1) 拐杖的选择：拐杖有腋拐、前臂拐、肘拐等多种类型（图 5-34），使用拐杖最重要的是长度合适、安全稳妥。为保证患者安全，拐杖的长度应与患者的身高相适宜，此外，拐杖底面应较宽、有较深的凹槽并具有一定的弹性。

(2) 患者的姿势：身体直立，双肩放松，若使用腋拐，则腋窝与拐杖顶垫间相距 2~3cm，拐杖底端应侧离足跟 15~20cm，握紧把手时手肘应可以弯曲。

（3）协助走路的方法：

● 两点式：同时出右拐和左脚，然后出左拐和右脚。

● 三点式：两拐杖和患肢同时迈出，然后再迈出健肢。

● 四点式：为最安全的步法，先出右拐杖，然后左脚跟上，接着出左拐杖，右脚再跟上，始终为三点着地。

● 跳跃式：先将两侧拐杖向前，然后将身体跳至两拐杖中间处。此法行进较快，常为永久性残疾人使用。

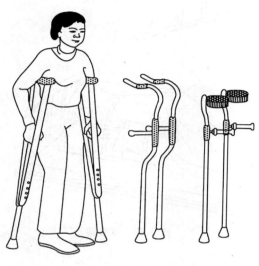

图 5-34　拐杖

2. **手杖**　适用于不能完全负重的残障者或老年人。手杖有木制和金属制，木制手杖长短固定、不能调节；金属手杖可依身高来调节长短。使用者亦可根据自身情况选择单脚手杖或多脚手杖等不同类型（图 5-35）。手杖底端的橡胶底垫应有吸力、弹性好、面宽、有凹槽，以加强手杖的摩擦力和稳定性，预防跌倒。选择手杖时，手杖顶应位于大转子的高度，肘关节屈曲大约20°～30°，手握手柄时应感觉舒适，具体计算方法：患者直立位时为地面至尺骨茎突的垂直距离；患者仰卧位时为尺骨茎突至足跟的距离再加 2.5cm。使用时，请患者用健侧手臂用力握住，辅助行走。

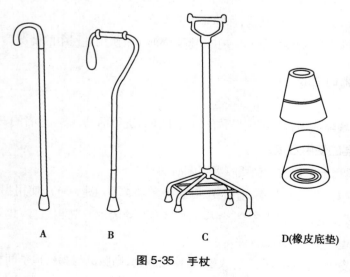

A　　　　　B　　　　　C　　　　D(橡皮底垫)

图 5-35　手杖

3. **助行架**　适用于上肢健康,下肢功能较差的患者。

(1)步行式助行架:又称讲台架或 Zimmer 架,是一种三边形(前面或后面和左右两侧)的金属框架,没有轮子,由手柄和支脚提供支撑,适用于下肢功能轻度损害的患者。使用时,提起助行架放于身体前方地面,然后向前迈一步,落在助行架两后足连线水平附近,若一侧下肢较弱则先迈弱侧下肢。

(2)轮式助行器:是一种由轮子、手柄和支脚提供支撑的双臂操作助行器(图 5-36),适用于下肢功能障碍,且不能抬起助行架步行的患者。使用时不用将助行架提起和放下,可推行移动。

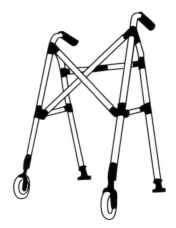

图 5-36　助行器

【注意事项】

1. 辅助器使用者应意识清楚,身体状态良好、稳定。手臂、肩部或背部无伤痛,且活动不受限制,否则可能会影响手臂的支撑力。

2. 正确选用辅助器。不合适的辅助器或错误的使用姿势不仅会引起背部肌肉劳损、酸痛,更可能造成神经损伤、腋下和手掌挫伤、跌倒等并发症。

3. 使用辅助器时,患者应穿着合脚、防滑的鞋子,衣服要宽松、合身。

4. 调整完拐杖或手杖后,应将所有螺母拧紧,将橡胶底垫紧贴拐杖或手杖底端。经常检查辅助器底端,以确定橡皮底垫的凹槽能产生足够的吸力与摩擦力。

5. 练习使用辅助器时应选择较大的场地,避免拥挤和注意力分散,同时保持地面干燥,无障碍物。

(朱姝芹)

舒适是人的基本生理需求，但患者由于受到疾病、环境、心理社会等因素的影响经常处于舒适与不舒适的动态变化中，护理人员应熟悉导致患者不舒适的因素，并能通过给患者安置合适的卧位，正确的协助患者变换体位来增加患者的舒适度，从而促进患者康复。休息与活动是人类生存的基本需要，休息不充分、活动受到限制的患者身心均会受到不同程度的影响。因此，患者在保证休息的同时，也需要通过适当的活动和锻炼以防止各种并发症的发生。

护理人员应能熟知促进有效休息、协助患者活动的方法，掌握关节活动度练习，准确的评估影响患者休息和活动的原因，有针对性地为患者制定休息和活动计划，促进有效休息，指导正确的活动，促使患者早日康复。

另外，住院患者的安全会受到一定程度的影响，护理人员应能识别引起不安全的因素，及时解除安全隐患，并能熟练的为患者选择合适的保护具和辅助器以确保住院患者的安全。

1. 试述以下情况时应将患者置于何种体位：导尿、休克、开颅手术后回病室、胃癌根治术后、胎膜早破、支气管哮喘急性发作、妇科体检。

2. 可通过哪些措施来促进住院患者的睡眠？

3. 医院常见的不安全因素有哪些？请举例说明。

第六章　患者的清洁卫生

6

学习目标

掌握　压疮的概念；剪切力的概念；压疮发生的原因、高危人群及易患部位；各期压疮的临床表现；常用的口腔护理溶液及其作用；为患者进行床上梳发、床上洗发、床上擦浴、特殊口腔护理、会阴部护理及晨晚间护理；压疮预防的护理措施；针对压疮各期的治疗和护理措施。

熟悉　头发护理、皮肤护理、口腔护理、会阴部护理的目的、评估要点及操作中的注意事项。

了解　灭头虱、头虮的方法。

清洁卫生是人的基本需要之一,是维持个体舒适、安全、健康的重要保证。在日常生活中,健康人具有保持身体清洁的能力,但当个体患病时,由于受到病情限制,自理能力降低,从而无法满足自身清洁卫生的需要,这就会对患者生理和心理产生负面影响。为此护士应为其提供适宜的清洁卫生措施,确保患者在住院期间身心处于最佳状态,同时患者能够了解清洁卫生的重要性,掌握清洁卫生的方法,从而能够养成良好的卫生习惯,促进健康。护士应该做好患者的清洁卫生护理,患者的清洁卫生包括头发护理、皮肤护理、口腔护理、会阴部护理和晨晚间护理。

问题与思考6-1

患者路某,女,65岁。身高165cm,体重45kg。两天前车祸致颅脑损伤入院。诊断:颅骨骨折,硬脑膜外血肿。昏迷卧床,今晨护士做晨间护理时发现其骶尾部皮肤呈紫红色,面积约2cm×2cm,触之较硬,压之不褪色。

思考:

1. 此患者骶尾部皮肤出现了什么并发症?

2. 针对此并发症应采取哪些护理措施?

3. 如何预防此并发症的发生?

第一节　头发护理

头部是人体皮脂腺分布最多的部位之一。皮脂腺分泌的皮脂与汗液及环境中的灰尘等形成污垢黏附在头皮和头发上,不仅使细菌容易繁殖,刺激皮肤产生头痒问题,还会堵塞毛孔,造成毛发衰弱状态,产生脱发等问题;另外,污垢还会散发难闻气味,从而造成患者身心不适。而经常梳头、洗发及按摩头皮,不仅可以保持头发的清洁卫生,还可以促进头皮血液循环,增进上皮细胞营养,利于头发和头皮的生长代谢。同时,清洁整齐的头发对维护患者良好个人形象、增强其自信十分重要。因此,对于不能自行完成头发护理的患者,护士应予以适当的护理措施。

一、评估

(一)头发与头皮状况

观察头发的分布、长度、清洁状况、有无光泽,发质的脆性与韧性,头发末梢有无分叉,头皮有无皮屑、抓痕、皮疹,询问患者头皮有无瘙痒等情况。健康的头发分布均匀、有光泽、整洁,头皮清洁、无损伤。头发的生长和脱落与个体遗传因素、营养状况、内分泌状况、压力及某些药物的使用等因素有关。

(二)患者对头发护理知识的了解情况

与患者及家属交流沟通,了解其对头发护理知识及护理方法的了解程度。

（三）患者病情、自理能力及治疗情况

掌握患者病情、意识状态、肢体活动度、自理能力，判断是否存在妨碍患者进行头发清洁的因素，选择适宜的头发护理措施；询问了解患者的心理合作程度。

二、头发的清洁护理

对于长期卧床、肌张力降低、关节活动受限或共济失调的患者，护士应协助其完成头发的清洁和梳理。护士提供头发护理时，应根据患者的个人习惯，采取适宜的护理方式。

（一）床上梳发

【目的】

1. 保持头发清洁和整齐。

2. 按摩头皮，促进头部血液循环，促进头发的生长与代谢。

3. 促进患者舒适、得体，维护患者自尊与自信。

【操作前准备】

1. 评估患者并解释

（1）评估：患者的头发及头皮状态、病情、自理能力、合作程度。

（2）解释：向患者及家属解释梳发的目的、方法及配合要点。

2. 患者准备

（1）了解床上梳发的目的、方法及配合要点。

（2）根据病情，采取平卧位、坐位或半坐卧位。

3. 用物准备　梳子、治疗巾、纸袋，必要时备发夹、橡皮圈（套）、30%乙醇；速干手消毒液、生活垃圾桶、医用垃圾桶。

4. 环境准备　宽敞，光线充足。

5. 护士准备　衣帽整洁，修剪指甲，洗手，戴口罩。

【操作步骤】

操作步骤	要点与沟通
1. 核对　护士备齐用物携至患者床旁，再次核对	• 确认患者 • 护士：您好！请问您叫什么名字？×××，您好！我是您的责任护士×××，由于您最近一直卧床，无法自己梳理头发，现在我来帮您梳理头发好吗？如果在梳理过程中有不适，您随时告诉我，也希望您尽量配合我
2. 体位　根据病情协助患者取平卧位、坐位或半坐卧位	
3. 铺治疗巾　坐位或半坐卧位患者，铺治疗巾于患者肩上；平卧位患者，铺治疗巾于枕上	• 避免碎发和皮屑掉落在枕头或床单上
4. 梳头　将头发从中间分成两股，护士一手握住其中一股头发，一手持梳子，由发梢逐渐梳向发根	• 尽量使用圆钝齿的梳子，以防损伤头皮；如发质较粗或卷发，可选用齿间较宽的梳子；如遇长发或头发打结不易梳理时，可将头发绕在示指上，也可用 30%乙醇湿润打结处，再小心梳理开；避免过度牵拉而引起患者疼痛

操作步骤	要点与沟通
5. 编辫子　根据患者的喜好，将长发编辫或扎成束	• 发辫不可扎得太紧，避免疼痛
6. 操作后处理	
（1）将脱落的头发置于纸袋中，撤去治疗巾	• 将纸袋弃于生活垃圾桶内
（2）协助患者取舒适卧位，整理床单位	• 促进患者舒适，保持病室整洁
（3）整理用物	• 护士：×××，您看这个发型可以吗？头发梳好精神多了，谢谢您的配合
（4）洗手	• 减少病原菌传播
（5）记录执行时间及护理效果	• 利于评价

【健康教育】

1. 指导患者了解经常梳头可以促进头部血液循环和头发生长代谢的益处，使其意识到梳头的重要性并掌握正确梳头的方法，保持头发的清洁和整齐。

2. 保持良好的个人外观，有利于改善自身心理状态，保持乐观心情。

【注意事项】

1. 护士应尊重患者的个人喜好与习惯。

2. 对于将头发编成辫的患者，每天至少将发辫松开一次，经梳理后再编好。

3. 头发梳理过程中，用指腹按摩头皮，以促进头部血液循环。

4. 避免强行梳拉，以免造成不适或疼痛。

（二）床上洗发

洗发的频率取决于个人日常习惯和头发卫生状况。对于出汗较多皮脂腺分泌旺盛的患者，应适当增加洗发次数，长期卧床患者，应每周洗发一次。

根据患者的健康状况、自理能力和年龄，选择不同的洗发方式。身体状况较好的患者，可在浴室内采用淋浴的方法洗发；不能淋浴的患者，可协助其坐于床旁椅上行床边洗发；卧床患者可行床上洗发。床上洗发的方法有马蹄形垫法、扣杯法或使用洗头车等，护士在实际工作中应以确保患者安全、舒适及不影响治疗为原则，综合考虑各方面因素选择适宜的洗发方式。

【目的】

1. 去除头皮屑和污垢，清洁头发，减轻异味，减少感染机会。

2. 按摩头皮，促进头部血液循环及头发生长代谢。

3. 使患者舒适、得体，维护其自尊和自信。

【操作前准备】

1. **评估患者并解释**

（1）评估：患者的头发卫生状况、病情、意识状态、心理状态及合作程度。

（2）解释：向患者及家属解释洗发的目的、方法、注意事项及配合要点。

2. **患者准备**

（1）了解洗发的目的、方法、注意事项及配合要点。

（2）按需给予便器，协助患者排便。

3. 用物准备

（1）治疗盘内备：橡胶单、浴巾、毛巾、别针、眼罩或纱布、耳塞或棉球（以不吸水棉球为宜）、量杯、洗发液、梳子。

（2）治疗盘外备：橡胶马蹄形卷或自制马蹄形垫、水壶（内盛43~45℃热水或按患者习惯准备）、脸盆或污水桶、需要时可备电吹风。手消毒液，生活垃圾桶、医用垃圾桶。扣杯法洗头另备搪瓷杯、橡胶管。

4. 环境准备
移开床旁桌、椅，关好门窗，室温调至（24±2）℃。

5. 护士准备
衣帽整洁，修剪指甲，洗手，戴口罩。

【操作步骤】

操作步骤	要点与沟通
1. 核对 护士备齐用物携至患者床旁，再次核对	● 确认患者 ● 护士：您好！请问您叫什么名字？×××，您好！我是您的责任护士×××，由于您最近几天一直卧床，头发不清洁，现在我来帮您洗发好吗？如果在洗发过程中有不适，请随时告诉我，也希望您尽量配合我
2. 围毛巾 将衣领松开向内折，把毛巾围于颈下，用别针固定	
3. 铺橡胶单 铺橡胶单和浴巾于枕上	● 保护床单、枕头及盖被不被沾湿
4. 体位，放置洗发用具	
▲ 马蹄形垫床上洗发（图6-1） 协助患者取仰卧位，上半身斜向床边，将枕头垫于患者肩下。置马蹄形垫于患者颈下，使患者颈部枕于马蹄形垫隆起处，头部置于水槽中。马蹄形垫下端置于脸盆或污水桶中	● 如无马蹄形垫，可自制马蹄形卷替代（图6-2）
▲ 扣杯式床上洗发（图6-3） 协助患者取仰卧位，将枕头垫于患者肩下。将脸盆置于浴巾上，盆底垫一条毛巾，倒扣搪瓷杯，杯上垫一块四折的毛巾。协助患者头部枕于毛巾上，脸盆内置一根橡胶管，下接污水桶	● 利用虹吸原理，将污水引入桶内
▲ 洗头车床上洗发（图6-4） 协助患者取仰卧位，上半身斜向床边，头部枕于洗头车的头托上，将接水管置于患者头下	
5. 保护眼耳 用耳塞或棉球塞好双耳，用纱布或眼罩遮盖双眼	● 防止水流入眼睛和耳内
6. 洗发	
（1）松开头发，用温水充分湿润头发	● 确保水温适宜
（2）将适量洗发液均匀涂在头发上，由发际至脑后反复揉搓，同时用指腹轻轻按摩头皮	● 按摩可促进头部血液循环
（3）一手抬起头部，另一手洗净脑后部头发	● 残留洗发液会刺激头发和头皮，并使头发变得干燥
（4）温水冲洗头发，直至冲净	

操作步骤	要点与沟通

7. 擦干头发　解下颈部毛巾，擦干头发。取下眼部的纱布和耳内的棉球。用毛巾包好头发，擦干面部

- 及时擦干头发，避免患者着凉

8. 操作后处理

（1）撤去洗发用物

（2）将枕头移回床头，协助患者取适宜卧位

（3）吹干头发，梳理成型

（4）协助患者取舒适卧位，整理床单位

- 护士：×××，谢谢您的配合，头发已经洗好了，是不是舒服多了？您休息一会吧！有需要可以按床旁呼叫器

（5）整理用物

（6）洗手

- 减少病原菌传播

（7）记录执行时间及护理效果

- 利于评价

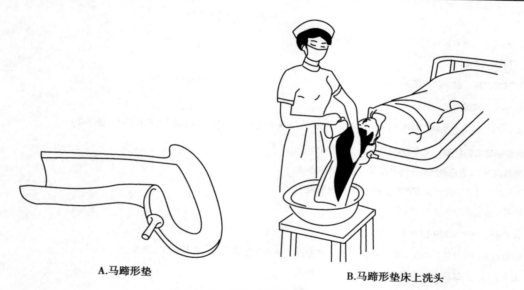

A.马蹄形垫　　　　　　　　B.马蹄形垫床上洗头

图 6-1　马蹄形垫床上洗头法

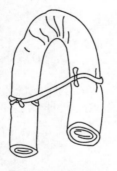

图 6-2　马蹄形卷

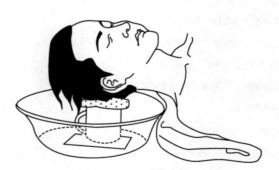

图 6-3　扣杯式床上洗头法

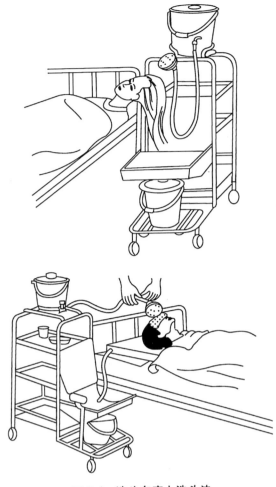

图6-4　洗头车床上洗头法

【健康教育】

1. 告知患者及家属经常洗头可促进头部血液循环及头发生长,并能保持良好的外观形象,维护其自尊和自信。

2. 指导家属掌握卧床患者洗发的知识和适宜方法。

【注意事项】

1. 护士在操作过程中,应运用人体力学原理,身体尽量靠近床边,保持良好的姿势,避免疲劳。

2. 操作中随时与患者交流,观察病情变化,如面色、脉搏及呼吸有异常时应停止操作。

3. 洗发时间不宜过久,以免引起患者头部充血或疲劳不适。

理论与实践　　　　　　　　百步草、乙酸和乙醇在灭虱、虮中的作用

　　　　　　　　　百步草外用具有杀虫、止痒、灭虱的功能。其有效成分为多种生物碱,游离的生物碱一般不溶或难溶于水,同乙酸结合生成的盐能溶于水及含水乙醇。将乙醇或醋加入百部酊剂和煎剂中,能提高百步的溶解度,破坏虮的黏附性,并可使虮蛋白变性。50%乙醇对百步的有效成分提取较多,且对虮外膜渗透力较强。温度在35℃时虮的发育最快,故以35℃药液处理虮,可加快虮中毒。

（三）灭头虱、虮法

虱子是一类体型很小的昆虫,其产生与卫生不良、环境拥挤或接触感染者有关,可通过衣服、床单、梳子及刷子等传播。根据生长部位不同,可分为头虱、体虱和阴虱。头虱生长于头发和头皮,呈卵圆形,浅灰色。其卵(虮)外观似头屑,实为固态颗粒,粘连于头发,不易去掉。虱子寄生于人体后导致皮肤瘙痒,抓伤后可致感染,同时还可传播疾病,如流行性斑疹伤寒、回归热等。若发现患者感染虱、虮应立即采取灭虱、虮的措施。

【目的】

消灭头虱和虮,预防患者间传染和疾病传播。

【操作前准备】

1. **评估患者并解释**

（1）评估:患者的年龄、病情、意识状态、心理状态、合作程度及头虱、虮情况。

（2）解释:向患者及家属解释灭头虱、虮的目的、方法、注意事项及配合要点。

2. **患者准备**

（1）了解灭头虱、虮的目的、方法、注意事项及配合要点。

（2）必要时劝说患者剪头发,剪下的头发应用纸袋包裹焚烧。

3. **用物准备**

（1）治疗盘内备:洗头用物、治疗巾2~3块、篦子(齿内嵌少许棉花)、治疗碗(内盛灭虱药液)、纱布数块、塑料帽子、隔离衣、布口袋(或枕套)、纸袋、清洁的衣裤、大单、被套、枕套。

（2）治疗盘外备:常用灭虱、虮药液,手消毒液,生活垃圾桶,医用垃圾桶。

1）30%含酸百部酊剂:取百部30g放入瓶中,加50%乙醇100ml,再加入纯乙酸1ml,盖严,48小时后方可使用。

2）30%百部含酸煎剂:取百部30g,加水500ml煎煮30分钟,以双层纱布过滤,将药液挤出。将药渣再加水500ml煎煮30分钟,再以双层纱布过滤,挤出药液。将两次药液合并浓缩至100ml,冷却后加入纯乙酸1ml,即可制得30%百部含酸煎剂。

4. **环境准备** 关好门窗,室温调至(24±2)℃。

5. **护士准备** 穿好隔离衣,修剪指甲,洗手,戴口罩、手套。

【操作步骤】

操作步骤	要点与沟通
1. 核对　携用物至患者床旁,再次核对	● 确认患者 ● 护士:您好! 请问您叫什么名字? ×××,您好! 我是您的责任护士×××,因为头虱、虮卵会导致头痒、传播疾病,现在我来帮您灭头虱和虮卵? 在这个过程中如果有不适,请随时告诉我,也希望您尽量配合我
2. 擦拭药液　按洗发法做准备。将头发分成若干小股,用纱布蘸灭虱药液,按顺序擦遍头发,并反复揉搓10分钟,使之浸湿全部头发	● 灭虱药充分发挥作用
3. 戴帽子包住头发	● 避免挥发,保证作用
4. 篦虱和虮　24小时后取下,用篦子篦去死虱和虮卵,并清理头发	● 如仍有活虱须重复用药

操作步骤	○	要点与沟通
5. 消毒　灭虱完毕后，协助患者更换衣裤、被服，将污衣裤和被服放入布口袋内，扎好口袋，按隔离原则处理		● 防止虱虮传播
6. 操作后处理		
（1）整理床单位，整理用物		
（2）除去篦子上的棉花，用火焚烧，将梳子和篦子消毒后用刷子刷净		● 彻底消灭虱、虮，避免传播
（3）洗手		● 减少致病菌传播
（4）记录执行时间及护理效果		● 利于评价

【健康教育】

1. 指导患者经常检查头部卫生情况，观察头发有无虱、虮，如有应采用措施去除。

2. 指导患者日常生活中应避免与感染虱、虮者接触。如本身有虱、虮，用物应单独使用，并经常洗头，注意自身用物的清洁消毒，做好个人卫生。

【注意事项】

1. 操作中应注意防止药液溅入面部及眼睛。

2. 用药过程中注意观察患者局部及全身反应。

3. 护士在操作过程中，应注意保护自己，免受传染。

第二节　皮肤护理

皮肤是身体最大的器官，包括表皮、真皮及皮下组织，具有保护机体、调节体温、感觉、吸收、分泌及排泄功能。完整的皮肤具有天然屏障作用，可避免微生物的入侵。皮肤的新陈代谢迅速，其代谢产物如皮脂、汗液及表皮碎屑等会与外界细菌和尘埃结合形成污垢，黏附于皮肤表面，如不及时清除，可刺激皮肤，降低皮肤抵抗力，破坏其屏障作用，成为细菌入侵的门户，造成感染。因此，护士有责任为患者提供皮肤清洁护理措施，以维持皮肤完整性，促进舒适，预防感染，防止压疮及其他并发症的发生。同时还可以维护患者自身形象，促进康复。

一、评估

（一）皮肤的基本状况

健康的皮肤应是温暖、柔嫩、光滑、不干燥、不油腻，且无发红、破损、肿块及其他疾病征象；自我感觉清爽、舒适、无任何刺激感，对冷热触摸等感觉良好的状态。皮肤状况可反映个体的健康状态，护士在评估患者皮肤时，应仔细检查其颜色、温度、柔软性、厚度、弹性、完整性、感觉及清洁性，同时应注意体位、环境（如室温）、汗液量、皮脂分泌、水肿和色素沉着等因素对评估准确性的影响。

1. 颜色 肤色与种族和遗传有关。身体的不同部位或同一部位也会因姿势和环境影响而存在差别。临床上常见的异常皮肤颜色有：

（1）苍白：皮肤苍白，常见于休克或贫血患者，由于血红蛋白减少所致。

（2）发绀：即皮肤黏膜呈青紫色，常见于口唇、耳廓、面颊及肢端，常与血液中脱氧血红蛋白量增高或存在异常血红蛋白衍生物有关。若在皮肤上轻轻施压，使皮肤呈苍白状，除去压力后，正常情况下，皮肤在1秒内恢复原来的颜色，而患者如有发绀现象，受压处皮肤颜色首先从边缘恢复，且恢复速度较正常慢。

（3）发红：由于毛细血管扩张充血，血流速度加快及红细胞含量增多所致。生理情况下见于运动、饮酒后；病理情况下见于发热性疾病，如大叶性肺炎、肺结核及猩红热等。

（4）黄染：皮肤、黏膜发黄称为黄染。皮肤黏膜乃至体液和其他组织黄染时称为黄疸，是由于胆道阻塞、肝细胞损伤或溶血性疾病所致血中胆红素浓度增高导致。早期或轻微黄疸常见于巩膜，较明显时才见于皮肤。

（5）色素沉着：是由于多种原因导致的基底层黑色素增多所致局部或全身皮肤色泽加深。

2. 温度 皮肤温度有赖于真皮层的血液循环量，提示有无感染和循环障碍。如局部炎症或全身发热时，血循环量增多，局部皮肤温度增高；休克时，末梢循环差，皮肤温度降低。另外，皮肤温度受室温影响，并伴随皮肤颜色的变化。皮肤苍白提示环境较冷或有循环障碍；皮肤发红提示环境较热或有炎症存在。

3. 柔软性与弹性 皮肤柔软性与弹性受皮肤的液体含量、皮下脂肪量、质地、饱满性、弹力纤维和肌纤维的特性等因素的影响。检查皮肤弹性时可从前臂内侧提起一些皮肤，放松时皮肤复原很快，则表明弹性良好。一般老年人或脱水患者皮肤弹性较差。

4. 厚度 身体各部位的皮肤厚度不尽相同，如手掌、脚掌皮肤较厚，而眼睑、大腿内侧皮肤较薄；同时也受年龄及性别等因素的影响，婴儿皮肤平滑、柔软、较薄，老年人皮肤则干燥、粗糙；男性皮肤较女性皮肤厚。

5. 完整性 是指皮肤有无破损、斑点、丘疹、水疱或硬结。护士应注意观察皮肤有无损伤以及损伤的部位、范围等。

6. 感觉 皮内含有丰富的神经末梢，可有触觉、温度觉和痛觉，可通过触诊评估皮肤的感觉功能。用适度的压力触摸患者皮肤，询问其感受，并要求患者描述对护士手指温度的感觉。若对温度、压力及触摸存在感觉障碍，表明皮肤有广泛性或局限性的损伤。如皮肤有瘙痒感，可能由于皮肤干燥或有过敏情况等。

7. 清洁度 通过嗅体味和观察皮肤的湿润、污垢及皮脂分泌情况来评估清洁度。

评估中应注意不易触及的隐匿部位，如女性乳房下及会阴部、男性阴囊部位。对感觉功能障碍、机体活动障碍及供血不足的患者，应加强评估。对发现的皮肤问题，应向患者解释所需要的皮肤护理，并指导患者学习相关护理方法。

（二）患者对皮肤护理知识的了解情况

与患者及家属交流沟通，了解其对皮肤护理知识及护理方法的了解程度。

（三）患者病情、自理能力及治疗情况

掌握患者病情、意识状态、肢体活动度、自理能力，判断是否存在妨碍患者进行皮肤清洁的因素,选择适宜的皮肤护理措施;询问了解患者的心理合作程度。

二、皮肤的清洁护理

(一)皮肤清洁卫生指导

1. 选择适宜的清洁方法 皮脂积聚会刺激皮肤,阻塞毛孔或形成污垢,护士应指导患者要经常沐浴。通过沐浴可清除积聚的油脂、汗液、死亡的表皮细胞及一些细菌。另外,沐浴有助于刺激皮肤的血液循环。热水浴可促使表皮小动脉扩张,为皮肤供应更多血液和营养。同时,沐浴使人感觉清新、放松,增进自信。特别是对于出汗较多的患者,经常沐浴并保持皮肤适宜湿度可防止因潮湿而致的皮肤破损。但对于皮肤干燥的患者,应酌情减少沐浴次数。此外,护士在协助患者沐浴过程中,可观察皮肤状况和身体情况,并评估患者心理、社会需求,有助于建立良好的护患关系。

沐浴的范围、方法和提供协助的程度取决于患者的活动能力、健康状况及个人习惯等。应鼓励患者自行沐浴,预防因机体长期不活动而引起的并发症。一般全身状况良好者,可行淋浴或盆浴。妊娠7个月以上的孕妇禁用盆浴。传染病患者应根据病情、病种按隔离原则进行沐浴。对于活动受限的患者宜采用床上擦浴。对存在体力依赖或认知障碍的患者,护士为其进行皮肤护理时应更加注意观察皮肤状况。

无论何种沐浴方式,护士均应遵循以下原则:①提供私密空间:关闭门窗或拉上隔帘。为患者擦浴时,仅暴露正在擦洗的部位,注意适时遮盖身体其他部位,保护隐私。②保证安全:沐浴区域应配备必要的安全设施,如防滑地面、扶手、呼叫器等;护士在离开患者床单位时,须妥善安放床档(特别是不能自理或意识丧失患者),应将呼叫器放在患者易取之处。③注意保暖:关闭门窗,调节室温,避免空气对流。洗浴过程中尽量减少身体暴露,避免着凉。④提高患者自理能力:鼓励患者尽可能多参与沐浴过程,按需给予协助。⑤预期患者需求:提前将换洗的清洁衣服和卫生用品置于床边或浴室内。

2. 正确选择清洁用品 护士应根据患者皮肤状况、个人喜好和清洁用品的性质、使用目的及效果选择洗浴用品和护肤用品:①浴皂液可有效清洁皮肤。对皮肤容易过敏者,应使用低过敏性浴皂液。对皮肤特别干燥或破损者,应使用温水清洗,避免使用浴皂。②润肤剂可在体表形成油脂面,防止水分蒸发,具有软化作用。常用润肤剂有羊毛脂和凡士林类护肤品。③爽身粉可减少皮肤摩擦,吸收多余水分,以减少细菌生长。

进行皮肤清洁护理时可选用1~2种浴皂液和润肤剂。在考虑患者喜好时,对于不宜使用的清洁用品应向其说明原因,取得理解。

(二)淋浴和盆浴

适用于病情较轻,能够自行完成洗浴的患者。护士根据患者的需要和病情选择适当的洗浴方法,确定洗浴时间和频率,并根据其自理能力适当给予协助。

【目的】

1. 去除皮肤污垢,保持清洁,促进舒适与健康。

2. 促进皮肤血液循环,增强皮肤排泄功能,预防感染及压疮等并发症的发生。

3. 促进患者身心放松,增加活动机会。

4. 提供观察病情和建立良好护患关系的机会。

【操作前准备】

1. 评估患者并解释

（1）评估：患者皮肤的卫生状况、洗浴习惯、年龄、病情、意识、自理能力、心理状态及配合程度。

（2）解释：向患者及家属解释沐浴的目的、方法、注意事项及配合要点。

2. 患者准备

（1）了解沐浴的目的、方法、注意事项及配合要点。

（2）根据需要协助患者解便。

3. 用物准备　脸盆、毛巾、浴巾、浴皂、洗发液、清洁衣裤、拖鞋、手消毒液。生活垃圾桶、医用垃圾桶。

4. 环境准备　调节室温至 22℃以上，水温保持在 41～46℃ 为宜，浴室内设有呼叫器、扶手、浴盆，地面有防滑设施。

5. 护士准备　衣帽整洁，修剪指甲，洗手，戴口罩。

【操作步骤】

操作步骤	要点与沟通
1. 备物　检查浴盆和浴室是否清洁，将用物放在患者易取处	• 防止致病菌传播 • 防止患者取物时出现意外性跌倒
2. 解释与指导　协助患者入室。嘱患者穿好浴衣和拖鞋。指导患者使用冷、热水开关及呼叫器的方法。嘱患者进、出浴室时扶好安全扶手。浴室勿闩门，将"正在使用"标记挂于门外	• 护士：您好！请问您叫什么名字？×××，您好！我是您的责任护士×××，由于您身上出汗多，今天安排您洗浴？如果在洗浴过程中有不适，请您及时按呼叫器，我就在门外，会随时帮助您 • 防止患者出现意外性跌倒，避免患者受凉或意外性烫伤，发生意外时护士能及时入内，在保证安全的前提下，保护隐私
3. 沐浴　患者沐浴时，护士应在可呼唤到的地方，并每隔 5 分钟询问患者情况，注意观察其沐浴过程中的反应	• 如为盆浴，先调好水温，水位不可超过心脏水平，以免引起胸闷 • 必要时可在旁守护，防止发生意外，确保安全 • 患者使用呼叫器时，护士应先敲门再进入浴室，以保护隐私
4. 操作后处理	
（1）如为盆浴，协助患者移出浴盆，并擦干皮肤	• 浴盆浸泡时间不应超过 20 分钟，时间过久易导致疲倦
（2）协助患者穿好清洁衣裤和拖鞋，返回病室，取舒适卧位	• 保暖，避免受凉
（3）清洁浴盆或浴室，将用物放回原处。将"未用"标记挂于门外	• 防止致病菌通过潮湿物品传播
（4）洗手	• 减少致病菌传播
（5）记录执行时间及效果	• 利于评价

【健康教育】

1. 指导患者经常检查皮肤卫生情况，确定沐浴的次数和方法。

2. 正确选择洗浴用品和护肤用品。

3. 指导患者避免意外跌倒和晕厥的方法。

【注意事项】

1. 沐浴应于进食 1 小时后进行,以免影响消化功能。

2. 指导患者使用呼叫器的方法,如在沐浴过程中感到虚弱无力、眩晕,应立即呼叫寻求帮助。

3. 若遇患者发生晕厥,应立即抬出浴室,取平卧位、保暖并通知医生配合处理。

(三)床上擦浴

适用于病情较重、卧床、活动受限(如石膏固定、牵引)及身体衰弱而无法自行沐浴的患者。

【目的】

1. 同淋浴和盆浴的 1~4。

2. 协助患者活动肢体,预防肌肉挛缩和关节僵硬等并发症发生。

【操作前准备】

1. 评估患者并解释

(1)评估:患者的皮肤卫生状况、年龄、病情、意识、心理状态及配合程度。

(2)解释:向患者及家属解释床上擦浴的目的、方法、注意事项及配合要点。

2. 患者准备

(1)了解床上擦浴的目的、方法、注意事项及配合要点。

(2)病情稳定,全身状况较好。

(3)根据需要协助患者解便。

3. 用物准备

(1)治疗盘内备:浴巾 2 条、毛巾 2 条、浴皂液、小剪刀、梳子、浴毯、50%乙醇、护肤用品(润肤剂、爽身粉)。

(2)治疗盘外备:脸盆 2 个、水桶 2 个(一桶盛 50~52℃热水,按年龄、季节和个人喜好适当调节水温;另一桶接盛污水)、清洁衣裤和被服、手消毒液。另备便盆、便盆巾和屏风。生活垃圾桶、医用垃圾桶。

4. 环境准备　调节室温至 24℃以上,关好门窗,拉上窗帘或用屏风遮挡。

5. 护士准备　衣帽整洁,修剪指甲,洗手,戴口罩。

【操作步骤】

操作步骤	要点与沟通
1. 核对　护士备齐用物携至患者床旁, 将用物放在易取、稳妥处。 核对患者和询问患者有无特殊用物需求	• 确认患者 • 护士:您好! 请问您叫什么名字? ×××,您好! 我是您的责任护士×××,由于您这几天一直卧床,身上出汗多,今天我协助您擦浴身体,清洁一下好吗? 如果在擦浴过程中有不适,请您随时告诉我
2. 按需要给予便盆	• 温水擦浴时易引起排尿和排便反射
3. 关闭门窗, 屏风遮挡	• 防止室内空气对流,减少患者机体热量散失及受凉 • 保护隐私,保证身心舒适
4. 体位　根据患者病情放平床头及床尾支架,协助患者靠近护士侧,取舒适卧位,并保持身体平衡	• 确保患者舒适,避免护士在操作中身体过度伸展,减少肌肉紧张和疲劳

操作步骤	要点与沟通
5. 盖浴毯　松开盖被，移至床尾。浴毯遮盖患者	• 浴毯可保暖和保护隐私
6. 备水　将脸盆和浴皂放在床旁桌上，倒入温水约2/3 满	• 温水可促进身体舒适和肌肉放松，避免受凉
7. 擦洗面部和颈部	
（1）将一条浴巾铺在患者枕上，另一条浴巾盖在患者胸部。护士将毛巾折叠成手套状并包在手上（图6-5），彻底浸湿毛巾	• 避免擦浴时弄湿床单和枕头 • 折叠毛巾可保持温度，避免毛巾边缘过凉而刺激皮肤
（2）先擦洗眼部，由内眦至外眦，用毛巾的不同部位轻轻擦洗	• 防止眼部分泌物进入鼻泪管
（3）询问患者擦洗面部是否使用浴皂液。按顺序洗净并擦干前额、面颊、鼻翼、耳后、下颌直至颈部	• 避免使用浴皂液，避免刺激眼部 • 避免引起交叉感染 • 因面部皮肤暴露在外，碱性浴皂液容易使面部皮肤干燥 • 注意擦净耳廓、耳后及皮肤褶皱处 • 擦洗顺序为：温水润湿-浴皂液-温水擦净-浴巾擦干
8. 擦洗上肢和双手	
（1）协助脱衣：先脱近侧，后脱对侧。如有肢体外伤或活动障碍，则先脱健侧，后脱患侧。盖好浴毯	• 先脱健侧，以免患侧关节过度活动
（2）移去近侧上肢浴毯，将浴巾纵向铺于上肢下面	
（3）护士一手支托患者前臂及肘部，另一手按温水润湿-浴皂液-温水擦净-浴巾擦干的顺序，从远心端向近心端擦洗直至腋窝	• 擦洗力量要足以刺激肌肉组织，以促进皮肤血液循环 • 注意洗净腋窝等皮肤褶皱处 • 碱性残留皂液可破坏皮肤正常菌群生长
（4）将浴巾对折，放于床边处。置脸盆于浴巾上。协助患者将手浸于脸盆中，洗净后擦干。根据情况修剪指甲。操作后移至对侧，同法擦洗对侧上肢	• 浸泡可使皮肤角质层软化，便于清除指甲下污垢
9. 擦洗胸腹部	
（1）根据需要换水，测试水温	
（2）将浴巾盖在患者胸部，将浴毯向下折叠至患者脐部。护士一手略掀起浴巾一边，用另一包有毛巾的手擦洗胸部。擦洗女性患者乳房时需环形用力，注意擦净乳房下皮肤褶皱处	• 尽量减少不必要的暴露，以保护隐私 • 皮肤分泌物和污物容易沉积于皮肤皱褶处，乳房下方的皮肤摩擦后易出现破损 • 擦洗过程中浴巾始终盖在患者胸部，以保护隐私并避免受凉
（3）将浴巾纵向盖在患者胸、腹部（可使用两条浴巾）。将浴毯向下折叠至会阴部。护士一手略掀起浴巾一边，用另一包有毛巾的手擦洗腹部一侧，同法擦洗腹部另一侧	• 注意擦洗脐部及腹股沟皮肤皱褶处，由于此部位常有潮湿分泌物聚集，容易刺激皮肤，导致皮肤破损 • 擦洗过程中浴巾始终盖在患者腹部，以保护隐私并避免受凉
10. 擦洗背部	
（1）协助患者取侧卧位，背向护士。将浴巾纵向铺在患者身下	
（2）暴露患者背部和臀部，将浴毯盖在肩部和腿部	• 保暖，减少身体不必要的暴露

操作步骤	要点与沟通
（3）依次擦洗后颈部、背部至臀部	
（4）进行背部按摩（见背部按摩护理）	
（5）协助穿衣 先穿对侧，后穿近侧；如有肢体外伤或活动障碍，应先穿患侧，后穿健侧	● 先穿患侧，可减少肢体关节活动
（6）将浴毯盖于患者胸、腹部。 换水	
11. 擦洗下肢、足部、会阴部及肛门	
（1）协助患者平卧	
（2）将浴毯盖在对侧腿部，确保遮盖会阴部位。将浴巾纵向铺于近侧腿部下面	
（3）依次擦洗踝部、膝关节、大腿，洗净后彻底擦干，同法擦洗对侧	● 从远心端向近心端擦洗，以促进静脉回流
（4）移盆于足下，盆下垫浴巾	
（5）一手托起患者小腿部，将双脚放于盆内，浸泡后擦洗足部，后擦干足部。 根据情况修剪趾甲，使用润肤剂。 换水	● 确保足部接触盆底，以保持稳定 ● 浸泡可软化角质层 ● 确保洗净趾间，减少潮湿分泌物刺激
（6）用浴巾盖好上半身，用浴毯盖好下肢，只暴露会阴部。 擦洗会阴及肛门后擦干（见会阴部护理）	● 保护隐私
（7）协助患者穿好清洁裤子	
12. 梳头	
13. 操作后处理	
（1）整理床单位，按需更换床单。 整理用物，放回原处	● 为患者提供清洁环境 ● 护士：×××，谢谢您的配合，擦浴完是不是感觉很舒服？ 您休息一会吧！ 需要帮助时可以按床旁呼叫器
（2）洗手	● 减少致病菌传播
（3）记录执行时间及效果	● 利于评价

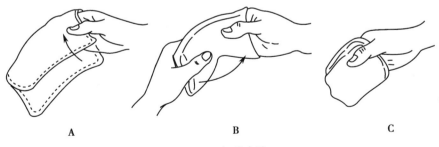

图 6-5 包毛巾法

【健康教育】

1. 向患者及家属解释皮肤清洁的意义、方法及床上擦浴的注意事项。

2. 指导患者及家属经常观察皮肤，预防感染和压疮等并发症的发生。

【注意事项】

1. 注意保暖，维持适宜的室温和水温，天冷时可在被内操作。 一般擦浴应在 15～30 分钟内完成。

2. 关心尊重患者,减少翻动次数,动作敏捷、轻柔,并保护隐私。

3. 擦浴过程中应密切观察患者病情变化及皮肤情况,如出现寒战、面色苍白、脉速等表现应立即停止操作,并给予适当处理。

4. 擦浴过程中注意保护伤口和各种管路,以免伤口受压、管路扭曲或折叠。

5. 遵循节力原则,操作时尽量靠近患者。

（四）背部按摩

背部按摩可刺激皮肤和肌肉组织,促进血液循环,提高皮肤的抵抗力,促进舒适,预防压疮发生。背部按摩通常在沐浴后进行。

【目的】

1. 促进背部血液循环,预防压疮等并发症发生。

2. 观察病情,满足患者身心需要。

3. 促进舒适,减轻患者体位性疲劳。

【操作前准备】

1. **评估患者并解释**

（1）评估:患者的背部皮肤状况、年龄、病情、意识、心理状态及配合程度。

（2）解释:向患者及家属解释背部按摩的目的、方法、注意事项及配合要点。

2. **患者准备**

（1）了解背部按摩的目的、方法、注意事项及配合要点。

（2）病情稳定,全身状况较好。

（3）根据需要协助患者解便。

3. **用物准备**　毛巾、浴巾、50%乙醇、手消毒液、屏风。生活垃圾桶、医用垃圾桶。

4. **环境准备**　调节室温至 24℃以上,关好门窗,拉上窗帘或用屏风遮挡。

5. **护士准备**　衣帽整洁,修剪指甲,洗手,戴口罩。

【操作步骤】

操作步骤	要点与沟通
1. 核对　护士备齐用物携至患者床旁, 核对患者	● 确认患者
	● 护士:您好! 请问您叫什么名字? ×××,您好! 我是您的责任护士×××,我刚才帮您擦洗身体了,接下来为您按摩一下背部,这样会促进血液循环并缓解背部酸痛,会很舒服的。 如果在按摩过程中有不适,请及时跟我说
2. 备水　将盛有温水的脸盆置于床旁桌或椅上	
3. 体位　协助患者取俯卧位或侧卧位, 背向护士, 患者身体靠近床缘	● 保护隐私,并使患者放松
4. 按摩	
▲ 俯卧位背部按摩	
（1）铺浴巾: 暴露患者背部、肩部、上肢及臀部受压部位。 将身体其他部位用盖被盖好。 将浴巾纵向铺于患者身下	● 减少不必要的身体暴露

操作步骤	要点与沟通
（2）全背按摩：两手掌蘸 50% 乙醇，以手掌大、小鱼际环形按摩背部。从骶尾部开始，沿脊柱两侧向上按摩至肩部，肩胛部位用力应稍轻；再沿背部两侧向下按摩至髂嵴部位（图6-6）。如此有节律地按摩数次	• 促进肌肉组织放松，促进皮肤血液循环 • 手掌紧贴皮肤，按摩持续至少3分钟
（3）用拇指指腹蘸 50% 乙醇，由骶尾部沿脊柱旁按至肩部、颈部，再向下按摩至骶尾部	• 持续 3~5 分钟
（4）用手掌大、小鱼际蘸 50% 乙醇紧贴皮肤按摩其他受压部位，按摩由轻至重，再由重至轻	
（5）背部轻叩 3 分钟	
▲ 侧卧位背部按摩	
（1）~（5）同俯卧位背部按摩	
（6）按摩一侧髋部后，协助患者转向另一侧，按摩另一侧髋部	
5. 更换衣服　用浴巾擦净背部乙醇后协助穿衣	• 过多乙醇会刺激皮肤
6. 操作后处理	
（1）协助患者取舒适卧位	• 舒适卧位可增加背部按摩效果 • 护士：×××，谢谢您的配合，背部按摩结束了，是不是觉得很舒服？您休息一会吧！需要帮助时可以按床旁呼叫器
（2）整理床单位	
（3）整理用物	
（4）洗手	• 减少致病菌传播
（5）记录执行时间及效果	• 利于评价

【健康教育】

1. 向患者及家属讲解背部按摩对预防压疮的重要性。

2. 指导患者及家属经常自行检查皮肤,在卧位或坐位时采用减压方法,对受压处皮肤进行合理按摩;有计划、适度地活动全身。

3. 教育患者保持皮肤和床褥的清洁卫生,鼓励患者参与自我护理。

【注意事项】

1. 操作过程中,注意观察病情变化,如有异常立即停止操作。

2. 按摩力度适中,避免用力过大造成不适或皮肤损伤。

3. 操作时,护士应遵循节力原则。

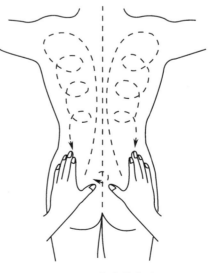

图 6-6　全背按摩法

三、压疮的预防与护理

（一）压疮的概念

压疮（pressure ulcer）是身体局部组织长期受压，血液循环障碍，局部组织持续缺血、缺氧，营养缺乏，致使皮肤失去正常功能而引起的组织破损和坏死。

压疮是长期卧床或躯体移动障碍患者皮肤易出现的最严重问题，具有发生率高、病程发展快、难以治愈及治愈后易复发的特点，一直是医疗护理领域的难题，引起医疗机构的广泛关注与研究。是否发生压疮已成为评价医院护理质量的指标之一。虽然近年来医疗护理服务水平有很大提高，但从全球范围看，压疮的发生率并无下降趋势。

压疮本身并不是原发病，大多是由于一些原发病未能很好地护理而造成的皮肤损伤。一旦发生压疮，不仅增加患者痛苦，加重病情，延长疾病康复的时间，还可能导致继发感染引起败血症而危及生命。因此，必须加强患者的皮肤护理，预防和减少压疮发生。

（二）压疮发生的原因

压疮形成是一个复杂的病理过程，是局部和全身因素综合作用而致的皮肤组织变性和坏死。

1. 力学因素　压疮可由垂直压力，也可由摩擦力和剪切力而引起，通常是 2~3 种力联合作用所致。

（1）垂直压力：对局部组织的持续性垂直压力是引起压疮的最重要原因。当持续性垂直压力超过正常的毛细血管压（16~32mmHg）时，即可阻断毛细血管对组织的灌注，致使氧气和营养物质供应受损，代谢废物排泄受阻，导致组织缺血、缺氧、溃烂或坏死。压疮的形成与压力强度和持续时间有密切关系。压力越大，持续时间越长，压疮发生概率就越高。

（2）摩擦力：是由两层相互接触的物体表面发生相对移动而产生。当其作用于皮肤时，易损伤皮肤的保护性角质层而使皮肤屏障功能受损，致使病原微生物入侵皮肤。摩擦力主要来自于皮肤与衣裤或床单表面之间的逆行阻力摩擦，尤其当床面不平整（如有皱褶或渣屑）时，皮肤受到的摩擦力就会增加。患者在床上活动或坐轮椅时，皮肤会受到床单和轮椅表面的逆行阻力摩擦。搬运患者时，拖拉动作也会产生摩擦力而使皮肤受到损伤。皮肤被擦伤后，再受汗液、尿液、粪便等浸渍，而易发生压疮。

（3）剪切力：是由两层组织相邻表面间的滑行而产生的进行性相对移位所致。由压力和摩擦力相加而成，与体位有密切关系。如当患者取半坐卧位时，骨骼及深层组织由于重力作用向下滑行，而皮肤及表层组织由于摩擦力仍停留在原位，从而导致两层组织间产生牵张而形成剪切力（图 6-7）。剪切力产生后，从筋膜下及肌肉内穿出供应皮肤的毛细血管被牵拉、扭曲、撕裂而阻断局部皮肤、皮下组织、肌肉层等全层组织的血液供应，引起深层组织坏死，形成剪切力性溃疡。由剪切力造成的严重损伤早期不易被发现，且多表现为口小底大的潜行伤口。

2. 局部潮湿或排泄物刺激皮肤　如经常受汗液、尿液及各种引流液等刺激会被软化而致抵抗力下降，屏障功能降低；此外，尿液和粪便中的化学物质使皮肤酸碱度发生改变，导致表皮角质层的保护能力下降而使皮肤组织破溃，且容易继发感染。此外，皮肤潮湿会增加摩擦力而加重皮肤损伤。

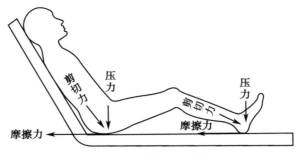

图 6-7 剪切力形成图

3. **营养状况** 营养状况是影响压疮形成的重要因素之一。全身出现营养障碍时,蛋白质合成减少,出现负氮平衡,皮下脂肪减少,肌肉萎缩。局部组织一旦受压,骨隆突部位皮肤既受外界压力又受骨隆突本身对皮肤的挤压力,受压处皮肤因缺乏肌肉和脂肪组织保护而致血液循环障碍,形成压疮。过度肥胖者体重对皮肤的压力较大,因而容易发生压疮。机体脱水时皮肤弹性差,受压力或摩擦力时容易变形和受损。水肿时皮肤弹性和顺应性下降,因而易受损伤,同时组织水肿使毛细血管和细胞间距增加,氧和代谢产物在组织细胞的溶解和运送速度减慢,影响皮肤血液循环而容易发生压疮。贫血使血液运送氧气能力降低,一旦循环障碍更易造成组织缺氧而引发压疮。

4. **年龄** 老年人皮肤松弛、干燥、弹性差,皮下脂肪萎缩、变薄,皮肤抵抗力下降,皮肤血流速度下降且血管脆性增加,导致皮肤易损性增加。

5. **体温升高** 体温升高使机体新陈代谢率增高,组织细胞对氧的需求增加。此时局部组织受压,使得已有的组织缺氧更加严重。因此,伴有高热的严重感染患者存在组织受压时,压疮发生率升高。

6. **矫形器械使用不当** 石膏固定和牵引时,患者身体活动受限,尤其当夹板内衬垫放置不当、石膏内不平整或有渣屑、矫形器械固定过紧或肢体有水肿时,更易使肢体血液循环障碍,导致压疮发生。

7. **机体活动和(或)感觉障碍** 机体活动障碍多由神经损伤、手术麻醉或制动造成机体自主活动能力减退甚至丧失,导致局部组织长期受压,血液循环障碍而发生压疮。感觉受损可造成机体对伤害性刺激反应障碍,使得保护性反射迟钝,长时间受压后局部组织坏死而发生压疮。

8. **急性应激因素** 急性应激使机体对压力的敏感性增高,导致压疮发生率增加。此外,急性应激可引起体内代谢紊乱,应激激素大量释放,中枢神经系统和神经内分泌传导系统发生紊乱,机体内环境的稳定性被破坏,机体组织承压能力减退,从而引发压疮。

(三)压疮的预防

绝大多数压疮是可以预防的,但一些患者由于特殊的自身条件使压疮在所难免,如严重负氮平衡的恶病质患者、翻身不利于颅内压稳定的神经外科患者、改变体位可引起缺氧的成人呼吸窘迫综合征患者。因此,并非所有的压疮均可预防。但是,科学精心的护理可将压疮的发生率降至最低程度。为此,要求护士在工作中做到"六勤",即勤观察、勤翻身、勤按摩、勤擦洗、勤整理及勤更换。交接班时,护士应严格细致地交接患者的局部皮肤和护理措施的执行情况。

综合、动态、客观、有效地评估压疮发生的高危人群、危险因素及易患部位,对压疮的预防起到积极作用,尤其对高危人群采取针对性的护理措施是有效预防压疮的关键。

1. 评估

(1)高危人群:压疮发生的高危人群包括:①神经系统疾病患者,如昏迷、瘫痪者;②老年患者;③肥胖患者;④身体衰弱、营养不良患者;⑤水肿患者;⑥疼痛患者,为避免疼痛而处于强迫体位,机体活动减少;⑦使用矫形器械患者;⑧大小便失禁患者;⑨发热患者;⑩使用镇静剂的患者。

(2)危险因素:护士可通过评分方式对危险因素进行定性和定量的综合分析,由此判断压疮发生的危险程度。其目的是筛查压疮发生的高危人群,根据分析结果制订并采取有效的预防措施。常用的评估表有 Braden 危险因素评估表、Norton 压疮风险评估量表、Waterlow 压疮风险评估量表及 Adersen 危险指标计分法等。

Braden 危险因素评估表:是目前国内外常用的方法之一(表6-1),评估简便、易行。总分值范围为6~23分,评分≤18分,提示有压疮发生的危险,建议采取预防措施,分值越少,提示压疮发生的危险性越高。

表6-1　Braden 危险因素评估表

项目/分值	1	2	3	4
感觉:对压力相关不适的感受能力	完全受限	非常受限	轻度受限	未受损
潮湿:皮肤暴露于潮湿环境的程度	持续潮湿	潮湿	有时潮湿	很少潮湿
活动力:身体活动程度	限制卧床	坐位	偶尔行走	经常行走
移动力:改变和控制体位的能力	完全无法移动	严重受限	轻度受限	未受限
营养:日常食物摄取状态	非常差	可能缺乏	充足	丰富
摩擦力和剪切力	有问题	有潜在问题	无明显问题	无

Norton 压疮风险评估量表:也是目前公认的用于预测压疮发生的有效评分方法(表6-2),特别适用于老年患者。总分值范围为5~20分,分值越少,提示压疮发生的危险性越高。评分≤14分,提示已发生压疮。由于此评估表缺乏营养状态的评估,因此,临床使用时需补充相关内容。

表6-2　Norton 压疮风险评估量表

身体状况		精神状况		活动能力		灵活程度		失禁情况	
良好	4	思维敏捷	4	可以走动	4	行动自如	4	无失禁	4
一般	3	无动于衷	3	需协助	3	轻微受限	3	偶尔失禁	3
不好	2	不合逻辑	2	坐轮椅	2	非常受限	2	经常失禁	2
极差	1	昏迷	1	卧床	1	不能活动	1	二便失禁	1

(3)易患部位:压疮好发于长期受压及缺乏脂肪组织保护、无肌肉包裹或肌层较薄的骨隆突处。卧位不同,受压点不同,好发部位亦不同(图6-8)。

仰卧位:好发于枕骨粗隆、肩胛部、肘部、脊椎体隆突处、骶尾部及足跟部。

侧卧位:好发于耳廓、肩峰、肋骨、肘部、髋部、膝关节内外侧及内外踝处。

俯卧位:好发于面颊部、耳廓、肩部、女性乳房、男性生殖器、髂嵴、膝部及足尖处。

坐位:好发于坐骨结节处。

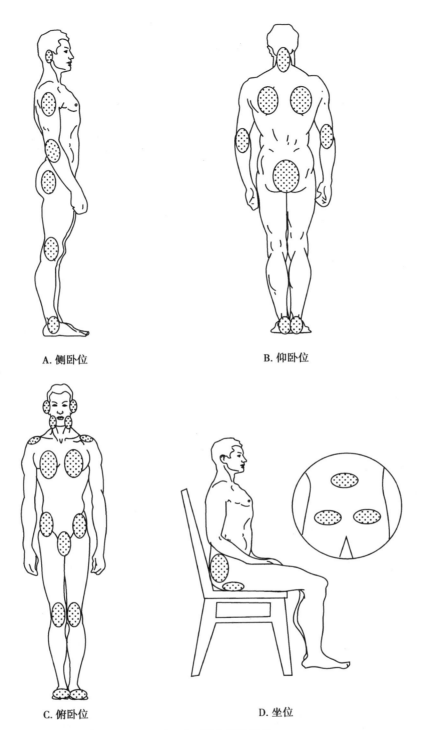

A. 侧卧位

B. 仰卧位

C. 俯卧位

D. 坐位

图 6-8　压疮好发部位

2. **预防措施**　预防的关键在于加强管理,消除危险因素。

(1)评估:评估内容包括压疮发生的危险因素和易患部位。

(2)避免局部组织长期受压:

1)经常变换卧位,间歇性解除局部组织长期受压:经常翻身是最简单而有效地解除压力的方法,可使骨隆突部位轮流承受身体重量,从而减少对局部组织的压力。翻身的时间间隔根据病情及局部受压处皮肤状况而定,一般每 2 小时翻身一次,必要时每 30 分钟翻身一次。翻身时须根据人体力学原理,合理摆放患者体位以减轻局部压力,同时护士应掌握翻身技巧以省力。变换体位的同时应注意观察受压部位的皮肤情况,适当给予按摩,并填写床头翻身记录卡(表6-3)。可使用电动翻转床协助患者变换卧位。长期坐轮椅的患者应至少每小时变换姿势一次,或至少每15分钟改变重力支撑点,以缓解坐骨结节处的压力。

2)保护骨隆突处皮肤,支撑身体空隙处:协助患者翻身后,需采用软枕或表面支撑性物品垫于身体空隙处,使支撑面积加大,减少骨隆突处所承受的压力,从而保护骨隆突处皮肤。表面支撑性物品有气垫、水垫、凝胶垫、羊皮垫等,可用于舒缓局部压力。

表6-3 翻身记录卡

姓名:		床号:	
日期/时间	卧位	皮肤情况及备注	执行者

3)正确使用固定器具:对使用石膏、绷带、夹板或牵引器等固定的患者,应密切观察局部状况及肢端的皮肤颜色、温度、运动及感觉,同时认真听取患者的反映,适当调节松紧。衬垫应平整、柔软,如发现石膏绷带过紧或凹凸不平,应立即联系医生,及时调整。

4)应用减压敷料:根据患者具体情况,选择减压敷料敷于压疮易发部位以局部减压,如泡沫类敷料或水胶体类敷料,裁剪后固定于受压处。

5)应用减压床垫:根据患者的实际情况,及时恰当地应用气垫床、水床等全身减压用品以分散压力,预防压疮发生。特别是对于难处理的疼痛或翻身引起疼痛的患者可使用减压床垫以缓解局部压力。应指出的是,尽管采用全身或局部减压装置,仍须经常为患者变换卧位。因为即使较小的压力,如果施压时间过长,也可阻碍局部血液循环而导致组织损伤。

(3)避免或减少摩擦力和剪切力的作用:协助患者翻身或搬运患者时,为避免摩擦力的形成,应将患者身体抬起,避免拖、拉、推等动作。使用便器时,协助患者抬高臀部,不可硬塞硬拉,可在便器边缘垫以软布垫或撒滑石粉,防止擦伤皮肤。为患者取半卧位时,如无特殊需要,床头抬高应≤30°,为防止身体下滑,在足底部置一木垫,于腘窝下垫软枕,屈髋30°。长期坐轮椅的患者,尽量坐直并紧靠椅背,必要时使用软椅垫,两膝屈曲90°,双足平放于踏板,可适当约束,以防身体下滑。此外,保持床单和被服清洁、平整、无渣屑,避免皮肤与床单、衣服皱褶、渣屑产生摩擦而损伤皮肤。

(4)保护患者皮肤、避免局部不良刺激:保持皮肤清洁和适宜湿度、避免不良刺激是预防压疮的重要措施。应加强基础护理,根据需要用温水或中性洗浴液清洁皮肤。避免使用肥皂或含乙醇的清洁用品,以免引起皮肤干燥或残留碱性物质而刺激皮肤。擦洗时动作应轻柔,不可用力而损伤皮肤。皮肤干燥者可适当使用润肤品,以保持皮肤湿润。易出汗的部位如腋窝、腘窝及腹股沟等,应及时擦干汗液。大、小便失禁者,应及时擦洗皮肤和更换衣物、床单,并根据皮肤情况采取隔离防护措施,如局部使用皮肤保护剂、水胶体类敷料或伤口保护膜等,以保护皮肤免受刺激。

(5)促进皮肤血液循环:对长期卧床患者,应每天进行主动或被动的全范围关节活动度练习,以维持关节的活动性和肌肉张力,促进肢体血液循环,避免压疮发生。实施温水浴,不仅能够清洁皮肤,还可以刺激皮肤血液循环。患者变换体位后,对局部受压部位进行适当按摩,可改善局部血液循环。但是,对于受压已出现反应性充血的皮肤组织则不宜按摩,因软组织已受损伤,按摩反而会造成深部组织损伤。

(6)改善机体营养状况:营养不良既是导致压疮发生的原因之一,也是直接影响压疮病理过程和愈合的因素。合理膳食是改善患者营养状况,促使创面愈合的重要措施。因此,在病情允许的情况下,对于压疮高危人群应提供高热量、高蛋白、高维生素饮食,保证正氮平衡,提高机体抵抗力和组织修复能力,以促进创面愈合。维生素C和锌对伤口愈合具有重要作用,也应适当补充。另外,对于水肿患者应限制水和盐的摄入,脱水患者应及时补充水和电解质。

(7)健康教育:保证患者和家属的知情权,使其了解自身皮肤尤其是压疮易发部位的皮肤状态及压疮的危害,教会其预防压疮的知识和技能,如减压用品的选择、营养与膳食、翻身方法及皮肤清洁技巧等,从而鼓励患者和家属有效参与或独立采取预防压疮的措施。

（四）压疮的治疗与护理

1. 压疮的病理分期及临床表现 压疮的发生为渐进的过程,根据组织损伤程度,目前常分为4期。

(1) I 期:淤血红润期,此期为压疮初期。身体局部组织持续受压,血液循环障碍,皮肤出现红、肿、热、痛或麻木,解除压力30分钟后,皮肤颜色不能恢复正常。此期皮肤完整性尚未破坏,仅是暂时的血液循环障碍,为可逆性改变,如及时去除危险因素可阻止压疮进一步发展。

(2) II 期:炎性浸润期,红肿部位继续受压,血液循环障碍持续不能得到改善,静脉回流受阻,局部静脉淤血,导致皮肤表皮层、真皮层或两者发生损伤或坏死。受压部位呈紫红色,皮下产生硬结。皮肤因水肿而变薄,常有大小不一的水疱形成,且极易破溃。水疱破溃后,表皮脱落显露潮湿、红润的创面,患者有疼痛感。此期如及时解除受压,改善血液循环,清洁创面,仍可阻止压疮进一步发展。

(3) III 期:浅度溃疡期,全层皮肤破坏,可深及皮下和深层组织。表皮水疱逐渐扩大、破溃,真皮层创面有黄色渗出物,感染后创面有脓液覆盖,致使浅层组织坏死及溃疡,疼痛感加重。

(4) IV 期:坏死溃疡期,为压疮严重期。坏死组织侵入真皮下层和肌肉层,感染向周围及深部扩展,可深达骨面。坏死组织发黑,脓性分泌物增多,有臭味。严重者细菌侵入血液循环可引起脓毒败血症,造成全身感染,甚至危及生命。

通常压疮的发展是由浅到深,由轻到重的过程,但也可出现某些特殊病例。如个别急性或危重患者,可在6~12小时内迅速出现溃疡期压疮;肥胖患者可出现闭合性压疮,即表皮完整,但内层组织已坏死。因此,护士观察皮肤时应认真细致,避免贻误病情而造成严重后果。

2. 压疮的治疗与护理 当发生压疮时,采取以局部治疗为主,全身治疗为辅的综合性治疗措施。

(1)全身治疗:积极治疗原发病,增进营养和全身抗感染治疗等。良好的营养是创面愈合的重要条件,因此应提供平衡饮食,增加蛋白质、维生素及微量元素的摄入。对长期不愈的压疮患者,可静脉输入复方氨基酸溶液。低蛋白血症患者可静脉补充血浆或人血清蛋白,提高血浆胶体渗透压,改善皮肤血液循环。不能进食的患者可采用全胃肠外营养治疗,保证每日营养物质的供给以满足机体代谢需要(参见第九章患者的饮食与营养)。此外,按医嘱给予抗感染治疗,预防败血症的发生。同时应加强心理护理,消除不良心境,促进身体早日康复。

（2）局部治疗与护理：对压疮局部的发展进行动态监测，如评估及记录压疮发生的部位、大小（长、宽、深）、创面组织形态、渗出物、有无潜行或窦道、创口边缘及周围皮肤状况等。同时根据压疮的不同分期采取针对性的治疗和护理措施。

1）淤血红润期：此期护理的重点是去除危险因素，防止压疮继续发展。除加强预防措施外，局部可用半透膜敷料或水胶体敷料加以保护。由于此时皮肤已受损，故不提倡局部皮肤按摩，防止造成进一步的损伤。

2）炎性浸润期：此期护理的重点是保护皮肤，预防感染。除加强上述措施以避免损伤继续发展外，注意对出现水疱的皮肤进行护理。对于未破的小水疱，应尽量减少摩擦防止水疱破裂、感染，使其自行吸收；对于大水疱，应在无菌操作下用注射器抽出疱内液体，不必剪去表皮，局部消毒后用无菌敷料包扎。如水疱已破溃露出创面，需消毒创面及周围皮肤，并根据创面状况选择合适的伤口敷料。

3）浅度溃疡期：此期护理的重点为清洁创口，清除坏死组织，处理创面渗出物，促进肉芽组织生长。

根据伤口状况选择相应的清洗液。伤口无感染时，常采用对健康组织无刺激的生理盐水进行冲洗；伤口有感染时，根据伤口细菌培养及药物敏感试验结果选择消毒液或抗菌液，以达到控制感染和促进伤口愈合的目的，如选用 1：5000 呋喃西林溶液清洗伤口；对于溃疡较深、引流不畅者，可用 3% 过氧化氢溶液冲洗，以抑制厌氧菌生长。

进行清创处理时需根据患者病情和耐受性、局部伤口坏死组织状况和血液循环情况选择合适的清创方式，如外科清创、机械性清创、化学性清创、自溶性清创及生物性清创，并在清创期间动态观察伤口渗出液量、组织类型及面积的变化。

根据渗出物的特点，选择相应的湿性敷料。湿性敷料为创面的愈合提供适宜的环境，敷料的换药频率需根据伤口渗出情况而确定。

此外，为控制感染和局部营养供给，可在局部创面实施药物治疗，如碘伏、胰岛素、碱性成纤维因子等，或采用清热解毒、活血化瘀、去腐生肌的中草药治疗。

4）坏死溃疡期：此期护理的重点为清除焦痂和腐肉，处理伤口潜行和窦道，以减少无效腔，并保护暴露的骨骼、肌腱和肌肉组织。

对深达骨面、保守治疗不佳或久治不愈的压疮可采取外科手术治疗，如手术修刮引流、植皮修补缺损组织或皮瓣移植术等。护士应加强围手术期护理，如术后体位减压，密切观察皮瓣的血供状况和引流物的性状，加强皮肤护理，减少局部刺激等。

对无法判断的压疮和疑似深层组织损伤的压疮需进一步全面评估，根据组织损伤程度采取必要的清创措施或选择相应的治疗与护理方法。

压疮是全身、局部因素综合作用下引起的皮肤组织变性、坏死的病理过程。护士只有认识到压疮的危害性，了解其病因及发生发展规律，掌握其防治技术，才能自觉、有效地做好防治工作。护理中应树立"预防为主，立足整体，重视局部"的观念，使压疮护理走向科学化、制度化、程序化及人性化。

相关链接　　　　　　　压疮概念的演变

　　　　压疮最早称为"褥疮（bed sores）"，来源于拉丁文"decub"，意为"躺下"，因此容易使人误解为压疮是"由躺卧引起的溃疡"。实际上，压疮可发生于躺卧或长期坐位(如轮椅)的患者,而并非仅由躺卧引起。引起压疮最基本、最重要的因素是由于压迫而造成的局部组织缺血缺氧,故也称之为"压力性溃疡"。

2009年和2014年,由美国压疮咨询委员会(National Pressure Ulcer Advisory Panel, NPUAP)、欧洲压疮咨询委员会(European Pressure Ulcer Advisory Panel, EPUAP)及泛太平洋压力损伤联盟(Pan Pacific Pressure Injury Alliance, PPPIA)共同制定和出版了《压疮的预防与治疗:快速参考指南》。该指南使用明晰的科学方法,对当时所有的研究做出鉴定,以证据为基础,制定压疮预防与治疗的循证推荐意见,供全球医疗从业者使用。同时,制定了更为全面的版本,即《压疮的预防与治疗:临床实践指南》。《压疮的预防与治疗:临床实践指南》进行了更为详细的分析探讨,对压疮研究领域的各种假设与知识作出严格的评估,并对制定《快速参考指南》的各种方法加以阐述。我国也在这两项指南的指导下,研究制定关于压疮的相关理论与临床实践方法。

伴随着研究的进行,关于压疮的相关概念不断出现新的理解与看法,2016年,NPUAP对压疮定义及分期进行了重新界定。NPUAP将"压疮"这一术语改为"压力性损伤",指出其是发生在皮肤和(或)潜在皮下软组织的局限性损伤,通常发生在骨隆突处或皮肤与医疗设备接触处。剧烈和(或)长期的压力或压力联合剪切力可导致压力性损伤。

第三节　口腔护理

口腔为消化道的起始部分,具有咀嚼、吞咽、消化、发音、感觉等功能。口腔内有牙齿、舌等器官,其前壁为唇、侧壁为颊、顶为腭、底为黏膜和肌肉等结构。口腔内存在复杂的微生物群,在正常情况下,菌群处于平衡状态,且对口腔健康起着至关重要的作用,但当机体处于疾病状态时,机体抵抗力降低,并可能伴有饮水、进食、刷牙、漱口等活动受限的情况,导致口腔内致病微生物大量繁殖,引起口腔不洁、局部口腔炎症或溃疡等并发症,同时还可引起口臭、龋齿,从而影响患者食欲、消化功能甚至影响患者的外貌形象。而良好的口腔卫生可改善以上情况,促进患者健康和舒适。因此,护士应针对患者病情采取适宜的口腔卫生保健措施。

一、评估

口腔评估的目的是为了确定患者现存的或潜在的口腔卫生问题,以制订护理计划并提供恰当的护理措施,预防或减少口腔疾患的发生。

(一)口腔的基本状况
评估内容包括:口唇、口腔黏膜、牙龈、牙齿、舌、腭、唾液及口腔气味等。

（二）患者对口腔卫生保健知识的了解情况

患者对口腔卫生重要性的认识程度及预防口腔疾患知识的了解程度,如刷牙方法、口腔清洁用具的选择、牙线使用及义齿的护理等。同时评估患者口腔清洁的日常习惯,如刷牙、漱口或清洁义齿的方法等。

（三）患者病情、自理能力及治疗情况

评估患者自主活动能力和口腔清洁过程中的自理程度。记忆功能减退或丧失的患者,可能需要他人的提醒或指导才能完成口腔清洁活动。对怀疑自我照顾能力的患者,应鼓励其发挥自身潜力,减少依赖,不断增强自我照顾能力。

（四）特殊口腔问题

如义齿佩戴者,取下义齿前,应先检查义齿佩戴是否合适,有无连接过紧,说话时是否容易滑下;取下义齿后,检查义齿内套有无结石、牙斑及食物残渣以及义齿表面有无破损和裂痕等。另外,患者因口腔或邻近器官疾病的治疗、手术等戴有特殊装置或管道时,应注意观察佩戴情况、对口腔功能的影响及是否存在危险因素。

评估时,可采用口腔护理评估表(表6-4),评估内容包括12项,每项状况分为好、一般和差,分别记为1分、2分和3分,总分为12~36分。分数越高,表明口腔卫生状况越差,越需要加强口腔护理。

表6-4 口腔护理评估表

部位/分值	1分	2分	3分
唇	润滑,质软,无裂口	干燥,有少量痂皮,有裂口,有出血倾向	干燥,有大量痂皮,有裂口,有分泌物,易出血
黏膜	湿润,完整	干燥,完整	干燥,黏膜破损或有溃疡面
牙龈	无出血及萎缩	轻微萎缩,出血	有萎缩,容易出血、肿胀
牙/义齿	无龋齿,义齿合适	无龋齿,义齿不合适	有许多空洞,有裂缝,义齿不合适,齿间流脓液
牙垢/牙石	无牙垢或有少许牙石	有少量至中量牙垢或中量牙石	大量牙垢或牙石
舌	湿润,少量舌苔	干燥,有中量舌苔	干燥,有大量舌苔或覆盖黄色舌苔
腭	湿润,无或少量碎屑	干燥,有少量或中量碎屑	干燥,有大量碎屑
唾液	中量,透明	少量或过多量	半透明或黏稠
气味	无味或有味	有难闻气味	有刺鼻气味
损伤	无	唇有损伤	口腔内有损伤
自理能力	完全自理	部分依赖	完全依赖
健康知识	大部分知识来自于实践,刷牙有效,使用牙线清洁牙齿	有许多错误观念,刷牙有效,未使用牙线清洁牙齿	有许多错误观念,很少清洁口腔,刷牙无效,未使用牙线清洁牙齿

二、口腔的清洁护理

（一）口腔卫生保健指导

向患者讲解口腔卫生的重要性,指导患者养成良好的口腔卫生习惯,定时检查口腔卫生状况,以提高口腔的健康水平。

1. **正确选用口腔清洁用具** 牙刷是进行口腔清洁的基本工具,应尽量选用刷头较小、刷毛质地柔软的牙刷,并且至少每隔 3 个月更换 1 次。牙膏应选择无腐蚀性的,以免损伤牙齿。推荐使用含氟牙膏,其有抑菌及保护牙齿的作用;药物牙膏也可抑制细菌生长,具有预防龋齿、治疗牙周病及牙齿过敏的作用,可根据需要选用。

2. **采用正确的刷牙方法** 刷牙可清除食物残渣,有效减少牙齿表面与牙龈边缘的牙菌斑,有助于减少口腔中的致病因素,同时具有按摩牙龈的作用,可增强组织抗病能力。刷牙通常在晨起和临睡前进行,每次餐后也建议刷牙。正确的刷牙方法是上下颤动刷牙法。刷牙时,牙刷毛面与牙齿呈 45°,使刷毛进入牙龈沟和牙缝内,作短距离的快速环形来回颤动刷洗,每次刷 2~3 颗牙齿,刷完一处再刷相邻部位。对于前排牙齿内面,用刷毛面的顶部以环形颤动方式刷洗;刷牙齿咬合面时,使刷毛毛端深入裂沟作前后来回颤动刷洗;刷完牙齿后,再由内向外刷洗舌面(图 6-9)。每次刷牙时间应不少于 3 分钟。

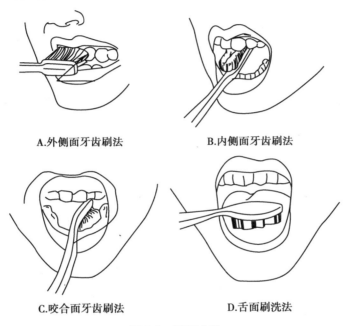

A.外侧面牙齿刷法   B.内侧面牙齿刷法

C.咬合面牙齿刷法   D.舌面刷洗法

图 6-9 刷牙方法

（二）义齿的清洁护理

义齿可促进口腔咀嚼食物、便于交谈,维持良好的口腔外形和个体外貌。日间佩戴义齿时,应于餐后取下清洗积聚的食物碎屑等,其方法与刷牙相同。夜间休息时,应将义齿取下,使得牙龈充分休息,防止细菌繁殖,且按摩牙龈。护士协助患者清洁义齿时,要戴好手套,同时作口腔护理。取下的义齿应浸没在贴有标签的冷水杯中,每天换水一次。注意不可将义齿浸于热水或乙醇中,以免变色、变形与老化。佩戴时,护士应提前为患者进行口腔清洁,并湿润义齿以减少摩擦。

（三）特殊口腔护理

对于高热、昏迷、危重、禁食、口腔疾患、术后及生活不能自理的患者,护士应协助进行口腔护理(special oral care),一般每日 2~3 次。根据病情,可酌情增加次数。

【目的】

1. 保持口腔清洁、湿润、舒适,预防口腔感染等并发症。

2. 去除口腔异味、增进食欲,保持口腔正常功能。

3. 评估口腔状况,如黏膜、舌苔、牙龈等,提供病情变化的动态信息。

【操作前准备】

1. **评估患者并解释**

(1)评估:患者的口腔卫生状况、年龄、病情、意识、心理状态及配合程度。

(2)解释:向患者及家属解释口腔护理的目的、方法、注意事项及配合要点。

2. **患者准备**

(1)了解口腔护理的目的、方法、注意事项及配合要点。

(2)取舒适、安全以及易于操作的体位。

3. **用物准备**

(1)治疗盘内备:治疗碗2个(分别盛漱口溶液和浸湿的无菌棉球)、镊子、弯止血钳、压舌板、吸水管、棉签、纱布数块,液状石蜡、手电筒、弯盘、治疗巾。必要时备开口器。

(2)治疗盘外备:口腔护理溶液(表6-5)、口腔外用药(按需准备,常用的有口腔溃疡膏、西瓜霜、维生素 B_2 粉末、锡类散等)、手消毒液。生活垃圾桶、医用垃圾桶。

表6-5　口腔护理常用溶液

名称	浓度	作用及适用范围
生理盐水		清洁口腔,预防感染
复方硼酸溶液		轻度抑菌、除臭
过氧化氢溶液	1%~3%	防腐、防臭,适用于口腔感染有溃烂、坏死组织者
碳酸氢钠溶液	1%~4%	属碱性溶液,适用于真菌感染
氯己定溶液	0.02%	清洁口腔,广谱抗菌
呋喃西林溶液	0.02%	清洁口腔,广谱抗菌
醋酸溶液	0.1%	适用于铜绿假单胞菌感染
硼酸溶液	2%~3%	酸性防腐溶液,有抑制细菌作用
甲硝唑溶液	0.08%	适用于厌氧菌感染

4. **环境准备**　宽敞,光线充足。

5. **护士准备**　衣帽整洁,修剪指甲,洗手,戴口罩。

【操作步骤】

操作步骤	要点与沟通
1. 核对　护士备齐用物携至患者床旁,核对患者	• 确认患者 • 护士:您好! 请问您叫什么名字? ×××,您好! 我是您的责任护士×××,您今天是术后的第一天,刀口还很疼吧? 由于您不能吃饭喝水,这样口腔会滋生病原微生物而引起感染,为了预防感染,我需要为您做特殊口腔护理,就是用生理盐水棉球擦洗您的牙齿和黏膜,生理盐水会有些咸,希望您理解,在擦洗过程中如有不适,请您向我示意好吗
2. 体位　协助患者取侧卧位或仰卧位,头偏向一侧,面向护士	• 利于分泌物及多余水分由嘴角流出,防止反流造成误吸

操作步骤	要点与沟通
3. 铺巾置盘 铺治疗巾于患者颌下，置弯盘于口角旁（图6-10）	
4. 湿润口唇	• 防止口唇干裂者直接张口时破裂出血
5. 漱口 协助患者用吸水管吸水漱口，将漱口水吐入弯盘	
6. 口腔评估 嘱患者张口，护士一手拿手电筒，一手拿压舌板观察口腔情况。昏迷患者或牙关紧闭者可用开口器帮助张口	• 观察口腔内有无溃疡、出血点及特殊气味等 • 开口器应从臼齿处放入，牙关紧闭的患者不可用暴力使其张口，以免造成误伤 • 有活动义齿者，卸下义齿并用冷水刷洗，浸于冷水中备用
7. 按顺序擦拭 用弯止血钳夹取含有漱口溶液的无菌棉球，拧干棉球	• 将止血钳前端用棉球包裹，以免止血钳触碰口腔黏膜和牙龈
（1）嘱患者咬合上、下齿，用压舌板轻轻撑开左侧颊部，擦洗左侧牙齿外侧面。沿齿缝纵向擦洗牙齿，按顺序由臼齿洗向门齿。同法擦洗右侧牙齿外侧面	• 每次更换一个棉球，一个棉球只能擦洗一个部位
（2）嘱患者张开上、下齿，按顺序擦洗牙齿左上内侧面、左上咬合面、左下内侧面、左下咬合面，弧形擦洗左侧颊部。同法擦洗右侧	• 力度适宜，尤其是对凝血功能障碍的患者，应避免碰伤黏膜和牙龈
（3）擦洗硬腭、舌面及舌下	• 勿过深，以免触及咽部引起恶心
8. 再次漱口 用纱布擦净口唇	• 保持口腔清爽
9. 再次评估口腔状况	• 确定口腔清洁是否有效
10. 润唇 口唇涂液状石蜡或润唇膏，酌情涂药	• 防止口唇干燥、破裂 • 如有口腔黏膜溃疡，可局部涂口腔溃疡膏
11. 操作后处理	
（1）撤去弯盘及治疗巾	
（2）协助患者取舒适卧位，整理床单位	• 护士：×××，您配合得很好！现在感觉舒服一些了吧，您休息一会吧！需要帮助时可以按床旁呼叫器
（3）整理用物	
（4）洗手	• 减少致病菌传播
（5）记录口腔状况及护理效果	• 利于评价

【健康教育】

1. 向患者及家属讲解保持口腔卫生的重要性。

2. 介绍口腔护理的相关知识，如清洁用具的选择、刷牙方法及义齿护理等，同时根据患者存在的问题进行针对性的指导。

【注意事项】

1. 昏迷患者禁忌漱口，以免误吸；擦洗时棉球不可过湿，防止因水分过多导致误吸；注意夹紧棉球勿将棉球遗留在口腔。

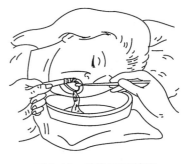

图6-10 特殊口腔护理

2. 评估口腔时,对长期使用抗生素及激素的患者,应注意观察口腔内有无真菌感染。

3. 传染病患者的用物须按消毒隔离原则进行处理。

第四节　会阴部护理

会阴部护理(perineal care)包括清洁会阴及其周围皮肤。会阴部因有孔道与外界相通,常成为病原微生物侵入体内的途径。当个体患病时,机体抵抗力降低,长期卧床者会阴部空气流通不畅,加上会阴局部温暖、潮湿,皮肤阴毛较密,使得致病菌易于繁殖,造成皮肤破损。因此,会阴部清洁护理对预防感染及增进患者舒适十分必要。尤其是对于生殖系统和泌尿系统炎症、大小便失禁、留置导尿、产后及会阴部术后患者更为重要。

一、评估

(一)会阴部情况

观察评估患者会阴部皮肤黏膜完整性、会阴部清洁程度、有无感染症状、有无异味、有无伤口或切口及分泌物情况,有无尿失禁或留置导尿。评估患者日常会阴部清洁的习惯。

(二)患者对会阴部卫生知识的了解情况

评估患者对会阴部清洁重要性的了解程度,清洁方法及清洁用品的选用是否正确等。

(三)患者病情、自理能力及治疗情况

评估患者有无大小便失禁、留置导尿、泌尿生殖系统炎症或手术等情况。根据患者自理能力确定其是否需要他人协助,以及需要协助的程度。

二、会阴部的清洁护理

(一)便器使用方法

常用便器包括便盆和尿壶。临床上便盆使用较广泛(图 6-11),尿壶多用于卧床的男性患者。

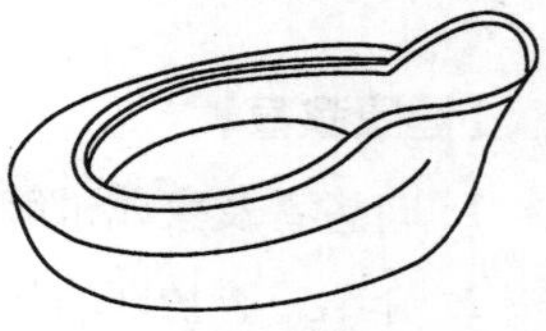

【目的】

满足患者排便需要,增进舒适。

【操作前准备】

1. **评估患者并解释**

图 6-11　便盆

(1)评估:患者的自理能力、年龄、病情、意识、心理状态及配合程度。

(2)解释:向患者及家属解释便盆的使用方法、注意事项及配合要点。

2. **患者准备**　了解便盆的使用方法、注意事项及配合要点。

3. **用物准备**　便盆、便盆巾、卫生纸、手消毒液。生活垃圾桶、医用垃圾桶。

4. **环境准备**　关闭门窗,屏风遮挡。

5. 护士准备　衣帽整洁,修剪指甲,洗手,戴口罩。

【操作步骤】

操作步骤	要点与沟通
1. 核对　护士携便盆至患者床旁,核对患者	● 确认患者 ● 护士:您好!　请问您叫什么名字? ×××,您好!　我是您的责任护士×××,由于您现在卧床,不能自己解便,我为您提供便器好么? 如有不适,请随时告诉我
2. 关闭门窗,屏风遮挡	● 保护隐私
3. 铺单　铺一次性臀垫于患者臀下,协助患者脱裤,屈膝	● 保护床单位,防止排泄物污染床单
4. 置便盆　能够配合的患者,嘱其双脚蹬床面,抬起背部和臀部,护士一手托患者腰骶部,另一手将便盆置于臀下(图6-12A)。 若患者不能配合,先协助患者侧卧,置便盆于患者臀部后,护士一手紧按便盆,另一手协助患者恢复平卧位(图6-12B);或两人协力抬起患者臀部放于便盆上	● 不可强行塞、拉便盆,防止损伤骶尾部皮部 ● 注意保护患者安全,防止坠床 ● 便盆开口端朝向患者足部
5. 尊重患者意愿,酌情守候床旁或暂离病室	● 离开病室前,应将卫生纸、呼叫器放在患者易取处
6. 擦肛门　排便完毕,协助擦净肛门	
7. 取出便盆　嘱患者双腿用力蹬床面,将臀部抬起,护士一手抬起患者腰骶部,另一手取出便盆,盖便盆巾	
8. 操作后处理 (1)协助患者穿裤、洗手、取舒适卧位 (2)整理床单位 (3)撤去屏风,开窗通风换气 (4)及时处理排泄物,冷水冲洗便盆。 必要时留取标本送检 (5)洗手 (6)记录执行时间和排泄情况	● 护士:×××,您休息一会吧!　需要帮助时可以按床旁的呼叫器 ● 保证良好的病室环境 ● 热水易使蛋白质凝固而不易洗净 ● 减少致病菌传播 ● 利于评价

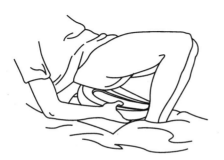
A.仰卧位置便盆法

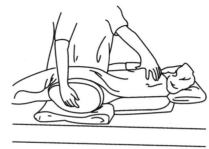
B.侧卧位置便盆法

图6-12　便盆使用法

【健康教育】

指导患者及家属正确使用便盆,切忌硬塞、硬拉便器,以免损伤骶尾部皮肤。

【注意事项】

1. 尊重和保护患者隐私。

2. 便盆应清洁完整,不可使用破损便盆,防止皮肤损伤。

(二)会阴部清洁护理

对于泌尿生殖系统感染、大小便失禁、会阴部分泌物过多或尿液浓度过高引起皮肤刺激或破损,留置导尿、产后及各种会阴部手术后的患者,护士应协助进行会阴部清洁护理。

由于会阴部的各个孔道相邻,易发生交叉感染。尿道口是最清洁的部位,而肛门是相对最不清洁的部位。因此,进行操作时应先清洁尿道口周围,最后擦洗肛门。

【目的】

1. 清洁会阴,去除异味,预防和减少感染。

2. 防止皮肤破损,促进伤口愈合。

3. 增进舒适,指导患者清洁方法。

【操作前准备】

1. 评估患者并解释

(1)评估:患者会阴部的清洁程度、皮肤黏膜状况、有无伤口、流血及流液情况;有无失禁或留置导尿管;年龄、病情、意识、心理状态及配合程度。

(2)解释:向患者及家属解释会阴部清洁护理的目的、方法、注意事项及配合要点。

2. 患者准备

(1)患者了解会阴部护理的目的、方法、注意事项及配合要点。

(2)患者取仰卧位。

3. 用物准备

(1)治疗盘内备:一次性大棉签、无菌溶液、大量杯、一次性手套、一次性臀垫、毛巾、浴巾、浴毯、卫生纸。

(2)治疗盘外备:水壶(内盛40~45℃的温水)、便盆、手消毒液。生活垃圾桶、医用垃圾桶。

4. 环境准备 关闭门窗,屏风遮挡。

5. 护士准备 衣帽整洁,修剪指甲,洗手,戴口罩。

【操作步骤】

操作步骤	要点与沟通
1. 核对 护士备齐用物至患者床旁,核对患者	● 确认患者
	● 护士:您好! 请问您叫什么名字? ×××,您好! 我是您的责任护士×××,由于您现在卧床,不能自己清洁会阴部,我帮您擦洗好吗? 擦洗过程中如有不适,请随时告诉我
2. 屏风或隔帘遮挡,关闭门窗	● 保护隐私
3. 体位 协助患者取仰卧位,将盖被折于会阴部以下,用浴毯盖于患者胸腹部	● 暴露会阴部,并保暖、增进舒适
4. 戴一次性手套	● 预防交叉感染

操作步骤	要点与沟通

5. 协助患者脱裤，暴露会阴部

6. 备水　脸盆内放温水，将脸盆和卫生纸放在床旁桌上，将毛巾放于脸盆内

7. 擦洗会阴部

▲ 男性

（1）擦洗大腿上部：将浴毯的上半部返折，清洗并擦干两侧大腿上部

（2）擦洗阴茎头部：轻提阴茎，将浴巾铺在下方。用一次性大棉签由尿道口向外环形擦洗阴茎头部（图6-13）。更换棉签，反复擦洗，直至擦净阴茎头部

- 擦洗方向为从污染最小处至污染最大处，防止致病菌向尿道口传播
- 留置导尿管者，由尿道口处向远端用消毒液棉球擦洗

（3）擦洗阴茎体部：沿阴茎体由上向下擦洗，特别注意阴茎下皮肤

（4）擦洗阴囊部：轻托阴囊，擦洗阴囊下皮肤皱褶处

- 皮肤皱褶处易存留分泌物，造成致病菌滋生和繁殖
- 擦洗力度适宜，防止阴囊部位受压引起患者疼痛
- 若会阴部有切口或伤口，应保证溶液及用物必须无菌，擦洗后应用无菌技术处理切口或伤口

▲ 女性

（1）体位：协助患者取屈膝仰卧位，两腿分开

（2）擦洗大腿上部：将浴毯的上半部返折，清洗并擦干两侧大腿上部

（3）擦洗阴唇部位：一手轻轻合上阴唇，另一手持一次性大棉签擦洗阴唇外黏膜部分，从会阴部向肛门方向擦洗

- 减少粪便中的致病菌向尿道口传播

（4）擦洗尿道口和阴道口部位：一手分开阴唇，暴露尿道口和阴道口。另一手持一次性大棉签从会阴部向肛门方向轻轻擦洗各个部位，彻底擦净阴唇、阴蒂及阴道口

- 每擦一处，更换一次性大棉签
- 会阴部有切口或伤口应保证溶液及用物必须无菌，擦洗后应用无菌技术处理切口或伤口
- 留置导尿管者，由尿道口处向远端用消毒液棉球擦洗

（5）置便盆：先铺一次性臀垫于患者臀下，再置便盆

（6）冲洗:护士一手持装有温水的大量杯，另一手持一次性大棉签，边冲水边擦洗会阴部。从会阴部冲洗至肛门部，冲洗后，将会阴部彻底擦干（图6-14）

（7）整理：撤去便盆、一次性臀垫

8. 擦洗肛门　用浴毯盖在会阴部。协助患者取侧卧位，擦洗肛门

- 特别注意肛门部位的皮肤情况。必要时在擦洗肛门前，可先用卫生纸擦净

9. 涂软膏　如患者有大小便失禁，可在肛门和会阴部涂凡士林或氧化锌软膏

- 防止皮肤受到尿液和粪便中有毒物质的刺激，保护皮肤

10. 观察　观察会阴部及其周围部位的皮肤状况

11. 协助患者穿好衣裤

操作步骤	要点与沟通
12. 操作后处理	
（1）协助患者取舒适卧位，整理床单位	
（2）整理用物	
（3）洗手	• 减少致病菌传播
（4）记录执行时间及护理效果	• 利于评价

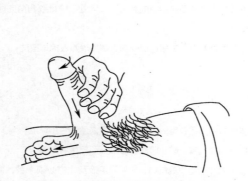 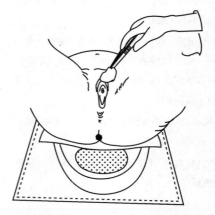

图 6-13　男性患者会阴部清洁护理　　　　图 6-14　女性患者会阴部清洁护理

【健康教育】

1. 指导患者经常检查会阴部卫生状况，及时做清洁护理，预防感染。

2. 指导患者掌握会清洁阴部的方法。

【注意事项】

1. 会阴部擦洗时，每擦洗一处应更换一个棉签。

2. 如会阴部有切口或伤口应保证溶液及用物必须无菌，擦洗后应用无菌技术处理切口或伤口。

3. 操作中减少暴露，保护患者隐私，并注意保暖。

4. 留置导尿管者，由尿道口向远端用消毒棉球擦洗。

第五节　晨晚间护理

　　晨晚间护理是个体日常生活中的自然活动，而患者由于受到疾病限制，尤其是危重、昏迷、瘫痪、高热、大手术后或年老体弱等自理能力下降的患者，不能独立完成这些日常活动。由此，护士应根据患者的病情及日常生活习惯，于晨起和临睡前提供护理措施，协助其完成晨晚间护理，以满足其日常清洁和舒适需求。周到细致的晨晚间护理可以促进患者身心舒适，有利于患者健康，已成为优质护理服务的重要组成部分。

一、晨间护理

　　晨间护理（morning care）是指晨间患者醒来后为其提供的护理措施，以促进其身心舒适，预防并发症。对于能够自理的患者,护士应鼓励其自行完成,以增强患者康复的信心;对于病情较重、不能离床活动的患者,护士应给予协助完成。晨间护理一般于晨间诊疗工作前完成。

（一）目的

1. 促进患者清洁和舒适,预防压疮及肺炎等并发症。

2. 解病情,为诊断、治疗及修订护理计划提供依据。

3. 提供心理和卫生指导,满足患者心理需要,促进护患沟通。

4. 保持病室和床单位的整洁和美观。

（二）内容

1. 清洁、整理床单位,实施湿式扫床,预防交叉感染,必要时更换被服。

2. 根据患者护理级别,协助其排便、洗漱及进食等。眼睑不能闭合的患者,应保持角膜湿润,防止角膜感染。

3. 根据病情合理安置患者体位,同时检查全身皮肤受压情况,进行背部及骨隆突处皮肤的按摩。如发现皮肤黏膜异常,及时处理并上报。

4. 根据需要指导患者有效咳嗽,予以叩背等措施协助排痰,必要时吸痰。

5. 检查留置管道,保持管路通畅,固定妥当,保证安全。

6. 进行晨间沟通,询问夜间睡眠、疼痛及呼吸状况,肠道功能恢复情况,以及活动能力。

7. 酌情开窗通风,保持病室空气清新。

二、晚间护理

晚间护理（evening care）是指患者晚间入睡前为其提供的护理措施,以促进其清洁而舒适地入睡。

（一）目的

1. 保证病室安静、清洁,为患者提供良好的夜间睡眠条件,促进其入睡。

2. 了解病情,满足患者身心需要,增进护患沟通。

3. 预防压疮发生。

（二）内容

1. 整理床单位,必要时予以更换。

2. 根据患者的护理级别,协助排便、洗漱等,女性患者给予会阴冲洗。

3. 协助患者取舒适卧位,检查全身皮肤受压情况,观察有无早期压疮迹象,合理按摩背部及骨隆突部位。

4. 进行导管护理,检查导管有无折叠、扭曲或受压,妥善固定并保持通畅。

5. 疼痛患者遵医嘱予以镇痛措施。

6. 保持病室安静,病室内电视机及时关闭,督促家属离院。夜间巡视时,护士应注意做到"四轻"。

7. 保持病室光线适宜,危重病室保留廊灯,利于夜间观察患者病情变化。

8. 保持病室空气流通,调节室温,适当增减盖被。

9. 经常巡视病室,了解患者睡眠状况,对于睡眠不佳的患者按失眠给予相应的护理;同时观察病情变化,并酌情处理。

(刘彦淑)

学习小结

清洁卫生是人的基本需要之一,是维持个体舒适、安全、健康的重要保证。护士应能够准确评估患者对清洁卫生知识与方法的了解与运用程度,同时结合其病情、年龄、意识、自理能力及心理合作程度等选择提供适宜的清洁卫生措施。患者的清洁卫生内容包括头发护理、皮肤护理、口腔护理、会阴部护理和晨晚间护理。

头发护理是每日清洁卫生的一项重要内容,护士应能够为患者熟练地实施床上梳发和床上洗发护理技术,保持其头发清洁和良好的个人形象。

压疮是长期卧床患者容易出现的最严重的皮肤问题,皮肤护理有助于维持皮肤的完整性,促进舒适,有效预防压疮的发生。因此,护士应熟练掌握压疮的定义;能够准确应用压疮危险因素评估表评估压疮发生的高危人群;能够熟练的实施皮肤的清洁及按摩等护理技术,预防压疮的发生;能够根据临床表现区分压疮的不同病理分期并给予相应的治疗与护理措施。

口腔卫生保健能够改善和预防患者因疾病等因素引起的菌群失调、口腔不洁、口腔炎症或溃疡、口臭、龋齿等并发症的发生。护士应能够熟练地使用口腔护理评估表评估患者口腔情况并准确选用漱口溶液,为其实施特殊口腔护理;同时能够为患者提供口腔卫生保健知识和方法,使其意识到口腔护理的重要性,养成良好的口腔卫生习惯。

会阴部护理和晨晚间护理是优质护理服务的重要内容,对于促进患者身心舒适至关重要。对于危重、昏迷及瘫痪等自理能力受限的患者,护士应为其提供会阴部清洁、晨间护理及晚间护理的具体措施,增强与患者交流沟通,及时了解患者需求,促进健康。

复习思考题

1. 患者张某,男,75 岁。脑出血后长期卧床。护士为其翻身时发现其骶尾部皮肤呈紫红色,部分皮肤上出现多个大小不等的水疱。

思考:

(1)根据患者临床表现判断属于压疮的哪一期?

(2)目前应给予哪些治疗和护理措施?

(3)如何预防压疮的发生?

2. 患者李某,男,40 岁。肝性脑病伴肺部感染住院治疗,应用抗生素治疗 2 周。今晨护士观察其口腔时发现在左侧颊部有乳白色片状分泌物,不易拭去。

思考:

(1)该患者口腔出现了什么问题?

(2)护士应为患者选择何种口腔护理溶液?

(3)护士为其进行口腔护理时应注意哪些事项?

第七章 生命体征的评估及护理

7

学习目标

掌握　测量体温、脉搏、呼吸、血压及吸痰、吸氧的操作要点和注意事项；体温、脉搏、呼吸、血压的正常值；缺氧分类、程度的判断及氧浓度的换算方法；异常体温、脉搏、呼吸、血压患者的护理措施。

熟悉　体温过高、稽留热、弛张热、间歇热、间歇脉、脉搏短绌、潮式呼吸、间断呼吸、呼吸困难等概念；体温、脉搏、呼吸、血压的生理变化及影响因素；有效咳嗽、胸部叩击、胸壁震荡及体位引流的相关知识。

了解　体温的形成与调节，体温计的种类及构造；脉搏的产生；血压的形成；呼吸运动的调节。

生命体征(vital sign)或称生命征象,通常包括体温、脉搏、呼吸和血压,它是机体内在活动的一种客观反映,是衡量机体身心状况的重要指标。正常情况下,生命体征在一定范围内相对稳定。而在病理情况下,生命体征会发生不同程度的改变。通过对患者生命体征的评估,可以发现其存在的健康问题,了解机体重要脏器功能情况,对疾病的诊断、治疗、判断预后及护理提供依据。因此,生命体征的观察及护理是临床护理中极为重要的内容之一。

问题与思考7-1

患者王某,女性,35岁,因近两日发热、咳嗽、咳痰伴左侧胸痛而收入院。入院后查体:T 39.9℃,P 118次/分,R 26次/分,BP 130/80mmHg,患者面色潮红、虚弱无力、口唇干燥,入院后体温持续4天不退,24小时体温差在1℃左右,患者烦躁不安。

思考:

1. 生命体征的正常值是多少?此患者的生命体征出现了哪些异常?

2. 判断此患者的发热程度?该患者发热属于哪种热型?

3. 如何对该患者进行护理?

第一节　体温的评估及护理

体温(body temperature)分为体核温度和体表温度。体核温度是指机体核心部分(即胸腔、腹腔、内脏和大脑)的平均温度,其特点是温度相对恒定;体表温度也称皮肤温度,可受环境温度及衣着情况的影响,体表温度低于体核温度。

一、正常体温及生理变化

(一)体温形成

人体不断进行着三大营养物质——糖、脂肪、蛋白质的代谢,这些物质经过氧化分解产生能量,其中50%左右的能量转化为热能用来维持体温,并不断地散发到体外;其余的能量储存于三磷酸腺苷(adenosine triphosphate,ATP)内,供机体利用,最后仍转化为热能散发到体外。

(二)产热与散热

1. **产热过程**　机体的产热过程是组织细胞新陈代谢的过程,机体在安静时主要由内脏产热,其中肝脏产热量最高;当机体在活动时,主要由骨骼肌运动产热。另外,食物氧化、交感神经兴奋、肾上腺素、甲状腺素等也参与产热调节过程。

2. **散热过程**　人体主要通过皮肤进行散热,当环境温度低于皮肤温度时,大部分体热通过辐射、传导和对流的方式向外界散热,呼吸和排泄也能散发小部分热量。当环境温度高于皮肤温度时,蒸发成为人体唯一的散热形式。

(三)体温调节

人体体温调节有自主性体温调节和行为性体温调节两种方式。自主性体温调节是在体温调节中枢的控制下,通过增加或减少皮肤的血流量、出汗或寒战等生理调节反应,维持产热和散热过程的动态平衡,使体温保持在相对稳定水平。行为性体温调节是指有意识的调节体温平衡的活动,如天热时用空调降温,天冷时添加衣服或蜷曲四肢和身体。对于人体而言,自主性体温调节是基础,行为性体温调节是对自主性体温调节的补充。以下主要介绍自主性体温调节的有关知识。

1. 温度感受器

(1)外周温度感受器:是存在于皮肤、黏膜和内脏中的游离神经末梢。当局部温度升高时,热感受器兴奋;反之,当温度降低时,冷感受器兴奋。温度感受器在皮肤呈点状分布,冷感受器大约是热感受器的 5~11 倍。它们的作用是将热或冷的信息传向中枢。

(2)中枢温度感受器:是指存在于中枢神经系统内的对温度变化敏感的神经元。下丘脑、脑干网状结构和脊髓等处都有温度敏感神经元。热敏神经元主要分布在视前区-下丘脑前部(PO/AH),而冷敏神经元在脑干网状结构和下丘脑的弓状核,当局部温度发生变化时,可将热或冷的刺激传入中枢。

2. 体温调节中枢　体温调节中枢主要位于下丘脑。当调节中枢将各种温度变化的信息整合后,通过自主神经系统调节皮肤血流量、竖毛肌和汗腺活动而影响散热过程;通过躯体神经调节骨骼肌的活动及甲状腺、肾上腺髓质的分泌活动而影响产热过程,从而使机体在外界环境温度发生变化时,维持体温的相对恒定。

(四)正常体温及生理变化

1. 正常体温　由于机体体核温度不容易测量,所以临床上一般用直肠、口腔和腋窝三个部位的温度来代表体温。其中直肠温度最接近人体深部温度,但口腔、腋窝温度测量更为常见、方便。所谓正常体温是一个温度范围,不是一个具体的温度点。正常体温的范围(表 7-1)。

表 7-1　正常成人体温范围及平均值

部位	正常范围	平均值
口温	36.3~37.2℃	36.8℃
肛温	36.5~37.7℃	37.1℃
腋温	36.0~37.0℃	36.5℃

2. 生理变化　在生理情况下,体温可随着昼夜、年龄、性别、情绪等因素而发生变化,但这种变化波动小,一般不会超过 0.5~1℃。

(1)昼夜变化:体温在一昼夜之间呈周期性波动,在清晨 2~6 时最低,午后 1~6 时最高。体温的这种昼夜周期性波动,称为昼夜节律或日节律,与下丘脑的生物钟功能有关。

(2)年龄:新生儿特别是早产儿,由于体温调节中枢发育不完善,体温易受环境因素的影响,因此应注意防寒保暖。儿童和青少年新陈代谢旺盛,体温略高于成人。老年人由于代谢率低,活动量减少,体温较低,应注意保暖。

(3)性别:在相同状态下,成年女性的体温平均高于男性 0.3℃。此外,成年女性的基础体温随月经周期而变动,即在月经期内体温较低,排卵日最低,排卵后升高 0.3~0.6℃,主要是由于黄体分泌的孕激素作用所致。因此,可通过测定基础体温了解有无排卵和排卵的日期。

(4)活动:在活动过程中,骨骼肌产热增加,可使体温升高。所以,临床上测量体温时应在患者安静状态下测量。

（5）情绪：情绪激动、精神紧张时，肌肉张力增加，促使肾上腺素和甲状腺素释放增多，使产热量增多，体温升高。

（6）进食：人体在饥饿或禁食的状况下体温下降；进食后体温升高。

（7）季节和地区：一般夏季的体温较冬季体温高。我国南方居民的平均体温比北方居民高，在春夏季更为明显。

（8）药物：麻醉药物可抑制体温调节中枢或影响传入路径的活动并能扩张血管，增加散热，可使体温下降。因此对手术患者术中、术后应注意保暖。

二、异常体温的评估及护理

（一）体温过高

1. 定义　体温过高（hyperthermia）又称发热（fever），是指各种原因引起体温调节中枢的调定点上移，产热增加、散热减少，导致体温升高超过正常值。体温过高是临床常见症状，引起体温过高的原因很多，临床上可分为感染性与非感染性。感染性发热较多见，主要由各种病原体如病毒、细菌、支原体、立克次体、螺旋体、真菌、寄生虫等引起的感染；非感染性发热可由无菌性坏死物质的吸收、抗原-抗体反应、内分泌与代谢疾病、皮肤散热减少、体温调节中枢功能失常、自主神经功能紊乱等引起。

2. 发热程度的划分　以口腔温度为例，按发热的高低可分为：①低热：37.3～38℃；②中等热：38.1～39.0℃；③高热：39.1～41℃；④超高热：41℃以上。

3. 发热的临床过程及特点　一般发热的过程分体温上升期、高热持续期、体温下降期三个阶段。

（1）体温上升期：特点是产热大于散热，体温上升。主要表现为疲乏无力、肌肉酸痛、皮肤苍白、干燥无汗、畏寒、甚至寒战等。体温上升有两种方式：①骤升型：体温在几小时内达39～40℃或以上，常伴有寒战，常见于肺炎球菌肺炎、疟疾；②渐升型：体温逐渐上升在数日内达高峰，多不伴寒战，常见于伤寒。

（2）高热持续期：特点是产热与散热在较高水平上保持相对平衡。此期分解代谢增强，产热较正常时增加；同时皮肤血管舒张，血流量增加，散热也相应增加。主要表现为皮肤潮红并有灼热感，口唇干燥，脉搏、呼吸加快，头痛头晕，软弱无力、食欲缺乏等。小儿易出现惊厥，超高热时可出现大脑功能损害。

（3）体温下降期：特点是散热大于产热，体温恢复正常。表现为大量出汗，皮肤潮湿，体温下降。体温下降有两种方式：①骤降：指体温于数小时内迅速下降至正常，有时可略低于正常，常伴有大汗淋漓，见于肺炎球菌肺炎、疟疾；②渐降：指体温在数天内逐渐降至正常，常见于伤寒。此期由于大量出汗，丧失体液较多，年老体弱及患心血管疾病的患者易出现血压下降、虚脱等现象。

4. 常见热型　将发热患者不同时间测得的体温数值分别记录在体温单上，构成的各种体温曲线的形态称为热型。临床上常借助不同的热型进行疾病诊断和鉴别诊断。常见的热型有：

（1）稽留热（continued fever）：是指体温维持在39～40℃以上达数天或数周，24小时内体温波动范围不超过1℃。常见于肺炎球菌肺炎、伤寒（图7-1）。

（2）弛张热（remittent fever）：体温常在39℃以上，波动幅度大，24小时内波动范围超过1℃，但体温最低时仍在正常水平以上。常见于败血症、风湿热、重症肺结核及化脓性炎症等（图7-2）。

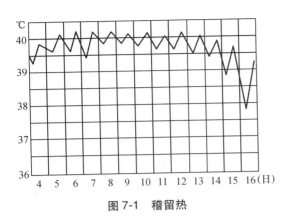

图7-1　稽留热

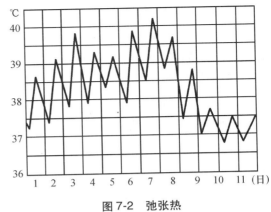

图7-2　弛张热

（3）间歇热（intermittent fever）：体温骤然升高至39℃以上后持续数小时或更长，又迅速降至正常水平，无热期（间歇期）可持续1天至数天，如此高热期与无热期反复交替出现。常见于疟疾、急性肾盂肾炎等（图7-3）。

（4）不规则热（irregular fever）：发热的体温曲线无一定规律，且持续时间不定。可见于流行性感冒、癌性发热等（图7-4）。

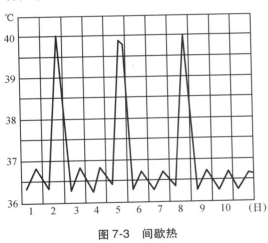

图7-3　间歇热

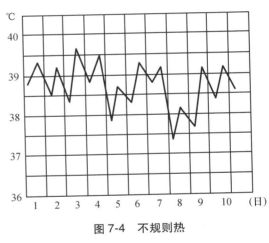

图7-4　不规则热

5. 体温过高患者的护理

（1）密切观察病情：①观察生命体征，高热患者应每4小时测量一次体温；体温降至38.5℃以下时，改为每日测体温4次；待体温恢复正常3天后，改为每日1～2次；②观察其热型、程度及临床过程和特点，注意呼吸、脉搏和血压的变化；③观察有无寒战、结膜充血、单纯疱疹、淋巴结肿大、肝脾肿大、出血、关节肿痛、昏迷等伴随症状及程度；④观察病情的治疗效果及有无药物副作用；⑤记录液体出入量。

（2）降温：可采用药物降温或物理降温两种方法。药物降温主要指应用退热药而达到减少产热加速散热的目的。使用时应注意药物的剂量及副作用。物理降温有局部和全身冷疗两种方法，如使用冰袋、冰囊、冰帽，温水或酒精擦浴。行降温措施30分钟后应测量体温并记录。

（3）补充营养和水分：给予高营养，高热量、高蛋白、高维生素、低脂肪营养丰富易消化的流质或半流质食物以补充高热的消耗，鼓励少食多餐。同时鼓励患者多饮水，以每日 2500～3000ml 为宜，用来补充高热消耗的水分，促进毒素和代谢产物的排出。对不能进食的患者，应遵医嘱给予静脉输液或鼻饲，以补充营养物质、水分和电解质。

（4）休息：高热患者由于新陈代谢增加，消耗增多，导致体质虚弱，需要卧床休息，以减少能量的消耗。同时提供适宜的休息环境，如温湿度适当、空气流通、减少噪音等。

（5）保持清洁：①加强口腔护理，协助患者在晨起、餐后、睡前漱口或用生理盐水棉球清洁口腔；②加强皮肤护理，退热期往往大量出汗，应随时擦干汗液，更换衣服和床单，保持皮肤的清洁干燥，对于长期持续高热卧床者，要注意防止压疮的发生。

（6）安全护理：高热者有时出现躁动不安、谵妄，应防止坠床、舌咬伤，必要时加床挡或用约束带固定患者。

（7）心理护理：在发热期间患者会出现紧张、恐惧等心理，护士应对发热的各种临床表现做出合理的解释，以缓解患者的紧张心理。同时，经常巡视患者，及时解答患者的各种问题，尽量满足患者的合理需求。

（8）健康教育：教会患者及家属正确监测体温及物理降温的方法；介绍发热时休息、合理饮食、饮水的重要性。

（二）体温过低

1. **定义** 体温过低是指各种原因引起产热减少和（或）散热增加，导致体温低于 35℃。

2. **原因**

（1）散热过多：长期暴露于低温环境中或在寒冷环境中大量饮酒而致血管过度扩张，使机体散热过多、过快。

（2）产热减少：极度衰竭、重度营养不良，使机体产热减少。

（3）体温调节中枢功能不良：①颅脑外伤、脑出血，某些药物中毒（麻醉剂、镇静剂过量）使体温调节中枢受损；②新生儿尤其是早产儿因体温调节中枢发育尚未完善，对外界温度变化不能自行调节，加上体表面积相对较大而易导致体温过低。

3. **临床表现** 发抖、皮肤苍白、四肢冰冷、血压下降、呼吸和心率减慢、脉搏细弱、尿量减少、嗜睡、重者可出现昏迷。

4. **护理措施**

（1）加强监测：密切观察病情的变化，至少每小时测量一次体温，直至体温恢复至正常且稳定。同时注意呼吸、脉搏、血压的变化。

（2）保暖：调节室内温度在 22～24℃ 为宜，新生儿可置于温箱中；适当增添衣服，给予毛毯、棉被、热水袋等以提高机体温度，减少热量散失，但应注意加温的速度不宜过快，在保暖的同时应注意防止烫伤。

（3）饮食：多吃高热量的蛋白质、脂肪类食物，多喝热饮，禁忌饮酒。

（4）去除病因：去除引起体温过低的原因，使体温恢复正常。

（5）健康教育：教会患者避免引起体温过低的因素，如衣服穿着过少、营养不良等；指导患者及家属正确采取保暖措施，如使用热水袋等。

三、体温的测量

（一）体温计种类及构造

1. 水银体温计 水银体温计根据测量部位的不同,可分为口表、肛表、腋表。口表和腋表水银柱较细长,有助于测温时扩大接触面积;肛表的水银柱较粗短,可防止插入肛门时折断或损伤直肠黏膜(图7-5)。

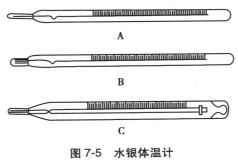

图7-5 水银体温计

A. 口表 B. 肛表 C. 腋表

2. 电子体温计 电子体温计是利用电子感温探头测量体温,将结果以数字的形式显示出来(图7-6、图7-7)。在测量时,温度计会不断地显示当前温度,且"℃"符号不断闪烁。当升温速度低于0.1℃/16s时,蜂鸣器发出蜂鸣声,"℃"符号停止闪烁,测量结束,体温计测得的最高温度值将在显示屏上显示。

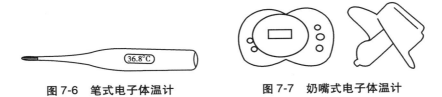

图7-6 笔式电子体温计   **图7-7 奶嘴式电子体温计**

3. 可弃式体温计 为一次性使用体温计,上面布满了对热敏感的化学指示点薄片,测温时点状薄片随机体的温度而变色,当点薄片的颜色从白色变成蓝色(或绿色),最后点色的位置即为所测温度(图7-8),可用于测量口温、腋温。

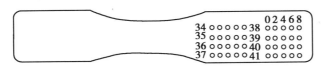

图7-8 可弃式体温计

4. 感温胶片 感温胶片为对温度敏感的胶片,可贴在前额或腹部,根据胶片颜色改变而知体温的变化,但不能显示具体的温度数值,只能用于判断体温是否在正常范围内。适用于新生儿及幼儿。

5. 红外体温计

(1)耳腔式体温计(简称耳温计):是一种利用耳道和鼓膜与探测器间的红外辐射交换测量体温的仪器(图7-9)。使用时只需将探头对准内耳道,按下测量钮,仅有几秒钟就可得到测量数据,非常适合急危重病患者、老人、婴幼儿等使用。

（2）体表体温计：一种利用皮肤与探测器间的红外辐射交换和适当的发射率修正测量皮肤温度的仪器。通常是测量额头的温度。

（3）红外筛检仪：是一种利用红外测温技术对人体表面温度进行快速测量，对体表温度达到或超过预设的警示温度值进行警示的筛检仪器，常在机场、车站、码头等口岸使用。

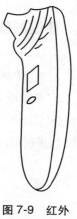

图7-9 红外
耳温计

（二）体温计的消毒与检查

1. 体温计的消毒　为防止交叉感染，保证体温计的清洁，对用过的体温计应进行消毒处理。

方法：水银体温计，将使用过的体温计放入盛有消毒液的容器里浸泡5分钟后取出，用清水冲洗干净，再放入另一装有消毒液的容器浸泡，30分钟后取出用清水冲洗干净，擦干后放入清洁容器中备用。口表、肛表、腋表应分别消毒、清洗与存放。消毒液每日更换一次，浸泡容器每周消毒一次。常用的消毒液有70%乙醇、1%过氧乙酸等。电子体温计仅消毒电子感温探头部分，可根据材质选用不同的消毒方法，如浸泡、熏蒸等。

2. 体温计的检查　在水银体温计使用前或消毒后应对体温计进行检查，以保证体温测量的准确性。

方法：将全部体温计的水银柱甩至35℃以下，于同一时间放入已测好的40℃以下的水中，3分钟后取出检查，若有数值相差在0.2℃以上、玻璃管破裂、水银柱自行下降等情况的体温计取出不用，将检查合格的体温计擦干后放入清洁容器中备用。

（三）测量体温的方法

【目的】

1. 判断患者体温有无异常。

2. 动态监测患者体温变化，分析热型及伴随症状。

3. 有助于协助疾病诊断，为预防、治疗、康复及护理提供依据。

【操作前准备】

1. **评估患者并解释**

（1）评估：患者年龄、病情、意识状态、合作程度；测量部位皮肤黏膜情况；测量前30分钟内患者有无影响体温测量的因素。

（2）解释：向患者解释体温测量的目的、方法、注意事项及配合要点。

2. **患者准备**

（1）了解体温测量的目的、方法、注意事项及配合要点。

（2）测温前患者若有运动、进食、冷热饮、冷热敷、洗澡、坐浴、灌肠等活动，应休息30分钟后再测量。

（3）体位舒适，主动配合，情绪稳定。

3. **护士准备**　衣帽整洁，修剪指甲，洗手，戴口罩。

4. **用物准备**　容器两个（一清洁容器内放已消毒的体温计，另一容器内放测温后的体温计）、纱布、表（有秒针）、笔、记录本，若测肛温还需准备润滑油、棉签、卫生纸。

5. **环境准备**　环境温暖、舒适、安全、光线充足，必要时可用屏风遮挡。

【操作步骤】

操作步骤	要点与沟通
1. 核对　携用物至患者床旁，核对床号、姓名，向患者解释操作的目的和过程	● 检查体温计是否完好无损，水银柱是否在 35℃ 以下 ● 护士：您好！请问您叫什么名字？×××，我是您的责任护士，因为您是新入院的患者，按常规给您测量一下体温希望您能配合，好吗
2. 测量体温 ▲ 测口温 （1）将口表水银端斜放于舌下热窝（图 7-10） （2）测量时间：3 分钟	● 舌下热窝是口腔中温度最高的部位，在舌系带两侧，左右各一 ● 护士：您好，请您张口，抬起舌头，我已将体温计放好，请紧闭口唇，用鼻呼吸，勿咬体温计，3 分钟后我来拿出体温计
▲ 测腋温 （1）用纱布将腋下汗液擦干 （2）将体温计紧贴皮肤，嘱患者屈臂过胸，夹紧体温计（图 7-11） （3）测量时间：10 分钟	● 用于婴儿或其他无法测量口温者 ● 腋下有汗液，有助于散热，影响结果的准确性，体温计水银端应放在腋窝深处 ● 护士：您好，我来看一下您的腋窝，哦，有些汗，我帮您擦干，请您夹紧体温计，像我这样屈臂过胸，10 分钟后我来拿出
▲ 测量肛温 （1）应用屏风遮挡，协助患者取侧卧、俯卧或屈膝仰卧位，暴露测量部位 （2）润滑肛表水银端，插入肛门 3~4cm；婴幼儿可取仰卧位，操作者一手握住患儿脚踝，提起双腿，另一手将已润滑的肛表插入肛门（图 7-12），插入长度为：婴儿 1.25cm，幼儿 2.5cm，并握住肛表，用手掌根部和手指将双臀轻轻捏拢、固定 （3）测量时间：3 分钟	● 用于婴儿、幼儿、昏迷、精神异常者 ● 便于测量，保护患者隐私 ● 润滑可以使肛表容易插入 ● 插入肛表时勿用力以免擦伤或损伤肛门及直肠黏膜 ● 为小儿测量肛温时，应给予安慰，免除其恐惧心理，并制动，特别要注意固定好肛表以防肛表滑落或插入太深
3. 取表读数 （1）取出体温计，用纱布擦拭，如果是测肛温，测量后用卫生纸擦净肛门处遗留的润滑剂及污物 （2）检视读数后，将体温计水银柱甩至 35℃ 以下，放入容器内	 ● 捏住体温计前端，用腕部的力量甩体温计，注意不要碰触其他物品，以防体温计碰碎 ● 护士：×××，我已测量完毕，您的体温在正常范围内，请您不要担心，谢谢您的配合
4. 记录消毒 （1）记录体温数值，协助患者穿好衣裤，取舒适体位，整理好床单位 （2）将用过的体温计回收后进行统一消毒 5. 绘制　将所测体温值绘制于体温单上	● 若体温与病情不符应重新测量，确有异常应及时通知医生进行处理

【健康教育】

1. 向患者解释测量体温的目的,介绍体温的测量方法及体温的正常值。

2. 告知患者在身体的不同部位测量体温,所需的测量时间也不同,为获得准确的体温数值需保证足够的测量时间。

3. 嘱咐患者多休息,食用易消化的流质或半流质饮食,多喝水。出现不适及时告知医护人员。

【注意事项】

1. 根据患者的具体情况选择合适的体温测量方法,对于婴幼儿、精神异常、昏迷、口腔疾患、口鼻手术、张口呼吸者禁忌测量口温;婴儿或其他无法测量口温者可测量腋温,而腋下有创伤、手术、炎症、出汗较多,肩关节受伤或消瘦夹不紧体温计者禁忌测腋温;婴幼儿、昏迷、精神异常者可测肛温,而直肠或肛门手术、腹泻、心肌梗死者不宜测肛温(以免刺激肛门引起迷走神经反射,导致心动过缓)。

2. 婴幼儿、危重、意识不清或不合作的患者测量体温时,应设专人守护,防止发生意外。

3. 新入院患者每日测量体温四次,连续测量3天,3天后体温正常者改为每天测量2次;将要手术患者,术前一天晚上8时测量体温,术后每天测量4次,连续测量3天,体温恢复正常改为每天测量两次。

4. 若不慎咬碎体温计,首先应及时清除玻璃碎屑,以免损伤唇、舌、口腔、食管、胃肠道黏膜,再口服蛋清或牛奶,以延缓汞的吸收。若病情许可,可进食粗纤维食物,加速汞的排出。

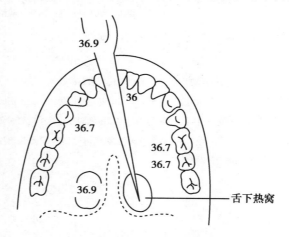

图 7-10　舌下热窝

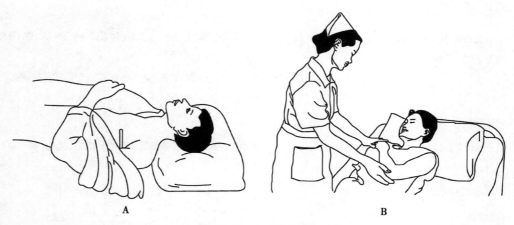

图 7-11　腋温测量法

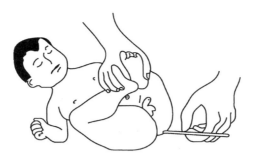

图 7-12 肛温测量法

第二节　脉搏的评估及护理

在每个心动周期中,由于心脏的收缩和舒张,动脉内的压力和容积发生周期性变化而引起的动脉管壁有节律的搏动,称为动脉脉搏(arterial pulse),简称脉搏(pulse)。脉搏在一定程度上反映心血管的机能,如心率、心律、心输出量、动脉管壁的弹性及外周阻力等。在中医学中,切脉是诊断疾病的重要手段。

一、正常脉搏及生理变化

(一)脉搏产生原因

当心脏收缩时,左心室将血射入主动脉,由于主动脉的弹性作用和外周阻力作用,使收缩期射入主动脉的血液有一部分暂时存留在动脉内,故动脉管壁随之扩张;当心脏舒张时,停止射血,动脉管壁弹性回缩。这种动脉管壁随着心脏的舒缩而周期性地起伏波动就形成了动脉脉搏。

(二)脉搏的生理变化

1. **脉率(pulse rate)**　脉率是每分钟脉搏搏动的次数。正常情况下,脉率与心率一致,成人脉率在安静状态下为 60~100 次/分。受许多因素影响,脉率在一定范围内发生变化。

(1)年龄:一般婴幼儿脉率较快,成年人逐渐减慢,到老年时稍微增快。

(2)性别:女性脉率比男性脉率稍快。

(3)体型:身材细高者比矮胖者脉率慢。

(4)运动:一般运动后脉率会加快;休息、睡眠则会使脉率减慢。

(5)情绪:兴奋、恐惧、焦虑、发怒时脉率会加快;镇静时使脉率减慢。

(6)饮食、药物:进食、饮浓茶、咖啡、使用兴奋剂可使脉率加快;禁食、使用镇静剂及洋地黄类药物可使脉率减慢。

2. **脉律**　脉律是指脉搏的节律性,反映的是左心室收缩情况。正常脉律跳动均匀规则,间隔时间相等。但正常小儿、青年和一部分成年人中,可出现窦性心律不齐,即脉律在吸气时增快,呼气时减慢,一般无临床意义。

3. **脉搏的强弱**　脉搏的强弱是血流冲击血管壁力量的大小。正常情况下每次脉搏搏动的强度相同。脉搏的强弱与心搏出量、脉压、外周血管阻力和动脉壁的弹性有关。

4. 动脉壁弹性　正常动脉壁是光滑、柔软、富有弹性的。动脉硬化时管壁变硬,失去弹性呈条索状。

二、异常脉搏的评估及护理

(一)异常脉搏的评估

1. 脉率异常

(1)心动过速(tachycardia):成人脉率超过 100 次/分,称为心动过速(速脉)。常见于高热、甲状腺功能亢进、心力衰竭、贫血、失血等,一般体温每升高 1℃,成人脉率约增加 10 次/分。正常人可有窦性心动过速,为一过性的生理现象。

(2)心动过缓(bradycardia):成人脉率少于 60 次/分,称为心动过缓(缓脉)。常见于颅内高压、房室传导阻滞、甲状腺功能减退等,正常人如运动员也会出现生理性的窦性心动过缓。

2. 节律异常

(1)间歇脉(intermittent pulse):在一系列正常规则的脉搏中,出现一次提前而较弱的脉搏,其后有一较正常延长的间歇(代偿间歇),称间歇脉。如果每个正常搏动后出现一次期前收缩,称二联律;每两个正常搏动后出现一次期前收缩,称三联律。常见于各种器质性心脏病。正常人在过度疲劳、精神兴奋、体位改变时也偶尔出现间歇脉。如果期前收缩的次数≥30 次/时,或≥6 次/分,应及时与医生联系。

(2)脉搏短绌(pulse deficit):在单位时间内脉率少于心率,称为脉搏短绌(短绌脉)。患者听诊特点是心律完全不规则,心率快慢不一,心音强弱不等,触诊时可感觉到脉搏细弱,极不规则。发生机制是由于异位起搏点引起心肌收缩力强弱不等,有些心输出量少的搏动可以产生心音,但不能引起周围血管搏动,造成脉率低于心率。常见于心房纤颤的患者。

3. 强弱异常

(1)洪脉(full pulse):心输出量增加,外周动脉阻力较小,动脉充盈度和脉压较大时,脉搏强而大,称为洪脉。常见于高热、甲状腺功能亢进、主动脉瓣关闭不全等。

(2)细脉(small pulse):当心输出量减少,外周动脉阻力增加,动脉充盈度降低时,脉搏弱而小,称细脉。常见于心功能不全、大出血、休克、主动脉狭窄等。

(3)交替脉(alternating pulses):是指节律规则而强弱交替的脉搏。是因左心室收缩力强弱交替所致,为左室心力衰竭的重要体征之一。常见于高血压性心脏病、急性心肌梗死和主动脉瓣关闭不全等。

(4)奇脉(paradoxical pulse):是指吸气时脉搏明显减弱或消失,常见于心包积液和缩窄性心包炎,是心包填塞的重要体征之一,其产生机制是:当心脏压塞或心包缩窄时,吸气时一方面由于右心舒张受限,回心血量减少而影响右心输出量,右心室排入肺循环的血量减少,另一方面肺循环受吸气时胸腔负压的影响,肺血管扩张,致使肺静脉回流入左心房血量减少,因而左心室排血也减少,所以吸气时脉搏减弱,甚至不能触及。

(5)水冲脉(water hammer pulse):脉搏骤起骤落,犹如潮水涨落,故名水冲脉。主要是由于收缩压升高,舒张压降低,使脉压增大所致。常见于主动脉瓣关闭不全、甲状腺功能亢进等患者。检查者握紧患者手腕掌面,将其前臂高举过头部,可明显感知桡动脉急促有力,犹如水冲的脉搏。

（6）重搏脉（dicrotic pulse）：正常脉搏波在其下降支中有一重复上升的脉搏波（降中波），但比脉搏波的上升支低，不能触及。在一些病例情况下，此波增高可触及，称重搏脉。常见于伤寒、一些长期性热病和肥厚性梗阻性心肌病。

4. 动脉壁异常　将动脉压紧后，虽触不到动脉搏动，但可触及条状动脉的存在，并且硬而缺乏弹性似条索状提示动脉硬化，严重时动脉壁不仅硬，而且呈纡曲或结节状，诊脉时的感觉如按在琴弦上。

（二）异常脉搏的护理

1. 密切观察病情　观察脉搏的脉率、节律、强弱及动脉壁情况等，观察药物的治疗效果和不良反应，装有起搏器者应做好相应的护理。

2. 心理护理　稳定情绪，消除紧张、恐惧心理。

3. 休息与活动　指导患者增加卧床休息的时间，适当活动，以减轻心肌耗氧量。

4. 氧疗　根据患者病情，必要时给予氧疗。

5. 做好抢救的准备　备齐抗心律失常的药物以及相应的抢救仪器。

6. 健康教育　指导患者进食清淡、易消化的饮食，戒烟酒，稳定情绪，学会自我监测脉搏。

三、脉搏的测量

（一）脉搏测量的部位

浅表、靠近骨骼的大动脉都可以作为测量脉搏的部位（图 7-13）。临床中，测量脉搏常用桡动脉。若怀疑患者心搏骤停或休克时，应选择大动脉如颈动脉、股动脉进行测量。

（二）脉搏的测量方法（以桡动脉为例）

【目的】

1. 判断脉搏有无异常。

2. 通过监测脉搏变化，间接了解心脏状况。

3. 有助于协助疾病诊断，为预防、治疗、康复及护理提供依据。

【操作前准备】

1. 评估患者并解释

（1）评估：患者年龄、病情、意识状态、合作程度；测量部位皮肤黏膜情况；测量前 30 分钟内有无影响测量脉搏的因素。

（2）解释：向患者解释脉搏测量的目的、方法、注意事项及配合要点。

2. 患者准备

（1）了解脉搏测量的目的、方法、注意事项及配合要点。

（2）若测量脉搏前患者有剧烈活动、紧张、恐惧、哭闹等，应休息 20～30 分钟后再测量，以免影响测量结果。

（3）体位舒适，主动配合，情绪稳定。

3. 护士准备　衣帽整洁，修剪指甲，洗手，戴口罩。

4. 用物准备　表（有秒针）、记录本、笔，必要时备听诊器。

5. 环境准备　环境安静、整洁、宽敞明亮，室温适宜。

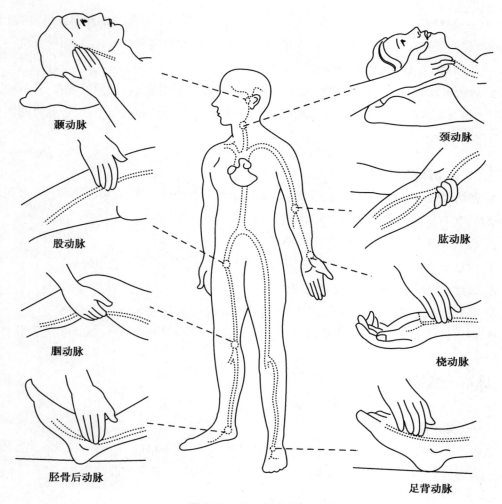

颞动脉

颈动脉

股动脉

肱动脉

腘动脉

桡动脉

胫骨后动脉

足背动脉

图 7-13　常用诊脉部位

【操作步骤】

操作步骤	要点与沟通
1. 核对　携用物至患者床旁，核对床号、姓名，向患者解释操作目的和过程	• 确认患者 • 护士：您好！请问您叫什么名字？×××，我是您的责任护士，因为您是新入院的患者按常规给您测量一下脉搏，希望您能配合，好吗
2. 体位　患者取卧位或坐位，手臂放在舒适位置，手腕伸直	• 体位舒适，便于测量
3. 测量　护士以示指、中指、无名指的指端按压在桡动脉处，按压力量适中，以能清楚测得动脉搏动为宜（图 7-14）	• 勿用拇指诊脉，因拇指小动脉的搏动易与患者的脉搏相混淆 • 按压力量不能太大或太小，压力太大阻断脉搏搏动，压力太小感觉不到脉搏搏动
4. 计数　正常脉搏测 30 秒，乘以 2；异常脉搏、危重患者应测 1 分钟；脉搏细弱难以触诊时，可测心率 1 分钟代替脉率，若发现患者脉搏短绌，应由两名护士同时测量，一人听心率，另一人测脉率，由听心率者发出"起"或"停"口令，计时 1 分钟（图 7-15）	• 保证测量的时间 • 心脏听诊部位可选择左锁骨中线内侧第 5 肋间处

操作步骤	要点与沟通
5. 记录 将所测数值记录在记录本上	• 脉搏短绌以分数式记录,记录方式为心率/脉率。 如心率200次/分,脉率60次/分,则应写成200/60次/分 • 护士:×××,我已测量完毕,您的脉搏在正常范围内,请您不要担心,谢谢您的配合
6. 绘制 洗手,将脉搏值绘制在体温单上	• 脉搏曲线的绘制见相关章节

【健康教育】

1. 向患者解释测量脉搏的目的,介绍脉搏的测量方法及脉搏的正常值。

2. 指导患者对脉搏进行动态观察的方法,说明保证测量次数及时间的必要性。

3. 嘱患者多休息,适当活动,保持稳定的情绪。如出现不适及时告知医护人员。

【注意事项】

1. 测量时须注意脉搏的节律、强弱、动脉管壁的弹性等情况,发现异常要及时报告医生并详细记录。

2. 偏瘫患者应选择健侧肢体进行测量。

3. 勿用拇指诊脉,因拇指小动脉的搏动易与患者的脉搏相混淆。

4. 异常脉搏应测1分钟,脉搏细弱难以触诊时应测心尖搏动1分钟。

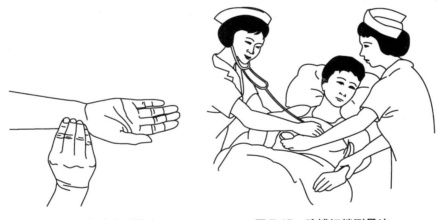

图 7-14　桡动脉测量法　　　　　图 7-15　脉搏短绌测量法

第三节　血压的评估及护理

血压(blood pressure,BP)是指流动着的血液对单位面积血管壁产生的侧压力,即压强。血压分为动脉血压、静脉血压、毛细血管压,而一般所说的血压指的是动脉血压。

在一个心动周期中,动脉血压发生着周期性的变化。心室收缩时,主动脉血压上升达到最高值称为收缩压(systolic pressure)。心室舒张时,主动脉血压下降达到的最低值称为舒张压(diastolic pressure)。收缩压和舒张压的差值称为脉压。一个心动周期中每一瞬间动脉血压的平均值称为平均动脉压(mean arterial pressure),约等于舒张压与1/3脉压之和。

一、正常血压及生理变化

（一）血压的形成及影响因素

1. 循环系统内血液充盈　这是动脉血压形成的前提。如果循环血量减少或血管容量扩大,血压就会下降。

2. 每搏输出量　如增大,则心脏收缩期射入主动脉的血量增多,动脉管壁的压力增大,故收缩期动脉血压的升高更加明显。到舒张期末,大动脉内存留的血量与搏出量增加与之前相比,增加并不是很多。因此,动脉血压的升高主要表现为收缩压明显升高,而舒张压升高的幅度相对较小,因而脉压增大。反之,亦然。一般情况下,收缩压的高低主要反映心脏搏出量的多少。

3. 心率　心率加快时,由于心舒期缩短,在心舒期流向外周的血液减少,主动脉内存留的血量增多,舒张压升高。由于收缩期动脉内的血量增多,收缩压也相应升高。但收缩压升高不如舒张压升高显著,脉压减小。

4. 外周阻力　外周阻力增加可使心舒期血液流向外周的速度减慢,存留在主动脉中的血量增多,舒张压升高。在此基础上收缩压也相应升高,使动脉内血流速度加快,以致在收缩期动脉内血量的增加不明显,因此,收缩压升高不如舒张压升高明显,故脉压也相应减小。一般情况下,舒张压的高低主要反映外周阻力的大小。

5. 动脉管壁的弹性　大动脉管壁的弹性对血压起缓冲作用,由于年龄的增长,血管壁中的平滑肌与弹性纤维逐渐被胶原纤维取代,以致血管壁的弹性下降,收缩压升高,舒张压降低,脉压增大。

（二）血压的生理变化

1. 正常血压　临床上常以肱动脉测量的血压值为准。正常成人安静状态下血压范围比较稳定,其正常范围为收缩压 90～139mmHg(12.0～18.5kPa),舒张压 60～89mmHg(8.0～11.9kPa),脉压 30～40mmHg(4.0～5.3kPa)。

压强的国际标准计量单位是帕(Pa),但帕的单位较小,故血压数值通常用千帕(kPa)表示,但传统习惯常以毫米汞柱(mmHg)为单位。其换算公式为 1mmHg = 0.133kPa,1kPa = 7.5mmHg。

2. 生理变化

(1)年龄:随着年龄的增长,血压也随之升高,但收缩压比舒张压升高更显著(表7-2)。

表7-2　各年龄组的血压平均值

年龄	血压（mmHg）
1个月	84/54
1岁	95/65
6岁	105/65
10～13岁	110/65
14～17岁	120/70
成年人	120/80
老年人	140～160/80～90

（2）性别：女性在更年期前血压低于男性，更年期后男女血压差别不大。

（3）昼夜节律：通常清晨血压最低，到午后或黄昏血压最高。

（4）温度：外界环境温度高时，血管扩张，血压下降；温度低时，血管收缩，血压升高。

（5）体型：体型高大及肥胖者血压较高。

（6）体位：立位血压高于坐位血压，坐位血压高于卧位血压，这与重力引起的代偿机制有关。对于长期卧床、贫血或者使用某些降压药物的患者，若是从卧位改变成立位时，可能会出现直立性低血压，表现为收缩压明显下降达 20mmHg（2.6kPa），就会出现头晕、晕厥等现象。

（7）身体的不同部位：一般右上肢比左上肢血压高 10~20mmHg，因为右侧肱动脉来自主动脉弓的第一大分支的无名动脉，而左侧肱动脉来自主动脉的第三大分支左锁骨下动脉，右侧比左侧消耗的能量少，所以血压较高；下肢血压比上肢血压高 20~40mmHg，是因为股动脉管径较粗，血流量大。

（8）其他：剧烈运动、情绪激动、紧张、吸烟等可使血压升高。饮酒、摄盐过多、药物对血压会产生一定的影响。

二、异常血压的评估及护理

（一）异常血压的评估

1. **高血压**　高血压（hypertension）定义为在未使用降压药物的情况下，18 岁以上成年人收缩压≥140mmHg 和（或）舒张压≥90mmHg。

目前采用《中国高血压分类标准》（2010 版）中分类标准（表 7-3）。

表 7-3　中国高血压分类标准（2010 版）

类别	收缩压（mmHg）		舒张压（mmHg）
正常血压	<120	和	<80
正常高值	120~139	和（或）	80~89
高血压	≥140	和（或）	≥90
1 级高血压（轻度）	140~159	和（或）	90~99
2 级高血压（中度）	160~179	和（或）	100~109
3 级高血压（重度）	≥180	和（或）	≥110
单纯收缩期高血压	≥140	和	<90

注：当收缩压和舒张压分属于不同级别时，以较高的分级为准

2. **低血压**　血压低于 90/60mmHg 时称低血压（hypotension）。多见于严重病症，如大量失血、休克、心肌梗死、急性心力衰竭等。

3. **脉压异常**

（1）脉压增大：脉压>40mmHg（5.3kPa），称为脉压增大，常见于甲状腺功能亢进、主动脉瓣关闭不全、主动脉硬化等。

（2）脉压减小：脉压<30mmHg（4.0kPa），称为脉压减小，多见于心包积液、主动脉瓣狭窄、心力衰竭等。

（二）异常血压的护理

1. **密切观察病情**　进行血压监测时应做到定时间、定部位、定体位、定血压计；观察药物

的治疗效果及不良反应;观察是否出现并发症。

2. 合理饮食 选择低脂、低胆固醇、高维生素、高纤维素、易消化的食物,限制盐的摄入,控制酒、浓茶、咖啡等。

3. 休息与活动 给患者提供温湿度适宜、舒适安静的环境,保证充足的睡眠;同时鼓励患者积极参加力所能及的体育活动,以增强心血管功能。

4. 控制情绪 保持情绪稳定,心情舒畅,减少导致情绪激动的因素。

5. 健康教育 教会患者测量和判断异常血压的方法。指导患者养成规律的生活习惯,合理营养,戒烟限酒。

三、血压的测量

测量血压的方法有两种:直接测量和间接测量。直接测量法是经皮穿刺将导管由周围动脉送至主动脉,导管末端接监护测压系统,自动显示血压值。本法虽然精确,但作为有创方式,仅适用于危重、疑难病例;间接测量法即袖带加压法,以血压计测量。它是根据血液通过狭窄的血管形成涡流时发出响声而设计的,因这种方法简便易行,在临床上广泛应用。

(一)血压计的种类和构造

1. 水银血压计 水银血压计(mercury manometer)又称汞柱式血压计,由输气球、压力活门、袖带和水银测压计组成。水银血压计又分台式(图7-16)和立式(图7-17)两种。通过输气球可以向袖带的气囊充气,压力活门可调节压力的大小。袖带是由内层长方形扁平的橡胶气囊和外层布套组成。气囊至少应包裹80%被测肢体,通常袖带橡胶气囊长24cm、宽12cm,布套长48cm,下肢袖带长约135cm,比上肢袖带宽2cm,小儿应使用小规格气囊袖带。在橡胶气囊上有两根橡胶管,其中一根与输气球相连,另一根与测压计相连。测压计有一个固定的玻璃管,玻璃管内可充水银。在玻璃管的两侧标有刻度,一侧是0～300mmHg,每一小格代表2mmHg;另一侧是0～40kPa,每一小格代表0.5kPa。玻璃管的上端与大气相通,下端与水银槽相通。水银血压计测得的数值较准确,但其体积较大,玻璃管容易破裂。

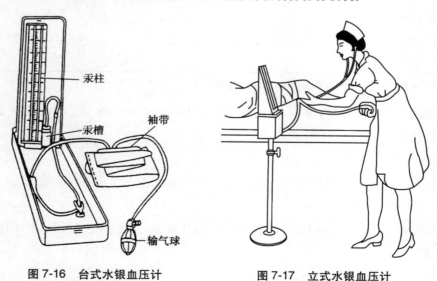

汞柱
汞槽
袖带
输气球

图7-16 台式水银血压计　　　图7-17 立式水银血压计

2. 无液血压计 无液血压计(aneroid manometer)又称弹簧表式血压计(图7-18)。由输气球、压力活门、袖带和压力计组成。袖带与圆形表盘及压力计相连,表盘上标有刻度,指针指示血压的数值。这种血压计携带方便,但可信度较差。

3. **电子血压计** 电子血压计(electronic manometer)是利用现代电子技术与血压间接测量原理进行血压测量的医疗设备。电子血压计有臂式(图7-19)、腕式之分,其特点是能够在数秒内得到收缩压、舒张压、脉搏等数值,操作简便,清晰直观,不用听诊器,可避免因测量者听觉不灵敏、噪音干扰等造成的误差,但其准确性较差。电子血压计不适用于严重心律不齐或心力衰竭者、术后重症监护的患者、手臂过细或过短的婴幼儿等。

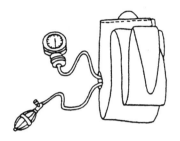

图 7-18 无液血压计

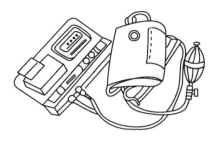

图 7-19 电子血压计

(二)血压的测量方法(以台式水银血压计为例)

【目的】

1. 判断血压有无异常。

2. 动态监测血压变化,间接了解心血管系统的功能状况。

3. 协助疾病诊断,为预防、治疗、康复及护理提供依据。

【操作前准备】

1. **评估患者并解释**

(1)评估:患者年龄、病情、意识状态、合作程度;测量前30分钟内有无影响测量血压的因素。

(2)解释:向患者解释血压测量的目的、方法、注意事项及配合要点。

2. **患者准备**

(1)了解血压测量的目的、方法、注意事项及配合要点。

(2)测量前15~30分钟患者无剧烈活动、吸烟、紧张、恐惧等。

(3)体位舒适,主动配合,情绪稳定。

3. **护士准备** 衣帽整洁,修剪指甲,洗手,戴口罩。

4. **用物准备** 血压计、听诊器、记录本、笔。

5. **环境准备** 环境安静、整洁、宽敞明亮,温度适宜。

【操作步骤】

操作步骤	要点与沟通
1. 核对 携用物至患者床旁、核对床号、姓名,向患者解释操作目的和过程	● 确认患者 ● 护士:您好! 请问您叫什么名字? ×××,我是您的责任护士,因为您是新入院的患者,按常规给您测量一下血压,希望您能配合,好吗
2. 不同部位测量	● 体位舒适,便于测量

操作步骤	要点与沟通
▲ 肱动脉测量	
（1）手臂位置（肱动脉）、心脏在同一水平。坐位：平第四肋；卧位：平腋中线	• 若肱动脉高于心脏水平测得血压值偏低，反之则偏高
（2）卷袖，露臂，手掌向上，肘部伸直	• 必要时脱袖，以免衣袖过紧，影响血压测量值的准确性
	• 护士：现在要给您测血压，我帮您把衣袖卷上去，这样紧吗
（3）打开血压计，垂直放妥，开启水银槽开关	
（4）驱尽袖带内空气，平整地缠绕于上臂中部，下缘距离肘窝2~3cm，松紧以能插入一指为宜	• 缠绕位置及松紧合适，以免影响结果
▲ 腘动脉测量	
（1）仰卧、俯卧、侧卧	• 一般不采用屈膝仰卧位
（2）卷裤，舒适卧位	• 必要时脱一侧裤子，暴露大腿，以免过紧影响血流，影响血压测量值的准确性
（3）打开血压计，垂直放妥，开启水银槽开关	
（4）袖带缠于大腿下部，其下缘距腘窝3~5cm	
3. 固定胸件：戴上听诊器，将听诊器的胸件放在动脉搏动最明显处，用手固定（图7-20）	• 胸件勿塞入袖带内
	• 胸件的整个膜面都要与皮肤紧密接触但不可压得太重
4. 充气　一手握输气球，关闭气门，注气至肱动脉搏动消失，再升高20~30mmHg（2.6~4.0kPa）	• 动脉搏动消失表示袖带内压大于心脏收缩压，血流被阻断
	• 充气不可过猛、过快，以免水银溢出和患者不适
	• 充气不足或充气过度都会影响测量结果
5. 放气　缓慢放气，速度以水银柱每秒4mmHg（0.5kPa）下降为宜，注意水银柱刻度和肱动脉声音的变化	• 放气太慢，使静脉充血，舒张压偏高；放气太快，听不清声音的变化
6. 判断　当听诊器中出现第一声搏动声，此时水银柱所指的刻度为收缩压；当搏动声突然变弱或消失，此时水银柱所指的刻度为舒张压	• 眼睛视线保持与水银柱弯月面同一水平，视线高于水银柱弯月面，读数偏低；反之，则偏高
	• 第一搏动音出现表示袖带内压力已降至心脏收缩压水平，血流能通过阻断的肱动脉
	• WHO规定以动脉搏动音的消失作为判断标准
7. 整理血压计　测量结束后，排尽袖带内余气，拧紧压力活门，整理后放入盒内；血压计盒盖右倾45°，使水银全部流回槽内，关闭水银槽开关，盖上盒盖，平稳放置	• 关上盒盖时应避免玻璃管破裂，水银溢出
	• 护士：您的血压是×××，在正常范围，您要养成规律的睡眠习惯。您先休息一会儿，这样躺着舒适吗？如果有需要，随时按呼叫器找我，我也会经常来看您，一会儿见
8. 协助患者取舒适体位，整理床单位	
9. 记录	• 当变音与消失音有差异时，两读数都应记录，书写格式为收缩压/舒张压/消失音 mmHg（kPa），如：130/90/70mmHg
（1）分数式表示：收缩压/舒张压 mmHg（kPa），如：130/90mmHg	
（2）洗手，将测得的血压值记录在记录本上，然后转记至体温单上	

【健康教育】

1. 向患者解释测量血压的目的,介绍血压的测量方法及血压的正常值。

2. 指导患者保持良好的生活方式,提高自我保健能力。

3. 向患者解释血压动态观察的意义和方法,保证按时的血压监测。

4. 嘱患者多休息,适当活动,保持稳定的情绪,出现不适及时告知医护人员。

【注意事项】

1. 定期检测、校对血压计。测量前,检查血压计:玻璃管无裂损,刻度清晰,加压气球和橡胶管无老化、不漏气,袖带宽窄合适,水银充足、无断裂;检查听诊器:橡胶管无老化、衔接紧密,听诊器传导正常。

2. 若患者在测量前有运动、洗澡、吸烟、进食、情绪激动、紧张等,须休息 15～30 分钟后再测量,避免测得血压值偏高;患者在测量时不能说话。

3. 对监测血压患者,应做到四定:定时间、定部位、定体位、定血压计。

4. 进行血压测量时一般选择右上臂。偏瘫、肢体外伤或手术的患者应选择健侧肢体,因患侧肢体肌张力减低和血液循环障碍,不能真实反映血压变化。勿选择静脉输液一侧肢体,以免影响液体输入。

5. 发现血压听不清或异常时,应重测。重测时,将袖带内气体驱尽,待水银柱降至“0”点,稍等片刻后,再测量。必要时,行双侧肢体血压测量进行对照。

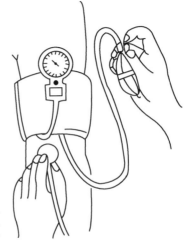

6. 排除影响血压的因素:①袖带缠得太紧,使血管在未充气前已受压,血压测量值偏低;②袖带缠得太松,使橡胶气囊呈球状,接触面积变小,导致血压测量值偏高;③袖带过宽测出的血压值往往偏低,袖带过窄测出的血压值往往偏高。

7. 重复测量时,应间隔 1～2 分钟,取 2 次读数的平均值记录,若 2 次相差 5mmHg 以上,应再次测量,取 3 次平均值记录。

图 7-20　听诊器胸件放置部位

第四节　呼吸的评估及护理

机体从外界环境摄取新陈代谢所需要的氧气,排出代谢所产生的二氧化碳,机体与外界环境之间的气体交换过程称为呼吸(respiration)。呼吸是维持机体生命活动所必需的基本生理过程之一,一旦呼吸停止,生命也将终结。

问题与思考7-2　　　患者王某,女性,55 岁,慢性肺源性心脏病 16 年。发热、咳嗽、咳痰,病情加重两日而急诊入院。查体:患者神志恍惚、烦躁不安、谵妄,T 39.7℃,P 118 次/分,R 30 次/分,BP140/80mmHg,不能平卧。痰黄色、黏稠,不易咳出。血气分析 PaO_2 46mmHg,$PaCO_2$ 66mmHg,医嘱:吸氧、必要时吸痰。

思考:

1. 请判断患者的缺氧程度?如何做到安全用氧?

2. 痰液黏稠不易咳出,如何处理?

3. 吸痰时应注意哪些问题?

一、正常呼吸及生理变化

(一)呼吸过程

呼吸过程由外呼吸、气体运输、内呼吸三个环节组成。

1. **外呼吸** 外呼吸(external respiration)是肺毛细血管血液与外界环境之间的气体交换过程。外呼吸又包括肺通气和肺换气两个过程。

肺通气是肺与外界环境之间气体交换的过程。实现肺通气的结构包括呼吸道、肺泡和胸廓,呼吸道是气体进出的通道,肺泡是气体交换的场所,胸廓的节律性运动则是肺通气的原动力。

肺换气是肺泡与肺毛细血管血液之间的气体交换过程。肺换气的气体交换方式是通过分压差扩散实现的,即气体从高分压处向低分压处扩散。如肺泡内的氧分压高于静脉血氧分压,而肺泡内二氧化碳分压低于静脉血的二氧化碳分压,则肺泡内的 O_2 进入毛细血管,而毛细血管内的 CO_2 进入肺泡,交换的结果是静脉血变为动脉血。

2. **气体运输** 气体运输(gas transport)是由循环的血液将 O_2 从肺运输到组织以及将 CO_2 从组织运输到肺的过程,也可看成是肺与组织之间的气体交换过程。

3. **内呼吸** 内呼吸(internal respiration)也称为组织换气,是毛细血管血液与组织、细胞之间的气体交换过程。其交换方式与肺换气相似,交换的结果是动脉血变为静脉血,体循环毛细血管的血液从组织中获得 CO_2,释放 O_2。

(二)呼吸运动的调节

1. **呼吸中枢** 产生和调节呼吸运动的神经元称为呼吸中枢,呼吸中枢广泛分布于中枢神经系统内,包括大脑皮质、间脑、脑桥、延髓及脊髓等,它们在呼吸运动的调节过程中起着不同的作用。延髓和脑桥是产生基本呼吸节律性的部位,大脑皮质可随意控制呼吸运动。

2. **呼吸运动的反射性调节**

(1)化学性调节:动脉血氧分压(PaO_2)、二氧化碳分压($PaCO_2$)和氢离子浓度($[H^+]$)的改变对呼吸运动的调节,称为化学性调节。$PaCO_2$ 是调节呼吸运动最重要的生理性化学因素。当 $PaCO_2$ 降低时,呼吸运动会减弱甚至停止;当 $PaCO_2$ 升高时,呼吸会加深、加快;当 $PaCO_2$ 升高至一定水平时,抑制中枢神经系统包括呼吸中枢的活动,引起呼吸困难、头痛、头晕,甚至昏迷,出现 CO_2 麻醉。$PaCO_2$ 的调节是通过中枢及外周化学感受器两条途径实现的。动脉血液中 $[H^+]$ 浓度升高时,呼吸运动加深、加快,肺通气量增加;$[H^+]$ 浓度降低时,呼吸运动受到抑制,肺通气量降低。PaO_2 降低时,呼吸加深、加快,肺通气量增加,PaO_2 通过外周化学感受器对呼吸运动进行调节。

(2)肺牵张反射:由肺扩张或缩小引起的吸气抑制或兴奋的反射称为肺牵张反射。当肺扩张时,抑制吸气活动,促使吸气转换为呼气;当肺缩小时,可引起呼气动作的终止而转换为吸气。其生理意义是使吸气不致过长、过深,促使吸气转换为呼气。

（3）呼吸肌本体感受性反射:呼吸肌是骨骼肌,骨骼肌中存在着本体感受器肌梭。当肌梭受到牵张刺激时,可反射性引起所在的骨骼肌收缩,这种反射属于本体感受性反射。即当气道阻力增加时,呼吸肌负荷增加,通过呼吸肌本体感受性反射,呼吸肌收缩力增强,以克服气道阻力,维持肺通气。

（4）防御性呼吸反射:主要的防御性呼吸反射包括咳嗽反射和喷嚏反射。位于喉、气管和支气管黏膜的感受器受到刺激时,可引起咳嗽反射;位于鼻黏膜的感受器受到刺激时,可引起喷嚏反射。它们的目的是排除呼吸道刺激物和异物,属于保护性反射。

（三）呼吸的生理变化

1. 正常呼吸　正常成年人在安静状态下的呼吸频率为16～20次/分,节律规则、平稳,均匀无声,不费力气(图7-21)。呼吸与脉搏的比例为1:4。正常男性和儿童的呼吸以腹式呼吸为主,女性以胸式呼吸为主。

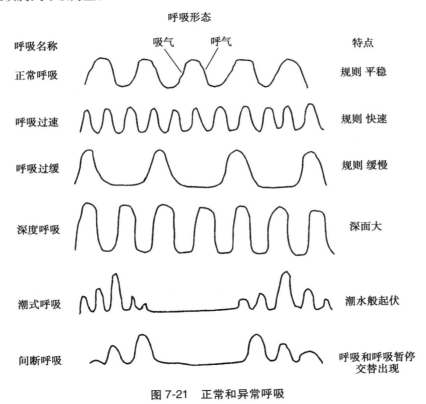

图 7-21　正常和异常呼吸

2. 生理变化

（1）年龄:年龄越小,呼吸频率越快。

（2）性别:同年龄的女性比男性呼吸频率稍快。

（3）活动:剧烈运动可使呼吸加深加快,因机体供氧量增加需要增加肺内气体交换;反之,睡眠时呼吸较缓慢。

（4）情绪:紧张、恐惧、害怕等强烈的情绪变化可引起呼吸加深加快,并有过度通气的现象,严重时可引起呼吸暂停。

（5）环境:环境温度升高,可使呼吸加深加快。

（6）血压:血压变动幅度较大时,可影响呼吸,血压升高,呼吸减弱减慢;血压降低,呼吸加深加快。

(7)气压:在海拔较高的高空低氧环境时,吸入的氧气不足以维持机体的耗氧量,呼吸代偿性地加深加快。

二、异常呼吸的评估及护理

(一)异常呼吸的评估

1. 频率异常

(1)呼吸过速:成人呼吸频率超过 24 次/分,称为呼吸过速(tachypnea)(图 7-21)。常见于发热、疼痛、贫血、甲状腺功能亢进及心力衰竭等。一般体温升高 1℃,呼吸大约增加 3~4 次/分。

(2)呼吸过缓:成人呼吸频率低于 12 次/分,称为呼吸过缓(bradypnea)(图 7-21)。常见于颅内高压、麻醉剂或镇静剂过量等。

2. 深度异常

(1)深度呼吸:又称库斯莫尔(Kussmaul)呼吸,是一种深而规则的大呼吸(图 7-21),常见于糖尿病酮症酸中毒和尿毒症酸中毒。

(2)浅快呼吸:是一种浅表而不规则的呼吸,有时呈叹息样。常见于呼吸肌麻痹以及肺部疾病,如肺炎、胸膜炎等,也可见于濒死的患者。

3. 节律异常

(1)潮式呼吸:又称陈-施(Cheyne-Stokes)呼吸。是一种由浅慢逐渐变为深快,然后再由深快转为浅慢,随之出现一段时间的呼吸暂停(5~20 秒)后,又开始如上变化的周期性呼吸,其形态犹如潮水起伏(图 7-21)。潮式呼吸周期可长达 30 秒至 2 分钟。

(2)间断呼吸:又称比奥(Biot)呼吸。表现为有规律呼吸几次后,突然停止一段时间,又开始呼吸,如此反复交替(图 7-21)。即呼吸和呼吸暂停现象交替出现。

潮式与间断呼吸周期性节律变化的机制是由于呼吸中枢的兴奋性降低,只有缺氧严重,二氧化碳潴留至一定程度时,才能刺激呼吸中枢,促使呼吸恢复和加强;当积聚的二氧化碳呼出后,呼吸中枢又失去有效的兴奋性,使呼吸又再次减弱进而暂停。这种呼吸节律的变化多发生于中枢神经系统疾病,如脑炎、脑膜炎、颅内压增高及某些中毒,如巴比妥类中毒等。间断呼吸较潮式呼吸更为严重,预后多不良,常在临终前发生。

(3)叹气样呼吸:表现为在一段浅快的呼吸节律中有一次深大的呼吸,常伴有叹息声。多见于神经衰弱、精神紧张的患者,临终前的患者常会出现叹气样呼吸反复发作。

4. 声音异常

(1)蝉鸣样呼吸:吸气时产生的一种极高的似蝉鸣样的音响。多因细支气管、小支气管堵塞,空气进入困难所致。常见于喉头水肿、喉头异物等。

(2)鼾声呼吸:呼吸时发出的一种粗大的鼾声,是由于气管或支气管内有较多的分泌物积蓄所致,多见于昏迷患者。

5. 形态异常

(1)胸式呼吸减弱,腹式呼吸增强:正常女性以胸式呼吸为主。由于肺或胸膜疾病如肺炎、重症肺结核等,或胸壁疾病如肋骨骨折等,均可使胸式呼吸减弱,腹式呼吸增强。

（2）腹式呼吸减弱,胸式呼吸增强;正常男性和儿童以腹式呼吸为主。由于腹膜炎、大量腹水、肝脾极度肿大及妊娠后期时,膈肌向下运动受限,则腹式呼吸减弱,胸式呼吸增强。

6. 呼吸困难 呼吸困难(dyspnea)是指患者主观感到空气不足、呼吸费力,客观上表现为呼吸运动费力,严重时可出现张口呼吸、鼻翼翕动、端坐呼吸,甚至发绀、辅助呼吸肌参与呼吸运动,并且可有呼吸频率、深度、节律的改变。临床上可分为:

（1）吸气性呼吸困难:主要特点表现为吸气显著困难,吸气时间延长,严重者吸气时可见"三凹征",表现为胸骨上窝、锁骨上窝和肋间隙明显凹陷,三凹征的出现主要是由于上呼吸道部分梗阻,气流不能顺利进入肺内,呼吸肌极度用力,肺内负压增加所致。常见于喉头水肿、气管异物、气管阻塞等。

（2）呼气性呼吸困难:主要特点表现为呼气费力、呼气缓慢、呼气时间明显延长。主要是由于下呼吸道部分梗阻,气流呼出不畅所致。常见于慢性支气管炎(喘息型)、慢性阻塞性肺气肿、支气管哮喘等。

（3）混合性呼吸困难:主要特点表现为吸气、呼气均感费力、呼吸频率增快、深度变浅,主要是由于肺或胸膜腔病变使肺呼吸面积减少导致换气功能障碍所致。常见于重症肺炎、重症肺结核、大面积肺栓塞(梗死)、弥漫性肺间质疾病、大量胸腔积液、气胸、广泛性胸膜增厚等。

（二）异常呼吸的护理

1. 密切观察病情 观察患者的呼吸频率、节律、深度、声音、形态;有无咳嗽、咳痰、呼吸困难、发绀、胸痛等症状;观察药物的治疗效果和不良反应,必要时行血气监测,以便早发现、早治疗。

2. 保持呼吸道通畅 呼吸道分泌物较多时,应协助患者翻身叩背、雾化吸入以充分排出痰液,必要时行吸痰术。

3. 吸氧 根据病情,必要时给予氧气吸入。

4. 休息与活动 提供给患者温湿度适宜、整洁舒适、无噪音的休息环境。根据患者的病情协助其取适合的体位,如半坐卧位或端坐卧位,以减轻呼吸困难。建议患者参加力所能及的体力劳动和体育运动。

5. 饮食 选择易于咀嚼和吞咽、营养丰富的食物;及时补充水分;进食不宜过饱,避免产气食物,以免膈肌上升影响呼吸。

6. 健康教育 指导患者培养良好的生活习惯,戒烟限酒,教会患者呼吸训练的方法。

三、呼吸的测量

【目的】

1. 判断呼吸有无异常。

2. 动态监测呼吸变化,了解患者呼吸功能状况。

3. 协助疾病诊断,为预防、治疗、康复及护理提供依据。

【操作前准备】

1. 评估患者并解释

（1）评估:患者年龄、病情、意识状态、合作程度;测量前30分钟内有无影响测量呼吸的因素。

（2）解释：向患者解释呼吸测量的目的、方法、注意事项及配合要点。

2. 患者准备

（1）了解呼吸测量的目的、方法、注意事项及配合要点。

（2）若测量呼吸前患者有剧烈活动、紧张、恐惧、哭闹等，应休息 20～30min 后再测量，以免影响测量结果。

（3）体位舒适，主动配合，情绪稳定。

3. 护士准备 衣帽整洁，修剪指甲，洗手，戴口罩。

4. 用物准备 表（有秒针）、记录本、笔，必要时备棉花

5. 环境准备 环境安静、整洁、宽敞明亮，温度适宜。

【操作步骤】

操作步骤	要点与沟通
1. 核对 携用物至患者床旁，核对床号、姓名	• 确认患者 • 护士：您好！请问您叫什么名字？×××，我是您的责任护士，因为您是新入院的患者，按常规给您测量一下脉搏，请保持安静（因意识可控制呼吸运动，告知测量呼吸会影响结果），好吗
2. 体位 卧位舒适，露出患者胸、腹部	• 体位舒适，便于测量
3. 测量 护士似诊脉状，观察患者胸或腹部的起伏，或是在测量心率后，听诊器继续放置于患者胸部，接着观察呼吸（图 7-22）	• 似诊脉状是为了避免引起患者的紧张 • 女性以胸式呼吸为主，男性和儿童以腹式呼吸为主 • 幼儿因测量肛温哭闹而影响呼吸的型态，因此应先测呼吸，再测其他生命体征 • 测量呼吸时应同时观察呼吸的节律、深度、音响、形态及有无呼吸困难
4. 计数 一起一伏为一次，正常呼吸计数 30 秒，结果乘以 2，即为呼吸频率	• 异常呼吸的患者或婴儿应测 1 分钟 • 护士：×××，我已测量完毕，您的脉搏、呼吸在正常范围内，请您不要担心，谢谢您的配合
5. 记录 洗手，将所测呼吸值记录在记录本上，然后转记于体温单上	• 呼吸曲线的绘制见相关章节

【健康教育】

1. 向患者解释测量呼吸的目的，介绍呼吸的测量方法及呼吸的正常值。

2. 向患者介绍对呼吸进行动态观察的方法，说明保证测量次数及时间的必要性。

3. 嘱患者多休息，适当活动，保持稳定的情绪。出现不适及时告知医护人员。

【注意事项】

1. 呼吸受意识控制，因此测量呼吸时不必告诉患者，以免引起紧张，影响测量结果的准确性。

2. 测量前患者若有紧张、剧烈运动、哭闹等，应休息 20～30 分钟后再测量。

3. 危重患者呼吸微弱，可用少许棉花置于患者鼻孔前，观察棉花被吹动的次数，计数 1 分钟（图 7-23）。

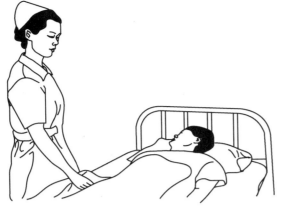

图 7-22 呼吸测量

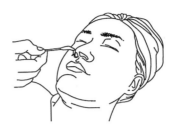

图 7-23 危重患者呼吸测量

四、促进呼吸功能的护理技术

（一）清除呼吸道分泌物的护理技术

1. **有效咳嗽** 咳嗽有助于清除呼吸道分泌物、异物，是一种保护性反射。有效咳嗽适用于神志清醒的患者，具体方法为：①患者取坐位或半卧位，屈膝，身体稍前倾，双手抱膝或环抱一个枕头，有助于膈肌上升；②深吸气末屏气，然后缩唇，缓慢地通过口腔呼气；③再深吸一口气后屏气 3~5 秒（对于有伤口的患者，护理人员应将双手压在切口的两侧），然后患者的腹肌收缩，两手抓紧支持物，用力做爆破性咳嗽，将痰咳出。在病情允许的情况下，增加患者的活动量，可以使痰液松动，便于排出。

2. **叩击** 用手叩击患者的胸背部，借助震动，使分泌物松动，从而更有利于分泌物的排出。叩击的手法是：操作者将手背隆起，手掌中空，手指弯曲，拇指紧靠示指，形成背隆掌空状，手腕部放松，有节奏地从肺底自下而上、由外向内轻轻叩击，力度以患者不感到疼痛为宜（图 7-24），叩击时发出一种空而深的拍击声则表明手法正确，边叩击边嘱患者咳嗽，以促进痰液排出。注意不可在裸露的皮肤、肋骨上下、脊柱、乳房等部位叩击，同时应避开拉链、纽扣等部位。每一肺叶叩击 1~3 分钟，每分钟 120~180 次，每次以 5~15 分钟为宜，应安排在餐后 2 小时至餐前 30 分钟完成。操作中注意患者的反应，操作后注意做好口腔护理，观察实施效果。

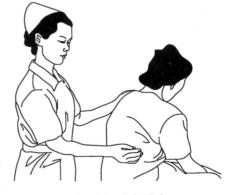

图 7-24 胸部叩击

3. **胸壁震荡** 胸壁震荡常紧跟叩击后进行。操作者将手置于欲引流的胸廓部位，两手重叠或并排放置，吸气时手掌随胸廓扩张慢慢抬起，不施加任何压力，在整个呼气期手掌紧贴胸壁，施加一定压力并作轻柔的上下抖动，即快速收缩和松弛手臂和肩膀，患者吸气时，停止震荡，每个治疗部位震荡 5 次，每次震荡结束后，嘱患者咳嗽以排出痰液。在操作过程中，应注意力量适中，安排在餐后 2 小时至餐前 30 分钟完成，避免治疗中呕吐。

4. 体位引流 体位引流是将患肺处于高位,借助重力的作用使患肺与支气管内的分泌物流入大气管并咳出体外的方法。具体实施过程如下:①根据病变部位采取相应的体位;原则上患肺位于高处,其引流的支气管开口向下,便于分泌物借助重力作用流入大支气管和气管排出;②嘱患者间断深呼吸并尽力咳痰,同时护理人员叩击相应部位,以提高引流效果;③痰液较粘稠时,可给予雾化吸入、祛痰药等。④每日实施 2~4 次,每次 15~30 分钟,一般饭前进行,早晨清醒后立即进行效果最好,或在空腹或餐后 1~2 小时进行;⑤监测引流液的色、质、量,观察患者的反应,若出现面色苍白、头晕、出冷汗、血压下降等,应立即停止引流;⑥体位引流主要适用于支气管扩张、肺脓肿等有大量脓痰的患者,对呼吸功能不全、有明显呼吸困难和发绀者、近 1~2 周内曾有大咯血史、严重心血管疾病及年老体弱者禁用。

5. 吸痰法 吸痰是指利用负压原理,用导管经口、鼻腔、人工气道将呼吸道分泌物吸出,以预防肺不张、坠积性肺炎、窒息等并发症的一种方法。适用于年老体弱、新生儿、危重、麻醉未醒、气管切开等不能有效进行咳嗽及排痰的患者。

临床上常用的吸痰装置有中心负压吸引装置和电动吸引器两种,一般大医院设有中心负压吸引装置,吸引器管道连接到各病室床单位,使用时只需要接上贮液瓶和吸痰管,非常方便。电动吸引器由马达、偏心轮、气体滤过器、压力表、安全瓶、贮液瓶、连接管组成;安全瓶和贮液瓶是两个容量为 1000ml 的容器,瓶塞上有两个玻璃管,并有橡胶管相互连接,接通电源后马达带动偏心轮,从吸气孔吸出瓶内空气,使瓶内形成负压,将痰液吸出。

紧急情况下,可用注射器抽吸痰液及口对口吸痰。前者用 50~100ml 注射器连接导管进行抽吸;后者可由操作者托起患者下颌,使其头后仰并捏住患者鼻孔,口对口吸出呼吸道分泌物,以解除呼吸道梗阻症状。

【目的】

1. 清除呼吸道分泌物,保持呼吸道通畅。

2. 促进呼吸功能,改善肺通气。

3. 预防窒息等并发症发生。

【操作前准备】

1. **评估患者并解释**

(1)评估:患者年龄、病情、意识状态、治疗情况、合作程度及有无自行排痰的能力。

(2)解释:向患者及家属解释吸痰的目的、方法、注意事项及配合要点。

2. **患者准备**

(1)了解吸痰的目的、方法、注意事项及配合要点。

(2)体位舒适,主动配合,情绪稳定。

3. **护士准备** 衣帽整洁,修剪指甲,洗手,戴口罩。

4. **用物准备**

(1)中心负压吸引装置或电动吸引器

(2)治疗盘内置有:盖罐 2 只(试吸罐和冲洗罐,内盛无菌生理盐水)、一次性无菌吸痰管数根、玻璃接管、无菌纱布、无菌血管钳或镊子、无菌手套、弯盘;治疗盘外备:电动吸引器或中心吸引器、必要时备开口器、压舌板、舌钳、电插板等。

5. **环境准备** 环境安静、整洁、宽敞明亮,温度适宜。

【操作步骤】

操作步骤	要点与沟通
1. 核对　携用物至患者床旁，核对床号、姓名，向患者解释操作目的和过程	● 确认患者 ● 护士：您好！请问您叫什么名字？×××，我是您的责任护士，由于痰液粘在了您嗓子里，使呼吸不顺畅，我帮您将痰液吸出来。我动作会非常轻柔，请您配合我，如果您想咳嗽就请用力咳，这样吸痰的效果会比较好
2. 调压　接电源，打开开关，检查机器性能是否良好，调节负压。	● 一般成人 300～400mmHg（40.0～53.3kPa），小儿 < 300mmHg（40.0kPa）
3. 检查　将患者头转向操作者，检查口腔情况，昏迷患者可用压舌板或开口器帮助张口，取下活动义齿，治疗巾围于患者胸前	● 若口腔吸痰有困难，可从鼻腔吸引
4. 试吸　连接吸痰管，在试吸罐中试吸少量生理盐水	● 同时润滑吸痰管，检查吸痰管是否通畅
5. 吸痰　一手返折吸痰管末端，另一手戴无菌手套或用无菌持物钳（镊）持吸痰管前端，插入口咽部 10~15cm，放松导管末端，左右旋转，自深部向上提拉吸净口咽部分泌物，换根吸痰管后再吸气管内分泌物	● 插管时，不可有负压，以免损伤呼吸道黏膜 ● 护士：×××，请您张开嘴巴，我要插管了，如果觉得很难受的话，请用手示意我 ● 若气管切开，吸痰时注意无菌操作，先吸气切开处，再吸鼻腔或口腔 ● 每次吸引时间少于 15 秒，每根吸痰管只用一次，不可反复上下提插
6. 冲管　吸痰后，在冲洗罐中抽吸无菌生理盐水	● 防止分泌物阻塞吸痰导管
7. 观察患者面色、吸痰前后呼吸频率的变化、吸出物的性状及有无呼吸窘迫等情况，必要时听诊患者呼吸音	
8. 吸痰毕，关闭吸引器，取下吸痰管，将吸痰玻璃接管插入消毒液的试管中浸泡	● 吸痰用物根据吸痰操作性质每班更换或每日更换 1~2 次
9. 擦净患者脸上的分泌物，协助患者取舒适体位，整理床单位	● 护士：×××，现在感觉好些吗？您配合得很好，如果有什么不适就按呼叫器叫我，我也会经常来看您的，您好好休息，一会儿见
10. 洗手，记录患者吸引前后的呼吸情况，记录吸出分泌物的量、色和性状	

【健康教育】

1. 指导清醒患者有效咳嗽的方法及教会患者吸痰时正确的配合方法。

2. 告知患者及时吸出呼吸道分泌物，可保持气道通畅，改善呼吸，纠正缺氧。

【注意事项】

1. 严格无菌操作，治疗盘内吸痰用物每天更换 1～2 次。吸痰导管每次更换，口腔分泌物吸完后要更换吸痰管再吸气管内分泌物，勤做口腔护理。

2. 密切观察病情，当喉头有痰鸣音或排痰不畅时，应立即抽吸。动作轻柔、迅速，每次吸痰时间不超过 15 秒，如需再次吸引，应间隔至少 3 分钟。

3. 如痰液黏稠，可配合叩背或交替使用超声雾化吸入，还可缓慢滴入少量生理盐水或化痰药物，使痰液稀释，便于吸出。

4. 为婴儿吸痰时,吸痰管要细,动作轻柔,负压不可过大,以免损伤黏膜。

5. 贮液瓶液体达 2/3 满时,应及时倾倒,做好清洁消毒处理,以免液体过多,被吸入马达内损坏机器。

(二)氧气疗法

氧气疗法是常用的改善呼吸的技术之一。通过给氧,以提高动脉血氧分压和动脉血氧饱和度,增加动脉血氧含量,从而预防和纠正各种原因所造成的组织缺氧。

1. 缺氧的类型(表 7-4)和程度(表 7-5)

表 7-4　缺氧的类型及其特点

类型	动脉血氧分压（PaO_2）	动脉血氧饱和度（SaO_2）	动-静脉氧压差（$Pa\text{-}vO_2$）	常见机制和原因
低张性缺氧	↓	↓	↓或N	由于吸入氧分压过低,外呼吸障碍,静脉血分流入动脉血所致。常见于高山病、慢性阻塞性肺疾病、先天性心脏病等
血液性缺氧	N	N	↓	由于血红蛋白数量少或性质改变,造成氧含量不足或血红蛋白结合的血氧不宜释放所致。常见于贫血、CO 中毒、高铁血红蛋白血症、输入大量库存血等
循环性缺氧	N	N	↑	由于循环血量减少所致。常见于休克、心功能不全、脑血管意外、栓塞等
组织性缺氧	N	N	↑或↓	由于组织细胞利用氧异常所致。常见于氰化物中毒、大量放射线照射、维生素的严重缺乏等

注:N 为正常

表 7-5　缺氧的程度和症状

程度	发绀	呼吸困难	神志	血气分析		是否需要氧疗
				动脉血氧分压（PaO_2）/mmHg	动脉血氧饱和度（SaO_2）%	
轻度	不明显	不明显	清楚	>50	>80	不需要
中度	明显	明显	正常或烦躁不安	30~50	60~80	需要
重度	显著	严重、三凹征明显	昏迷或半昏迷	<30	<60	绝对需要

2. 氧气吸入的适应证　血气分析检查是监测用氧效果的客观指标,当患者 PaO_2 低于 50mmHg 时,应给予吸氧。具体疾病如下:

(1)肺活量减少:因呼吸系统疾患而影响肺活量者,如哮喘、支气管肺炎或气胸等。

(2)心肺功能不全:使肺部充血而致呼吸困难者,如心力衰竭时出现的呼吸困难等。

(3)各种中毒引起的呼吸困难:氧不能由毛细血管渗入组织而产生缺氧,如巴比妥类药物中毒、麻醉剂中毒或 CO 中毒等。

(4)昏迷患者:如脑血管意外或颅脑损伤患者。

(5)其他:某些外科手术前后的患者、大出血休克患者、分娩时产程过长或胎儿心音不良等。

3. 供氧装置

(1)中心供氧装置:氧气是通过中心供氧站提供,中心供氧站通过管道将氧气输送至各病区床单位、门诊、急诊科。中心供氧站通过总开关进行管理,各用氧单位在墙壁的管道出口处连接特制的流量表,以调节氧流量。

（2）氧气筒供氧装置（图7-25）

1）氧气筒:为圆柱形无缝钢筒,筒内氧气压力可达 150kg/cm² ,容纳氧气 6000L。①总开关:在筒的顶部,可控制氧气的放出。使用时将总开关向逆时针方向旋转 1/4 周,即可放出足够的氧气;②气门:位于氧气筒颈部的侧面,与氧气表连接,是氧气自筒中输出的途径。

2）氧气表:由以下几部分组成:①压力表:能测筒内压力,以 MPa 或 kg/cm² 表示,压力越大说明氧气贮存量越多;②减压器:是一种弹簧自动减压装置,可将氧气筒内压力减至 2~3kg/cm² ,使流量平稳,保证安全;③流量表:用来测定每分钟氧气的流出量,流量表内有浮标,当氧气通过流量表时,浮标吹起,可以测知每分钟氧气的流出量;④湿化瓶:瓶内装入 1/3 至 1/2 蒸馏水或灭菌水以湿化氧气,急性肺水肿患者可选用 20%~30% 乙醇作为湿化液。湿化瓶应每天换水一次;⑤安全阀:当氧气流量过大,压力过高时,安全阀内部活塞即自行上推,将过多的氧气由四周的小孔排出,以保证安全。

（3）装表与卸表

1）装表:①吹尘:将氧气筒置于架上,打开总开关,使小量气体从气门处流出,随即迅速关好总开关,避免灰尘进入氧气表;②接流量表:将表接于氧气筒的气门上,用手初步旋紧,然后将表后倾,用扳手旋紧;③接湿化瓶;④检查:确认流量表处于关闭状态,打开总开关,再打开流量表的调节阀,检查氧气流出量是否通畅,有无漏气。关紧氧气表开关,备用。

2）卸表:①放余气:旋紧总开关,打开流量表的调节阀,放出余气,再关好流量表的调节阀,卸下湿化瓶;②一手持表,一手用扳手旋松氧气表的螺帽,然后再用手旋开,将表卸下。

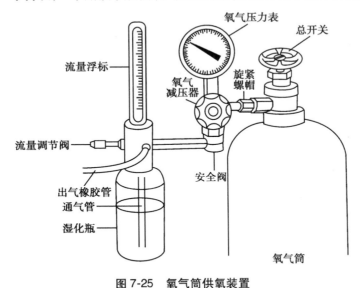

图 7-25　氧气筒供氧装置

4. 氧气成分、氧浓度、氧流量及用氧时间的换算法

（1）氧气成分:根据条件和患者的需要,一般选用 99% 氧气或 5% 的二氧化碳和纯氧的混合气体。

（2）吸氧浓度:氧浓度即氧在空气中的百分比。氧气在空气中浓度为 20.93%。根据给氧浓度的高低,可分为:①低浓度给氧:吸入氧浓度低于 35%;②中浓度给氧:吸入氧浓度为 35%~60%;③高浓度给氧:吸入氧浓度高于 60%。

（3）氧浓度和氧流量的换算公式：吸氧浓度（％）＝ 21+4×氧流量（L/min）

5. 吸氧法

（1）鼻导管法：此类方法的特点是简单、经济、方便、易行。

1）单侧鼻导管：将鼻导管从一侧鼻腔插入至咽部，此法节省氧气，但刺激鼻腔黏膜。长时间用，患者感觉不舒适，临床上已较少用。

2）双侧鼻导管法：鼻导管有两根短管，可分别插入两个鼻腔，方法简单，患者相对比较舒适，适合小儿和长期使用者。

【目的】

1）纠正各种原因造成的缺氧状态，提高动脉血氧分压和动脉血氧饱和度，增加动脉血氧含量。

2）促进组织的新陈代谢，维持机体生命活动。

【操作前准备】

1）评估患者并解释：①评估：患者年龄、病情、意识状态、治疗情况及合作程度；②解释：向患者及家属解释吸氧的目的、方法、注意事项及配合要点。

2）患者准备：①了解吸氧的目的、方法、注意事项及配合要点；②体位舒适，主动配合，情绪稳定。

3）护士准备：衣帽整洁，修剪指甲，洗手，戴口罩。

4）用物准备：①供氧装置一套，湿化瓶内盛 1/2 蒸馏水或灭菌水，氧气记录单，笔等；②治疗盘内备单侧或双侧鼻导管，小药杯（内盛冷开水），纱布、棉签、胶布、橡胶管、玻璃接管、弯盘、安全别针、扳手。

5）环境准备：环境安静、整洁、宽敞明亮，远离火源。

【操作步骤】

操作步骤	要点与沟通
1. 核对　携用物至患者床旁，核对床号、姓名，向患者解释操作目的和过程	• 确认患者 • 护士：您好！请问您叫什么名字？×××，您好！我是您的责任护士，根据您的情况，医生建议要为您进行吸氧，我会用吸氧导管插到鼻子前部，我动作会非常轻柔，请您配合我，好吗？您还有需要了解的问题吗
2. 装表　一吹、二上、三紧、四查，方法如上文表述。	• 吹尘时避开人群，最好在走廊完成，也可在患者床旁完成
3. 检查鼻腔黏膜及通气情况，用湿棉签清洁双侧鼻腔	• 检查鼻腔有无分泌物堵塞及异常
4. 连接　供氧装置中湿化瓶的出口与橡胶管单侧或双侧鼻导管接口相连，打开氧气开关，耳听、手触检查各衔接管道有无漏气	• 检查氧气装置有无漏气
5. 吸氧	• 护士：×××，请您不要紧张，我要插管了
▲ 单侧鼻导管吸氧法	
（1）鼻导管与橡胶管连接，打开流量表，根据需要调节好流量，蘸水湿润并检查鼻导管是否通畅	• 根据病情调节
（2）测量鼻导管插入长度，一般为自鼻尖至耳垂的2/3（图 7-26），轻轻插入鼻咽部，无呛咳，用胶布将鼻导管固定于鼻翼及面颊，再用安全别针固定橡胶管	• 动作轻柔，以免损伤黏膜

操作步骤	要点与沟通
▲ 双侧鼻导管吸氧法	
（1）打开流量表，根据需要调节好流量，蘸水湿润并检查鼻导管是否通畅	
（2）将鼻导管轻轻插入双侧鼻孔约1cm，再将导管绕过耳后（图7-27），固定于下颌处，松紧适宜，用安全别针固定于枕旁	● 松紧适宜，防止因导管太紧引起皮肤受损
6. 记录给氧时间、氧流量、患者反应	● 便于对照 ● 护士：×××，根据医嘱我已为您调好氧流量，现在是××L/min，您不要自行调节
7. 停用氧气时，先拔出鼻导管，关闭总开关，放出余气，然后再关流量调节阀后卸表	● 防止操作不当，引起组织损伤
8. 擦尽面部胶布痕迹，协助患者取舒适体位，整理用物并分别处理	● 一次性用物消毒后集中处理，湿化瓶最好是一次性的，若非一次性定期消毒更换，防止交叉感染 ● 护士：×××，现在感觉好些了吗？您配合得很好，如果有什么不适就按呼叫器找我，我也会经常来看您的，您好好休息，一会儿见
9. 洗手，记录停止用氧时间及效果	

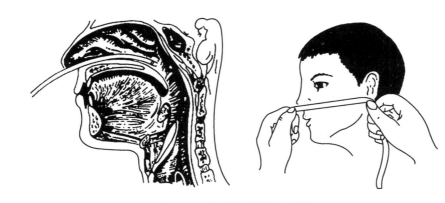

图 7-26　单侧鼻导管插入长度

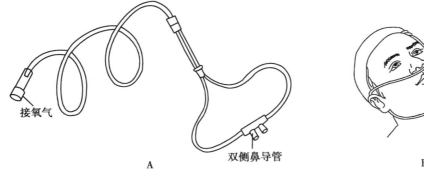

接氧气

双侧鼻导管

A

B

图 7-27　双侧鼻导管给氧

（2）鼻塞法：鼻塞分为单侧和双侧，使用时将鼻塞塞入鼻前庭内即可。此法对鼻黏膜刺激小，患者感觉舒适，使用方便，临床广泛应用。

（3）面罩法：将面罩（图7-28）置于患者口鼻处，氧气自下端输入，呼出的气体从面罩的侧孔排出。给氧时要有足够的氧流量,成人一般为 $6 \sim 8 \mathrm{L/min}$,小儿为 $1 \sim 3 \mathrm{L/min}$,适用于病情较重、张口呼吸的患者。

(4)头罩法:将头部置于氧气头罩里(图 7-29),罩上有多个小孔,可以保持罩内一定的氧气浓度、温度和湿度。头罩与颈部之间要保持适当的空隙,防止二氧化碳潴留及重复吸入。此法安全、简单、有效、舒适,透明的头罩易于观察病情变化,能根据病情需要调节罩内氧浓度。主要适用于新生儿、婴幼儿。

(5)氧气枕法:氧气枕是一长方形橡胶枕,枕角有一橡胶管,上有调节器可调节氧气流量(图 7-30),氧气枕充入氧气,接上湿化瓶即可使用。此法可用于家庭氧疗、危重患者的抢救和转运中。

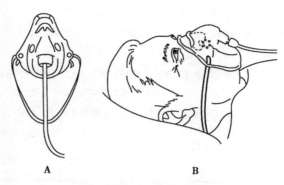

A   B

图 7-28　面罩给氧法

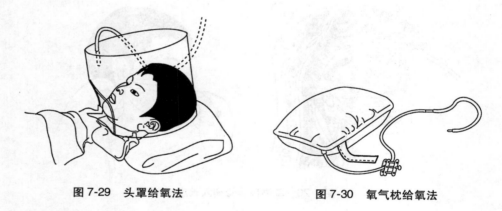

图 7-29　头罩给氧法　　　　　　　图 7-30　氧气枕给氧法

【健康教育】

1)根据患者病情,指导患者进行有效呼吸。

2)告知患者不要自行摘除鼻导管或者调节氧流量。

3)告知患者如感到鼻咽部干燥不适或胸闷憋气时,应当及时通知医护人员。

4)告知患者及家属有关用氧安全的知识。

【注意事项】

1)严格遵守操作规程,注意用氧安全,切实做好"四防",即防火、防震、防热、防油。氧气筒应安置在阴凉处,周围严禁烟火和易燃品,至少离火炉5m、暖气1m,氧气表及螺旋口上勿抹油,搬运时避免倾倒和震动。有氧气筒的病室内严禁吸烟。

2)使用氧气时,应先调节流量而后应用;停止吸氧时,先取下鼻导管,再关闭氧气开关;中途改变流量时,先将鼻导管与湿化瓶分离,调节好流量后再接上。以免一旦关错开关,大量氧气突然冲入呼吸道而损伤肺组织。

3）在用氧过程中可根据患者脉搏、血压、精神状态、皮肤颜色、呼吸方式、血气分析等来衡量氧疗的效果。

4）持续鼻导管用氧者，每日更换鼻导管2次以上，双侧鼻孔交替插管，使用鼻塞、头罩用氧者每天更换鼻导管、头罩一次；使用面罩者每4~8小时更换一次。

5）氧气筒内氧气不可用尽，压力表上指针降至0.5mPa(5kg/cm²)时，即不可再用，以防灰尘落入筒内，于再次充氧时引起爆炸。

6）对未用或已用空的氧气筒，应分别悬挂"满"或"空"的标志，以便及时调换。

6. 氧疗的副作用及预防　当氧浓度高于60%、持续时间超过24小时，可能出现氧疗副作用。常见的副作用有：

（1）氧中毒：其特点是肺实质的改变，表现为胸骨不适、疼痛、灼热感，继而出现呼吸增快、恶心、呕吐、烦躁、断续的干咳。预防措施是控制氧气吸入的浓度和时间。给氧期间应经常监测动脉血氧分压和氧饱和度。

（2）肺不张：吸入高浓度的氧气后，肺泡内的氮气被大量置换，一旦支气管阻塞时，其所属的肺泡内的氧气被肺循环血液迅速吸收，引起吸入性肺不张。表现为烦躁，呼吸、心率增快，血压上升，继而出现呼吸困难、发绀、昏迷。预防措施是鼓励患者深呼吸、咳嗽和经常改变卧位、姿势，防止分泌物阻塞。

（3）呼吸道分泌物干燥：氧气是一种干燥气体，吸入后可导致呼吸道黏膜干燥，分泌物黏稠，不易咳出，且有损纤毛运动。应加强湿化和雾化吸入，以此减轻刺激作用。

（4）晶状体后纤维组织增生：仅见于新生儿，以早产儿多见。由于视网膜血管收缩、视网膜纤维化，最后出现不可逆的失明，因此要控制氧浓度和吸氧时间。

（5）呼吸抑制：Ⅱ型呼吸衰竭的患者，由于$PaCO_2$长期处于高水平的状态，呼吸中枢对二氧化碳刺激的敏感性下降，呼吸的调节主要依靠缺氧对外周化学感受器的刺激来维持。当吸入高浓度氧气后，PaO_2的升高可使这一反射性刺激消除，抑制患者的自主呼吸，甚至出现呼吸停止。因此对Ⅱ型呼吸衰竭的患者应进行低流量、低浓度持续给氧，氧流量以1~2L/min为宜，并监测PaO_2的变化，维持患者的PaO_2在60mmHg左右即可。

（崔慧霞）

生命体征是体温、脉搏、呼吸和血压的总称。它们的正常值范围都受年龄、性别、昼夜、活动等生理性因素的影响。测量前患者若有剧烈活动、紧张、恐惧、哭闹等，应休息15～30分钟后再测量

体温常测量的部位为口腔、直肠、腋窝。测量脉搏时勿用拇指诊脉，偏瘫患者应选择健侧肢体进行测量。正常成人血压的范围为收缩压90～139mmHg，舒张压60～89mmHg，脉压30～40mmHg，测量血压时应排除影响血压的因素，如袖带缠得过紧、袖带过宽可使血压测量值偏低；袖带缠得过松、袖带过窄血压测量值偏高。正常成人呼吸频率为16～20次/分，测量呼吸时要转移患者的注意力，可似诊脉状，观察患者胸或腹部的起伏；一旦患者出现了呼吸异常，需要确定引起异常的原因，根据医嘱给予清除呼吸道分泌物和氧气疗法。

吸痰时要注意插管不可有负压，自深部向上提拉，吸引时间少于15秒；注意用氧安全，氧时切实做好"四防"，即防火、防震、防热、防油；调节好氧流量后再吸给患者；停用时吸氧管先分离患者，再关闭氧气开关；中途改变流量时，先分离吸氧管，调节好流量后再接上；氧气筒内氧气不可用尽，对未用或已用空的氧气筒，应分别悬挂"满"或"空"的标志。用氧中要掌握好吸氧的浓度和时间以免出现氧疗副作用。

1. 患者王某，女性，55岁，慢性肺源性心脏病16年。发热、咳嗽、咳痰，病情加重两日而急诊入院。查体：患者神志恍惚、烦躁不安、谵妄，T 39.7℃，P 118次/分，R 30次/分，BP 140/80mmHg，不能平卧。痰黄色、黏稠，不易咳出。血气分析 PaO_2 46mmHg，$PaCO_2$ 66mmHg，医嘱：吸氧、必要时吸痰。请问：

(1)请判断患者的缺氧程度。

(2)如何做到安全用氧?

(3)痰液黏稠不易咳出,如何处理?

(4)吸痰时应注意哪些问题?

2. 患者,男,49岁,入院诊断为脑膜炎。入院后,检查发现口唇发绀,呼吸由浅慢逐渐变为深快,然后再由深快转为浅慢,经过一段呼吸暂停后,又开始上述周期性变化,其形态如潮水起伏。请问：

(1)该患者呼吸属于哪种形态?

(2)为什么会出现这种呼吸?

第八章　冷、热疗法

8

08章

学习目标	
掌握	冰袋、冷湿敷、乙醇或温水拭浴、热水袋、红外线灯或烤灯、热湿敷、热水坐浴等常用的冷热疗法。
熟悉	冷热疗法的目的、禁忌和注意事项。
了解	冷热疗法的概念、效应及影响冷热疗法的因素。

冷、热疗法是临床上常用的物理治疗方法,其作用原理是通过低于(冷)或高于(热)人体皮肤温度的物质作用于人体的局部或全身,达到止血、止痛、消炎、退热和增进舒适的作用。诸多因素影响冷热疗法的治疗效果,使用不当会对机体产生不同程度的负面影响。护理人员应了解冷、热疗法的效应,掌握正确的使用方法,应用冷热疗法后应密切观察患者的反应,并及时评价冷热疗法的效果,以达到促进疗效、减少损伤发生的目的。

第一节　概述

一、冷、热疗法的概念

冷疗法(cold therapy)和热疗法(heat therapy)是利用低于或高于人体温度的物质作用于体表皮肤,通过神经传导和血管的收缩或舒张,改变机体各系统体液循环和新陈代谢,来达到治疗目的的物理治疗方法。

人体皮肤分布着多种感受器,包括冷觉感受器、温觉感受器、痛觉感受器等,这些感受器受到刺激能使人体产生冷、热、痛等感觉。当温觉感受器及冷觉感受器受到强烈刺激时,痛觉感受器也会兴奋,使机体产生疼痛,因此当过热或过冷的物质作用于皮肤时,人体会产生痛觉。当皮肤感受器感受到温度或疼痛刺激后,神经末梢发出冲动,经过传入神经纤维上传到大脑皮层感觉中枢,感觉中枢对冲动进行识别,再通过传出神经纤维发出指令,机体产生行动。但如果刺激强烈,神经冲动可不经过大脑,只通过脊髓反射使整个反射过程更迅速,以免机体受损。

二、冷、热疗法的效应

冷、热疗法虽然是作用于皮肤表面,但通过神经的传导和血管的收缩与舒张,使机体产生局部或全身的反应,形成生理效应和继发效应。

(一)生理效应

冷、热疗应用于机体可产生不同的生理效应,临床工作中常常应用此原理治疗疾病或缓解症状(表8-1)。

表8-1　冷热疗法的生理效应

生理指标	生理效应	
	用热	用冷
血管扩张/收缩	扩张	收缩
细胞代谢率	增加	减少
需氧量	增加	减少
毛细血管通透性	增加	减少
血液黏稠度	降低	增加
血液流动速度	增快	减慢

生理指标	生理效应	
	用热	用冷
淋巴流动速度	增快	减慢
结缔组织伸展性	增强	减弱
神经传导速度	增快	减慢
体温	上升	下降

（二）继发效应

机体用冷或用热超过一定时间,产生与生理效应相反的作用,这种现象称为继发效应(secondary effect)。如热疗可使血管扩张,但持续用热30~45分钟后,则血管收缩;同样持续用冷30~60分钟后,则血管扩张,这是机体防御反应,可以避免因长时间用冷或用热所引起的组织损伤。因此,为防止产生继发效应抵消生理效应,冷、热治疗应有适当的时间,以20~30分钟为宜,如需反复使用,中间必须给予1小时的休息时间,让组织复原。

三、影响冷、热疗法的因素

（一）方式

冷、热疗法分为干法(干冷及干热)和湿法(湿冷及湿热)两大类。湿热法和干热法比较,湿热法具有穿透力强(因为水是良好的导体,其传导能力及渗透力比空气强)、不易使患者皮肤干燥、体液丢失较少且患者的主观感觉较好等特点,而干热法具有保温时间较长、不会浸软皮肤、烫伤危险性较小及患者更易耐受等特点。

（二）面积

应用冷、热疗法时,效果与应用的面积大小有关。面积越大,效果就越强;反之,则越弱。

（三）时间

冷、热应用的时间对治疗效果有直接影响,在一定时间内其效应是随着时间的增加而增强,但如果时间过长,会产生继发效应而抵消治疗效应,甚至还可引起不良反应,如疼痛、皮肤苍白、冻伤、烫伤等。

（四）温度

机体体表的温度与所用冷、热疗法的温度相差越大,对冷、热刺激的反应越强,所产生的效应也越强;反之,则越小。其次,环境温度也可影响冷热效应,如环境温度高于或等于身体温度时用热,传导散热被抑制,热效应会增强;而在干燥冷环境中用冷,散热会增加,冷效应会增强。

（五）部位

冷热刺激在身体不同部位产生的效应也不相同,如:皮肤的不同层次对冷、热反应也不同,皮肤浅层冷觉感受器较温觉感受器浅表且数量也多,故浅层皮肤对冷较敏感。不同厚度的皮肤对冷、热反应的效果不同,脚、手等皮肤较厚的区域,对冷、热的耐受性大,而皮肤较薄的区域对冷、热较为敏感,如前臂内侧、颈部等部位进行冷、热疗法时效果较好。血液循环也能影响冷、热疗法的效果,血液循环良好的部位,可增强冷、热应用的效果,如临床上为高热患者物理降温,将冰袋、冰囊放置在颈部、腋下、腹股沟等体表大血管流经处,以增加散热。

（六）个体差异

不同个体对冷热疗法刺激的耐受性不同。年龄、性别、身体状况、肤色、居住习惯等影响冷、热治疗的效果。婴幼儿由于神经系统发育尚未成熟,对冷、热刺激的耐受性较低;老年人由于感觉功能减退,对冷、热刺激的敏感性降低,反应比较迟钝。女性对冷、热刺激敏感性比男性高。昏迷、血液循环障碍、血管硬化、感觉迟钝等患者对冷、热的敏感性降低,尤其要注意防止烫伤与冻伤。

问题与思考8-1　　　　患者,男,68岁,全麻下行"经腹腔直肠癌切除术"。现为术后第三日,突然发冷、寒战。查体:体温39.2℃,脉搏116次/分,呼吸22次/分,血压140/90mmHg。

思考:

1. 该患者较适宜的降温措施有哪些?
2. 为患者实施降温的过程应注意哪些问题?

第二节　冷疗法

一、目的

冷疗法是利用低于人体温度的物质,作用于机体的局部或全身,以达到止痛、止血、消炎、退热的效果。

1. **减轻局部充血或出血**　冷疗可使局部血管收缩,毛细血管通透性降低,减轻局部充血;同时冷疗还可使血流减慢,血液的黏稠度增加,有利于血液凝固而控制出血。适用于局部软组织损伤的初期、扁桃体摘除术后、鼻出血等。

2. **缓解疼痛**　冷疗可抑制细胞的活动,降低神经末梢的敏感性,减慢神经冲动的传导而减轻疼痛;同时冷疗使血管收缩,毛细血管的通透性降低,渗出减少,从而减轻由于组织水肿压迫神经末梢所引起的疼痛。适用于急性损伤初期、牙痛、烫伤等。

3. **限制炎症扩散**　冷疗可使局部血管收缩,血流减少,细胞的新陈代谢和细菌的活力降低,从而限制炎症的扩散。适用于炎症早期。

4. **降温**　冷直接与皮肤接触,通过传导与蒸发的物理作用,使体温降低。适用于高热、中暑。

二、禁忌

1. **血液循环障碍**　血液循环不良的患者,由于组织营养不足,若使用冷疗,进一步使血管收缩,加重血液循环障碍,导致局部组织缺血缺氧而变性坏死,故大面积组织受损、全身微循环障碍、休克、周围血管病变、动脉硬化、糖尿病、神经病变、水肿等患者禁忌冷疗。

2. 慢性炎症或深部化脓病灶　因冷疗使局部血流减少,妨碍炎症的吸收。

3. 组织损伤、破裂或有开放性伤口处尤其大范围组织损伤,应禁止用冷,因冷疗可降低血液循环,增加组织损伤,影响伤口愈合。

4. 对冷过敏　如使用冷疗过程中出现红斑、荨麻疹、关节疼痛、肌肉痉挛等症状说明患者可能出现过敏,对这类患者应禁忌冷疗。

5. 慎用冷疗法的情况　如昏迷、感觉异常、年老体弱者、婴幼儿、关节疼痛、心脏病、哺乳期产妇胀奶等应慎用冷疗。

6. 冷疗的禁忌部位

(1)足底:用冷可导致反射性末梢血管收缩影响散热或引起一过性冠状动脉收缩。

(2)心前区:用冷可导致反射性心率减慢、心房纤颤或心室纤颤及房室传导阻滞。

(3)枕后、耳廓、阴囊处:用冷易引起冻伤。

(4)腹部:用冷易引起腹泻。

三、冷疗方法

（一）冰袋（ice bag）

【目的】

降温、镇痛、止血、消炎。

【操作前准备】

1. 评估患者并解释

(1)评估:患者的年龄、病情、体温、治疗情况,局部皮肤状况,活动能力和合作程度。

(2)解释:向患者及家属解释使用冰袋的目的、方法、注意事项及配合要点。

2. 患者准备

(1)了解冰袋使用的目的、方法、注意事项及配合要点。

(2)体位舒适、愿意合作。

3. 用物准备

(1)治疗盘内备:冰袋或冰囊(图8-1)、布套、毛巾。

(2)治疗盘外备:冰块、脸盆及冷水、勺,手消毒液。

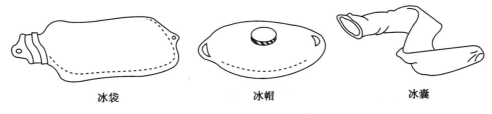

冰袋　　　　　　　冰帽　　　　　　　冰囊

图8-1　冰袋、冰帽、冰囊

4. 环境准备　室温适宜,酌情关闭门窗,避免对流风直吹患者。

5. 护士准备　衣帽整洁,修剪指甲,洗手,戴口罩。

【操作步骤】

操作步骤	要点与沟通
1. 冰袋准备	
（1）备冰：将冰块放入盆内用冷水冲去棱角	● 避免因棱角引起患者不适及损坏冰袋
（2）装袋：小冰块装袋内至 1/2~2/3 满	● 便于冰袋与皮肤接触
（3）排气：排出冰袋内空气并夹紧袋口	● 空气可加速冰的融化，且因袋内充满空气使袋呈球状无法与皮肤完全接触，影响治疗效果
（4）检查：用毛巾擦干冰袋，倒提，检查	● 检查冰袋有无破损、漏水
（5）加套：将冰袋装入布套	● 橡胶冰袋不宜与患者皮肤直接接触，布套也可吸收冷凝水气
2. 核对　携用物至患者床旁，核对患者床号、姓名	● 确认患者
	● 护士：您好！请问您叫什么名字？我可以看一下您的腕带吗？××床×××您好！我是您的责任护士×××，因为您刚做完扁桃体手术，为了避免出血，我要将冰袋放在您的颈前颌下
3. 放置位置：置冰袋于适当的位置：降温时置冰袋于前额、头顶部和体表大血管流经处（颈部两侧、腋窝、腹股沟等）；扁桃体摘除术后将冰囊置于颈前颌下（图8-2）	● 放置前额时，应将冰袋悬吊在支架上，以减轻局部压力，但冰袋必须与前额皮肤接触（图8-3）
	● 护士：现在冰袋已帮您放好了，您感觉怎样？如果您有不舒服的时候请用呼唤器叫我们，我也会随时过来看你。现在您先好好休息
4. 放置时间　不超过 30 分钟	● 以防产生继发效应
	● 局部皮肤出现发绀麻木感，则停止使用
5. 观察：效果与反应	● 护士：您好！现在感觉怎么样？让我看看冰袋下面的皮肤好吗？现在可以撤去冰袋了，谢谢您的配合，您休息一会吧！如有需要，请按床旁呼叫器，我也会经常来看您的
6. 操作后处理：撤去治疗用物，协助患者取舒适体位，整理床单位，对用后用物按规范进行处理	● 倒空冰袋内冰水，倒挂晾干，后吹入少量空气，夹紧袋口备用；布套送洗
7. 洗手、记录：记录用冷的部位、时间、效果、反应	● 便于评价

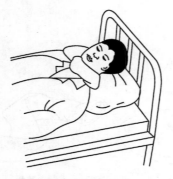

图 8-2　颈部冷敷

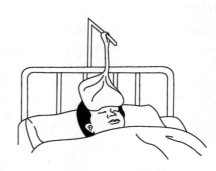

图 8-3　冰袋使用法

【健康教育】

1. 向患者及家属介绍使用冰袋的目的、作用及正确的使用方法。

2. 向患者及家属说明使用冰袋的注意事项及如何判断治疗效果。

【注意事项】

1. 定时观察患者,检查冰袋有无漏水、是否夹紧。如冰块融化应及时更换,保持布袋干燥。观察用冷部位局部情况,皮肤色泽等,防止冻伤。

2. 倾听患者主诉,如有皮肤麻木等异常应立即停止用冷。

3. 如为患者降温,须在使用冰袋后 30 分钟测量体温,当体温降至 39℃ 以下,应取下冰袋,并在体温单上做好记录。

(二)冷湿敷(cold moist compress)

【目的】

消炎、消肿、止痛、止血。

【操作前准备】

1. **评估患者并解释**

(1)评估:患者的年龄、病情、体温、局部皮肤状况,活动能力和配合程度。

(2)解释:向患者及家属解释冷湿敷的目的、方法、注意事项及配合要点。

2. **患者准备**

(1)了解使用冷湿敷的目的、方法、注意事项及配合要点。

(2)体位舒适、愿意配合。

3. **用物准备**

(1)治疗盘内备:卵圆钳 2 把、敷布 2 块、凡士林、纱布、棉签、一次性治疗巾。

(2)治疗盘外备:盛放冰水的容器、手消毒液、医疗垃圾桶、治疗车。必要时备屏风、换药用物。

4. **环境准备** 调节适宜的室温,酌情关闭门窗,必要时屏风或床帘遮挡。

5. **护士准备** 衣帽整洁,修剪指甲,洗手,戴口罩。

【操作步骤】

操作步骤	要点与沟通
1. 核对 携用物至患者床旁,核对患者床号、姓名	• 确认患者 • 护士:您好! 请问您叫什么名字? 我可以看一下您的腕带吗? ××床×××您好! 我是您的责任护士×××,因为您手臂上血管在前几天输入刺激性比较强的药液后出现静脉炎,一会儿我用硫酸镁药水给您冷湿敷,这样有助缓解静脉炎,请您配合好吗
2. 患者准备 患者取舒适卧位,暴露患处,垫一次性治疗巾于受敷部位下,受敷部位涂上凡士林,再盖上一层纱布	• 护士:您这样的姿势舒服吗? 好的,谢谢! 保护皮肤及床单位必要时屏风或床帘遮挡,维护患者隐私
3. 冷敷	
(1)敷布浸入冰水中,长钳夹起拧至半干	• 敷布的湿度应控制在浸透但不滴水为度 • 若为开放性伤口,须按无菌技术处理
(2)抖开敷布(图8-4)敷于患处	• 护士:我现在帮您敷上了,可能会有点凉哦,如有难受请告诉我
(3)每 3~5 分钟更换一次敷布,持续 15~20 分钟	• 控制时间既保证冷敷效果又防止产生继发效应

操作步骤	要点与沟通
4. 观察　密切观察局部皮肤变化及患者反应	● 护士：×××，您好，现在让我看看您湿敷部位的皮肤和静脉好吗？感觉好些了吗？谢谢您的配合。您休息吧！如有需要，请按床旁呼叫器，我也会经常来看您的
5. 操作后处理	
（1）擦干冷敷部位，擦掉凡士林，协助患者取舒适体位，整理床单位	
（2）用物处理	● 消毒后备用
6. 洗手、记录　记录冷敷的部位、时间、效果、患者的反应等	● 便于评价

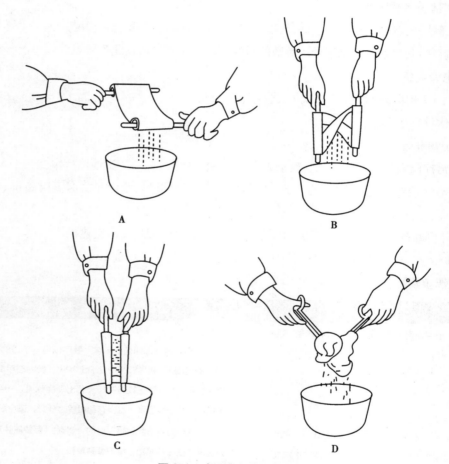

图 8-4　冷湿敷拧敷布法

【健康教育】

1. 向患者及家属解释使用冷湿敷的目的、作用、方法。

2. 向患者及家属说明使用冷湿敷的注意事项及观察治疗效果的方法。

【注意事项】

1. 注意检查敷布的温度变化，及时更换，同时密切观察局部皮肤情况及患者反应，防止冻伤。

2. 敷布湿度得当，以不滴水为度。

3. 若为降温,应在冷湿敷 30 分钟后测量体温,并将体温记录在体温单上。

(三)温水拭浴(tepid water sponge bath)或乙醇拭浴(alcohol sponge bath)

乙醇是一种挥发性的液体,拭浴时在皮肤上迅速蒸发,吸收和带走机体大量的热,同时乙醇又具有刺激皮肤血管扩张的作用,因而散热能力较强。

【目的】

通过全身用冷的方法,为高热患者降温。

【操作前准备】

1. **评估患者并解释**

(1)评估:患者的年龄、病情、体温、意识、治疗情况,对乙醇是否过敏,皮肤状况、有无组织损伤,活动能力、能否配合及心理反应等。

(2)解释:向患者及家属解释温水拭浴或乙醇拭浴的目的、方法、注意事项及配合要点。

2. **患者准备**

(1)了解温水拭浴或乙醇拭浴的目的、方法、注意事项及配合要点。

(2)体位舒适、愿意合作,需要时排尿。

3. **用物准备**

(1)治疗盘内备:大毛巾、小毛巾、热水袋及套、冰袋及套。

(2)治疗盘外备:脸盆内盛放 32～34℃ 温水,2/3 满或盛放 30℃,25%～35% 乙醇 200～300ml,手消毒液,治疗车。必要时备干净衣裤、屏风、便器。

4. **环境准备**　调节室温,关闭门窗,必要时床帘或屏风遮挡。

5. **护士准备**　衣帽整洁,修剪指甲,洗手,戴口罩。

【操作步骤】

操作步骤	要点与沟通
1. 核对　携用物至患者床旁,核对患者床号、姓名	● 确认患者 ● 护士:您好! 能告诉我您的名字吗? 我可以看一下您的腕带吗? ××床×××您好! 我是您的责任护士×××,您现在感觉怎样? 因为刚才帮您量的体温是 39.8℃,提示您发烧了,为了降温,我给您用乙醇擦身
2. 松被尾、脱衣　松开床尾盖被,协助患者脱去上衣	● 便于擦拭 ● 护士:×××,我现在先帮您把衣服裤子脱了
3. 置冰袋、热水袋　在患者头上放上冰袋,足底放上热水袋	● 头部置冰袋,以助降温而防止头部充血而致头痛;热水袋置足底,以促进足底血管扩张而减轻头部充血,并使患者感到舒适 ● 护士:×××,我把冰袋放在您头上这样可以防止头痛,把热水袋放您脚下,这样您会觉得暖和、舒服。 现在我开始帮您擦身了,在这过程中如果有不舒服的感觉请告诉我
4. 拭浴 (1)方法　患者取仰卧位,脱去衣裤,大毛巾垫擦拭部位下,小毛巾浸入温水或乙醇中,拧至半干,缠于手上成手套状,按顺序以离心方向拭浴,拭浴毕,用大毛巾擦干皮肤	● 保护床单位,毛巾缠在手上呈手套状使拭浴时患者舒适度的增加

操作步骤	要点与沟通
（2）顺序	
1）双上肢：按顺序擦拭：	● 擦至腋窝、肘窝、手心处稍用力并延长停留时间，以促进散热
①颈外侧→肩→上臂外侧→前臂外侧→手背	
②侧胸→腋窝→上臂内侧→前臂内侧→手心	
2）腰背部：患者取侧卧位，从颈下肩部→臀部。擦拭毕，穿好上衣	
3）双下肢：患者取仰卧位，按顺序擦拭：	
①外侧：髂骨→下肢外侧→足背	● 擦至腹股沟、腘窝处稍用力并延长停留时间，以促进散热
②后侧：臀下→大腿后侧→腘窝→足跟	
（3）时间：每侧（四肢、背腰部）3分钟，全过程不超过20分钟	● 防止产生继发效应
5. 观察　有无面色苍白、脉搏、呼吸异常、出现寒战等情况	● 如有异常，停止拭浴，及时向医生报告并处理护士：×××，您现在感觉怎样？如果有不舒服一定要告诉我
6. 操作后处理	
（1）拭浴毕，取下热水袋，根据需要更换干净衣裤，协助患者取舒适体位	● 护士：×××，现在已经给您擦好了，30分钟后我会来帮您测量体温，您先好好休息，多喝点温开水，如有其他需要可以用呼唤器叫我，我也会随时过来看您
（2）整理床单位，拉开床帘或撤去屏风，开窗通风	
（3）用物处理	● 用物处理后备用
7. 洗手、记录　记录时间、效果、反应	● 便于评价
	● 拭浴后30分钟测量体温，若低于39℃，取下头部冰袋，降温后体温记录在体温单上

【健康教育】

1. 向患者及家属解释全身降温的目的、作用、方法及注意事项。

2. 向患者及家属说明全身降温应达到的治疗效果。

【注意事项】

1. 擦浴过程中，注意观察局部皮肤情况及患者反应，如出现寒战、面色苍白、脉搏、呼吸异常等情况应停止擦浴，通知医生。

2. 胸前区、腹部、后颈、足底为拭浴的禁忌部位。新生儿及血液病高热患者禁用乙醇拭浴。

3. 拭浴时，以拍拭（轻拍）方式进行，避免用摩擦方式，因摩擦易生热。

4. 注意保护患者隐私，给予适当遮盖。

理论与实践　　　　　加压冷疗的应用

　　加压冷疗是将冷疗和聚集压缩结合起来，集中压迫的同时进行冷疗，目前临床上常用于骨折、软组织损伤时、继发炎症、疼痛的治疗等。冷疗可使毛细血管收缩，微血管通透性降低，减轻局部的出血肿胀；减慢神经传导，使末梢神经敏感性降低而有效减缓疼痛；而通过物理压迫（加压）达到止血、防止渗出的作用，还能促进渗出物、积血挤散到周围正常组织中,扩大了吸收面积,有利于吸收,可防止组织粘连、变性等改变。加压冷疗的装置通常由冰桶、导管、冰囊、电动加压泵组成,并实现循环加压冷疗。

(四)其他冷疗法

1. **化学制冷袋(chemical cold pack)** 它是内装凝胶或其他冰冻介质的冷袋,将其放入冰箱内 4 小时,其内容物由凝胶状态变为固态,使用时取出,在常温下吸热,又由固态变为凝胶状态(可逆过程),可代替冰袋,维持时间 2 小时,具有方便、实用的特点。使用后外壁用消毒液擦拭,置冰箱内,反复使用。

2. **冰毯机(ice blanket machine)** 是一种全身式的垫毯,利用半导体制冷原理,将水箱内蒸馏水冷却后通过主机与冰毯内的水进行循环交换,从而达到降温效果。应用低温毯是最舒适、最易耐受的冷疗方式,可用于高热患者降温,心脏手术或脑部手术时降低新陈代谢及颅内压,控制烧伤、癌症或截肢后出血及顽固性疼痛。但循环功能障碍、身体上装有电器制品(如心电图装备)、金属置换物(如人工关节、心脏起搏器、金属瓣膜等)不可使用,因用之易造成触电或烫伤的危险。

3. **半导体降温帽** 是利用半导体温差电制冷技术,造成帽内局部的低温环境,从而降低脑代谢率。多用于脑外伤、脑缺氧、脑水肿、颅内压增高等。

问题与思考8-2 王女士,73 岁,全麻下行"左乳腺癌根治术"。现术后从手术室回到病房,神志清楚,自诉觉得全身发冷。查体:体温 35.6℃,脉搏 78 次/分,呼吸 14 次/分,血压 95/62mmHg。

思考:

1. 可用哪些方法帮助患者解决"觉得全身发冷"的问题?

2. 为患者进行保暖时应注意哪些问题?

第三节 热疗法

一、目的

1. **减缓疼痛** 热疗可降低痛觉神经兴奋性,又可改善血液循环,加速致痛物质排出和炎性渗出物吸收,解除对神经末梢的刺激和压迫,因而可减轻疼痛;热疗还可使皮肤的痛觉神经兴奋性降低,痛觉阈值提高;同时热疗可使肌肉松弛,增强结缔组织伸展性,增加关节的活动范围,减轻肌肉痉挛、僵硬,关节强直所致的疼痛。适用于腰肌劳损、肾绞痛、胃肠痉挛、睑腺炎、乳腺炎等患者。

2. **保暖与舒适** 热疗可使局部血管扩张,促进血液循环,将热带至全身,使体温升高,患者感到舒适。适用于年老体弱、早产儿、危重、末梢循环不良等患者。

3. **促进炎症的消散和局限** 热疗使血液循环加速,局部血管扩张,促进组织中毒素、废物的排出;同时血量增多,白细胞数量增多,吞噬能力增强和新陈代谢增加,使机体局部或全身的抵抗力和修复力增强。炎症早期用热疗,可促进炎性渗出物吸收与消散,炎症后期用热疗,可促进白细胞释放蛋白溶解酶,使炎症局限。适用于睑腺炎(麦粒肿)、乳腺炎等患者。

4. **减轻深部组织的充血**　热疗使皮肤血管扩张,平时大量呈闭锁状态的动静脉吻合支开放,全身循环血量的重新分布,皮肤血流量增多,有利于减轻深部组织的充血。

二、禁忌

1. **未明确诊断的急性腹痛**　虽然热疗能减轻疼痛,但易掩盖病情真相,贻误诊断和治疗,有引发腹膜炎的危险。

2. **面部危险三角区的感染**　因面部静脉血管丰富,无静脉瓣,且与颅内海绵窦相通,热疗可使血管扩张,血流增多,导致细菌和毒素进入血液循环,促进炎症扩散,严重者可造成颅内感染和败血症。

3. **各种脏器出血、出血性疾病**　热疗可使局部血管扩张,血管通透性增加而使脏器的血流量增多和加重出血。血液凝固障碍的患者,用热会增加出血的可能性。

4. **软组织损伤或扭伤的初期(48小时内)**　热疗可促进血液循环,加重皮下出血、肿胀、疼痛。

5. **其他**

(1)急性炎症,如牙龈炎、中耳炎、结膜炎:热疗可使局部温度升高,促使细菌繁殖及分泌物增多,加重病情。

(2)心、肝、肾功能不全者:大面积热疗使皮肤血管扩张,减少对内脏器官的血液供应,加重病情。

(3)皮肤疾病:热疗可加重皮肤受损,也使患者增加痒感而不适,故皮肤湿疹、开放性伤口或引流口处不宜热疗。

(4)金属移植物部位、人工关节:金属是热的良好导体,用热易造成烫伤。

(5)恶性病变部位:热疗可使正常与异常细胞新陈代谢加速而加重病情,同时又促进血液循环而使肿瘤扩散、转移。

(6)麻痹、感觉异常者、婴幼儿、老年人慎用热疗:因这些患者对热的敏感性降低,易造成烫伤。孕妇也应谨慎热疗,因热会影响胎儿的生长。

(7)睾丸:睾丸部位应慎用热疗,因用热会抑制精子发育并破坏精子。

三、热疗方法

(一)热水袋(hot water bags)

【目的】

保暖、解痉、减轻疼痛、增进舒适。

【操作前准备】

1. **评估患者并解释**

(1)评估:患者的年龄、病情、体温、意识、治疗情况,局部皮肤状况,活动能力、心理状态及合作程度。

(2)解释:向患者及家属解释使用热水袋的目的、方法、注意事项及配合要点。

2. 患者准备

（1）了解热水袋使用的目的、方法、注意事项及配合要点。

（2）体位舒适、愿意合作。

3. 用物准备

（1）治疗盘内备：热水袋及套、水温计、毛巾。

（2）治疗盘外备：盛水容器、热水、手消毒液。

4. 环境准备　调节室温，酌情关闭门窗，避免对流风直吹患者。

5. 护士准备　衣帽整洁，修剪指甲，洗手，戴口罩。

【操作步骤】

操作步骤	要点与沟通
1. 测量、调节水温	● 成人 60~70℃，对感觉迟钝，循环不良等患者如昏迷、老人、婴幼儿等，水温应低于 50℃
2. 备热水袋	● 边灌边提高热水袋，使水不致溢出
（1）灌水：去塞、放平热水袋、一手持袋边缘，一手灌水（图8-5）。灌水至袋的 1/2~2/3 满	● 灌水过满，使热水袋膨胀变硬，柔软舒适感下降
（2）排气：热水袋缓慢放平，排出袋内空气并拧紧塞子	● 袋内充满空气，影响热的传导，使患者受热不均
（3）检查：用毛巾擦干热水袋，倒提，检查	● 检查热水袋有无破损，塞子是否拧紧，以防漏水
（4）加套：将热水袋装入布套	● 可避免热水袋与患者皮肤直接接触，增进舒适，使热水袋保温时间更持久
3. 核对　携用物至患者床旁，核对患者床号、姓名	● 确认患者
	● 护士：您好！请问您叫什么名字？我可以看一下您的腕带吗？×××您好！您现在感觉怎样？觉得很冷是吗？您刚做完手术，麻醉后会有点冷，我把热水袋放您脚上让您舒服一些
4. 放置　将热水袋放在所需部位，袋口朝身体外侧	● 避免因热水渗漏造成烫伤。
	● 护士：×××，您好！热水袋已经给您用上啦，有没舒服一些？请不要脱掉热水袋外面的包布，否则容易引起烫伤，如果感觉太烫一定要告诉我
5. 时间　不超过 30 分钟	● 避免产生继发效应
6. 观察　效果与反应、热水温度等	● 如皮肤潮红、疼痛，应停止使用，并在局涂凡士林以保护皮肤；维持热水温度，保证达到治疗效果
7. 操作后处理　撤去治疗用物，协助患者取舒适体位，整理床单位，对用物进行处理	● 倒空袋内热水；倒挂晾干，吹气，待干后旋紧塞子，放阴凉处；布袋洗净备用
	● 护士：×××，现在感觉不冷了是吗，那我把热水袋拿走，请您好好休息。谢谢

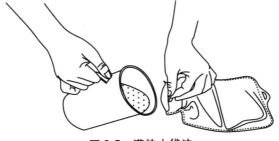

图 8-5　灌热水袋法

【健康教育】

1. 向患者及家属解释使用热水袋的目的、作用、方法。

2. 向患者及家属说明使用热水袋的注意事项及应达到的治疗效果。

【注意事项】

1. 经常检查热水袋有无破损,热水袋与塞子是否匹配,以防漏水;同时加强巡视,必要时床边交班,定期检查局部皮肤情况。

2. 热水袋灌水过多会导致膨胀,影响接触面积,使患者不适,故只能灌水 1/2~2/3 满;如果炎症部位热敷,只能灌水 1/3 满,以免压力过大,引起疼痛。

3. 特殊患者使用热水袋,水温不宜过高,且再包一块大毛巾或放于两层毯子之间,以防烫伤。

（二）红外线灯及烤灯（infrared lamp & hot lamp）

红外线灯或鹅颈型烤灯(普通灯泡)可提供辐射热,常用于婴儿红臀、会阴部伤口及植皮供皮区等的照射治疗。

【目的】

消炎、镇痛、解痉、促进创面干燥结痂、利于伤口愈合。

【操作前准备】

1. 评估患者并解释

(1)评估:患者的年龄、病情、意识、治疗情况,局部皮肤状况,活动能力及合作程度。

(2)解释:向患者及家属解释使用烤灯的目的、方法、注意事项及配合要点。

2. 患者准备

(1)理解烤灯使用的目的、意义、方法及配合要点。

(2)体位舒适、愿意合作。

3. 用物准备 红外线灯或鹅颈灯,手消毒液。必要时备有色眼镜、屏风。

4. 环境准备 调节室温,酌情关闭门窗,必要时屏风或床帘遮挡。

5. 护士准备 衣帽整洁,修剪指甲,洗手,戴口罩。

【操作步骤】

操作步骤	要点与沟通
1. 核对　携用物至患者床旁,核对患者床号、姓名	● 确认患者
	● 护士:您好,请问您叫什么名字? 我可以看一下您的腕带吗? ××床×××您好! 我是您的责任护士×××,您臀部的伤口愈合较慢,医生建议给您用烤灯照射治疗,促进伤口愈合,希望能得到您的配合
2. 暴露　暴露患处,体位舒适,局部清洁治疗	● 必要时屏风遮挡,以维护患者隐私
	● 护士:×××,您这样躺着舒服吗
3. 调节　调节灯距、温度,一般灯距患处上方或侧方 30~50cm（图 8-6）,护士用手试温度,以温热为宜	● 防止烫伤
	● 护士:这样温度您觉得是否合适? 可以是吗? 温度已帮您调好,请别随意调节,如果太热,请告诉我
4. 照射 20~30 分钟,注意保护皮肤	● 前胸、面颈照射时应戴有色眼镜或用纱布遮盖,以保护眼睛
	● 防止产生继发效应

操作步骤	要点与沟通
5. 观察：每5分钟观察治疗效果与反应	● 观察有无过热、心慌、头昏感觉及皮肤有无发红、疼痛等，如果出现上述情况立即停止使用，报告医生 ● 皮肤出现桃红色为最佳效果，出现紫红色应停止照射，局部涂凡士林保护皮肤
6. 整理用物 烤灯用毕，关掉电源。协助患者取舒适体位，整理床单位	● 将烤灯及红外线擦拭整理后备用 ● 护士：×××，谢谢您的配合，请您好好休息吧，如有需要可随时按床旁呼叫器 ● 将烤灯及红外线灯擦拭整理后备用 ● 护士：×××，谢谢您的配合，请您好好休息吧，如有需要可随时按床旁呼叫器
7. 洗手、记录 记录部位、时间、效果、患者的反应	● 便于评价

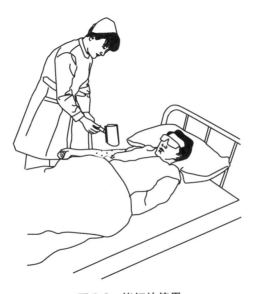

图 8-6 烤灯的使用

【健康教育】

1. 向患者及家属解释使用烤灯的目的、作用、方法。

2. 向患者及家属说明使用烤灯的注意事项及治疗效果。

【注意事项】

1. 根据治疗部位选择不同功率的灯泡：红外线烤灯在胸、腹、腰、背使用功率控制在 500~1000W，手、足部使用功率为 250W；鹅颈灯一般控制在 40~60W。

2. 前胸、面颈照射时，应戴有色眼镜或用纱布遮盖；因为眼内含有较多的液体，对红外线吸收较强，一定强度的红外线直接照射可引发白内障。

3. 加强巡视，询问患者感受，观察皮肤状况。如意识不清、局部感觉障碍、血液循环障碍、瘢痕者，治疗时应加大灯距，防止烫伤。

4. 红外线多次治疗后，治疗部位皮肤可出现网状红斑，色素沉着。

5. 使用时避免触摸灯泡，或用布覆盖烤灯，以免发生烫伤及火灾。

（三）热湿敷（hot moist compress）

【目的】

消炎、消肿、止痛、解痉。

【操作前准备】

1. 评估患者并解释

（1）评估：患者的年龄、病情、治疗情况，局部皮肤、伤口状况，活动能力及合作程度。

（2）解释：向患者及家属解释热湿敷的目的、方法、注意事项及配合要点。

2. 患者准备

（1）了解释热湿敷使用的目的、方法、注意事项及配合要点。

（2）体位舒适、愿意合作。

3. 用物准备

（1）治疗盘内备：卵圆钳2把、敷布2块、凡士林、纱布、棉签、一次性治疗巾、棉垫、水温计。局部有伤口者另备换药用物。

（2）治疗盘外备：热水瓶，脸盆内盛放热水，手消毒液，医疗垃圾桶、治疗车。必要时备大毛巾、热水袋、屏风。

4. 环境准备 调节室温，酌情关闭门窗，必要时屏风或床帘遮挡。

5. 护士准备 衣帽整洁，修剪指甲，洗手，戴口罩。

【操作步骤】

操作步骤	要点与沟通
1. 核对 携用物至患者床旁，核对患者床号、姓名	• 确认患者 • 护士：您好，我是您的责任护士小李，请问您叫什么名字？我可以看一下您的腕带吗？×××，最近您的伤口水肿愈合不好，根据医嘱要给您湿热敷一下
2. 患处准备 暴露患处，垫一次性治疗单于受敷部位下，受敷部位涂凡士林，上盖一层纱布	• 保护皮肤及床单位 • 必要时床帘或屏风遮挡，维护患者隐私
3. 湿热敷	
（1）敷布浸入热水中，卵圆钳夹起拧至半干	• 水温为50~60℃，拧至不滴水为度，放在手腕内侧试温，以不烫手为宜
（2）抖开，折叠敷布敷于患处，上盖棉垫	• 及时更换盆内热水维持水温，若患者感觉过热，可掀起敷布一角散热 • 护士：请您感觉一下，会太热吗？如果敷的过程中觉得太烫要告诉我一下，我马上处理 • 若热敷部位有伤口，须按无菌技术处理伤口
（3）每3~5分钟更换一次敷布，持续15~20分钟	• 防止产生继发效应
4. 观察 效果及反应	• 观察皮肤颜色，全身情况，以防烫伤
5. 操作后处理	• 勿用摩擦方法擦干，因皮肤长时间处于湿热气中容易破损
（1）敷毕，轻轻拭干热敷部位，协助患者取舒适体位，整理床单位	• 护士：×××，现在帮您热敷好了，您感觉如何？注意不要摩擦湿敷部位皮肤，以免皮肤受损。如有其他需要可用呼唤器叫我们，我们也会随时过来看您。谢谢您的合作，请好好休息
（2）用物处理	• 消毒后备用
6. 洗手、记录 记录湿热敷部位、时间、效果及患者反应	• 便于评价

【健康教育】

1. 向患者及家属解释热湿敷的目的、作用、方法。

2. 向患者及家属说明热湿敷的注意事项及治疗效果。

【注意事项】

1. 检查敷布的温度变化，及时更换，密切观察局部皮肤情况并倾听患者主诉，以防烫伤发生。若患者热敷部位不禁忌压力，可用热水袋放置在敷布上再盖以大毛巾，以维持温度。

2. 如为开放性伤口湿敷后，须按无菌技术换药。

3. 面部热敷者，应间隔 30 分钟后方可外出，以防感冒。

（四）热水坐浴（hot site bath）

【目的】

用于会阴部、肛门疾病及术后伤口的消炎、消肿、止痛，促进引流等。

【操作前准备】

1. 评估患者并解释

（1）评估：患者的年龄、病情、治疗情况，局部皮肤、伤口状况，意识状况、活动能力及合作程度。

（2）解释：向患者及家属解释热水坐浴的目的、方法、注意事项及配合要点。

2. **患者准备**

（1）了解热水坐浴的目的、方法、注意事项及配合要点。

（2）排尽大小便并清洗局部皮肤。

3. **用物准备** 热水瓶、水温计、药液（遵医嘱配制）、坐浴椅、消毒坐浴盆、无菌纱布、毛巾、手消毒液、医疗垃圾桶、治疗车。必要时备屏风、换药用物。

4. **环境准备** 调节室温，关闭门窗，必要时床帘或屏风遮挡。

5. **护士准备** 衣帽整洁，修剪指甲，洗手，戴口罩。

【操作步骤】

操作步骤	要点与沟通
1. 配制药液 遵医嘱配制药液置于浴盆内 1/2 满，调节水温	● 水温 40~45℃，避免烫伤
2. 核对 携用物至患者床旁，核对患者床号、姓名	● 确认患者 ● 护士：您好，请问您叫什么名字？我可以看一下您的腕带吗？×××，您好！我是您的责任护士小王，您现在感觉怎么样？根据您的病情我遵医嘱给您用药水热水坐浴，这对改善您会阴伤口的炎症有帮助
3. 安置浴盆 置于坐浴椅下方（图 8-7）	
4. 遮挡、暴露 围帘或屏风遮挡，暴露患处	● 维护患者隐私
5. 坐浴	
（1）协助患者脱裤子至膝部后取坐姿	● 便于操作，促进舒适
（2）嘱患者先用纱布蘸药液清洗外阴部皮肤	● 护士：现在请您先用纱布蘸药水在外阴部皮肤上试试水温，先适应一下

操作步骤	要点与沟通
（3）待适应水温后，坐入浴盆中	● 臀部完全泡入水中 ● 护士：现在您适应了水温是吗？那请您坐入浴盆中，臀部要全部泡在水中。在泡的过程中您如果觉得水温凉了要告诉我，我会及时给您加水。如果有不舒服的感觉也一定要告诉我
（4）坐浴时间持续 15~20 分钟，防止发生继发反应	● 随时调节水温，避免患者着凉，冬季时尤其要注意调节室温与保暖
6. 观察 局部皮肤状况与患者反应	● 若出现面色苍白、脉搏加快、晕眩、软弱无力，应停止坐浴
7. 整理用物	
（1）坐浴毕，用纱布擦干臀部，协助穿裤，取舒适体位	● 护士：×××，现在坐浴时间够了，您可以用纱布擦干后起来，有需要我帮忙吗？……现在是不是舒服一些？您平时在家也可以应用热水坐浴，不过在月经期不要使用
（2）拉开床帘或撤去屏风、整理床单位和用物、开窗通风	● 用物消毒后备用
8. 洗手、记录 记录坐浴的时间、部位、药液、效果、患者反应	● 便于评价

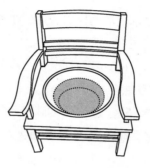

图 8-7　坐浴椅

【健康教育】

1. 向患者及家属解释热水坐浴的目的、作用、方法。

2. 向患者及家属说明热水坐浴的注意事项及治疗效果。

【注意事项】

1. 热水可刺激肛门、会阴部易引起排尿、排便反射，故坐浴前先排尿、排便。

2. 女性患者经期、妊娠后期、产后 2 周内、阴道出血和盆腔急性炎症不宜坐浴，以免引起或加重感染。

3. 局部若有伤口，必须遵循无菌技术操作原则，使用灭菌的坐浴盆、溶液等用物；坐浴后应用无菌技术处理伤口。

4. 坐浴过程中，密切观察患者并倾听患者的主诉，如患者出现面色、脉搏、呼吸异常应停止坐浴，及时报告医生。

（五）其他热疗法

1. **化学加热袋**（chemo warm up bags） 化学加热袋是密封的塑料袋，内盛两种化学物质，当化学物质充分混合，发生化学反应而产热。刚开始时，化学物质反应所产生的温度并不高，以后逐渐加热到一高峰期，最高温度可达 76℃，平均温度为 56℃。化学加热袋可维持温度 2 小时左右。使用方法与热水袋相同,一定要加布套或包裹后使用,必要时可加双层包裹使用。

2. 蜡疗（wax therapy） 蜡疗是一种将加热后变成流体的蜡敷在患病部位的理疗。蜡具有可塑性,能密贴于体表,还可加入一些其他药物协同进行治疗,其保温时间长达 1 小时以上。此外蜡中的有效成分,还有促进创面的上皮细胞再生作用,在软组织损伤、瘢痕粘连、骨折愈合、腰椎间盘突出症、关节炎中的广泛应用。

3. 透热法（diathermy） 主要应用于类风湿性关节炎、变形性关节疾病、创伤、肌肉痉挛、筋膜炎等的物理治疗。作用原理是利用高频电流来提供组织深部的强热,应用时注意身体不可有金属物,尤其是金属移植物等,以免烫伤。

相关链接　　　　　　　热疗在肿瘤治疗中的应用

目前热疗还广泛应用于肿瘤的治疗中。肿瘤热疗是利用物理方法提高人体体温将组织加热到可以杀灭肿瘤细胞的温度,并持续一段时间,既能杀灭肿瘤细胞又、控制肿瘤细胞广泛转移又不损伤正常组织。热疗的应用还可以增加肿瘤的放化疗效果。有报道称热疗和化疗相结合的方法比单一接受化疗效果好,并且在热疗结合化疗过程中,不会增加化疗的副作用。热疗治疗肿瘤,主要以高科技、纳米、磁性等材料作为载体,治疗时,可使电磁能量集中在肿瘤周围组织,使温度升至 40~43℃,治疗中摧毁癌组织,对周围健康组织无副作用。

（王　妍）

学习小结

冷疗法的作用包括减轻局部充血或出血、缓解疼痛、限制炎症扩散、降温等。血液循环障碍、慢性炎症或深部化脓病灶、组织损伤破裂或有开放性伤口处、对冷过敏等情况以及足底、心前区、枕后、耳廓、阴囊、腹部等部位禁忌冷疗。常用的冷疗法包括冰袋的使用、冷湿敷、温水拭浴、乙醇拭浴等。使用冷疗法的注意事项包括：定时观察用冷部位的局部情况、皮肤色泽等，防止冻伤；倾听患者主诉，如有皮肤麻木、寒战、面色苍白、脉搏呼吸异常等异常立即停止用冷；为患者降温，应在降温措施后30分钟测量体温，并将体温记录在体温单上；冷疗时注意保护患者隐私，给予适当遮盖。

热疗的目的包括减缓疼痛、保暖、促进炎症的消散和局限、减轻深部组织的充血等。未明确诊断的急性腹痛、面部危险三角区的感染、脏器出血、出血性疾病、软组织损伤或扭伤的初期、急性炎症（如牙龈炎、中耳炎、结膜炎）、心肝肾功能不全者、皮肤疾病、金属移植物部位、人工关节等情况禁忌热疗；恶性病变部位、麻痹及感觉异常者、婴幼儿及老年人等慎用热疗。常用热疗法包括使用热水袋、红外灯及烤灯等的使用；热湿敷、热水坐浴、温水浸泡等。热疗的注意事项包括：加强巡视，密切观察皮肤状况，倾听患者主诉，如出现面色、脉搏、呼吸异常应停止热疗；热疗时温度不宜过高，以防烫伤；如为开放性伤口，须按无菌技术处理；面部热疗后，应间隔30分钟后方可外出，以防感冒。

复习思考题

1. 患者，林某，女，35岁，下楼时不慎扭伤踝关节，脚踝肿胀，疼痛难忍。

请问：

(1)此时应采取怎样的护理措施？

(2)采用该护理措施的目的和原理是什么？

2. 患者，李某，男，52岁，痔疮手术后，遵医嘱行热水坐浴。

请问：

(1)热水坐浴时水温应控制在多少？

(2)为患者实施热水坐浴的注意事项有哪些？

(3)哪些患者不宜实施热水坐浴？

3. 患者，女，30岁，高热待查，体温39.8℃，遵医嘱行乙醇拭浴降温。

请问：

(1)乙醇拭浴降温的主要机制是什么？

(2)用于拭浴的乙醇浓度是多少？

(3)身体的哪些部位不宜进行乙醇拭浴？

第九章　患者的饮食与营养

9

掌握	营养素、治疗饮食、试验饮食、鼻饲法、要素饮食及胃肠外营养的概念；医院饮食类别及各类饮食的种类、原则及适用范围；鼻饲法的适应证、禁忌证及注意事项。
熟悉	人体所需七大营养素的来源及功能；要素饮食和胃肠外营养的并发症及注意事项。
了解	饮食、营养与健康、疾病痊愈的关系。

饮食是人的基本需求,营养是人体吸收和利用食物或营养物质的过程,它包括摄取、消化、吸收和体内利用等。饮食与营养和健康与疾病有非常重要的关系。合理的饮食与营养是维持机体正常生理功能及生长发育、新陈代谢等生命活动的基本条件。而不良的饮食与营养可以引起人体各种营养物质失衡,甚至导致各种疾病的发生。此外,当机体患病时,可以通过合理的饮食调配和适宜的供给途径来适应病理情况下机体对营养的需求,从而达到治疗或辅助治疗的目的,促进患者早日康复。

问题与思考9-1

患者,男,68岁,既往有高血压病史20年,近日因脑血管意外昏迷入院,需鼻饲饮食。

思考:

1. 对该患者插管时应特别注意什么?
2. 证实胃管在胃内的方法有哪些?

第一节　概述

人体为了维持生命和健康、预防疾病和促进康复,必须从食物中获取一定量的热能和营养素。护士必须掌握人体对营养的需要,饮食、营养与健康及疾病痊愈的关系,才能够采取有效的措施,满足患者在疾病康复过程中的营养需求,达到促进健康和恢复健康的目的。

一、人体对营养的需要

(一)热能

热能(energy)是一切生物维持生命和生长发育及从事各种活动所必需的能量,由食物内的化学潜能转化而来。人体的主要热能来源是碳水化合物,其次是脂肪、蛋白质,因此,这些物质又被称为热能营养素。人体对热能的需要量视年龄、性别、劳动量、环境等因素的不同而各异。根据中国营养学会的推荐标准,我国成年男子的热量供给量为10.0~17.5MJ/d,成年女子为9.2~14.2MJ/d。

(二)营养素

营养素(nutrients)是能够在生物体内被利用,具有供给能量、构成机体及调节和维持生理功能的物质。人体需要的营养有:碳水化合物、蛋白质、脂肪、水、维生素和矿物质等七大类,其中水是构成人体最重要的成分。

1. **蛋白质**　蛋白质(protein)是维持生命的重要物质基础,由多种氨基酸组成,并含有碳、氢、氧、氮及少量的硫和磷,其主要功能是构成和修复人体组织,调节生理功能,供给热能,维持胶体渗透压。正常成人体内蛋白质约占16%~19%,其供给的能量占总能量的10%~14%。蛋白质主要来源有肉类、水产类、乳类、蛋类、豆类等,男性平均每天需要90g,女性平均每天需要80g。

2. **脂肪**　脂肪(fat),也称为脂类或脂质,是组成人体组织细胞的一个重要组成成分,分为中性脂肪和类脂质,其主要功能是提供热能、参与构成组织细胞、供给必需脂肪酸、促进脂溶性维生素的吸收和利用,维持人体体温,保护肝脏。脂肪是人体最丰富的热量来源,其供给的能量占总能量的 20%~30%。脂肪主要来源于食用油、肉类、蛋黄、鱼肝油、芝麻、花生、豆类等。

3. 碳水化合物 碳水化合物(carbohydrate)又称糖类,由碳、氢、氧三种元素组成,其主要功能为供给热能、维持心脏和神经系统的正常活动、护肝、解毒作用。碳水化合物是人体热量的主要来源,其供给的能量占总能量的 55%~65%。碳水化合物主要来源于谷类和根茎类中的薯类,少量来自于食糖。大多数食物中的碳水化合物是以多糖及双糖的形式存在。

4. 维生素 维生素(vitamin)是维护人体健康、促进生长发育和调节生理功能所必需的有机化合物。维生素种类很多,每一种维生素的生理功能因其化学结构不同而不同。维生素既不参与组织构成也不供给能量,但缺乏任何一种或几种,都将对整个机体的代谢产生影响,甚至会导致机体发生维生素缺乏性疾病。维生素在体内不能合成或合成较少,必须从食物中摄取。根据其溶解性,可将其分为水溶性维生素(如维生素 C、维生素 B 族、叶酸)和脂溶性维生素(如维生素 A、维生素 D、维生素 E、维生素 K)两大类。

5. 矿物质 矿物质(minerals)也称无机盐,包括碳、氢、氧、氮以外的体内各种元素,是人体的重要组成部分,占体重的 2.2%~4.3%,对调节和维持正常的生理功能起主要作用。矿物质的主要功能是构成机体组织的重要成分,是细胞内外液的重要成分。其中含量较多的有钙、镁、钾、钠、磷、硫、氯 7 种元素,称为常量元素。其他的元素含量甚微,如铁、碘、铜、锌、锰、钴、钼、硒、铬、镍、锡、硅、氟、矾等,称为微量元素。矿物质广泛存在于食物之中,大多能满足机体需要,比较容易缺乏的矿物质是钙和铁,儿童、青少年、老年人、孕妇和母乳喂养者应酌情补充。

6. 水 水(water)是人类生存所必需的物质,是人体构成的重要成分,占体重的 60%~70%。其主要功能是构成人体组织,参与体内新陈代谢,溶解和运送营养素、代谢物,维持消化吸收等多种功能。机体水的来源有内生水、饮用水和食物中的水。成人每日需要量约为2500ml,每天需水量因季节、气候、劳动强度和饮食习惯不同而异。

7. 膳食纤维 很久以来,膳食纤维都没有统一的科学定义。随着膳食纤维在人们的饮食与健康中所起到的重要作用日益为人们所认识,准确地界定膳食纤维这一概念成为世界各国科学家关心的问题。1999 年美国谷物化学家协会(American Association of Cereal Chemists,AACC)和国际生命科学会(International Life Sciences Institute,ILSI)共同成立了关于膳食纤维定义的工作委员会,经过多次讨论,最后将膳食纤维(dietary fiber)定义为:能抗人体小肠消化吸收的而在人体大肠能部分或全部发酵的可食用的植物性成分、碳水化合物及其相类似物质的总和。主要包括纤维素、半纤维素、果胶、树胶、多糖、寡糖、木质素等成分。膳食纤维主要分布于全谷类食物、植物的根、茎、叶、花、果、种子中。人体每天膳食纤维摄入量应达到 25~30g。

膳食纤维在人类的饮食营养中具有如下功能:

(1)延迟胃的排空,产生饱腹感,从而避免进食过量。

(2)增进肠蠕动,通过促进排便,减少有害代谢产物和有害物质与肠壁接触的机会,预防大肠癌。

(3)经结肠细菌酵解后可产生短链脂肪酸,提供结肠黏膜所需能量,并可调节胃肠道神经系统功能,平衡激素水平,刺激消化酶分泌,控制血糖浓度,调节脂质代谢,降低血胆固醇,预防胆结石。

(4)影响肠内细菌代谢,维持肠道菌群的动态平衡,改善肠道环境。

　　　　　　酵素也被称作为酶,是生物细胞内制造出来的蛋白质,是生命活动不可或缺的物质,不只存在于动物体内,也存在于植物、微生物的体内,掌管着生物的生命活动,人体内大约有 2 万种酵素,如果没有酵素,就无法进行生命活动。人体的新陈代谢、能量摄取、成长和繁殖等生命现象都离不开酵素。其功效可被概括为 4 个方面:①抵抗外来病原菌感染。当人体受到病原菌感染时,各种水解酵素对病原菌进行分解以维持身体健康。②促进代谢和能量吸收。食物经过胃和肠道时,多种酵素将食物分解成小分子物质,为机体提供必需营养物质。③净化血液。酵素能分解并排除血液中因不当饮食、环境污染、公害、药害等所产生的毒素及有害成分以保持血管畅通与弹性,同时更能够分解、排泄血液中的废物以及炎症所产生的病毒。④活化与修复细胞组织。受损细胞刺激相关酵素活性,激活细胞修复功能,提高免疫力,恢复青春,延年益寿。人一生中产生的酵素的量是一定的,人体内每天产生多种多样的酵素,但是又会因消化、代谢被不断消耗掉。体内的酵素耗尽就等于死亡,怎么样才能健康长寿呢? 关键的是"怎么让一生中只有一定量的酵素剩余",有两种方法,一个是尽可能地少消耗酵素,另一种是从外部大量(生的蔬菜和水果)补充酵素。

二、患者饮食与营养的护理

(一)饮食、营养与健康

　　饮食是人体摄取营养素的根本途径,充分、合理的营养是人体维持健康的重要物质基础。某些营养素的过多、过少或饮食不当都可能损害健康,并影响某些疾病的发生与发展。因此,饮食和营养对维持及促进机体的健康有着十分重要的作用。

　　1. **促进生长发育**　营养素是维持生命活动的重要物质基础,对人体的身心生长发育起着决定性的作用。如果营养素缺乏会影响人的身心发育。

　　2. **构成机体组织**　营养素是构成机体组织的物质基础,如蛋白质是构成人体细胞的重要成分,糖脂、磷脂是构成细胞膜的重要成分,糖类参与构成神经组织,维生素参与合成酶和辅酶,钙、磷等是构成骨骼的主要成分等。

　　3. **供给能量**　碳水化合物、蛋白质、脂肪在体内氧化可提供能量,供给机体进行各种生命活动。每克糖、脂肪、蛋白质在体内氧化后分别产生 16.74kJ(4kcal)、37.66kJ(9kcal)、16.74kJ(4kcal)的热能。

　　4. **调节机体功能**　机体功能活动是在神经系统、内分泌系统及各种酶的共同调节下完成的,营养素是构成以上调节系统的物质基础。任何一种人体所需营养素的缺乏都会影响机体的正常功能和新陈代谢等生命活动的正常进行,如维生素 B_{12} 的缺乏可影响红细胞的发育和成熟,导致巨幼红细胞贫血的发生。此外,适量的蛋白质和矿物质中的各种离子对维持机体内环境的稳定也具有重要的调节作用。

（二）饮食、营养与疾病痊愈

人体患病时常伴有不同程度的代谢变化,需要特定的饮食及营养来辅助治疗疾病、促进康复。

1. 补充额外损失和消耗的营养素 机体处在疾病应激状态时,会出现营养素或热能的消耗增加及某些特定营养素的额外损失,若能及时、合理、有针对性地调整营养素的摄入,补充足够的营养,则可增强机体的抗病能力,促进创伤组织的修复以及疾病的痊愈。如大面积烧伤患者,水分、蛋白质大量丢失,能量消耗增加,因此,给予高热量、高蛋白饮食并保证足够水分的摄入,可有效改善机体的营养状态,促进伤口的愈合。

2. 辅助诊断和治疗疾病 特定的饮食可作为辅助诊断方法,如隐血试验饮食可辅助诊断怀疑有消化道出血的疾病。对于某些疾病,饮食治疗已经成为重要的治疗手段之一。根据疾病治疗的需要,调整食物组成,控制某些营养素的摄入量,可控制疾病的发展,促进疾病的痊愈。如:糖尿病患者必须控制糖类的摄入量,心力衰竭、水钠潴留的患者应限制水与钠的摄入量。其次,根据疾病的病理生理特点,相应的饮食治疗方案和特定的饮食配方,或提供特殊饮食营养支持如要素饮食、胃肠外营养等,可以增强机体抵抗力,促进组织修复和恢复代谢功能。此外,通过选择恰当的烹调方法以改变食物的性质,可有效地供给足够的、科学的营养,为其他治疗(如手术、化疗等)和疾病恢复创造有利的条件。

第二节 医院饮食

为了适应不同的病情需要,医院饮食可分为三大类:基本饮食、治疗饮食及试验饮食。

一、基本饮食

基本饮食(basic diet)有普通饮食、软质饮食、半流质饮食和流质饮食四种(表9-1)。

表9-1 基本饮食

饮食种类	适用范围	饮食原则	用法
普通饮食 (general diet)	无饮食限制;消化功能正常;病情较轻或疾病恢复期	营养平衡、易消化、无刺激性的一般食物	每日3餐,总热量2200～2600kcal,蛋白质70～90g,脂肪60～70g,碳水化合物450g左右
软质饮食 (soft diet)	消化吸收功能差;咀嚼不便者;低热;消化道术后恢复期的患者	以软、烂、无刺激性为主;菜和肉应切碎、煮烂,如面条、软菜等	每日3～4餐,总热量2200～2400kcal,蛋白质60～80g
半流质饮食 (semi-liquid diet)	发热;体弱;吞咽咀嚼困难;消化道疾患及术后患者	少食多餐;食物呈半流质;无刺激性,易于咀嚼及吞咽;膳食纤维含量少;如粥、面条、馄饨、蒸蛋、肉末、豆腐等	每日5～6餐;总热量1500～2200kcal,蛋白质50～70g
流质饮食 (liquid diet)	高热;口腔疾患、各种大手术后;急性消化道疾病及重症或全身衰竭等患者	食物呈流体状,易吞咽、易消化、无刺激性,如乳类、豆浆、米汤、肉汁、菜汁、果汁等;此饮食热能及营养素不足,只能短期使用	每日6～7餐;每次200～300ml;总热量836～1195kcal,蛋白质40～50g

二、治疗饮食

治疗饮食（therapeutic diets）是在基本饮食的基础上，适当调节热能和营养素的摄入量，以适应病情的需要，达到治疗或辅助治疗的目的，从而促进患者的康复（表 9-2）。

表 9-2　治疗饮食

饮食种类	适用范围	饮食原则及用法
高热量饮食（high calorie diet）	用于热能消耗较高的患者，如甲状腺功能亢进、高热、大面积烧伤及产妇、肝炎等	在基本饮食的基础上加餐 2 次，可加牛奶、豆浆、鸡蛋、藕粉、蛋糕、奶油、巧克力等。每日供给热量约 3000kcal
高蛋白饮食（high protein diet）	用于长期消耗性疾病（如癌症、结核）、严重贫血、大手术后、低蛋白血症、肾病综合征等患者	在基本饮食的基础上增加蛋白质摄入量，尤其是优质蛋白，如肉、鱼、蛋、乳类、豆制品等。蛋白质供给量为 1.5~2.0g/（kg·d），总量不超过 120g/d，总热量为 2500~3000kcal
低蛋白饮食（low protein diet）	用于限制蛋白质摄入者，如急性肾炎、肾功能衰竭、肝性脑病等患者	应多补充蔬菜和含糖高的食物，维持正常热量。成人蛋白质摄入总量在 40g/d 以下，视病情可减至 20~30g/d。肾功能不全者应摄入动物性蛋白，忌用豆制品；肝性脑病者应以植物性蛋白为主
低脂肪饮食（low fat diet）	用于肝胆胰疾患、冠心病、动脉硬化、高脂血症、肥胖症及腹泻等患者	饮食清淡、少油，禁食肥肉、蛋黄、动物脑等。成人脂肪摄入量在 50g/d 以下，肝胆胰疾病患者可少于 40g/d，尤其要限制动物性脂肪的摄入。高脂血症及动脉硬化患者不必限制植物油（椰子油除外）
低胆固醇饮食（low cholesterol diet）	用于高胆固醇血症、冠心病、动脉粥样硬化、高血压、胆石症等患者	成人胆固醇摄入量在 300mg/d 以下，禁用或少用含胆固醇高的食物，如动物内脏、动物脑、蛋黄、鱼子、肥肉和动物油等
低盐饮食（low salt diet）	用于心脏病、急慢性肾炎、肝硬化腹水、重度高血压但水肿较轻的患者	成人食盐摄入量不超过 2g/d，但不包括食物内自然存在的氯化钠。禁用腌制食品，如咸肉、咸菜、皮蛋、香肠等
无盐低钠饮食（non salt low sodium diet）	适用范围同低盐饮食，但一般用于水肿较重的患者	无盐饮食除食物内自然含钠量外，烹调时不放食盐；低钠饮食除无盐外，还应控制摄入食品中自然存在的含钠量（控制在 0.5g/d 以下）。对于无盐低钠饮食，禁用腌制食品、含钠食物和药物，如油条、挂面、汽水、碳酸氢钠药物等
少渣饮食（low residue diet）	用于伤寒、肠炎、腹泻、痢疾、食管胃底静脉曲张、肠道手术前后、肛门肿瘤等患者	饮食中应少含膳食纤维，如果汁、肉末、鱼苗、蛋类、嫩豆腐等。不用强刺激调味品及坚硬、带碎骨的食物
高膳食纤维饮食（high cellulose diet）	用于便秘、肥胖症、糖尿病及高脂血症等患者	饮食中应多含膳食纤维素，如各种粗粮、芹菜、韭菜、豆类及新鲜水果等

三、试验饮食

试验饮食（test diets）亦称诊断饮食，是指在特定的时间内，通过对饮食内容的调整来协助诊断疾病和确保实验室检查结果正确性的一种饮食（表 9-3）。

表 9-3　试验饮食

饮食种类	适用范围	饮食原则及用法
隐血试验饮食 （occult blood test diet）	用于大便隐血试验准备，以协助诊断有无消化道出血	试验期为 3 天，试验期间禁止食用易造成隐血试验假阳性结果的食物，如肉类、肝类、动物血及含铁丰富的药物、食物及绿色蔬菜等。 可进食牛奶、豆制品、白菜、土豆、冬瓜、粉丝、萝卜、米、馒头等食品。 第 4 天开始留取患者粪便作隐血试验
肌酐试验饮食 （creatinine test diet）	用于协助检查、测定肾小球的滤过功能	试验期为 3 天，试验期间禁食肉类、禽类、鱼类，忌喝茶与咖啡，限制蛋白质的摄入。 全日主食在 300g 以内，蛋白质总的摄入量<40g/d，以排除外源性肌酐的影响。 蔬菜、水果、植物油不限，热量不足可添加藕粉和含糖的点心等。 第 3 天留取患者尿液作肌酐试验
甲状腺[131]I 试验饮食 （[131]I thyroid test diet）	用于协助检查甲状腺功能	试验期为 2 周，试验期间禁食含碘食物，比如海带、海蜇、虾、紫菜、含碘盐等，并禁用碘做局部消毒。 2 周后作[131]I 功能测定
胆囊 B 超检查饮食 （gallbladder B ultrasonic examination diet）	用于需行 B 超检查胆囊及胆管的形态和功能的患者	检查前 3 日禁食牛奶、豆制品、糖类等易发酵产气食物，检查前 1 日晚应进食无脂肪、低蛋白、高碳水化合物饮食，检查当日早晨禁食 若还需了解胆囊收缩功能，在第一次 B 超检查后，如胆囊显影良好，可进食高脂肪餐（如油煎荷包蛋 2 只或含 40% 脂肪的奶油巧克力 40g，含脂肪量 25~50g），30 分钟后第二次 B 超检查观察。 如效果不明显，可再等 30 分钟后再次检查

第三节　一般饮食护理

　　对患者进行科学合理的饮食护理，是满足患者最基本生理需要的护理措施之一。护士通过对患者饮食与营养的全面评估，确认患者的营养状况及存在的健康问题，结合疾病的特点，可以为患者制定有针对性的营养计划，并采取适宜的护理措施，帮助患者恢复、维持和改善营养状况，从而促进患者康复。

一、病区的饮食管理

　　患者入院后，由病区医生开出饮食医嘱，确定患者所需的饮食种类，护士填写入院饮食通知单，送交营养室，并填写在病区的饮食单上，同时在患者的床头或床尾注上相应的标记，作为分发饮食的依据。因病情需要更改饮食时，如流质饮食改为半流质饮食，手术前需禁食或病愈出院需停止饮食等，由医生开出医嘱，护士按医嘱填写饮食更改通知单或饮食停止通知单，送交营养室，由营养室做出相应处理。

二、患者的饮食护理

　　护理人员应根据对患者的营养评估、患者的疾病及其对营养的需要，与医生、营养师进行共同协商,制订营养计划。营养计划应考虑患者身体的耐受力和经济承受能力,同时也应注意疾病的特点与需要。因此护士在满足患者营养需要的过程中承担了指导者、协调者、护理计划的实施者等多种重要角色。

(一)帮助患者建立良好的饮食习惯

良好的饮食习惯对维护患者的健康起着非常重要的作用,护士在教育患者养成良好的饮食习惯方面发挥关键作用。

1. 做好健康教育,让患者了解形成良好饮食习惯的必要性。改变患者的饮食习惯是非常困难的,需要护士解释调整饮食的原因及重要意义,让患者了解改变既往饮食习惯对获得和维持健康的必要性。

2. 根据对患者的饮食评估,帮助患者改变不适宜的饮食习惯。护士应在对患者饮食评估的基础上,结合具体条件,帮助患者改变不良饮食习惯,让患者明确可选用和不宜选用的食物及进餐次数等,取得患者的配合。在制订计划的同时,应尽量以患者的饮食习惯为基本框架,根据患者的年龄、疾病种类、个人喜好及经济状况等指导患者合理饮食,尽量用一些患者容易接受的食物代替限制的食物,以使患者更容易适应改变后的饮食习惯。

3. 为患者制订合理的饮食管理模式,使之逐步接受。饮食指导模式的内容包括:①摄入多样的食物;②活动与饮食平衡,保持健康的体重;③选择低脂肪及低胆固醇饮食;④摄入足量的蔬菜、水果及谷类食物;⑤适量地摄入含糖食物;⑥适量地摄入盐和含碘食物;⑦适量摄入含乙醇的饮料,戒烟。

(二)患者进食前的护理

1. **环境的准备** 舒适的进食环境可使患者心情愉快,促进食欲。因此患者用餐环境应以清洁、卫生、整齐、空气新鲜、气氛轻松愉快为原则。

(1)去除一切不良气味及不良视觉印象。

(2)避免在饭前进行令人感到不愉快或不舒适的治疗。

(3)病室内如有危重或呻吟的患者,可用屏风遮蔽。

(4)如条件允许,可鼓励患者在病区餐厅集体进餐,或同病室患者共同进餐,以增加轻松、愉快的气氛,促进患者食欲。

2. **患者的准备** 进餐前患者感觉舒适会有利于患者进食。因此,在进餐前,护士应协助患者做好相应的准备工作。

(1)解除易造成患者食欲减退的症状,同时应减轻患者的心理压力,如焦虑和抑郁。

(2)给予饮食营养卫生的健康教育:在患者原有认识的基础上进行针对性的饮食营养卫生知识教育,如特殊饮食的意义及要求、科学饮食和合理营养的作用及方法等。

(3)确定患者是否需要大小便,需要时,协助其去卫生间或提供便器。

(4)协助患者洗手和清洁口腔。对病情严重的患者给予口腔护理,以促进患者食欲。

(5)协助患者采取舒适的进餐姿势。根据患者病情,不便下床者,可选取坐位或半坐卧位,并于床上摆放小桌进餐;卧床患者可选取侧卧位或仰卧位(头转向一侧),并给予适当支托。

(6)取得患者同意后,将治疗巾或餐巾围于患者胸前,以保护衣服和被单的清洁,并使患者做好进食的准备。

3. 护理人员准备

（1）洗净双手，衣帽整洁。

（2）根据饮食单上不同的饮食种类，协助配餐员分发饮食。对于禁食患者，应告知原因，以取得配合，在床尾挂上标记，并作交班。

（3）掌握好当日当餐的特殊饮食要求，如禁食或限量等，并仔细核对，防止差错。

（三）患者进食时的护理

1. 核对患者及饮食单，并检查患者的饮食类型，督促和协助配餐员及时将热饭、热菜准确无误地分发给每位患者。

2. 巡视病房，观察患者进食情况，鼓励或协助患者进食。督促治疗饮食、试验饮食的实施并检查落实情况，评估患者饮食营养需要是否满足，教育、纠正不良饮食习惯及违规饮食行为，征求患者对饮食制作的意见，并及时向营养室反映。

3. 鼓励卧床患者自行进食，并协助将餐具、食物放到易取处。不能自行进食者应予喂食。喂食要求耐心，不要催促患者，每次喂食的量及速度适中、温度适宜，饭和菜、固体和液体食物应轮流喂食。为避免呛咳应将患者头部稍垫高并偏向一侧。进流质者，可用吸管吸吮。

4. 对双目失明或双眼被遮盖的患者，除遵循上述喂食要求外，还应告知喂食内容以增加患者进食的兴趣，促进其消化液的分泌。若患者要求自己进食，可按时钟平面图放置食物，并告知方向、食品名称，利于患者取用食物。例如，在6点钟的位置放饭，12点的位置放汤，9点、3点的位置放菜等，并帮助患者确认（图9-1）。

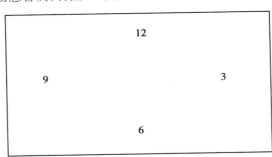

图9-1 食物摆放位置平面图

（四）患者进食后护理

1. 及时收回餐具，督促和协助患者洗手、漱口或为患者做口腔护理，整理床单位。

2. **协助患者饮水** 有些患者病情危重，或由于某些原因生活不能自理，护士应按时给予患者饮水。对需要增加饮水量的患者，应督促患者在白天完成一天总饮水量的3/4，以免夜间饮水多，增加排尿而影响睡眠。对限制饮水者，护士应说明限水目的及饮水量，并制订饮水计划。若发现患者口干，可用湿棉球湿润口唇或滴水湿润口腔黏膜；如患者口渴严重且病情允许，可采用口含冰块或酸梅等方法刺激唾液分泌而止渴。

3. 评估患者进食量是否达到营养要求，并根据需要做好记录，如进食的种类、数量，患者进食时和进食后的反应等。

4. 对未进食患者，应了解原因，并通知其责任护士以便于改变饮食或采取其他护理措施。对暂需禁食或延迟进食的患者应做好交接班。

第四节 特殊饮食护理

为保证营养素的摄取、消化和吸收,维持细胞的代谢,保持组织器官的结构和功能,临床上对于存在消化道功能障碍、病情危重、不能经口或不愿经口进食的患者,常根据患者的不同情况采取不同的特殊饮食护理,从而促进患者的康复。

一、管饲饮食

管饲饮食(tube feeding)是指对于胃肠功能正常的患者,通过管道将食物、水分及药物灌入胃肠道内,以提供营养素。管饲饮食是一种既安全又经济的营养支持方法。根据导管插入的途径,可分为①口胃管:导管由口插入胃内;②鼻胃管:导管经鼻腔插入胃内;③鼻肠管:导管由鼻腔插入小肠;④胃造瘘管:导管经胃造瘘口插入胃内;⑤空肠造瘘管:导管经空肠造瘘口插入空肠内。其中鼻饲法是实施管饲饮食最常用的方法。

鼻饲法(nasal gavage)是将导管经鼻腔插入胃内,从管内灌注流质食物、水分和药物的方法。

【目的】

对下列不能自行经口进食的患者以鼻胃管供给食物和药物,以维持患者营养及治疗的需要。

1. 不能经口进食者,如昏迷、口腔疾患、口腔手术后的患者。

2. 不能张口的患者,如破伤风患者。

3. 早产儿及病情危重的患者。

4. 拒绝进食的患者。

【操作前准备】

1. **评估患者并解释**

(1)评估:患者的年龄、病情、意识状态和活动能力;观察患者鼻腔局部情况,如鼻黏膜是否有肿胀、炎症,有无鼻腔息肉等;患者的心理状态和合作程度。

(2)解释:向患者及家属解释操作目的、过程及操作中配合方法。

2. **患者准备** 了解鼻饲法的目的、操作过程和注意事项,愿意配合;鼻孔通畅。

3. **护士准备** 衣帽整洁,修剪指甲,洗手,戴口罩。

4. **用物准备**

(1)治疗车上层:无菌鼻饲包(内备:胃管、50ml 注射器、治疗碗、镊子、止血钳、压舌板、纱布、液状石蜡棉球、治疗巾)。无菌包外有棉签、胶布、别针、听诊器、手电筒、夹子或橡皮圈、弯盘、鼻饲流食(38~40℃)、温开水适量、手消毒液、松节油。

(2)治疗车下层:生活垃圾桶、医用垃圾桶。

5. **环境准备** 环境清洁,温度适宜,无异味。

【操作步骤】

操作步骤	要点与沟通
1. 插管	
（1）核对：携用物至患者床旁，核对患者姓名、床号	● 护士：您好！ 请问您叫什么名字？ 可否让我看一下您的腕带？ ×××，我是您的责任护士，根据医嘱需要为您进行鼻饲，（若为昏迷患者，则要向家属解释操作目的）。 请您不要害怕，在操作过程中有什么不适您可以拉一下我的衣服或举手示意一下，请您不要紧张，配合我共同完成
（2）摆体位：有义齿者取下义齿。 能配合者取半坐位或坐位；无法坐起者取右侧卧位；昏迷患者取去枕平卧位，头向后仰	● 取下义齿，防止脱落、误咽 ● 坐位有利于减轻患者咽反射，利于胃管插入 ● 头向后仰有利于昏迷患者胃管插入（图 9-2A）
（3）保护床单位：将治疗巾围于患者颌下，弯盘放于易取处	
（4）鼻腔准备：观察鼻腔是否通畅，选择通畅一侧，用棉签清洁鼻腔	● 鼻腔通畅，便于插管
（5）标记胃管：测量胃管插入的长度，并标记	● 插入长度可选择前额发际到胸骨剑突处或鼻尖经过耳垂到胸骨剑突处的其中一种测量方法。 ● 一般成人插入长度为 45~55cm。 为防止反流、误吸，插管长度可在 55cm 以上；若需注入刺激性药物，可将胃管再向深部插入 10cm
（6）润滑胃管：用液状石蜡棉球润滑胃管前端	● 润滑胃管可减少插入时的摩擦阻力
（7）开始插管	
1）左手持纱布托住胃管，右手持镊子夹住胃管前端，沿选定侧鼻孔轻轻插入	● 插管时动作应轻柔，镊子尖端勿碰及患者鼻黏膜，以免造成损伤
2）插入胃管约 10~15cm（咽喉部）时，根据患者具体情况进行插管	
①清醒患者：嘱患者做吞咽动作，顺势将胃管向前推进，至预定长度	● 护士：请配合我做吞咽动作，就像咽面条一样。 很好，很快就会做完了 ● 吞咽动作可帮助胃管迅速进入食管，减轻患者不适，护士应随着患者的吞咽动作插管
②昏迷患者：左手将患者头托起，使下颌靠近胸骨柄，缓慢插入胃管至预定长度	● 下颌靠近胸骨柄可增大咽喉通道的弧度，便于胃管顺利通过会咽部（图 9-2B） ● 若插管中出现恶心、呕吐，可暂停插管，并嘱患者做深呼吸 ● 如胃管误入气管，应立即拔出胃管，休息片刻后重新插管 ● 若插入不畅时应检查口腔，了解胃管是否盘在口咽部，或将胃管抽出少许，再小心插入
（8）确认：确认胃管是否在胃内	● 证明胃管在胃内的方法有：①看：将胃管末端置于盛水的治疗碗中，无气泡逸出；②听：置听诊器于患者胃部，用注射器快速注入 10ml 空气，听到气过水声；③抽：在胃管末端连接注射器抽吸，抽出胃液
（9）固定：证实胃管在胃内后，将胃管用胶布固定在鼻翼部和面颊部	
（10）灌注食物	
1）连接注射器于胃管末端，抽吸见有胃液抽出，再注入少量温开水	● 护士：您好，我将通过胃管为您打进些温开水，在这过程中有什么不适，请您示意我
2）缓慢注入鼻饲液或药液	● 每次鼻饲量不超过 200ml，间隔时间大于 2 小时，温度为 38~40℃，间歇时胃管末端应反折，避免灌入空气引起腹胀

操作步骤	要点与沟通
3）鼻饲完毕后，再注入少量温开水	● 冲净胃管，防止鼻饲液积存于管腔中变质，造成胃肠炎或堵塞管腔
（11）处理胃管末端：将胃管末端反折，用纱布包好，用橡皮筋扎紧或用夹子夹紧，用别针固定于大单、枕旁或患者衣领处	● 防止食物反流 ● 防止胃管脱落
（12）整理用物	
1）协助患者清洁鼻孔、口腔，整理床单位，嘱患者维持原卧位 20~30 分钟	● 维持原卧位有助于防止呕吐
2）洗净鼻饲用的注射器，放于治疗盘内，用纱布盖好备用	● 护士：您好，这次的鼻饲咱们已经成功地做完了，谢谢您的配合！ 还请您暂时不要变换卧位，这样容易使您产生不适感。 大概 20~30 分钟后您可以自由变换卧位。 您若是感觉不舒服，请按床头铃叫我
（13）记录：洗手，记录	记录鼻饲的时间，鼻饲的种类、量，患者反应等
2. 拔管	
（1）拔管前准备：置弯盘于患者颌下，夹紧胃管末端，轻轻揭去固定的胶布	● 护士：您好，根据医嘱您已经不需要进行鼻饲饮食了（或者是：您好，我们需要为您更换一根新的鼻饲管以保证您的健康、安全），现在需要拔管，在这过程中可能会有少许不适，请您通过深呼吸来配合我 ● 夹紧胃管，以免拔管时管内液体反流
（2）拔出胃管：用纱布包裹近鼻孔处的胃管，嘱患者深呼吸，在患者呼气时拔管，边拔边用纱布擦胃管，到咽喉处快速拔出	● 到咽喉处快速拔出，以免管内残留液体滴入气管
（3）整理用物	
1）将胃管放入弯盘内，移出患者视线	● 避免污染床单位，减少患者的视觉刺激
2）清洁患者口鼻、面部，擦去胶布痕迹，协助患者漱口，采取舒适卧位	● 护士：谢谢您的配合，您配合得很好！ 胃管拔出来了，是不是感觉舒服多了？ 您休息一会吧！ 有需要可以按床头铃 ● 昏迷患者禁止漱口 ● 可用松节油等消除胶布痕迹
3）整理床单位，清理用物	
（4）记录：洗手，记录	● 记录拔管时间和患者反应

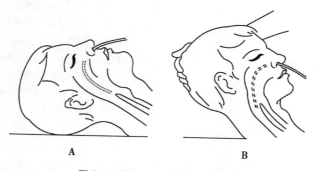

图 9-2 为昏迷患者插胃管示意图

【注意事项】

1. 插管时动作应轻柔，避免损伤食管黏膜，尤其是通过 3 个狭窄部位（环状软骨水平处、平气管分叉处、食管通过膈肌处）时。

2. 插入胃管至 10~15cm（咽喉部）时，清醒患者嘱其做吞咽动作；昏迷患者，则用左手将其头部托起,使下颌靠近胸骨柄,以利插管。

3. 插入胃管过程中若患者出现呛咳、呼吸困难、发绀等,表明胃管误入气管,应立即拔出胃管。

4. 每次鼻饲前应证实胃管在胃内且通畅,并用少量温水冲管后再进行喂食;鼻饲完毕后再次注入少量温开水,防止鼻饲液凝结。

5. 鼻饲液温度应保持在 $38\sim40℃$,避免过冷或过热。新鲜果汁与奶液应分别注入,防止产生凝块;药片应研碎溶解后注入。

6. 长期鼻饲者应每天进行口腔护理 2 次,并定期更换胃管,普通胃管每周更换一次,硅胶胃管每月更换一次。

7. 食管静脉曲张、食管梗阻的患者禁忌使用鼻饲法。

【健康教育】

1. 鼻饲前给患者或其家属介绍关于鼻饲的相关知识和鼻饲后的注意事项,缓解患者的紧张不安情绪,促使操作顺利完成,避免鼻饲后患者出现不适。

2. 给患者介绍更换鼻胃管的相关知识。

3. 告诉患者及其家人在鼻饲后若有不适应及时告知医护人员。

二、要素饮食

要素饮食(elemental diet)是一种化学组成明确的精制食物,含有全部人体所需的易于消化吸收的营养成分,包含游离氨基酸、单糖、主要脂肪酸、维生素、无机盐类和微量元素。其特点是无需经过消化过程即可直接被肠道吸收和利用,为人体提供热能和营养。干粉制剂还具有携带方便、易于保存等优点。适用于严重烧伤或创伤等超高代谢、消化道瘘、非感染性严重腹泻、手术前后需营养支持等患者。

(一)目的

用于临床营养治疗,可提高危重患者的能量及氨基酸等营养素的摄入,促进伤口愈合,改善患者营养状况,以达到治疗及辅助治疗的目的。

(二)分类及用法

根据患者的病情需要,可通过口服、鼻饲、经胃或空肠造瘘口滴注的方式供给患者适宜浓度和剂量的要素饮食。管喂滴注要素饮食时一般有以下 3 种方法:

1. **分次注入** 将配制好的要素饮食或现成制品用注射器通过鼻胃管注入胃内,每日 $4\sim6$ 次,每次 $250\sim400ml$。主要用于非危重患者,经鼻胃管或造瘘管行胃内喂养者。优点是操作方便,费用低廉。缺点是较易引起恶心、呕吐、腹胀、腹泻等胃肠道症状。

2. **间歇滴注** 将配制好的要素饮食或现成制品放入有盖吊瓶内,经输注管缓慢注入,每日 $4\sim6$ 次,每次 $400\sim500ml$,每次输注持续时间 30~60 分钟,多数患者可耐受。

3. **连续滴注** 装置与间歇滴注相同,在 $12\sim24$ 小时内持续滴入,或用肠内营养泵保持恒定滴速,多用于经空肠喂食的危重患者。

(三)并发症

在应用过程中,可因营养制剂选择不当、配制不合理、营养液污染或护理不当等引起各种并发症。

1. **代谢性并发症** 患者可出现水电解质代谢紊乱,如高渗性脱水、高渗性非酮性昏迷、渗透性利尿。

2. **胃肠道并发症** 患者可发生恶心、呕吐、腹胀、腹痛、腹泻、便秘等。

3. **感染性并发症** 若营养液误吸可致吸入性肺炎,营养液滑入腹腔则可致急性腹膜炎。

4. **机械性并发症** 主要有鼻咽部和食管黏膜损伤、管道阻塞,与营养管的硬度、插入位置等有关。

(四)注意事项

1. 配制要素饮食时,应严格执行无菌操作原则,所有配制用具均需消毒灭菌后使用。

2. 每一种要素饮食的具体营养成分、浓度、用量、滴入速度,应根据患者的具体病情,由临床医师、责任护士和营养师共同商议确定。

3. 应用原则一般是由低、少、慢开始,逐步增加,待患者耐受后,再稳定配餐标准、用量及速度。

4. 已配好的溶液应放在4℃以下的冰箱内保存,防止被细菌污染。配制好的要素饮食应保证于24小时内用完,防止放置时间过长而发生变质。

5. 要素饮食的口服温度一般为37℃左右,鼻饲及经造瘘管注入时的温度宜为41~42℃。

6. 要素饮食滴注前后都需用温开水或生理盐水冲净管腔,防止食物积滞管腔而腐败变质。

7. 滴注过程中需经常巡视患者,如出现恶心、呕吐、腹胀、腹泻等症状,应及时查明原因,按需要调整速度、温度。反应严重者可暂停滴入。

8. 应用要素饮食期间应定期记录体重,观察尿量、大便次数及性状,并检查血糖、尿糖、血尿素氮、电解质、肝功能等指标,做好营养评估。

9. 要素饮食停用时需逐渐减量,骤停易引起低血糖反应。

10. 要素饮食不能用于幼小婴儿和消化道出血者;糖尿病和胰腺疾病患者应慎用。消化道瘘和短肠综合征患者宜先用几天全胃肠外营养后逐渐过渡到要素饮食。

三、胃肠外营养

胃肠外营养(parenteral nutrition,PN)又称静脉营养,是按照患者的需要,通过周围静脉或中心静脉输入患者所需的全部能量及营养素,包括氨基酸、脂肪、各种维生素、电解质和微量元素的一种营养支持方法。若全部营养素都通过胃肠外途径补充称全胃肠外营养(total parenteral nutrition,TPN)。

(一)目的

1. 维持良好的营养状态。

2. 增加体重。

3. 修复创伤。

(二)用法

1. **营养液输入方法** 胃肠外营养的输注方法主要有全营养混合液输注及单瓶输注两种。

（1）全营养混合液输注：在无菌条件下，将每天所需的营养物质按次序混合输入由聚合材料制成的输液袋或玻璃容器后再输注的方法。此法可使多种营养素同时进入体内而增加节氮效果，简化输液过程，节省时间，还可减少污染并降低代谢性并发症的发生。

（2）单瓶输注：当无条件进行全营养混合液输注时，可单瓶输注，该法由于营养素非同步进入机体而造成营养素的浪费，且易发生代谢性并发症。

2. 营养液配制　胃肠外营养液是一种混合液，包括 $10\% \sim 50\%$ 葡萄糖、氨基酸及特殊的营养成分如维生素、矿物质、微量元素等。应在洁净的环境和严格无菌技术操作条件下配制，有层流罩装置则更为理想。配制后最好立即应用，若不能立即应用，须储存于 $4℃$ 冰箱内，24 小时内用完。

（三）适应证和禁忌证

1. 适应证

（1）不宜或不能经消化道进食的患者：如消化道瘘、肠梗阻、坏死性胰腺炎、食管和胃肠道先天畸形、短肠综合征等。

（2）消化道需要充分休息或消化、吸收障碍的患者：如长期腹泻、消化道大出血、严重胃肠水肿、溃疡性结肠炎等。

（3）超高代谢的患者：如大面积烧伤、严重创伤、吸收不良综合征等。

（4）补充治疗：如营养不良患者的术前准备、慢性感染等。

（5）恶性肿瘤患者接受化疗、放疗期间和接受骨髓移植的患者。

（6）其他：如急性肝肾功能衰竭、急性心力衰竭等患者。

2. 禁忌证

（1）胃肠道功能正常，能获得足够营养者。

（2）估计应用时间不超过 5 天。

（3）严重水、电解质平衡紊乱、酸碱失衡、出凝血功能紊乱或休克时应暂缓使用，待内环境稳定后再考虑胃肠外营养。

（4）严重呼吸、循环衰竭，或已进入临终期、不可逆昏迷等患者不宜应用胃肠外营养。

（四）常见并发症的预防及护理

1. 感染性并发症　感染是全胃肠外营养最为严重的并发症之一。导致感染的常见原因有置管时无菌操作不严格、局部伤口护理不当、营养液污染或导管长期留置等。因此当发现患者无明确诱因突然发热时，应立即更换输液器和营养液，同时分别抽血和取营养液作细菌培养；若仍无缓解，则应拔去导管，更换穿刺部位，同时剪下一小段原静脉内导管作细菌培养，作为选用抗生素的参考。

2. 机械性并发症　在中心静脉置管时，可因患者体位不当、穿刺方向不正确等引起气胸、血胸、空气栓塞、臂丛神经损伤、颈动脉或锁骨下动脉损伤、导管扭曲或折断等。因此，护士应熟悉穿刺部位的组织解剖结构，熟练掌握正确的穿刺技术，并在滴注过程中加强巡视，及时发现异常情况。

3. 代谢性并发症　长期应用全胃肠外营养可发生一些与代谢有关的并发症，如高血糖症、低血糖症、脂肪代谢异常、氨基酸代谢异常、水和电解质失衡、微量元素缺乏症、肝脏毒性损害等。其中以高血糖症和低血糖症最为严重。

（1）高血糖症的预防及处理：高血糖症是由于输入葡萄糖总量过多或速度过快，超过机体耐受限度而致。主要表现为血液内高浓度的葡萄糖引起渗透性利尿和细胞内脱水，造成水、电解质紊乱和中枢神经系统功能失常，严重时可发展为高渗性非酮性昏迷。

预防：①逐渐增加葡萄糖液的输注浓度，使机体有一个适应过程，以分泌足够的胰岛素；②输注高渗营养液时，应根据血糖、尿糖监测结果，适当应用外源性胰岛素；③可用脂肪乳剂满足部分能量需求，以减少葡萄糖的用量。

处理：一旦发生高血糖症，应立即换用5%葡萄糖溶液或等渗（或低渗）盐水溶液，加适量胰岛素，同时调整营养液的组成和输入速度。

（2）低血糖症的预防及处理：全胃肠外营养液输入突然中断或速度突然减慢常可造成反跳性低血糖反应，患者表现为发抖、心悸、多汗等，严重时可出现运动失调、昏迷或抽搐等。

预防：①防止突然中断或突然减慢营养液的输注，若病情需要应采取其他途径补给葡萄糖或逐步减量；②外源性胰岛素的应用需根据血糖、尿糖的监测予以及时调整。

处理：①立即停用外源性胰岛素；②轻者进食糖水或糖果，重者静脉注射50%葡萄糖50～100ml，严重者除静脉注射50%葡萄糖外，还需继续给予5%～10%葡萄糖静脉滴注。

（五）注意事项

1. 加强配置营养液和静脉穿刺过程中的无菌操作，所有用具均应消毒灭菌后方能使用。输液导管及输液袋每12～24小时更换1次；导管进入静脉处的敷料每24小时应更换一次。更换时严格无菌操作，并注意观察局部皮肤有无异常征象。

2. 配制好的营养液若存放超过24小时，则不宜使用。

3. 输液速度和浓度可根据患者年龄和耐受情况加以调节。开始时输液速度应缓慢，逐渐增加滴速，保持输液速度均匀。一般成人首日滴注速度为60ml/h，次日80ml/h，第三日100ml/h。大多数患者接受胃肠外营养的时间要超过24小时。

4. 输液浓度也应由较低浓度开始，逐渐增加。不可突然大幅度改变输液速度或突然换用无糖溶液，以免发生低血糖。

5. 输液过程中加强巡视，注意输液是否通畅，防止导管扭曲、堵塞等。输液瓶内液体不可滴空，防止发生空气栓塞。

6. 静脉营养导管禁止输入其他液体、药物及血液，也不可在此处采集血标本或监测中心静脉压等。

7. 留置导管期间，为预防导管内残余血液凝固、管腔堵塞，每次输液结束时应在静脉导管内推注肝素封管。

8. 密切观察患者的临床表现，注意有无并发症的发生，如发现患者有恶心、心慌、出汗、胸闷及寒战、高热等症状时，应及时查明原因，报告医生，给予相应处理。

9. 使用前和使用中要对患者进行严密的实验室监测，每日记录出入液量，检查血常规、血糖、尿糖、电解质、肝肾功能等项目，以便根据体内代谢的动态变化及时调整营养液配方。

10. 定期做好营养状况的评估，了解患者的饮食、胃肠道功能状况。如病情允许，可少量多次给患者进食，刺激胃肠道尽早恢复功能，逐步由胃肠外营养转向胃肠内营养。

11. 停用胃肠外营养时应在2～3天内逐渐减量。

（郭小燕）

饮食护理是达到辅助治疗目的的一种有效手段,通过对患者饮食的调整可帮助患者进行疾病诊断与治疗,并为其他治疗和疾病恢复创造有利条件。因此要了解不同饮食治疗在临床中的适用范围及禁忌证,对患者日常饮食进行指导,帮助患者建立健康饮食模式。管饲饮食、要素饮食、胃肠外营养作为特殊饮食方法可为高热、昏迷、烧伤的重症患者提供营养,维持胃肠道功能,维持生命。尤以管饲饮食最为常用。鼻饲法作为管饲饮食的一种,是医疗护理过程中改善患者营养状况、达到辅助治疗目的的一种常用手段。通过鼻饲饮食可使患者摄入足够的热能和蛋白质等多种营养素,满足其对营养的需要,以利早日康复。因此掌握鼻饲饮食的操作步骤以及注意事项至关重要。

1. 患者,男,54 岁,因"不明原因消瘦"入院,欲行大便隐血试验。请问:大便隐血试验的饮食原则及用法?

2. 患者,女,36 岁,因"发热 3 天"主诉入院。入院检查:患者神志清楚,面色潮红,口唇干裂,体温 39℃,脉搏 124 次/分,呼吸 26 次/分,精神萎靡,食欲差。请问:患者入院后应给予何种饮食?

第十章　患者的排泄护理

10

学习目标	
掌握	尿液、粪便的观察内容；排尿活动、排便活动的异常形态；排尿异常患者、排便异常患者的护理；导尿术、留置导尿术、不保留灌肠及保留灌肠的操作。
熟悉	多尿、少尿、无尿或尿闭、膀胱刺激征、尿潴留、尿失禁、便秘、粪便嵌塞、肠胀气、腹泻、排便失禁、排便改道的定义；膀胱冲洗术、口服全肠道清洁术、简易通便术、肛管排气术的操作要点。
了解	排尿、排便的相关解剖与生理；影响排尿、排便的因素。

排泄(excretion)是指机体将新陈代谢所产生的废物排出体外的生理活动,是人体的基本需要之一。人体排泄废物的途径有皮肤、呼吸道、泌尿道和消化道,其中泌尿道和消化道是两种主要的排泄途径,表现为排尿和排便。正常的排尿、排便对维持机体内环境相对稳定、保证机体正常生命活动起重要作用。许多因素可直接或间接的影响排尿及排便,因此护士应掌握相关的知识和护理技术,指导和帮助患者维持正常排泄活动,使其获得或维持最佳的健康状态。

第一节　排尿护理

问题与思考10-1　　　　患者王某,女,50岁,行子宫切除术,术后10小时仍未排尿。主诉下腹胀痛难忍,有尿意但排尿困难,患者烦躁不安,体格检查:耻骨上膨隆,扣及囊样包块。

思考:

1. 该患者发生了什么问题?

2. 护士如何协助患者解决该问题?

排尿是机体重要的排泄途径之一。泌尿系统产生的尿液可将人体代谢产生的终产物、过剩盐类、有毒物质及药物等排出体外,同时调节水、电解质和酸碱平衡,维持内环境相对稳定。正常情况下,排尿活动有规律、无痛苦、无障碍、可自主进行。当人体因各种原因出现排尿功能受损时,会引起尿液性状及排尿活动形态的异常,进而影响个体的身心健康。因此,护士应掌握与排尿有关的评估及护理,学习运用恰当的护理措施协助患者解决排尿问题,促进排尿功能的改善。

一、与排尿有关的解剖与生理

(一)泌尿系统的结构与功能

泌尿系统由肾脏、输尿管、膀胱及尿道组成,其功能对维持人体健康尤为重要。

1. **肾脏**　肾脏为成对的实质性器官,形似蚕豆,位于脊柱两侧的腹后壁,右肾比左肾略低。肾实质有大量的肾单位(每侧肾约170万~240万个肾单位),每个肾单位由肾小体和肾小管两部分组成,是尿液形成的结构和功能单位。肾小体由肾小球和肾小囊组成,血液通过肾小球的滤过作用生成原尿,再通过肾小管和集合管的重吸收和分泌作用产生终尿,经肾盂排向输尿管。

肾脏不仅可以通过生成和排泄尿液来调节细胞外液的容量和成分,同时还具有内分泌功能。肾脏可合成和释放肾素、促红细胞生成素、激肽、前列腺素等物质。

2. **输尿管**　输尿管为细长的肌性管道,左右各一,上接肾盂,下止于膀胱。成人输尿管全长约20~30cm,有三个狭窄,即起始部、跨骨盆入口缘和穿膀胱壁处,如有结石常嵌顿在上述狭窄处。

输尿管的主要生理功能是通过输尿管平滑肌的节律性蠕动使尿液不断地流入膀胱,此时尿液是无菌的。

3. 膀胱 膀胱为储存尿液的肌性囊状器官,其形态、大小和位置随年龄、性别和尿液的充盈程度而不同。膀胱空虚时,全部位于盆腔内;充盈时,超过盆腔的上缘。膀胱的肌层由三层纵横交错的平滑肌组成,称为膀胱逼尿肌,收缩时压迫尿液排出。

膀胱的主要生理功能是储存及排泄尿液。

4. 尿道 尿道是引流尿液自膀胱通向体外的管道,起自膀胱的尿道内口,周围有平滑肌环绕,称为内括约肌;穿过尿生殖膈处有横纹肌环绕,称为外括约肌,可随意志控制尿道的开闭。临床上将穿过尿生殖膈的尿道部分称为前尿道,未穿过的部分称为后尿道。男、女性尿道差别很大。男性尿道长约 18~20cm,有三个狭窄,即尿道内口、膜部和尿道外口;两个弯曲,即耻骨下弯和耻骨前弯。耻骨下弯固定无变化,耻骨前弯可随阴茎位置的不同而变化,如将阴茎向上提起 60°,耻骨前弯消失。女性尿道长约 4~5cm,较男性尿道短、直、粗,富于扩张性,尿道外口位于阴蒂下方,与阴道口、肛门相邻,容易发生尿道感染。

尿道的主要生理功能是将尿液从膀胱排出体外。男性尿道还与生殖系统有密切的关系。

(二)排尿的生理

尿液连续不断的生成,并持续不断的进入肾盂,由于压力差及肾盂的收缩而被送入输尿管,再在输尿管的周期性蠕动下被送到膀胱。当尿液在膀胱内储存并达到一定量时,引起反射性的排尿,将尿液经尿道排出体外。

膀胱受副交感神经紧张性冲动的影响处于轻度收缩状态,其内压经常保持在 $10cmH_2O$。当成人尿量增加至 400~500ml,儿童尿量增加至 50~200ml 时,膀胱内压超过 $10cmH_2O$,引出尿意。如果尿量增加至 700ml,膀胱内压随之升高至 $35cmH_2O$,膀胱逼尿肌出现节律性收缩,此时仍可有意识地控制排尿。当膀胱内压达 $70cmH_2O$ 以上时,出现明显的痛感,以致不得不排尿。

排尿反射是一种脊髓反射并受脑的高级中枢控制,可以由意识抑制或促进。当膀胱尿量充盈到 300~500ml 时,膀胱壁的牵张感受器兴奋,冲动沿盆神经传入,到达骶髓的排尿反射初级中枢;同时,冲动上传至脑桥和大脑皮层的排尿反射高位中枢,产生尿意。若条件允许,排尿反射启动,冲动沿盆神经传出,引起逼尿肌收缩,内括约肌松弛,外括约肌舒张,产生排尿。进入后尿道的尿液还可以刺激尿道感受器,冲动再次传到脊髓排尿中枢,该正反馈过程可进一步加强膀胱逼尿肌收缩和外括约肌松弛,于是尿液被强大的膀胱内压驱出。在排尿时,腹肌、膈肌、尿道海绵体肌的收缩均有助于尿液的排出。若环境不适宜,排尿反射会受到抑制。但小儿大脑发育不完善,对初级排尿中枢的控制能力较弱,所以排尿次数多,且易发生夜间遗尿现象。

二、排尿的评估

(一)影响排尿的因素

1. 生理因素 年龄和性别均可影响排尿活动。老年人因膀胱肌肉张力减弱,出现尿频;婴儿因大脑发育不完善,其排尿不受意识控制;妇女在特殊时期,如在月经周期中的行经前,多数妇女有水钠潴留、尿量减少的现象,行经开始,尿量增加;妊娠时,可因子宫增大压迫膀胱致使排尿次数增多;老年男性多因前列腺良性增生压迫尿道,出现排尿困难。

2. 心理因素 心理暗示可影响排尿活动,任何听觉、视觉或躯体感觉的刺激均可影响排尿反射,如有的人听见流水声或嘘嘘声便产生尿意。同时社会心理压力也会影响会阴部肌肉和膀胱括约肌的紧张或松弛,如当个体处于过度焦虑和紧张的情形下,可能会出现尿频、尿急,也可能出现尿潴留。

3. 病理因素　神经系统的损伤和病变,可影响控制排尿的神经传导或使排尿的意识控制发生障碍,从而出现尿失禁;肾脏病变会使尿液的生成发生障碍,出现少尿或无尿;泌尿系统的肿瘤、结石或狭窄因压迫作用也可导致排尿障碍,出现排尿困难或尿潴留。

4. 习惯因素　习惯的排尿姿势有助于排尿反射的完成,如女性的下蹲式排尿和男性站立式排尿。而且大多数人在潜意识里会建立一些排尿时间习惯,如早晨起床第一件事是排尿,晚上就寝前也要排空膀胱。儿童期的排尿训练对成年后的排尿形态也有影响。此外时间是否充裕也会影响排尿的完成。

5. 环境因素　一般来说,排尿应在隐蔽的场所进行。在缺乏隐蔽的环境时,个体就会产生各种压力,影响正常的排尿。

6. 液体和饮食的摄入　液体的摄入量将直接影响尿量的多少和排尿的频率。摄入越多,尿量越多,排尿的次数亦多,反之亦然。同时摄入有利尿作用的饮料,如茶、酒类、咖啡等,会增加排尿的量和次数。此外含水量多的水果、蔬菜等也可通过增加液体摄入量,使尿量增多。而摄入含盐较高的食物或饮料则会造成体内水钠潴留,尿量减少。

7. 治疗及检查　手术、外伤等所致失血、失液时,若补液不及时或不足,机体处于脱水状态,尿量减少。而外科手术中使用的麻醉剂亦可干扰排尿反射,导致患者尿潴留。此外,某些诊断性检查前要求患者禁食禁饮,使体液减少进而减少尿量;还有些检查(如膀胱镜检查)可能会造成尿道损伤、水肿不适,导致排尿形态改变。某些药物也能直接影响排尿,如利尿剂可增加尿量等。

8. 气候因素　夏季由于身体大量出汗,体内水分减少,血浆晶体渗透压升高,引起抗利尿激素分泌增多,促进肾脏的重吸收功能,导致尿液浓缩和尿量减少;冬季由于寒冷使机体外周血管收缩,循环血量增加,抗利尿激素减少,尿量增加。

(二)尿液的评估

1. 尿量和排尿频率　尿量是反映肾脏功能的重要指标之一。正常情况下成人每次尿量约200~400ml,24小时尿量约1000~2000ml,平均1500ml左右。排尿次数一般成人白天排尿3~5次,夜间0~1次。为维持内环境稳定,尿液的排出量和排尿次数随机体的不同情况而变化,如大量饮水后,排尿量和次数会增加;外界环境温度较高时,由于大量汗液的排出,尿量和次数会相应减少。

2. 颜色　正常新鲜尿液呈淡黄色或深黄色。尿的颜色与尿量、摄入的食物、服用的药物等有关。当尿液浓缩时,可见量少色深;如进食大量胡萝卜或服用核黄素,尿的颜色呈深黄;氨苯蝶啶可使尿液出现淡蓝色。在病理情况下,尿的颜色可有以下变化:

(1)粉红色或洗肉水色尿:此时尿液中含有红细胞为血尿,其颜色的深浅与尿液中所含红细胞量的多少有关。如尿液外观无大改变,只有在显微镜下才可见的血尿称为镜下血尿;而尿液中含红细胞量多时呈洗肉水色,即肉眼血尿。血尿常见于急性肾小球肾炎、输尿管结石、泌尿系统肿瘤、结核及感染等。

(2)浓茶样或酱油色尿:此时尿液中含有血红蛋白为血红蛋白尿。主要是由于各种原因导致大量红细胞在血管内被破坏,血红蛋白经肾脏排出而形成。常见于血型不合所致的溶血、恶性疟疾和阵发性睡眠性血红蛋白尿。

(3)深黄色或黄褐色尿:此时尿液中含有胆红素为胆红素尿。振荡尿液后泡沫也呈黄色。见于阻塞性黄疸和肝细胞性黄疸。

(4)乳白色尿:此时尿液中含有淋巴液,呈乳白色为乳糜尿。多见于丝虫病;也可因结核、恶性肿瘤等侵犯腹膜后淋巴管、淋巴结,造成破坏或阻塞而形成。

3. **透明度**　正常新鲜尿液澄清、透明,放置后可出现微量絮状沉淀物,系黏蛋白、核蛋白、盐类及上皮细胞凝结而成。蛋白尿不影响尿液的透明度,但振荡时可产生较多且不易消失的泡沫。新鲜尿液发生混浊主要有以下原因:

(1)大量尿盐:尿液含有大量尿盐时,冷却后可出现混浊,但加热、加酸或碱时,由于尿盐溶解,尿液即可澄清。

(2)泌尿系统感染:尿液中含有大量的脓细胞、红细胞、上皮细胞、细菌或炎性渗出物。此种尿液被排出即呈白色絮状混浊,加热、加酸或碱后,其混浊度不变。

4. **酸碱度**　正常人尿液 pH 值为 4.5~7.5,平均值为 6,呈弱酸性。饮食的种类可影响尿液的酸碱性。如进食大量蔬菜时,尿液可呈碱性;进食大量肉类时,尿液可呈酸性;严重呕吐患者由于胃酸的大量丢失,其尿液可呈强碱性;酸中毒患者的尿液可呈强酸性。

5. **比重**　正常情况下,成人尿比重波动于 1.015~1.025 之间,婴幼儿偏低。一般尿比重与尿量成反比。通过尿比重可以反映肾脏的浓缩功能,若尿比重经常固定于 1.010 左右,提示肾功能严重障碍。

6. **气味**　正常尿液气味来自尿内的挥发性酸。若新鲜尿液出现氨臭味,提示可能存在泌尿系统感染;若尿液有烂苹果气味,则提示尿液中含有丙酮,见于糖尿病酮症酸中毒者;若尿液有大蒜味,提示患者为有机磷农药中毒。

(三)排尿活动的评估

1. **多尿(polyuria)**　24 小时尿量经常超过 2500ml 者为多尿。正常情况下,大量液体摄入及女性妊娠可致多尿。病理情况下,由于内分泌代谢障碍或肾小管浓缩功能不全引起,见于糖尿病、尿崩症、急性肾功能不全(多尿期)等患者。

2. **少尿(oliguria)**　24 小时尿量少于 400ml 或每小时尿量少于 17ml 者为少尿。多因发热、液体摄入过少、休克等体内血液循环不足所致,还见于心脏、肾脏、肝脏功能衰竭患者。

3. **无尿或尿闭(anuria/urodialysis)**　24 小时尿量少于 100ml 或 12 小时内无尿液产生者称为无尿或尿闭。由于严重血液循环不足、肾小球滤过率明显降低所致,见于严重休克、急性肾功能衰竭、药物中毒等患者。

4. **膀胱刺激征(irritation sign of bladder)**　主要表现为尿频、尿急、尿痛。由膀胱及尿道感染或膀胱黏膜受血液、肿瘤、异物、理化因素等刺激引起。尿频(frequent micturition)即为单位时间内排尿次数增多,由膀胱尿道炎症或机械性刺激引起;尿急(urgent micturition)即患者突然有强烈尿意,不能控制需立即排尿,由膀胱三角或后尿道的刺激,造成排尿反射特别强烈引起;尿痛(dysuria)即排尿时膀胱及尿道有疼痛感,为病损处受刺激所致。有膀胱刺激征时常伴有血尿。

5. **尿潴留(urinary retention)**　膀胱内尿液大量存留而不能自主排出时称为尿潴留。

此时膀胱容积可增至 3000~4000ml,膀胱高度膨胀。患者主诉下腹胀痛,排尿困难。体检可见耻骨上膨隆,扪及囊样包块,叩诊呈实音,有压痛。引起尿潴留的常见原因有:

(1)机械性梗阻:膀胱颈部或尿道有梗阻性病变,如膀胱结石、肿瘤,尿道炎症水肿、结石等,造成排尿受阻。

(2)动力性梗阻:此类梗阻因排尿功能障碍,不能形成排尿反射引起,如外伤、疾病或使用麻醉剂所致脊髓初级排尿中枢活动障碍或抑制。膀胱、尿道并无器质性梗阻病变。

(3)其他:各种原因(如腹部、肛周或会阴部外伤或手术等)引起的不能用力排尿或不习惯卧床排尿,或某些心理因素(如过度焦虑、窘迫等)使得排尿不能及时进行。由于尿液存留过多,膀胱过度充盈,致使膀胱收缩无力,造成尿潴留。

6. 尿失禁(urinary incontinence) 排尿失去意识控制或不受意识控制,尿液不自主地流出称为尿失禁。尿失禁可分为:

(1)真性尿失禁:膀胱稍有一些存尿便会不自主地流出,膀胱处于空虚状态。真性尿失禁是由于脊髓初级排尿中枢与大脑皮层之间联系受损,排尿反射活动失去大脑皮层的控制,膀胱逼尿肌无抑制性收缩而产生,如昏迷或截瘫患者。此外,膀胱括约肌损伤、支配括约肌的神经损伤、病变所致膀胱括约肌功能不良或膀胱与阴道之间有瘘道等均可致真性尿失禁。

(2)假性尿失禁:又称充溢性尿失禁。膀胱内贮存大量尿液,当其充盈达到一定压力时,少量尿液即可不自主溢出。当膀胱内压力降低时,排尿即可停止,但膀胱仍呈胀满状态而不能排空。假性尿失禁的原因为脊髓初级排尿中枢活动受抑制,当膀胱充满尿液导致内压增高时,迫使少量尿液流出。

(3)压力性尿失禁:腹压突然增加导致尿液不自主流出,尿动力学方面不是由逼尿肌收缩导致的漏尿。患者表现为咳嗽、大笑、打喷嚏、跳跃、搬重物等腹压增加时,尿液不自主地从尿道口漏出的现象。如果偶有此现象,不能视为病态,只有频繁发作影响生活时才是病理现象。其原因主要有膀胱括约肌张力降低、骨盆底部肌肉及韧带松弛、肥胖等,多见于中老年女性,亦可见于妊娠期。

三、排尿异常的护理

(一)尿潴留患者的护理

护士应找出尿潴留发生的原因,有针对性地协助患者解除病因,如由于服用某些药物如氯丙嗪等,抑制膀胱逼尿肌收缩而引起的尿潴留,应及时告知医生。

1. 心理护理 尿潴留会给患者造成很大的生理痛苦和心理压力,他们期望尽快得到帮助。若术后患者出现紧张、害羞等不良情绪,可加重尿潴留。护士应尊重并理解患者,给予安慰和鼓励,消除其焦虑和紧张情绪,使其树立信心,积极配合治疗和护理。

2. 合适的体位和姿势 病情允许情况下,协助卧床患者取适当体位,尽可能符合其习惯姿势排尿,如扶卧床患者略抬高上身或坐起。对需绝对卧床休息或某些手术患者,应事先有计划地训练床上排尿,以免因不适应排尿姿势的改变而导致尿潴留。此外,酌情协助手术患者早期活动,亦可刺激膀胱的收缩功能,促进排尿。

3. 提供隐蔽的排尿环境 关闭门窗,屏风遮挡,请无关人员回避。适当调整治疗和护理时间,使患者安心排尿。

4. **诱导排尿**　打开水龙头听流水声或用温水冲洗会阴,利用心理暗示诱导患者自行排尿。

5. **热敷、按摩、熏蒸**　热敷是将热毛巾或热水袋置于患者下腹部膀胱区,利用热力使肌肉放松,达到促进排尿的目的。按摩须在病情允许时使用,用手掌从患者膀胱底部向尿道方向至耻骨联合处进行推移按摩,应用力均匀,重复操作,直至排尿。操作时切记不可强力按压,以防膀胱破裂。热气熏蒸外阴部患者取蹲位,将盛有热水的水盆置于患者会阴部,利用水蒸气刺激尿道周围神经感受器而促进排尿。

6. **中医疗法**　指压利尿穴;针刺中极、曲骨、三阴交穴或艾灸关元、中极穴等均可刺激排尿。此外可用穴位脉冲电刺激疗法,通过刺激穴位引起神经反应,从而使膀胱内括约肌松弛,促进排尿。

7. **药物疗法**

(1)开塞露纳肛法:利用排便促使排尿的神经反射原理,采用开塞露纳肛,促使逼尿肌收缩,内括约肌松弛而导致排尿。

(2)肌内注射药物:肌内注射新斯的明,由于该药对膀胱平滑肌的兴奋作用较强,可促使其收缩而排尿;肌内注射酚妥拉明,由于酚妥拉明有较强的抗肾上腺素作用,能舒张血管,改善微循环,减轻黏膜水肿,帮助膀胱肌恢复张力,解除尿道括约肌痉挛而促进排尿。

8. **健康教育**　教会患者掌握正确的自我放松的技巧和方式,如深呼吸等。指导患者养成定时排尿的习惯。

9. **导尿术**　经上述处理仍不能解除尿潴留时,可采用导尿术。

(二)尿失禁患者的护理

护士应根据尿失禁的类型采取不同的护理措施,如真性尿失禁可采用尿垫、纸尿裤;假性尿失禁和压力性尿失禁,应尽快查明原因,对症治疗。

1. **心理护理**　尿失禁对患者心理及社会活动影响很大,多伴有焦虑、抑郁、恐惧等不良情绪,甚至影响自我概念,丧失自尊等。医务人员应尊重和理解患者。在日常护理工作中,应维护患者的自尊,建立良好的护患关系和正性的情感支持,尽量满足患者的合理需求。运用同情、鼓励、安慰等心理支持,帮助患者树立恢复健康的信心。

2. **皮肤护理**　经常用温水清洗会阴部皮肤,勤换衣裤、床单、尿垫,减少异味。保持皮肤清洁干燥。床上铺橡胶单和中单,也可使用尿垫或一次性纸尿裤。勤翻身,适当按摩受压部位,防止皮疹和压疮的发生。使用便盆时应注意避免强塞,防止损伤骶尾部皮肤。

3. **外部引流**

(1)尿垫/尿不湿:优点是使用方便,不足是易造成依赖、增加压疮风险、增加消耗费用。因而护士应注意评估患者残存的排泄功能,避免过早使用尿布或长期使用,促进患者撤掉尿布的重要原则是掌握患者排泄规律,千方百计诱导患者去厕所维持自然排泄习惯。

(2)便携式接尿器:优点是经济花费较低,缺点是易漏尿。可用类型:窄口的男士尿壶、广口的女士尿壶、男式专用的阴茎套式尿壶、女士使用的综合性便器、压疮患者使用橡胶充气式便器。

4. **重建正常的排尿功能**

(1)摄入充足的液体:如病情允许,指导患者每日白天摄入液体 2000～3000ml,既可促进排尿反射,又可达到自然冲洗膀胱,预防泌尿系统的感染的目的。但睡前应限制饮水,减少夜间尿量,以免影响患者休息。

(2)建立规则的排尿习惯:定时排尿,初始时每1~2小时使用便器一次,夜间每4小时排尿1次,以后间隔时间可以逐渐延长,以训练膀胱的功能。

(3)盆底肌肉的锻炼:通过主动、重复的收缩运动增强盆底肌肉的功能,增强排尿控制能力,改善尿失禁问题。患者可取立、坐或卧位,指导患者先确认盆底肌位置,两大腿根之间包绕尿道、肛门的耻骨尾骨肌群,可通过刻意中断小便确认肛提肌和尿道外括约肌的位置。练习时先向上及向内紧缩盆底肌,犹如刻意中断排尿的感觉,持续5~10秒;后放松,持续5~10秒。

5. 健康教育 教育患者掌握尿失禁的防治知识,防止患者因羞于启齿而造成延误治疗。同时指导患者做好日常生活安排,饮食应均衡,保证足够热量和蛋白质,增强机体的抵抗力。此外,加强集尿袋护理指导,维持患者自尊,鼓励其参加社会活动,防止出现社交隔离或出现性格孤僻、自卑等。

6. 留置导尿 对长期尿失禁的患者,可行留置导尿,避免尿液浸渍皮肤,导致皮肤破溃。根据患者情况定时夹闭和引流尿液,重建膀胱储存尿液的功能。

四、与排尿有关的护理技术

(一)导尿术

导尿术(ureteral catheterization)是指在严格无菌操作下,用导尿管插入膀胱引流尿液的方法。导尿术为侵入性操作,容易引起医源性感染,如在导尿的过程中违反无菌技术操作原则、使用的导尿物品被污染或因操作不当造成膀胱、尿道黏膜损伤均可导致泌尿系统感染。

【目的】

1. 尿液引流 为尿潴留患者引流出尿液,以减轻痛苦。

2. 协助临床诊断和治疗 可留取未受污染的尿标本作细菌培养;测量膀胱容量、压力及残余尿量;进行尿道或膀胱造影等。

3. 治疗膀胱疾病 为膀胱肿瘤患者进行膀胱内化疗。

【操作前准备】

1. 评估患者并解释

(1)评估:患者的年龄、性别、病情、意识状态、合作程度、耐受力、心理状况、自理能力、膀胱充盈度、会阴部皮肤黏膜情况及清洁度、男性患者有无前列腺疾病等引起尿路梗阻的情况。

(2)解释:向患者及家属解释导尿术的目的、方法、注意事项和配合要点。根据患者的自理能力,嘱其清洁外阴。

2. 患者准备

(1)患者和家属了解导尿的目的、意义、过程、注意事项及配合方法。

(2)清洁外阴,做好导尿的准备。若患者无自理能力,应协助其进行外阴清洁,以减少外阴部微生物的数量。

3. 用物准备 导尿管的种类一般分为单腔导尿管(用于一次性导尿)、双腔导尿管(用于留置导尿)、三腔导尿管(用于膀胱冲洗或向膀胱内滴药)三种。其中双腔导尿管和三腔导尿管均有一个气囊,以达到将尿管头端固定在膀胱内防止脱落的目的。根据患者情况选择合适大小的导尿管。

（1）治疗车上层：一次性导尿包，包括初步消毒、再次消毒和导尿用物。①初步消毒用物：小方盘，内盛数个消毒液棉球袋，镊子，纱布（男患者导尿用），手套；②再次消毒及导尿用物有：弯盘，导尿管，内盛4个消毒液棉球，镊子2把，自带无菌液体的10ml注射器，润滑油棉球袋，标本瓶，纱布，集尿袋，方盘，孔巾，手套，外包治疗巾。手消毒液，弯盘，一次性垫巾或小橡胶单和治疗巾一套，浴巾。

（2）治疗车下层：便盆及便盆巾，生活垃圾桶，医疗垃圾桶。

4. 环境准备 安静整洁，光线充足，温度适宜。请无关人员回避，关闭门窗，必要时屏风遮挡。

5. 护士准备 衣帽整洁，修剪指甲，洗手，戴口罩。

【操作步骤】

操作步骤	要点与沟通
1. 核对、解释 携备齐的用物至患者床旁，再次核对患者床号、姓名、腕带，并再次向患者解释操作目的及有关事项，确认是否清洗外阴	● 确认患者 ● 消除紧张，取得患者的配合 ● 减少外阴微生物数量 ● 护士：您好！ 请问您叫什么名字？请让我看一下您的腕带。××床×××您好！ 我是您的责任护士×××，根据医嘱，我现在要为您进行导尿，把积存在您膀胱中的尿液引流出来，以缓解您的尿潴留情况，请问您清洗好外阴部了吗
2. 准备 （1）关闭门窗，遮挡患者 （2）摇平床头或床尾，移床旁椅至操作同侧的床尾，置便盆于床旁椅上，打开便盆巾 （3）松开床尾盖被，帮助患者脱去对侧裤腿，盖在近侧腿部，并盖上浴巾，对侧腿及患者上身用盖被遮盖	● 减少暴露，保护隐私，防止受凉 ● 方便操作，节省时间、体力 ● 护士：我现在给您脱去一侧的裤腿，请您配合，您感觉室内温度合适吗
3. 准备体位 协助患者取屈膝仰卧位，两腿略外展，暴露外阴	● 方便护士操作 ● 护士：请您把双腿屈起来，略张开
4. 垫巾 将一次性垫巾或小橡胶单和治疗巾垫于患者臀下，弯盘置于近外阴处，消毒双手，核对检查并打开导尿包，取出初步消毒用物，放于患者两腿之间，操作者一只手戴上手套，将消毒液棉球袋打开并倒入小方盘内	● 保护床单不被污染 ● 保证操作的无菌性，预防感染的发生 ● 护士：请您抬起臀部，我现在要在您的臀下垫上垫巾，以免导尿时污染您的床单
5. 根据男、女性患者尿道解剖特点进行消毒、导尿 ▲女性患者导尿 （1）初步消毒：操作者一手持镊子夹取消毒液棉球初步消毒阴阜、大阴唇，另一戴手套的手分开大阴唇，消毒小阴唇和尿道口；污棉球、污染镊子置弯盘内。消毒完毕将弯盘及小方盘移至床尾处，脱下手套	● 每个棉球限用一次 ● 平镊子不可接触肛门区域 ● 消毒顺序是由外向内、自上而下 ● 护士：我现在给您消毒皮肤，可能会感觉有点凉，请您不要紧张
（2）打开导尿包：用消毒液消毒双手后，将导尿包放在患者两腿之间，按无菌技术操作原则打开治疗巾	● 避免无菌区域污染 ● 护士：我现在在您两腿之间已经放好无菌物品，请您暂时不要随意挪动身体，以免造成导尿物品污染，好吗
（3）戴无菌手套，铺孔巾：取出无菌手套，按无菌技术操作原则戴好无菌手套，取出孔巾，尿道口对准孔巾中央，铺在患者的外阴处并暴露会阴部	● 孔巾和治疗巾内层形成一连续无菌区扩大无菌区域，利于无菌操作，避免污染

操作步骤	要点与沟通
（4）整理用物，润滑尿道：按操作顺序整理好用物，弯盘内盛 4 个消毒液棉球并置于外阴处，取出导尿管，用润滑液棉球润滑导管前段，放于方盘内	● 方便操作 ● 润滑尿管可减轻尿管对黏膜的刺激和插管时的阻力
（5）再次消毒：一手拇指与示指分开并固定小阴唇，一手持镊子夹取消毒液棉球，分别消毒尿道口、两侧小阴唇、尿道口。污染棉球、镊子放于床尾弯盘内。消毒毕，消毒弯盘移至床尾	● 再次消毒顺序是内→外→内，自上而下。每个棉球限用一次，避免已消毒的部位再污染。 消毒尿道口时稍停片刻，充分发挥消毒液的消毒效果 ● 勿触碰其他无菌物品 ● 固定小阴唇的手应持续固定，不能松开 ● 护士：我现在再次给您消毒皮肤，可能会感觉有点凉，请您不要紧张
（6）导尿：将方盘置于孔巾口旁，嘱患者张口呼吸。用另一镊子夹持导尿管头端对准尿道口轻轻插入尿道 4~6cm（图 10-1），见尿液流出再插入 1~2cm，松开固定小阴唇的手下移固定导尿管，将尿液引入弯盘内或直接引流于集尿袋	● 张口呼吸可使患者肌肉和尿道括约肌松弛，有助于插管 ● 插管时，动作要轻柔，避免损伤尿道黏膜 ● 护士：×××，我已经润滑尿管，现在给您导尿了，请您不要紧张，请深呼吸，我会动作轻柔
▲男性患者导尿	
（1）初步消毒：操作者一手持镊子夹取消毒棉球进行初步消毒，依次为阴阜、阴茎、阴囊。另一戴手套的手取无菌纱布裹住阴茎将包皮向后推暴露尿道口，自尿道口向外向后旋转擦拭尿道口、龟头及冠状沟。污棉球、污染镊子、纱布置弯盘内。消毒完毕将小方盘、弯盘移至床尾，脱下手套	● 每个棉球限用一次 ● 自阴茎根部向尿道口消毒 ● 包皮和冠状沟易藏污垢，应仔细擦拭，预防感染 ● 护士：我现在给您消毒皮肤，可能会感觉有点凉，请您不要紧张
（2）打开导尿包：用消毒液消毒双手后，将导尿包放在患者两腿之间，按无菌技术操作原则打开治疗巾	● 嘱患者勿动肢体，保持安置的体位，避免无菌区域污染 ● 护士：我现在在您两腿之间已经放好无菌物品，请您暂时不要随意挪动身体，以免造成导尿用物污染，好吗
（3）戴无菌手套，铺孔巾：取出无菌手套，按无菌技术操作原则戴好无菌手套，取出孔巾，尿道口对准孔巾中央，铺在患者的外阴处并暴露阴茎	● 孔巾和治疗巾内层形成一连续无菌区域，利于无菌操作，避免污染
（4）整理用物，润滑尿管：按操作顺序整理好用物，弯盘内盛消毒液棉球并置于近外阴处，取出导尿管，根据需要将其和集尿袋的引流管连接，用润滑液棉球润滑导管前段，放于方盘内	● 方便操作 ● 避免尿液污染环境
（5）再次消毒：一手用纱布包住阴茎将包皮向后推，暴露尿道口。另一只手持镊子夹消毒棉球再次消毒尿道口、龟头及冠状沟。污棉球、镊子放于床尾弯盘内。消毒毕，消毒弯盘移至床尾	● 由内向外，每个棉球限用一次避免已消毒的部位再污染 ● 护士：我现在再次给您消毒皮肤，可能会感觉有点凉，请您不要紧张
（6）导尿：一手继续持无菌纱布固定阴茎并提起，使之与腹壁成 60°角（图 10-2），将方盘置于孔巾口旁，嘱患者张口呼吸，用另一镊子夹持导尿管头端对准尿道口轻轻插入尿道 20~22cm，见尿液流出再插入 1~2cm，将尿液引入方盘内或直接引流于集尿袋	● 使耻骨前弯消失，利于插管 ● 插管时，动作要轻柔，男性尿道有三处狭窄，切忌过快过猛而损伤尿道黏膜 ● 护士：×××，我已经润滑尿管，现在给您导尿了，请您不要紧张，请深呼吸，我会动作轻柔
6. 夹管、倒尿　当方盘内盛 2/3 满尿液，夹闭导尿管尾端，将尿液倒入便盆内，再打开导尿管继续放尿；或将尿液引入集尿袋内至适合量	● 注意观察患者的反应并询问其感觉 ● 护士：×××，已经为您导出尿液 ×××ml，您现在感觉怎么样

操作步骤	要点与沟通
7. 取标本 若需做尿培养，用无菌标本瓶接取中段尿5ml，盖好瓶盖，放置合适处	• 避免碰洒或污染 • 标本及时送检，避免污染 • 护士：×××，我现在为您留取尿标本
8. 操作后处理 （1）导尿完毕，夹闭尿管并轻轻拔出，撤下孔巾，擦净外阴，收拾一次性导尿用物弃于医用垃圾桶，若患者臀下为小橡胶单和治疗巾则将其撤出放于治疗车下层。脱下手套，用手消毒液消毒双手，协助患者穿好裤子。整理床单位 （2）清理用物，测量尿量，尿标本贴标签后送检 （3）消毒双手，记录	• 使患者舒适 • 注意保护患者隐私 • 护士：×××，感谢您的配合，您配合得很好，导尿已经结束，您有什么不舒服吗？您有不适可以随时按呼叫器找我，我也会经常来看您的，您好好休息吧 • 记录导尿时间，导出尿量、患者的情况及反应

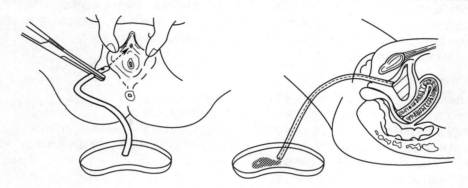

图 10-1　女性患者导尿

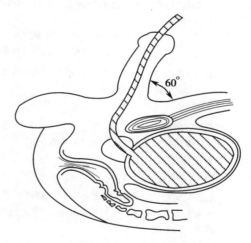

图 10-2　男性患者导尿

【健康教育】

1. 向患者讲解导尿的目的，使其理解该操作的意义，并主动配合，减少恐惧。

2. 教会患者如何配合操作，减少污染。

3. 介绍疾病的相关知识。

【注意事项】

1. 严格执行查对制度和无菌操作原则。

2. 在操作过程中动作应轻柔，注意保护患者的隐私，并采取适当的保暖措施防止患者着凉。

3. 对膀胱高度膨胀且极度虚弱的患者,第一次放尿不得超过1000ml。大量放尿可使腹腔内压急剧下降,血液大量留滞在腹腔内,导致血压下降而虚脱;另外膀胱内压突然降低,还可导致膀胱黏膜急剧充血,发生血尿。

4. 老年女性尿道口回缩,插管时应仔细观察、辨认,避免误入阴道。如导尿管误入阴道,应更换无菌导尿管,然后重新插管。

5. 男性患者包皮和冠状沟易藏污垢,导尿前要彻底清洁,导尿管插入前可使用润滑止痛胶,插管遇阻力时切忌强行插入,必要时请专科医师插管。

6. 为避免损伤和导致泌尿系统的感染,必须掌握男性和女性尿道的解剖特点。

(二)留置导尿术

留置导尿术(retention catheterization)是指在导尿后,将导尿管保留在膀胱内,引流尿液的方法。

【目的】

1. 抢救危重、休克患者时准确记录每小时尿量、测量尿比重,密切观察患者的病情变化。

2. 为盆腔手术者排空膀胱,使膀胱持续保持空虚,避免术中误伤。

3. 某些泌尿系统疾病术后留置导尿管,便于引流和冲洗,并减轻手术切口的张力,利于切口愈合。

4. 为不能或不宜自行排尿者,如昏迷、尿失禁、会阴部有伤口的患者,引流尿液,保持会阴部的清洁干燥。

5. 为尿失禁患者行膀胱功能训练。

【操作前准备】

1. 评估患者并解释

(1)评估:患者的年龄、性别、临床诊断、病情、意识状态、合作程度、耐受力、心理状况、自理能力、膀胱充盈度、会阴部皮肤黏膜情况及清洁度、男性患者有无前列腺疾病等引起尿路梗阻的情况。评估患者及家属对留置导尿术的接受程度以及护理要点的掌握程度。

(2)解释:向患者及家属解释留置导尿的目的、方法、注意事项和配合要点。根据患者的自理能力,嘱其清洁外阴。

2. 患者准备

(1)患者和家属了解留置导尿的目的、意义、过程、注意事项及配合操作的方法。

(2)清洁外阴,做好导尿的准备。若患者无自理能力,应协助其进行外阴清洁,以减少外阴部微生物的数量。

3. 用物准备 同导尿术。

4. 环境准备 同导尿术。

5. 护士准备 衣帽整洁,修剪指甲,洗手,戴口罩。

【操作步骤】

操作步骤	要点与沟通
1. 核对、解释　携备齐的用物至患者床旁，再次核对患者床号、姓名、腕带，并再次向患者解释操作目的及有关事项，确认是否清洗外阴	• 确认患者 • 消除紧张，取得患者的配合 • 减少外阴微生物数量 • 护士：您好！请问您叫什么名字？请让我看下您的腕带。××床×××您好！我是您的责任护士×××，根据医嘱，我现在要为您进行留置导尿，帮助您进行膀胱功能训练，改善您尿失禁的问题，请问您已经清洗好外阴部了吗
2. 准备	
（1）关闭门窗，遮挡患者	• 减少暴露，保护隐私，防止受凉
（2）摇平床头或床尾，移床旁椅至操作同侧的床尾，置便盆于床旁椅上，打开便盆巾	• 方便操作，节省时间、体力
（3）松开床尾盖被，帮助患者脱去对侧裤腿，盖在近侧腿部，并盖上浴巾，对侧腿及患者上身用盖被遮盖	• 护士：我现在给您脱去一侧的裤腿，请您配合，您感觉室内温度合适吗
3. 准备体位　协助患者取屈膝仰卧位，两腿略外展，暴露会阴	• 方便护士操作 • 护士：请您把双腿屈起来，略张开
4. 垫巾　将一次性垫巾或小橡胶单和治疗巾垫于患者臀下，弯盘置于近外阴处，消毒双手，核对检查并打开导尿包，取出初步消毒用物，放于患者两腿之间，操作者一只手戴上手套，将消毒液棉球袋打开并倒入小方盘内	• 保护床单不被污染 • 保证操作的无菌性，预防感染的发生 • 护士：请您抬起臀部，我现在要在您臀部下垫上垫巾，以免导尿时污染您的床单
5. 消毒、导尿　同导尿术初步消毒、再次消毒会阴部及尿道口，插入导尿管	• 严格无菌技术操作，防止泌尿系统感染 • 护士与患者的沟通同一次性导尿
6. 固定　见尿液后再插入 7~10cm，连接注射器，根据导尿管上注明的气囊容积向气囊注入 5~10ml 无菌溶液，轻拉导尿管有阻力感，证实导尿管固定于膀胱内（图 10-3）	• 气囊膨大可将尿管头端固定于膀胱内，避免尿管滑脱 • 护士：×××，尿管已经为您插好了，请放松。您现在感觉怎么样
7. 固定集尿袋　夹闭引流管，撤出孔巾，擦净外阴，用安全别针将集尿袋固定妥善，放开引流管，将写有置管日期的标识稳妥的贴于尿管	• 集尿袋妥善的固定在低于膀胱的高度，防止尿液逆流造成泌尿系统感染 • 别针固定要稳妥，避免伤害患者 • 引流管要留出足够的长度，防止因翻身牵拉，使尿管脱出 • 护士：×××，集尿袋已经为您固定好了，您在活动或翻身时注意避免尿管脱落或压迫尿管。集尿袋的高度要低于膀胱，避免逆行感染。您可以多饮水，维持每日尿量在 2000ml 以上，减少感染的机会 • 保护患者隐私，促进舒适
8. 操作后处理	
（1）整理导尿用物弃于医用垃圾桶，撤出患者臀部下的小橡胶单和治疗巾放治疗车下层，脱手套	• 护士：×××，感谢您的配合，您配合得很好，导尿已经结束，您有什么不舒服吗？您有不适可以随时按呼叫器找我，我也会经常来看您的。您好好休息吧 • 拔管时，先排尽尿液，再用注射器抽尽气囊内液体，嘱患者深呼吸，在呼气时拔管，拔管后观察患者小便自解情况 • 护士：×××，请深呼吸。好了，尿管已为您拔出。多饮水可以帮助您排尿和防止泌尿系统感染。谢谢您的配合，您好好休息吧
（2）协助患者穿好裤子，取舒适卧位，整理床单位	
（3）洗手，记录	• 记录留置导尿的时间、导出尿量、患者情况及反应

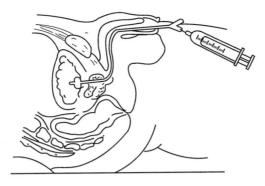

图 10-3　气囊导尿管固定法

【健康教育】

1. 向患者及家属解释留置导尿的目的和护理方法,并鼓励其主动参与护理。

2. 病情允许情况下鼓励患者多饮水。每天尿量应维持在 2000ml 以上,达到自然冲洗尿道的作用,减少泌尿系统感染的机会,同时也可预防泌尿系统结石。

3. 避免导尿管受压、扭曲、堵塞等导致泌尿系统感染。

4. 集尿袋不超过膀胱高度,避免挤压,防止尿液反流,导致感染。

5. 鼓励并协助患者定时更换体位,并进行适当活动,防止尿路结石;在离床活动时,应将导尿管远端固定在大腿上,以防导尿管脱出。

【注意事项】

1. 同导尿术。

2. 气囊导尿管固定时不能过度牵拉,以防膨胀的气囊卡在尿道内口,压迫膀胱壁或尿道,导致黏膜组织的损伤。

3. 留置尿管如果采用普通导尿管,女性患者在操作前应剃去阴毛,便于胶布固定;男性患者采用胶布固定法时,不得将胶布直接贴于龟头上,用胶布加固蝶形胶布时,不可作环形固定以免影响阴茎的血液循环,造成阴茎充血、水肿甚至坏死。

【留置导尿管患者的护理】

1. **防止泌尿系统逆行感染**

(1)保持尿道口清洁:女患者用消毒棉球擦拭外阴及尿道口,男患者用消毒棉球擦拭尿道口、龟头及包皮,每天 1~2 次。排便后及时清洗肛门及会阴部皮肤。

(2)集尿袋的更换:及时排空集尿袋内尿液,注意观察并记录尿量,通常每周更换集尿袋 1~2 次,若有尿液性状、颜色改变,需及时更换。

(3)尿管的更换:保持引流管通畅,避免尿管受压、扭曲、堵塞,且应定期更换,导尿管的更换频率应根据其材质决定,一般为 1~4 周更换 1 次。

2. **训练膀胱功能**　间歇性夹管,每 3~4 小时开放一次,使膀胱定时充盈和排空,促进膀胱功能的恢复。

3. **尿液的观察**　注意患者的主诉并观察尿液情况,发现尿液混浊、沉淀、有结晶时,应及时处理,每周检查尿常规 1 次。

（三）**膀胱冲洗术**

膀胱冲洗术(bladder irrigation)　是指利用三腔的导尿管,将无菌溶液灌入膀胱内,再利用虹吸原理将灌入的液体引流出来的方法。

【目的】

1. 对留置导尿管的患者,保持尿液引流通畅,防止泌尿系统感染。

2. 清除膀胱内的血凝块、黏液、细菌等异物,预防感染。

3. 向膀胱内注入药物,治疗某些膀胱疾病,如膀胱炎,膀胱肿瘤。

4. 前列腺及膀胱手术后预防血块形成。

【操作前准备】

1. 评估患者并解释

(1)评估:患者的年龄、性别、病情、尿液的量及性状、排尿形态、意识状态、自理及合作程度、心理状况、膀胱冲洗的目的等。

(2)解释:向患者及家属解释膀胱冲洗的目的、方法、注意事项和配合要点。

2. 患者准备　患者和家属了解膀胱冲洗的目的、方法、注意事项及配合操作的要点。

3. 用物准备

(1)冲洗液:常用冲洗溶液有 0.9%氯化钠、0.02%呋喃西林溶液、3%硼酸溶液及 0.1%新霉素溶液。除特殊需要外,灌入溶液的温度应加温至 38~40℃。

(2)治疗车上层:按留置导尿术准备的导尿用物,使用三腔导尿管,遵医嘱准备的冲洗液,无菌膀胱冲洗器 1 套,消毒液,无菌棉签,血管钳 1 把,一次性无菌集尿袋 1 只,医嘱执行本,手消毒液。

(3)治疗车下层:便盆及便盆巾,生活垃圾桶、医用垃圾桶。

4. 环境准备　安静整洁,光线充足,温度适宜。请无关人员回避,关闭门窗,必要时屏风遮挡。

5. 护士准备　衣帽整洁,修剪指甲,洗手,戴口罩。

【操作步骤】

操作步骤	要点与沟通
1. 核对、解释　携备齐的用物至患者床旁,再次核对患者床号、姓名、腕带,并再次向患者解释操作目的及有关事项,确认是否清洗外阴	• 确认患者 • 消除紧张,取得患者的配合 • 减少外阴微生物数量 • 护士:您好! 请问您叫什么名字? 请让我看一下您的腕带。 ××床×××您好! 我是您的责任护士×××,根据医嘱,我现在要为您进行膀胱冲洗,清除膀胱中的细菌,预防感染。 请问您已经清洗好外阴部了吗
2. 导尿、固定　按留置导尿术插好并固定三腔导尿管	• 严格无菌技术操作,防止泌尿系统感染 • 动作轻柔,防止损伤尿道黏膜 • 护士与患者的沟通同留置导尿术
3. 排空膀胱　夹闭三腔导尿管的冲洗端,让尿液通过导管引流端流出至集尿袋内,排空膀胱	• 便于冲洗液顺利滴入膀胱,有利于药液与膀胱壁充分接触,保持有效浓度,达到冲洗目的 • 护士:我现在为您排空膀胱,您有什么不舒服吗
4. 准备冲洗膀胱 (1)连接冲洗液与膀胱冲洗器,将冲洗液悬挂在输液架上,排气后关闭冲洗管	• 液面高于床面约 60cm,以便产生一定的压力,使液体能够顺利滴入
(2)消毒三腔导尿管的冲洗端,并与冲洗管相连	• 连接前对各个连接部位进行消毒

操作步骤	要点与沟通
5. 冲洗膀胱　夹闭集尿袋引流管，打开冲洗管，使溶液滴入膀胱，调节滴速。待患者有尿意或滴入溶液 200~300ml 后，关闭冲洗管，放开引流管，将冲洗液全部引流出来后，再关闭引流管，放开冲洗管，遵医嘱如此反复进行（图 10-4）	● 滴速一般为 80~100 滴/分，滴速不宜过快，以免引起患者强烈尿意，迫使冲洗液从导尿管侧溢出尿道外 ● 如滴入治疗用药，须在膀胱内保留 30 分钟后再引流出体外 ● 护士：×××，冲洗液的温度合适吗？您现在有尿意想排尿吗
6. 冲洗后处理	
（1）冲洗完毕，取下冲洗管，消毒导尿管冲洗端并与尿袋连接	● 普通三腔导尿管的冲洗腔与引流腔均为开放腔，均与集尿袋连接管匹配，使用完毕，均须与集尿袋相连；也可用无菌纱布包裹尾端或使用注射器针头保护帽或其他无菌物品塞入腔内进行封闭，以免尿液外漏
（2）固定尿袋，位置低于膀胱	● 护士：×××，集尿袋已经为您固定好了，您在活动或翻身时注意避免尿管脱落或压迫尿管。集尿袋的高度要低于膀胱，避免逆行感染。您可以多饮水，维持每日尿量在 2000ml 以上，减少感染的机会
（3）协助患者取舒适卧位，整理床单位，整理用物	● 护士：×××，感谢您的配合，您配合得很好，膀胱冲洗已经结束，您有什么不舒服吗？您有不适可以随时按呼叫器找我，我也会经常来看您的，您好好休息吧
（4）洗手，记录	● 记录冲洗液名称、冲洗量、引流量、引流液性状及冲洗过程中患者的反应等

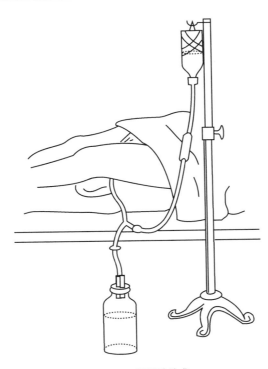

图 10-4　膀胱冲洗术

【健康教育】

1. 向患者及家属解释膀胱冲洗的目的和护理方法，并鼓励其主动配合。

2. 操作过程中有不适应及时告知护士，预防并发症。

3. 向患者说明摄取足够水分的重要性，病情允许情况下鼓励患者多饮水，每天尿量应维持在 2000ml 以上,达到自然冲洗尿道的作用,减少泌尿系统感染的机会,同时也可预防泌尿系统结石。

【注意事项】

1. 严格执行无菌技术操作,防止医源性感染。

2. 若引流的液体少于灌入的液体量,应考虑是否有血块或脓液阻塞,可增加冲洗次数或更换导尿管。

3. 冲洗时嘱患者深呼吸,尽量放松,以减少疼痛。

4. 在冲洗过程中,询问患者感受,观察患者的反应及引流液性状。若患者出现不适,如腹痛、腹胀、膀胱剧烈收缩等或有出血情况,立即停止冲洗,并与医生联系,并注意准确记录冲洗液量及性状。

5. 膀胱手术后的冲洗液量不超过 50ml。

相关链接

女性压力性尿失禁的诊断

国际尿控协会(international continence society,ICS)将尿失禁(urinary incontinence,UI)视为一种国际性的疾病加以研究,并认为它构成了社会和卫生问题。UI 患者中,绝大部分是压力性尿失禁(stress urinary incontinence,SUI)。2011 年,中华妇产科学会盆底学组女性压力性尿失禁诊断和治疗指南中指出,中国成年女性 SUI 总患病率高达 18.9%,在 50~59 岁年龄段,SUI 患病率最高,为 28.0%。

SUI 定义是指在没有逼尿肌收缩的情况下,喷嚏、咳嗽、大笑或运动等腹压增高时出现不自主的尿液自尿道口漏出。即一组症状:是指患者述说在用力时(泛指喷嚏、咳嗽、大笑、抬重物等使腹内压突然增高的诸种情况)发生不自主漏尿;一项体征:是指患者本人或检查者在患者增加腹内压时立即可以看到尿道内有尿液漏出;一个条件:是指在膀胱内压超过最大尿道关闭压时出现不自主漏尿,而且逼尿肌并无收缩。

SUI 主要是由于括约肌机能不全所致。此外,与难产、衰老致结缔组织损伤或薄弱有关,它与盆腔器官脱垂(pelvic organs prolapse,POP)是一对"孪生姐妹",骨盆底解剖组织结构松弛致使尿道下垂、位移以及括约肌结构功能异常发生 SUI。

SUI 诊断主要依据主观症状和客观检查,并需除外其他疾病。但在实际临床过程中,通常 SUI 同时合并其他类型 UI 或是膀胱过度活动等疾病,使诊断复杂化。而诊断主要包括确定诊断、分型诊断、程度诊断及合并疾病诊断四个方面。

第二节 排便护理

问题与思考10-2　　患者,李某,女,59岁。主诉头痛、乏力、腹胀、食欲不佳、舌苔变厚,有便意但排便困难。触诊腹部较硬实且紧张,并可触及包块。

思考:

1. 请问该患者发生了什么情况?

2. 假如您是该患者的责任护士,您将如何处理?

排便是机体重要的排泄途径之一。食物进入消化道后,经过胃、小肠的消化吸收,剩余残渣贮存于大肠内,除其中一部分水分被大肠吸收外,其余经过大肠内细菌的发酵和腐败作用以及大肠黏液的粘集作用形成粪便排出体外。许多因素可直接或间接地影响人体的排便功能,从而出现粪便性状及排便活动的异常。因此,护士应掌握与排便有关的评估及护理,学会运用恰当的护理措施协助患者解决排便问题,促进排便功能的改善。

一、与排便有关的解剖与生理

(一)大肠的解剖

人体参与排便活动的主要器官是大肠。大肠全长1.5~1.8m,起自回肠末端,止于肛门,分盲肠、结肠、直肠和肛管四个部分。

1. **盲肠**　盲肠为大肠与小肠的衔接部分,其内有回盲瓣,起括约肌的作用,既可控制回肠内容物进入盲肠的速度,又可防止结肠内容物逆流。

2. **结肠**　结肠分为升结肠、横结肠、降结肠和乙状结肠,围绕在小肠周围,呈“M”形排列。

3. **直肠**　直肠长12~15cm。从矢状面上看,有两个弯曲,上方者称直肠骶曲,距肛门7~9cm,凸向后方,与骶骨的弯曲相一致;下方者称直肠会阴曲,是直肠绕过尾骨尖形成的凸向前方的弯曲,距肛门3~5cm。

4. **肛管**　肛管上续直肠下止于肛门,长约4cm,为肛门内外括约肌包绕。肛门内括约肌为平滑肌,有协助排便的作用;肛门外括约肌为横纹肌,可分为三部分:皮下部、浅部和深部,其中浅部和深部是控制排便的重要肌束。

(二)排便的生理

排便活动是一种受大脑皮层控制的反射活动。当肠蠕动将粪便推入直肠时,刺激直肠壁内的感受器,其兴奋冲动沿盆神经和腹下神经传导至脊髓腰骶段的初级排便中枢,同时,冲动也上传至大脑皮层的排便反射高位中枢,产生排便欲。如果环境许可,排便反射进行,皮层发出下行冲动到脊髓腰骶段的初级排便中枢,通过盆神经传出冲动,引起降结肠、乙状结肠和直肠收缩,肛门内括约肌舒张,与此同时,阴部神经传出的冲动减少,肛门外括约肌舒张,粪便被排出体外。此外,支配腹肌和膈肌的神经兴奋,腹肌、膈肌收缩,腹内压增加,共同促进粪便排出体外。如果环境不适宜,排便反射将受到抑制。

由于意识可以控制排便,如果个体经常有意识地遏制便意,直肠便会渐渐失去对粪便压力刺激的敏感性,加之粪便在直肠内停留时间过久,水分被吸收过多导致粪便变得干硬,就会造成排便困难,这是产生便秘的常见原因。

二、排便的评估

（一）影响排便的因素

生理、心理、社会文化、饮食与活动、病理等因素均可影响排便,护士应了解这些因素并对其进行分析,以明确患者排便方面的健康问题。

1. **生理因素**　2~3 岁以下的婴幼儿由于神经肌肉系统发育未臻完善不全,常不能控制排便。老年人随着年龄增加,腹壁肌肉张力下降,胃肠蠕动减慢,肛门括约肌松弛,导致肠道排泄控制力下降,较易出现排便功能的异常。

2. **饮食**　均衡饮食与足量的水分摄入是维持正常排便的重要因素。富含纤维的食物可保证必要的粪便容积,刺激肠蠕动,促进排便。每日摄入足量的水分,可以液化食糜使其能顺利通过肠道。当摄食量过少、食物中缺少纤维或摄入液体量不足时,无法产生足够的粪便容积和液化食糜,食糜在肠道内滞留时间延长,水分在大肠的再吸收增加,使粪便变硬、排便困难而发生便秘。

3. **活动**　活动可增强腹部和盆底肌肉张力,刺激肠蠕动,有助于维持正常的排便功能。当个体长期卧床、缺乏活动时,可因肌肉张力减退而致排便困难。

4. **个人排便习惯**　在日常生活中,许多人都有自己的排便习惯,如晨起排便、蹲姿排便、使用某种固定的便具、排便时从事某种活动如阅读等。当这些习惯因环境改变无法维持时,就可能影响个体正常的排便功能。

5. **心理因素**　心理因素是影响排便的又一重要因素。精神抑郁时,身体活动减少,肠蠕动减少易导致便秘。情绪紧张、焦虑、愤怒时,迷走神经兴奋,肠蠕动增加易导致腹泻的发生。

6. **社会文化因素**　在现代社会,排便是个人隐私的观念已被大多数的社会文化所接受。当个体因健康问题需要他人协助而丧失隐私时,个体就有可能压抑排便的需要而造成便秘等问题的发生。

7. **治疗和检查**　某些药物可直接影响肠道活动,如缓泻剂可软化粪便,刺激肠蠕动,促进排便,而长期使用缓泻剂则可降低直肠感受器的敏感性,导致慢性便秘的发生;长时间服用抗生素,可抑制肠道正常菌群而导致腹泻的发生。手术患者因术中使用麻醉剂致肠壁肌肉暂时性麻痹或术后因伤口疼痛使用止痛剂可引起排便困难。胃肠道的 X 线检查常需灌肠或服用钡剂,也可影响正常的排便活动。

8. **疾病**　消化道本身的疾病或身体其他系统的病变亦可影响正常的排便活动。如大肠癌、结肠炎可致排便次数增加;脊髓损伤、脑卒中等可致排便失禁。

（二）粪便的评估

通常情况下,粪便的性状可以反映整个消化系统的功能状况。

1. **次数和量**　排便次数因人而异,一般成人每日排便 1~3 次,量约 100~300g。成人>3 次/日或<3 次/周;婴幼儿>6 次/日或<1 次/1~2 日为异常。排便量的多少与饮食种类、数量、摄入液体量、消化器官功能等有关。

2. **形状和软硬度** 正常人的粪便为成形软便。肠道部分梗阻或直肠狭窄时,粪便常呈扁条形或带状;便秘时粪便坚硬,呈栗子样;急性肠炎或消化不良时可出现稀便或水样便。

3. **颜色** 正常成人粪便呈黄褐色或棕黄色。婴儿粪便呈黄色或金黄色。粪便的颜色还可因摄入食物种类不同或摄入某些药物而发生改变,如食用大量绿叶蔬菜,粪便可呈暗绿色;摄入动物血或含铁药物,粪便可呈无光样黑色。如果粪便颜色改变与上述情形无关,表明消化系统有病理变化存在。如果酱样便提示肠套叠、阿米巴痢疾;粪便表面粘有鲜红色血液提示痔疮出血或肛裂;暗红色血便提示下消化道出血;柏油样便提示上消化道出血;白陶土色便提示胆道梗阻;白色"米泔水"样便提示霍乱、副霍乱。

4. **内容物** 粪便内容物主要为食物残渣、脱落的肠上皮细胞、细菌、机体代谢后的废物如胆色素衍生物等以及少量黏液和水。当消化道有感染或出血时,粪便中可混入或粪便表面附有血液、脓液、肉眼可见的黏液;肠道寄生虫感染时,粪便中可检出蛔虫、蛲虫、绦虫节片等。

5. **气味** 正常时粪便气味因膳食种类而异,气味强度由腐败菌的活动性及动物蛋白质的量而定。肉食者味重,素食者味轻。消化吸收不良患者,粪便可呈酸臭味;严重腹泻患者因未消化的蛋白质与腐败菌作用,粪便呈恶臭味;上消化道出血患者的粪便呈腥臭味;下消化道溃疡或恶性肿瘤患者的粪便呈腐臭味。

(三)排便活动的评估

正常情况下,人的排便活动受意识控制,无障碍,无痛苦。许多因素可影响正常的排便功能而出现排便活动的异常变化。

1. **便秘(constipation)** 便秘是指排便次数减少,排出过干过硬的粪便,且排便困难。患者主诉腹胀、腹痛、消化不良、食欲不佳、排便费力,粪便干硬,部分患者还伴有头痛、乏力、失眠等表现。检查:舌苔变厚、触诊腹部较硬实且紧张,有时可触及包块,肛诊可触及粪块。

引起便秘的原因常不是单一的,常见的原因有:饮食不合理,摄食量过少、食物中缺少纤维或摄入液体量不足;长期卧床或活动减少,腹壁肌肉张力下降,肠蠕动减慢;排便习惯不良,常遏制便意或排便习惯因卧床、缺乏隐蔽的环境而发生改变;滥用缓泻剂、栓剂和灌肠;直肠、肛门手术;疾病因素,如甲状腺功能减退、低血钙、中枢神经系统功能障碍、肠道器质性疾病等。

随着人们饮食结构的改变、精神心理负担的加重和社会因素等影响,慢性便秘已成为影响人们生活质量的重要病症。长期便秘可继发痔疮、诱发心脑血管疾病、增加肠癌患病风险,引起焦虑、抑郁等情绪异常。

2. **粪便嵌塞(fecal impaction)** 粪便嵌塞是指粪便持久滞留堆积在直肠内,坚硬不能排出。患者主诉腹部胀痛,直肠肛门疼痛,反复有排便冲动却不能排出粪便,仅少量液化的粪便从肛门渗出。

粪便嵌塞常发生于慢性便秘的患者。由于便秘未能及时解除,粪便滞留在直肠内,水分被持续吸收,而乙状结肠推进的粪便又不断加入,最终使粪块变得又大又硬不能排出。

3. **肠胀气(flatulence)** 肠胀气是指肠道内有过量气体积聚,不能排出。患者主诉腹胀、痉挛性疼痛、嗝逆。查体:腹部膨隆,叩诊呈鼓音。当肠胀气压迫膈肌和胸腔时,可出现呼吸困难。

一般情况下,胃肠道内的气体约有150ml左右。胃内的气体可通过口腔嗝出,肠道内的气体部分在小肠被吸收,其余通过肛门排出,一般不会导致不适。当食入过多的产气性食物,吞入大量空气,实施肠道手术,肠蠕动减少,发生肠道梗阻时,可出现肠胀气。

4. 腹泻（diarrhea） 腹泻是指排便次数增多,频繁排出松散稀薄的不成形便甚至水样便,粪便中可带有黏液、脓血或未消化的食物。患者常主诉肠痉挛、肠鸣、腹痛、恶心、呕吐、有急于排便的需要和难以控制的感觉,自觉疲乏。检查:肠鸣音亢进、粪便不成形或呈液体状。

引起腹泻的原因有:饮食不当或使用泻剂过量;情绪紧张焦虑;消化系统疾患,如慢性萎缩性胃炎、细菌等感染所引起的肠炎、胆石症等;急性中毒;身体其他系统疾患,如甲状腺功能亢进、肾上腺皮质功能减退、过敏性紫癜、尿毒症等;某些药物的不良反应等。

短暂的腹泻有助于机体排出肠道内刺激性和有害物质,是机体的保护性反应。但是,持续严重的腹泻,可造成机体内大量水分和消化液丢失,出现水、电解质和酸碱平衡紊乱。长期腹泻者,因机体无法吸收营养物质,还可出现营养不良。

5. 排便失禁（fecal incontinence） 排便失禁是指排便不受意识的控制,患者不自主地排出粪便。

引起排便失禁的原因有:神经肌肉系统的病变或损伤如瘫痪,消化道疾患,精神障碍,情绪失调等。

6. 排便改道（bowel diversions） 指因为疾病治疗的需要,将肠道的一部分置于腹部表面,在腹壁建立暂时性或永久性的人工肠造口,以排泄粪便,也称人造肛门。

排便改道分暂时性和永久性两种。最常见的肠造口有回肠造口和结肠造口,造口位置决定了粪便的性质。回肠造口的粪便呈液态,并持续地从造口排泄出来,而结肠造口的粪便呈固态成形。根据不同的造口手术,有的患者能控制造口粪便,有的则不能。

三、排便异常患者的护理

（一）便秘患者的护理

首先应评估便秘的原因,如患者的便秘为非器质性的,可采取以下护理措施:

1. 提供隐蔽的排便环境及充足的排便时间 如避开查房、治疗护理和进餐时间,拉上围帘或用屏风遮挡,请探视者暂时离开,打开电视机等,以消除紧张,保持精神松弛,利于排便。

2. 选取适宜的排便体位 病情允许时让患者下床,以蹲姿、身体前倾姿势促进排便。若床上使用便盆,且无禁忌时,可选择坐姿或抬高床头,以借重力作用增加腹内压促进排便。对需绝对卧床或某些手术前患者,应有计划地训练其在床上使用便盆。

3. 调整饮食结构 饮食调整是治疗便秘的基础。在病情允许的情况下,可多食含纤维素丰富的食物,如蔬菜、水果、豆类和谷类;餐前喝柠檬汁等热饮;多饮水,每日液体摄入以不少于2000ml 为宜;适当食用油脂类食物等,从而促进肠蠕动,刺激排便反射。

4. 鼓励患者适当活动 依据患者身体状况拟订规律的活动计划并协助患者实施。卧床患者可进行床上活动或被动运动。此外,指导患者进行腹肌和盆底肌肉训练,以增加肠蠕动和肌张力,促进排便。

5. 按摩 排便时用手沿结肠解剖位置自右向左进行环行按摩,可促使降结肠的内容物向下移动,并可增加腹内压,促进排便。指端轻压肛门后端亦可促进排便。

6. 遵医嘱口服导泻药物 导泻药物有容积性泻剂、盐类泻剂、刺激性泻剂、渗透性泻剂等。使用导泻药物时,应根据患者年龄及病情选用。老年人、儿童应选择作用温和的泻剂,慢性便秘者可选用蓖麻油、番泻叶、酚酞、大黄等刺激性泻剂。导泻药物可暂时解除便秘,但长期使用或滥用可使肠道失去正常排便功能,导致慢性便秘的发生。

7. 遵医嘱使用简易通便剂 常用的简易通便剂有开塞露、甘油栓等。其作用机制是润滑肠壁,软化粪便,刺激肠蠕动,从而达到促进排便的目的。

8. 以上方法无效时,遵医嘱给予灌肠。

9. 帮助患者重建正常的排便功能。

(1)指导患者及家属认识到维持正常排便习惯的重要性,并向其讲解有关排便的知识。

(2)重建正常的排便习惯,指导患者选择适合自身的排便时间。理想的排便时间是进食后,尤其是早餐后效果最好,因为食物进入胃、十二指肠后,通过内在神经丛的传递,可反射性地引起结肠的集团蠕动而引发排便反射,此蠕动多见于早餐后 1 小时内。每天可利用此反射来训练排便,做到定时排便,便意来时立即排便。注意不随意使用缓泻剂、简易通便剂及灌肠等方法帮助排便;而高血压、冠心病、颅内压升高、脑血管意外、青光眼等患者应避免用力排便。

(3)依据患者的身体状况和个人需求,帮助其调整饮食结构,拟定规律的活动计划,并组织实施。

(二)粪便嵌塞患者的护理

1. 早期可使用简易通便剂、口服导泻药物来润肠通便。

2. 必要时先行油类保留灌肠,2~3 小时后再做清洁灌肠。

3. 灌肠无效者可行人工取便。具体方法为:术者戴上手套,将涂润滑剂的示指轻轻插入患者直肠内,触到硬物时注意大小、硬度,然后机械地破碎粪块,慢慢取出。操作时应注意动作轻柔,避免损伤直肠黏膜。由于人工取便易刺激迷走神经,心脏病、脊椎受损者须慎用,若患者在操作中出现心悸、头晕等症状,应立刻停止操作。

4. 帮助患者重建正常的排便功能,防止便秘的发生。

(三)肠胀气患者的护理

1. 去除引起肠胀气的原因,如勿食产气食物和饮料,积极治疗肠道疾患等。

2. 指导患者养成细嚼慢咽的良好饮食习惯。

3. 鼓励患者适当活动。如协助患者下床活动,卧床患者进行床上活动或变换体位,以促进肠蠕动,减轻肠胀气。

4. 轻微胀气时,可行腹部热敷或腹部按摩、针刺疗法。严重胀气时,遵医嘱给予药物治疗或行肛管排气。

(四)腹泻患者的护理

1. 去除病因 如肠道感染者,遵医嘱给予抗生素治疗。

2. 卧床休息 卧床休息可减少肠蠕动,注意腹部保暖,同时注意定时开窗通风,除去室内不良气味,使患者感到舒适。

3. 饮食调理 鼓励患者饮水,酌情给予清淡的流质或半流质食物,避免油腻、辛辣、高纤维食物,严重腹泻者可暂行禁食。

4. 防治水和电解质紊乱 遵医嘱给予止泻剂、口服补盐液或静脉输液。

5. 维持皮肤完整性 注意肛周皮肤的清洁。每次便后先用软纸轻擦肛门,然后用温水清洗、擦干,必要时在肛门周围涂油膏、爽身粉以保护局部皮肤。

6. 密切观察病情并记录　注意观察并记录患者的排便次数、量、粪便性状、伴随症状等,必要时留取标本送检;病情危重者,注意监测生命体征和尿量的变化。如疑为传染病则按肠道隔离原则护理。

7. 心理护理　腹泻患者往往难以控制便急,出现令人窘迫的问题。护士应尊重患者,给予情感支持和帮助。

8. 健康教育　向患者与家属讲解有关腹泻的知识,指导患者养成良好的卫生习惯。

(五)排便失禁患者的护理

1. 心理护理　排便失禁造成的身体异味、皮肤糜烂等,容易给患者带来精神负担。护士应尊重和理解患者,主动给予心理安慰与支持。帮助其树立信心,配合治疗和护理。

2. 保护皮肤　注意保持肛周皮肤的清洁干燥。床上铺一次性垫巾并及时更换;每次便后用温水洗净肛门周围及臀部皮肤,必要时在肛门周围涂油膏、爽身粉以保护局部皮肤。同时注意观察骶尾部皮肤变化,定时按摩受压部位,预防压疮的发生。

3. 改善排便控制能力　了解患者排便时间,掌握排便规律,定时给予便盆,促使患者按时自己排便;也可与医生协商定时应用导泻栓剂或灌肠,以刺激定时排便。此外,指导患者进行盆底肌肉的训练。具体方法如下:①姿势:站立时,双脚分开,与肩同宽;坐位时,双脚平放于地面,双膝略分开,双手放于大腿上,身体微微前倾;仰卧位时,双膝微曲45°;②方法:嘱患者先慢慢收紧盆底肌肉并保持10秒,再缓缓放松10秒,重复收缩与放松15次。每日进行数次,以不觉疲乏为宜。

4. 保持室内空气清新　及时更换污湿的衣裤被单,定时开窗通风,除去不良气味。

5. 如无禁忌,确保患者每日摄入足量液体。

(六)排便改道患者的护理

1. 造口及皮肤护理　来自造口的粪便常含有消化酶,会刺激造口周围皮肤。因此,每次更换结肠袋时,应仔细清理排泄物,指导患者用清水或中性肥皂清洗造口周围皮肤,保持造口处引流彻底以及周围皮肤清洁干燥。

2. 适时更换造口袋　回肠造口往往不能控制排便,会不时有液态粪便流出,造口袋须经常清理、冲洗和更换。结肠造口粪便是成形的,通常每天排便1~2次,无需时常更换造口袋。

3. 心理护理　排便改道改变了生理情况下大便从肛门排出的常规,粪便渗出、不能自控、难闻气味都可导致患者出现自尊下降、悲观失望、情绪低落等心理反应,护士应注意提供相应的情感支持。

4. 健康教育　教会患者选择使用造口袋及清洁护理技术,指导患者保持规律的饮食习惯及在规定时间进食,从而控制排便的适当时间。

四、与排便有关的护理技术

(一)灌肠术

灌肠术(enema)将一定量的溶液通过肛管,由肛门经直肠灌入结肠的技术,以达到帮助患者清洁肠道、排便、排气或由肠道供给药物达到治疗的目的。

根据灌肠目的的不同,灌肠可分为保留灌肠和不保留灌肠。不保留灌肠又分为大量不保留灌肠和小量不保留灌肠。为了达到清洁肠道的目的而反复使用大量不保留灌肠,称为清洁灌肠。

大量不保留灌肠

【目的】

1. 软化粪便,解除便秘、肠胀气。

2. 清洁肠道,为肠道手术、检查或分娩做准备。

3. 稀释并清除肠道内的有害物质,减轻中毒。

4. 灌入低温液体,为高热患者降温。

【操作前准备】

1. 评估患者并解释

(1)评估:患者的年龄、病情、意识状态、生活自理能力、心理状况和合作程度、排便情况以及肛周皮肤情况。

(2)解释:向患者及家属解释大量不保留灌肠的目的、操作过程、注意事项及配合要点。

2. 患者准备

(1)了解灌肠的目的、操作过程、注意事项,并配合操作。

(2)排尿。

3. 用物准备

(1)治疗车上层:放置治疗盘。内置:灌肠液(遵医嘱),一次性灌肠器包(包内有灌肠筒、引流管、肛管一套,垫巾,肥皂冻1包,纸巾数张,手套),弯盘,水温计,医嘱执行本,手消毒液。

常用灌肠溶液有:0.1% ~ 0.2% 的肥皂液,0.9% 氯化钠溶液。成人每次用量为 500 ~ 1000ml,小儿 200~500ml。溶液温度以 39~41℃ 为宜,高热降温时用 28~32℃。

(2)治疗车下层:便盆,便盆巾,垃圾桶(内置一次性黄色医用垃圾袋)。

(3)其他:输液架。

4. 环境准备
酌情关闭门窗,用围帘或屏风遮挡患者。保持合适的室温和足够的照明。

5. 护士准备
衣帽整洁,修剪指甲、洗手,戴口罩。

【操作步骤】

操作步骤	要点与沟通
1. 核对 护士备齐用物携至患者床旁,再次核对,向患者解释大量不保留灌肠的目的、过程和配合要点	● 备齐用物,减少工作量 ● 正确选用灌肠溶液,用物安全、有效 ● 认真执行查对制度 ● 尊重患者的知情同意权,且告知方法能够被患者接受、理解,并能做到有效配合 ● 护士:(看床头卡)您好! 请问您叫什么名字? 请让我看下您的腕带。 ××床×××您好! 我是您的责任护士×××。 明天您要手术了,为避免麻醉时肛门括约肌松弛排出粪便,根据医嘱,手术前要给您灌肠以清洁肠道。 现在我来为您灌肠,可以吗? 插肛管时,需要您配合做深呼吸运动,这样可以使您放松,便于肛管顺利插入。 灌肠时您有可能会有要排便的感觉,这时也可以做深呼吸运动。 来,跟我一起做,深深地吸气,慢慢地呼气。 好,再做几次,非常好。 如果有需要,您现在可以先去方便一下。(注:此情境为胆囊手术患者术前晚行大量不保留灌肠)

操作步骤	要点与沟通
2. 准备	
（1）酌情关闭门窗，遮挡，请无关人员回避	● 维护患者隐私
（2）移床旁椅于同侧的床尾，将清洁便盆放于床尾椅上，打开便盆巾	● 方便应急时使用
3. 卧位安置	
（1）协助患者取左侧卧位，双腿屈膝，褪裤至膝部，臀部移至床沿	● 确保卧位舒适。该姿势使乙状结肠、降结肠处于下方，利用重力作用灌肠液顺利流入乙状结肠和降结肠
（2）臀下垫一次性垫巾	● 不能自我控制排便的患者可取仰卧位，臀下垫便盆
（3）盖好被子，暴露臀部	● 注意保暖
（4）将卫生纸放垫巾上	● 护士：×××您好！灌肠前先要调整一下您的体位。需要帮忙吗？请您将裤子脱至膝下，向左侧睡，把双腿屈起来，臀部往床边移一点。您不用担心污染床单，请您稍抬一下臀部，给您垫上治疗巾。您感觉室内温度合适吗？操作中如果您感觉不适，也请及时告诉我
4. 准备灌肠筒　戴手套，将灌肠筒挂于输液架上，筒内液面高于肛门约 40~60cm	● 保持一定灌注压力和速度。如灌肠筒过高，压力过大，液体流入速度过快，不易保留，而且易造成肠道损伤
5. 插肛管　润滑肛管前段、排尽管内气体、夹管。一手垫卫生纸分开臀部，暴露肛门，嘱患者深呼吸，另一手将肛管轻轻插入直肠 7~10cm，固定肛管（图 10-5）	● 防止气体进入直肠 ● 患者放松，便于插入肛管 ● 顺应肠道解剖，勿用力，以防损伤肠黏膜。如插入受阻，可退出少许，旋转后缓慢插入。 ● 护士：×××，现在给您插管，请您放松，做深呼吸。好，肛管已顺利插入
6. 灌液、观察　开放管夹，使液体缓缓流入。密切观察液面下降速度和患者的情况	● 注意观察患者反应，遇突发情况能够冷静、恰当处理 ● 液面下降过慢或停止，多由于肛管前端孔道被阻塞，可移动肛管或挤捏肛管，使堵塞管腔的粪便脱落 ● 如患者感觉腹胀或有便意，可降低灌肠筒的高度以减慢流速或暂停片刻，同时嘱患者张口深呼吸以放松腹部肌肉，并转移其注意力，减轻腹压 ● 如患者出现面色苍白、出冷汗、脉速、主诉剧烈腹痛、心慌气促，此时可能发生肠道剧烈痉挛或出血，应立即停止灌肠，与医生联系，给予及时处理 ● 护士：液体已开始灌入，×××，您感觉怎么样（观察）？好，慢慢地做深呼吸，您配合得非常好
7. 拔管并保留灌肠液	
（1）待灌肠液即将流尽时夹管，用卫生纸包裹肛管轻轻拔出，弃于黄色医用垃圾袋	● 避免拔管时空气进入肠道及灌肠液和粪便随肛管流出
（2）擦净肛门，脱下手套。协助患者穿裤，取舒适卧位。	
（3）嘱患者尽量保留 5~10 分钟再排便	● 使灌肠液在肠中有足够的作用时间，以利粪便充分软化容易排出 ● 降温灌肠，液体要保留 30 分钟，排便后 30 分钟，测量体温并记录 ● 注意观察患者反应 ● 护士：现在灌肠已经结束了，×××，您感觉怎么样？为了达到较好的灌肠效果，请您尽量保留 5~10 分钟后再去排便。一会儿我会回来协助您。

操作步骤	要点与沟通
8. 协助排便　对不能下床的患者，给予便盆；能下床的患者，扶助其上厕所排便	● 护士：×××，您感觉怎么样？需要我帮忙吗？来，我扶您上卫生间
9. 操作后处理	
（1）整理用物：排便后及时取出便盆，擦净肛门，协助患者穿裤，整理床单位，开窗通风	● 保持病房的整齐，去除异味 ● 用物处理及时、准确。对疑有感染、疑有传染的用物按照消毒隔离规范处理，并体现不同类型感染的处理方法，防止病原微生物传播
（2）采集标本：观察大便性状，必要时留取标本送验	
（3）按相关要求处理用物	
（4）洗手，签名，在体温单相应栏内记录灌肠结果	● 七步洗手方法正确 ● 记录：灌肠时间、灌肠液的种类、量，患者反应 ● 灌肠后解便一次为1/E。灌肠后无大便为0/E ● 护士：×××，您配合得非常好，谢谢您。您放松些，好好休息。明天上午李护士会带您进手术室。您要是有不舒服或其他需要可以按呼叫器，我把它放在您的左手旁。记住了，明天早晨不能吃东西。晚安

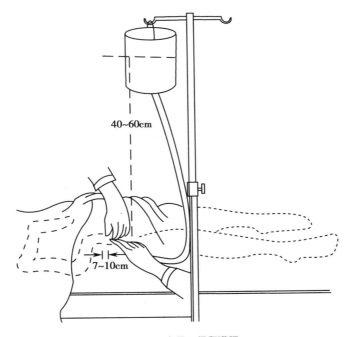

图 10-5　大量不保留灌肠

【健康教育】

（1）向患者及家属解释大量不保留灌肠的目的、操作过程、注意事项及配合要点。

（2）教会患者及家属配合灌肠的正确方法，确保患者的舒适与安全。

（3）向患者及家属讲解维持正常排便习惯的重要性。

（4）向患者及家属讲解预防便秘的方法，如增加活动、合理膳食等。

（5）指导患者保持健康的生活习惯。

【注意事项】

（1）急腹症患者禁忌灌肠；妊娠、严重心血管疾病等患者禁忌大量不保留灌肠。

（2）伤寒患者灌肠时溶液不得超过 500ml，压力要低（液面不得超过肛门 30cm）。

（3）肝性脑病患者灌肠，禁用肥皂水，以减少氨的产生和吸收；充血性心力衰竭和水钠潴留患者禁用 0.9%氯化钠溶液灌肠。

（4）灌肠过程中随时观察患者的病情变化，如患者主诉腹胀或有便意时，嘱患者做深呼吸，以减轻腹压；发现患者面色苍白、出冷汗、脉速、主诉剧烈腹痛、心慌气急时，应立即停止灌肠并及时与医生联系，采取急救措施。

（5）为高热或中暑患者降温时，灌肠液应保留 30 分钟后再排出，排便后 30 分钟再测量体温并做好记录。

（6）为协助中毒患者排出体内毒素或直肠、结肠检查和手术前患者做肠道准备，需反复多次使用大量不保留灌肠。此时，首次灌肠液选用肥皂液，以后用 0.9%氯化钠溶液，直至排出液澄清、无粪块为止。

小量不保留灌肠

由于小量不保留灌肠灌入溶液量小，对肠道刺激性小，故临床常用于危重、年老体弱、小儿、孕妇、腹部或盆腔手术后便秘的患者。

【目的】

1. 软化粪便，解除便秘。

2. 排除肠道内的气体，减轻腹胀。

【操作前准备】

1. 评估患者并解释

（1）评估：患者的年龄、病情、意识状态、生活自理能力、心理状况和合作程度、排便情况以及肛周皮肤、黏膜情况。

（2）解释：向患者及家属解释小量不保留灌肠的目的、操作过程、注意事项及配合要点。

2. 患者准备

（1）了解灌肠的目的、操作过程、注意事项，并配合操作。

（2）排尿。

3. 用物准备

（1）治疗车上层：放置治疗盘。内置：一次性灌肠器包或注洗器，治疗碗（内盛遵医嘱准备的灌肠液），弯盘，肛管，止血钳，一次性垫巾，一次性手套，润滑剂，卫生纸，水温计，棉签，医嘱执行本，手消毒液。

常用灌肠液有："1、2、3"溶液（50%硫酸镁 30ml、甘油 60ml、温开水 90ml），甘油 50ml 加等量温开水，各种植物油 120~180ml。适宜溶液温度为 38℃。

（2）治疗车下层：便盆和便盆巾，垃圾桶（内置一次性黄色医用垃圾袋）。

4. 环境准备　酌情关闭门窗，用围帘或屏风遮挡患者。保持合适的室温和足够的照明。

5. 护士准备　衣帽整洁，修剪指甲，洗手，戴口罩。

【操作步骤】

操作步骤	要点与沟通
1. 核对 护士备齐用物携至患者床旁，再次核对，向患者解释小量不保留灌肠的目的、过程和配合要点	• 备齐用物，减少工作量 • 正确选用灌肠溶液，用物安全、有效 • 认真执行查对制度 • 尊重患者的知情同意权，且告知方法能够被患者接受、理解，并能做到有效配合 • 护士：（看床头卡）您好！请问您叫什么名字？请让我看下您的腕带。××床您好！×××我是您的责任护士×××。您现在感觉怎么样？根据医嘱，现在我来为您灌肠，可以吗？通过向肠内灌入液体，可以软化积存在您肠内的粪便，有助于您顺利排出粪便。插肛管时，需要您配合做深呼吸运动，这样可以使您放松，便于肛管顺利插入。灌肠时您有可能会有要排便的感觉，这时也可以做深呼吸运动。来，跟我一起做，深深地吸气，慢慢地呼气。好，再做几次，非常好。如果有需要，您现在可以先去方便一下（排尿）（注：此情境为体弱便秘患者灌肠）
2. 准备 （1）酌情关闭门窗，遮挡，请无关人员回避 （2）移床旁椅于同侧的床尾，将清洁便盆放于床尾椅上，打开便盆巾	• 维护患者隐私 • 方便应急时使用
3. 卧位安置 （1）协助患者取左侧卧位，双腿屈膝，褪裤至膝部，臀部移至床沿 （2）臀下垫一次性垫巾 （3）盖好被子，暴露臀部 （4）将卫生纸放垫巾上	• 确保卧位舒适。该姿势使乙状结肠、降结肠处于下方，利用重力作用灌肠液顺利流入乙状结肠和降结肠 • 护士：×××您好！灌肠前先要调整一下您的体位。需要帮忙吗？请您将裤子脱至膝下，向左侧睡，把双腿屈起来，臀部往床边移一点。您不用担心污染床单，请您稍抬一下臀部，给您垫上治疗巾。您感觉室内温度合适吗？操作中如果您感觉不适，也请及时告诉我 • 注意保暖
4. 连接润滑肛管 置弯盘于臀边，戴手套，用注洗器抽吸灌肠液，连接肛管，润滑肛管前段，排气	• 减少插管时的阻力和对黏膜的刺激 • 防止气体进入直肠
5. 插肛管 一手垫卫生纸分开臀部，暴露肛门，嘱患者深呼吸，另一手将肛管轻轻插入直肠 7~10cm（图 10-6）	• 患者放松，便于插入肛管 • 顺应肠道解剖，勿用力，以防损伤肠黏膜。如插入受阻，可退出少许，旋转后缓慢插入 • 护士：×××，现在给您插管，请您放松，做深呼吸。好，肛管已顺利插入
6. 注入灌肠液 固定肛管，缓缓注入溶液，注毕夹管，取下注洗器再吸取溶液，松夹后再行灌注。如此反复直至灌肠溶液全部注入完毕	• 注入速度不可过快过猛，以免刺激肠黏膜，引起排便反射 • 每次注毕应反折或夹闭肛管尾段再取下注洗器吸取溶液，灌注前应排出注洗器内的空气，以防空气进入肠道而出现腹胀 • 如用小容量灌肠筒，筒内液面距肛门不能超过 30cm • 注意观察患者反应，遇突发情况能够冷静处理 • 护士：×××，灌肠液的温度合适吗？您感觉怎么样（观察）？好，慢慢地做深呼吸，您配合得很好
7. 拔管并保留灌肠液 （1）血管钳夹闭肛管尾端或反折肛管尾端，用卫生纸包住肛管轻轻拔出，放入黄色医用垃圾袋内 （2）擦净肛门，取下手套弃于黄色医用垃圾袋。协助患者穿裤，取舒适卧位。	• 避免拔管时空气进入肠道及灌肠液和粪便随肛管流出

操作步骤	要点与沟通
（3）嘱其保留溶液 10~20 分钟再排便	• 使灌肠液在肠中有足够的作用时间，以利粪便充分软化容易排出 • 注意观察患者反应 • 护士：×××，现在灌肠已经结束了，您感觉怎么样？为了达到较好的灌肠效果，请您尽量保留 10~20 分钟后再去排便。一会儿我会回来协助您
8. 协助排便　对不能下床的患者，给予便盆；扶助能下床的患者上厕所排便	• 护士：×××，您感觉怎么样？需要我帮忙吗？来，我扶您去卫生间
9. 操作后处理	
（1）整理：排便后及时取出便盆，擦净肛门，协助患者穿裤，取舒适卧位。整理床单位，开窗通风	• 保持病房的整齐，去除异味
（2）按相关要求处理用物	• 用物处理及时、准确。对疑有感染、疑有传染的用物按照消毒隔离规范处理，并体现不同类型感染的处理方法，防止病原微生物传播
（3）洗手，签名，在体温单相应栏内记录灌肠结果	• 六步洗手方法正确 • 记录：灌肠时间、灌肠液的种类、量，患者反应 • 灌肠后解便一次为 1/E。灌肠后无大便为 0/E • 护士：×××，您配合得非常好，谢谢您。您好好休息。如果您有需要可以按呼叫器，我把它放在您的左手旁。一会儿见

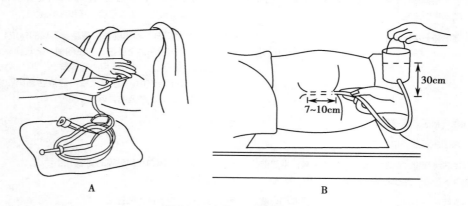

图 10-6　小量不保留灌肠

【健康教育】

（1）向患者及家属解释小量不保留灌肠的目的、操作过程、注意事项及配合要点。

（2）教会患者及家属配合灌肠的正确方法，确保患者的舒适与安全。

（3）向患者及家属讲解维持正常排便习惯的重要性。

（4）向患者及家属讲解预防便秘的方法，如增加活动、合理膳食等。

（5）指导患者保持健康的生活习惯。

【注意事项】

（1）使用灌肠筒时，压力宜低，液面距肛门不能超过 30cm。

（2）使用注洗器灌注时，灌注速度不得过快，以免刺激肠黏膜，引起排便反射。每次注毕应反折或夹闭肛管尾段，再取下注洗器吸取溶液，灌注前应排出注洗器内的空气，以防空气进入肠道而出现腹胀。

保 留 灌 肠

自肛门灌入药液,保留在直肠或结肠内,通过肠黏膜吸收而达到治疗的目的。

【目的】

1. 镇静、催眠。

2. 治疗肠道感染。

【操作前准备】

1. 评估患者并解释

(1)评估:患者的年龄、病情、意识状态、生活自理能力、心理状况和合作程度、患者肠道病变部位、排便情况以及肛周皮肤、黏膜情况。

(2)解释:向患者及家属解释保留灌肠的目的、操作过程、注意事项及配合要点。

2. 患者准备

(1)了解灌肠的目的、操作过程、注意事项,并配合操作。

(2)排尿、排便。

3. 用物准备

(1)治疗车上层:放置治疗盘。内置:注洗器,治疗碗(内盛遵医嘱准备的灌肠液),弯盘,肛管(20号以下),温开水5~10ml,止血钳,水温计,润滑剂,棉签,一次性手套,卫生纸适量,一次性垫巾,小垫枕,医嘱执行本,手消毒液。

常用溶液有:①镇静、催眠:10%水合氯醛;②抗肠道感染:2%黄连素液,0.5%~1%新霉素液或其他抗生素溶液。灌肠溶液量不超过200ml,适宜溶液温度38℃。

(2)治疗车下层:便盆和便盆巾,垃圾桶(内置一次性黄色医用垃圾袋)。

4. 环境准备　酌情关闭门窗,用围帘或屏风遮挡患者。保持合适的室温和足够的照明。

5. 护士准备　衣帽整洁,修剪指甲、洗手,戴口罩。

【操作步骤】

操作步骤	要点与沟通
1. 核对　护士备齐用物携至患者床旁,再次核对,向患者解释保留灌肠的目的、过程和配合要点,确认是否排便	● 备齐用物,减少工作量 ● 保留灌肠以晚上睡眠前灌肠为宜,因为此时活动减少,药液易于保留吸收 ● 正确选用灌肠溶液,用物安全、有效 ● 认真执行查对制度 ● 尊重患者的知情同意权,且告知方法能够被患者接受、理解,并能做到有效配合 ● 护士:(看床头卡)您好! 请问您叫什么名字? 请让我看下您的腕带。 ××床×××您好! 我是您的责任护士×××。 您感觉好些了吗? 根据医嘱,现在我来为您灌肠,可以吗? 通过向肠内灌入药物,可以有效治疗肠道炎症,缓解您目前的症状。 插肛管时,需要您配合做深呼吸运动,这样可以使您放松,便于肛管顺利插入。 灌肠时您有可能会有要排便的感觉,这时也可以做深呼吸运动。 来,跟我一起做,深深地吸气,慢慢地呼气。 好,再做几次,非常好。 您去方便了吗? (排便、排尿),因为这样有助于延长药液在肠内的保留时间。(注: 此情境为阿米巴痢疾患者行保留灌肠)

操作步骤	要点与沟通

2. 准备

（1）酌情关闭门窗，遮挡，请无关人员回避
- 维护患者隐私

（2）移床旁椅于同侧的床尾，将清洁便盆放于床尾椅上，打开便盆巾
- 方便应急时使用

3. 卧位安置

（1）根据病情选择不同的卧位，褪裤至膝部，臀部移至床沿。盖好被子，暴露臀部
- 慢性细菌性痢疾，病变部位多在直肠或乙状结肠，取左侧卧位。阿米巴痢疾病变多在回盲部取右侧卧位，以提高疗效
- 注意保暖

（2）抬高臀部：垫小垫枕和一次性垫巾于臀下，使臀部抬高约 10cm。卫生纸放垫巾上
- 抬高臀部防止药液溢出
- 护士：×××您好！灌肠前先要调整一下您的体位。需要帮忙吗？请您将裤子脱至膝下，向右侧睡，把双腿屈起来，臀部往床边移一点。请您抬一下臀部，给您垫上小垫枕和治疗巾。这样的睡姿有利于药液更好的保留，您感觉这样睡舒服吗？室内温度合适吗？操作中如果您感觉不适，也请及时告诉我

4. 连接润滑肛管　置弯盘于臀边，戴手套，用注洗器抽吸灌肠液，连接肛管，润滑肛管前段，排气
- 减少插管时的阻力和对黏膜的刺激
- 防止气体进入直肠

5. 插肛管　一手垫卫生纸分开臀部，暴露肛门，嘱患者深呼吸，另一手将肛管轻轻插入直肠 15~20cm
- 患者放松，便于插入肛管
- 顺应肠道解剖，勿用力，以防损伤肠黏膜。如插入受阻，可退出少许，旋转后缓慢插入
- 护士：×××，现在给您插管，请您放松，做深呼吸。好，肛管已顺利插入

6. 注入灌肠液　按小量不保留灌肠操作方法注入药液
- 注入速度不可过快过猛，以免刺激肠黏膜，引起排便反射
- 每次注毕应反折或夹闭肛管尾段再取下注洗器吸取溶液，灌注前应排出注洗器内的空气，以防空气进入肠道而出现腹胀
- 注意观察患者反应，遇突发情况能够冷静、恰当处理
- 护士：液体已开始灌入。×××，您感觉怎么样（观察）？灌肠液温度合适吗？好，慢慢地做深呼吸，您配合得很好

7. 拔管并保留灌肠液

（1）药液注入完毕，再注温开水 5~10ml，抬高肛管尾端，使管内溶液全部注完，血管钳夹闭肛管尾端或反折肛管尾端，用卫生纸包住肛管轻轻拔出，置黄色医用垃圾袋
- 避免拔管时空气进入肠道及灌肠液和粪便随肛管流出
- 使灌入的药液在肠内保留较长时间，利于药液充分被吸收
- 注意观察患者反应

（2）擦净肛门，取下手套弃于黄色医用垃圾袋。协助患者穿裤，取舒适卧位

（3）嘱患者尽量保留药液在 1 小时以上再排便
- 护士：×××，现在灌肠已经结束了，您配合得非常好，谢谢您。您现在感觉怎么样？为了达到较好的灌肠效果，请您尽量保留 1 小时以上再去排便。您有不适可以随时按呼叫器找我，我也会经常来看您的

8. 操作后处理

（1）整理：协助患者穿裤，取舒适卧位。整理床单位，开窗通风
- 保持病房的整齐，去除异味

（2）按相关要求处理用物
- 用物处理及时、准确。对疑有感染、疑有传染的用物按照消毒隔离规范处理，并体现不同类型感染的处理方法，防止病原微生物传播

（3）洗手，签名，在体温单相应栏内记录灌肠结果
- 六步洗手方法正确
- 记录：灌肠时间、灌肠液的种类、量，患者反应
- 护士：×××，您配合得非常好，谢谢您。您感觉怎么样？您有需要可以随时按呼叫器，您好好休息，晚安

【健康教育】

（1）向患者及家属解释保留灌肠的目的、操作过程、注意事项及配合要点。

（2）教会患者及家属配合灌肠的正确方法，确保患者的舒适与安全。

（3）向患者及家属讲解相关疾病的知识。

【注意事项】

（1）肛门、直肠、结肠手术及大便失禁患者，不宜做保留灌肠。

（2）保留灌肠前嘱患者排便，排空肠道有利于药液吸收。

（3）根据灌肠目的、病变部位确定患者的卧位和肛管插入深度。

（4）保留灌肠时，肛管宜细，插入要深，液量不宜过多，压力应低，灌入速度宜慢，以减少刺激，使灌入的药液能保留较长时间，利于肠黏膜吸收。

（5）每次注毕应反折或夹闭肛管尾段再取下注洗器吸取溶液，灌注前应排出注洗器内的空气，以防空气进入肠道而出现腹胀。

（二）口服全肠道清洁术

口服全肠道清洁术（oral bowel cleaning）是指通过口服高渗溶液，在肠道内形成高渗环境，使肠道内水分大量增加，从而软化粪便，刺激肠蠕动，加速排便，达到清洁肠道的目的。此法具有操作方便，易被患者接受的特点，临床上直肠、结肠检查及手术前的肠道准备有采用口服全肠道清洁术取代清洁灌肠的趋势。常用高渗溶液有甘露醇、硫酸镁。

1. 甘露醇法   患者术前 1 天 14:00～16:00 口服甘露醇溶液 1500ml（20% 甘露醇 500ml＋5% 葡萄糖 1000ml 混匀）。一般服用后 15～20 分钟即可反复自行排便。

2. 硫酸镁法   患者检查或术前 3 天每晚口服 50% 硫酸镁 10～30ml，术前 1 天 14:00～16:00 口服 25% 硫酸镁 200ml（50% 硫酸镁 100ml＋5% 葡萄糖盐水 100ml），然后再口服温开水 1000～1500ml。一般服后 15～30 分钟即可反复自行排便，2～3 小时内可排便 2～5 次。

在服用以上溶液时，护士应观察患者的反应，注意排便次数及粪便性质，如排出液呈液状、无粪块表示已达到清洁肠道的目的，同时做好记录。

（三）简易通便术

简易通便术（defecation with cathartic suppositories）是一项简便经济而有效地协助患者解除便秘的技术，经过护士指导，患者及家属可自行完成。常用于小儿、老年、体弱的便秘患者。常用通便剂由高渗液和润滑剂组成，具有吸收水分，软化粪便，润滑肠壁，刺激肠蠕动的作用。

1. 开塞露使用方法   开塞露用甘油或山梨醇制成，装在塑料容器内。使用时将帽盖打开或将封口端剪去，挤出少许液体润滑开口处。患者取左侧卧位，放松肛门外括约肌。将开塞露的前端轻轻插入肛门后将药液全部挤入直肠内（图 10-7），成人 20ml，小儿 10ml。取出塑料囊，置于一次性黄色医用垃圾袋内，并嘱患者保留 5～10 分钟后排便。

2. 甘油栓使用方法   甘油栓是用甘油和明胶制成的栓剂。操作时，护士戴手套，嘱患者张口呼吸，捏住甘油栓底部，轻轻插入肛门至直肠内（图 10-8），抵住肛门处轻轻按摩，嘱患者尽量保留栓剂。

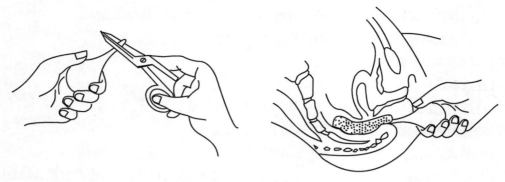

图 10-7　开塞露使用方法

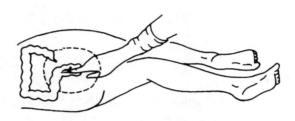

图 10-8　甘油栓使用方法

（四）肛管排气术

肛管排气术（flatulence decreasing through the rectal tube）是指将肛管从肛门插入直肠，以排出肠腔内积存气体的技术。

【目的】

帮助患者解除肠腔积气，减轻腹胀。

【操作前准备】

1. **评估患者并解释**

（1）评估患者的年龄、病情、意识状态、生活自理能力、心理状况和合作程度、患者的排便、排气情况以及肛周皮肤、黏膜情况。

（2）向患者及家属解释肛管排气的目的、操作过程、注意事项及配合要点。

2. **患者准备**

了解肛管排气的目的、操作过程、注意事项，并配合操作。

3. **用物准备**

（1）治疗车上层：放置治疗盘，内置：弯盘，肛管，血管钳，玻璃接头，橡胶管，玻璃瓶（内盛水3/4满，瓶口系带），润滑油，棉签，胶布（1cm×15cm），一次性手套，卫生纸适量，一次性垫巾，医嘱执行本，手消毒液。

（2）治疗车下层：垃圾桶（内置一次性黄色医用垃圾袋）。

4. **环境准备**　酌情关闭门窗，用围帘或屏风遮挡患者。保持合适的室温和足够的照明。

5. **护士准备**　衣帽整洁，修剪指甲、洗手，戴口罩。

【操作步骤】

操作步骤	要点与沟通
1. 核对　护士备齐用物携至患者床旁，再次核对，向患者解释肛管排气的目的、过程和配合要点	● 备齐用物，减少工作量 ● 用物安全、有效、放置合理 ● 认真执行查对制度 ● 尊重患者的知情同意权，且告知方法能够被患者接受、理解，并能做到有效配合 ● 护士：（看床头卡）您好！请问您叫什么名字？请让我看下您的腕带。××床×××您好！我是您的责任护士×××。您肚子还胀吗？根据医嘱，现在我来为您插肛管，可以吗？通过将肛管从肛门插入您的肠内，可以帮助您排出肠道内积存的气体，您肚子胀的症状就能缓解了。插肛管时，需要您配合做深呼吸运动，这样可以使您放松，便于肛管顺利插入。来，跟我一起做，深深地吸气，慢慢地呼气。好，再做几次，非常好。我先准备一下，您稍等（注：此情境为肠胀气患者行肛管排气）
2. 准备　酌情关闭门窗，遮挡，请无关人员回避	● 维护患者隐私
3. 卧位安置　协助患者取左侧卧位，褪裤至膝部，臀部移至床沿，臀下垫一次性垫巾。注意遮盖患者，暴露臀部。卫生纸放垫巾上，置弯盘于臀边	● 此体位有利于肠腔内气体排出 ● 注意保暖 ● 护士：×××您好！插管前先要调整一下您的体位。需要帮忙吗？请您将裤子脱至膝下，向左侧睡，把双腿屈起来，臀部往床边移一点。请您稍抬一下臀部，给您垫上治疗巾。您感觉室内温度合适吗？操作中如果您感觉不适，也请及时告诉我。
4. 连接排气装置　将玻璃瓶系于床边，戴手套，橡胶管一端插入玻璃瓶液面下，另一端与肛管相连	● 防止空气进入直肠内，加重腹胀
5. 插肛管　润滑肛管，一手垫卫生纸分开臀部，暴露肛门，嘱患者深呼吸，另一手将肛管轻轻插入直肠15~18cm，用胶布将肛管固定于臀部，橡胶管留出足够长度用别针固定在床单上（图10-9）	● 患者放松，便于插入肛管 ● 顺应肠道解剖，勿用力，以防损伤肠黏膜。如插入受阻，可退出少许，旋转后缓慢插入 ● 便于患者翻身 ● 护士：×××，现在给您插管，请您放松，做深呼吸。好，肛管已顺利插入，现在帮您固定肛管
6. 观察　观察排气情况，如排气不畅，帮助患者更换体位或按摩腹部	● 若有气体排出，可见瓶内液面下有气泡逸出 ● 变换体位或按摩腹部可以促进排气 ● 护士：×××，您好！肛管及排气装置都已固定好。积存在您肠内的气体现在正在排出来。为了达到较好的排气效果，需要保留肛管20分钟。在这段时间，您可以按摩腹部。需要我协助吗？来，跟我一起做。好的，就这样按摩。您也可以适当翻身，肛管固定得很好，翻身时动作不要太大就可以了。这些方法都有助于肠内气体更快地排出来20分钟后我会过来帮您拔管
7. 拔管　保留肛管不超过20分钟。取下胶布，用卫生纸包住肛管轻轻拔出，置黄色医用垃圾袋，擦净肛门，取下手套	● 长时间留置肛管，会降低肛门括约肌的反应，甚至导致肛门括约肌永久性松弛 ● 需要时，2~3小时后再行肛管排气 ● 避免拔管时空气进入肠道 ● 护士：×××，您感觉怎么样？时间到了，现在我来帮您拔管
8. 操作后处理 （1）整理：协助患者穿裤，取舒适的体位。询问患者腹胀有无减轻。整理床单位，开窗通风	● 保持病房的整齐，去除异味

操作步骤	要点与沟通
（2）按相关要求处理用物	● 用物处理及时、准确。 对疑有感染、疑有传染的用物按照消毒隔离规范处理，并体现不同类型感染的处理方法，防止病原微生物传播
（3）洗手，签名，记录	● 六步洗手方法正确
	● 记录：排气时间及效果，患者反应
	● 护士：谢谢您，您配合得非常好。 怎么样，肚子舒服些了吗？您好好休息，注意多翻身。 经常翻身是卧床时最简单也是最有效的运动方法。 您有需要可以随时按呼叫器，我把它放在您的左手旁。 祝您早日康复

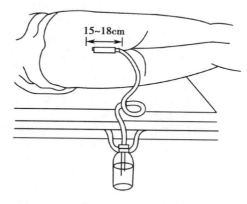

15~18cm

图 10-9　肛管排气

【健康教育】

1. 向患者及家属解释肛管排气的目的、操作过程、注意事项及配合要点。

2. 教会患者及家属配合肛管排气的正确方法，确保患者的舒适与安全。

3. 向患者及家属讲解避免腹胀的方法，如增加活动、选择适宜饮食等。

4. 指导患者保持健康的生活习惯。

【注意事项】

肛门排气时，肛管插入深度为 15~18cm，肛管留置时间不超过 20 分钟，因为长时间留置肛管会降低肛门括约肌的反应，甚至导致肛门括约肌永久性松弛。需要时，可 2~3 小时后再行肛管排气。

理论与实践　　　　　　**生物反馈治疗功能性便秘**

功能性便秘（functional constipation，FC）是一种持续性排便困难、排便次数减少或有排便不尽感的功能性肠病。近年来，FC 发生率呈逐年上升趋势。研究已证实，生物反馈训练可以明显缓解功能性便秘患者的临床症状，改善胃肠道生理功能，减轻焦虑抑郁水平，提高生活质量，是 FC 的首选治疗方法。

FC 训练方法：训练前向患者详细讲解人体结肠、直肠、肛门、盆底肌的正常解剖、生理功能以及正常排便的机制；向患者解释生物反馈治疗的机理、目的、方法；并通过肛直肠指检，了解患者排便时肛门外括约肌的舒缩情况。训练时，协助患者取侧卧位，将肛管电极和一根单通道测压导管插入肛管和直肠,肛直肠压力信号通过计算机记录、放大、处理,以视觉形式呈示在显示器上。先让患者识别自己肛直肠和腹肌运动的正常及异常图形,再指导患者学会并掌握增加腹内压、收缩和放松肛门的动作要领,反复训练。每周训练2~3次,每次30~60分钟,每个疗程10次。

（钱春荣）

学习小结

排泄是机体将新陈代谢所产生的废物排出体外的生理活动,是人体的基本需要之一。人体排泄废物的途径有皮肤、呼吸道、泌尿道和消化道,其中泌尿道和消化道是两种主要的排泄途径,表现为排尿和排便。

正常排尿有规律、无痛苦、无障碍、可自主进行。生理、心理、病理、习惯、环境因素及液体和饮食的摄入、治疗及检查、气候等因素均可影响排尿,导致尿液性状或排尿形态异常。评估尿液性状,注意观察:①尿量和排尿频率;②颜色;③透明度;④酸碱度;⑤比重;⑥气味。评估排尿活动形态,常见异常排尿活动有:①多尿;②少尿;③无尿或尿闭;④膀胱刺激征;⑤尿潴留;⑥尿失禁。针对尿潴留患者,可从心理、安置合适体位、提供隐蔽环境以及物理疗法、中医疗法、药物疗法、行导尿术等方面进行护理和健康教育;针对尿失禁患者,应注意提供皮肤护理、外部引流、心理支持、留置导尿等方面的护理,同时协助患者重建正常的排尿功能和加强健康教育。护士应掌握导尿术、留置导尿术及膀胱冲洗术的操作,协助患者解决或改善排尿问题。

正常排便是受大脑皮层控制的反射活动。生理因素、心理因素、社会文化因素、饮食与活动、治疗和检查、疾病等因素均可影响排便,导致粪便性状或排便形态异常。评估粪便性状,注意观察:①排便次数和量;②粪便形状和软硬度;③颜色;④内容物;⑤气味。评估排尿活动形态,常见异常排尿活动有:①便秘;②粪便嵌塞;③肠胀气;④腹泻;⑤排便失禁;⑥排便改道。护士应选择恰当的护理措施对排便异常患者进行护理,并能运用所学知识对排便异常患者开展健康教育。与排便有关的护理技术包括灌肠术、口服全肠道清洁术、简易通便术和肛管排气术。根据灌肠目的和灌肠液保留时间不同,灌肠术可分为不保留灌肠（大量不保留灌肠、清洁灌肠、小量不保留灌肠）和保留灌肠;由于口服全肠道清洁术具有操作方便、易被患者接受的特点,临床上,直肠、结肠检查及手术前的肠道准备有采用口服全肠道清洁术取代清洁灌肠的趋势;简易通便术是一项简便经济而有效地协助患者解除便秘的技术,常用于小儿、老年、体弱的便秘患者;肛管排气法用于肠胀气患者。

1. 患者,叶某,男性,52 岁,因外伤导致尿失禁,现遵医嘱为该患者进行留置导尿。

请问:

(1)此时为该患者留置导尿的主要目的是什么?

(2)使男性患者耻骨前弯消失的方法是什么?

(3)插入导尿管见尿后,还应插入的深度是多少?

(4)留置导尿期间避免泌尿系统感染的护理措施有哪些?

2. 龚某,女性,42 岁,主诉腹胀、腹痛,三天未排便,触诊腹部较硬实且紧张,可触及包块,肛诊可触及粪块,医嘱予 500ml 生理盐水大量不保留灌肠。

请问:

(1)灌肠筒内液面距离肛门的距离是多少?

(2)肛管插入直肠的深度是多少?

(3)当液体灌入 100ml 时患者感觉腹胀并有便意,护士该如何应对?

(4)灌肠中如果患者出现脉速、面色苍白、出冷汗、剧烈腹痛,心慌气促,护士该如何应对?

第十一章　给　药

11

护士,李某,因患者王某做葡萄糖耐量试验需口服葡萄糖粉,到药房领取葡萄糖粉,药房药剂师给予散包装白色粉状药物,其包装上手写"葡萄糖75g",护士将此"葡萄糖粉"发给患者王某,嘱其将葡萄糖粉溶于300ml温开水中服下。随后患者来找护士李某,说他尝了一下"葡萄糖粉"是无味的,是否发错药物,护士李某听后说:"这是药剂师包的药,不会错的,一定是你味觉不灵敏,您回去吃了吧"。患者王某回病房后又尝了一下,还是觉得不对,随后找科室护士长反映此事,护士长拿去药房检测,果然是其他药物。

思考:

1. 当患者对所服药物提出疑问时,护士应怎样处理?
2. 护士应怎样做到安全合理给药?

第一节　给药的基本知识

一、药物的种类、领取和保管

(一)药物的种类

1. **内服药**　如溶液、片剂、丸剂、散剂、酊剂、合剂、胶囊等。
2. **注射药**　如水剂、油剂、结晶、粉剂、混悬液等。
3. **外用药**　如软膏、滴剂、栓剂、洗剂、粉剂、涂膜剂、溶液、酊剂及搽剂等。
4. **新型剂型**　如胰岛素泵、粘贴敷片、植入慢溶药等。

(二)药物的领取

药物的领取方式各医院规定不一,一般有以下两种:

1. **病区**　病区内设置药柜,备有一定基数的常用药物,由专人负责,按消耗量定期到药房领取补充,以保证药物的正常使用;贵重药、特殊药物,凭医生处方领取;病区设有固定基数的剧毒药、麻醉药,使用后凭专用处方和使用后的空安瓿领取。

2. **中心药房**　医院内设有中心药房,中心药房负责病区患者日间用药的摆放,病区护士核对后取回,按时给患者服用。

(三)药物的保管

1. **药柜放置**　药柜应放在光线明亮、通风、干燥处,避免阳光直射,保持整洁。由专人负责,定期检查药品质量,以保证用药安全。

2. **分类放置**　药品按内服、外用、注射、剧毒等分类放置,按药物有效期的先后顺序排列和使用,以免失效。贵重药、剧毒药、麻醉药应有明显标志,加锁保管,专人负责,专本登记,并严格执行交接班制度。

3. **标签明显**　药瓶上应贴有明显标签:内用药标签为蓝色边、外用药标签为红色边。特殊药物另加标签,如剧毒药加贴圆形黑底"毒"字标签、麻醉药加贴圆形白底蓝色"麻"字标签、精神类药物标签的颜色由绿色和白色组成等。标签上标明药物名称(中、英文对照)、剂量、浓度,字迹清晰。无标签、标签模糊、字迹不清的药物禁止使用。

4. **定期检查** 药物要定期检查,如超过有效期或有变色、异味、发霉、混浊、沉淀、潮解等现象,均不可使用。

5. **妥善保存** 应根据药物的性质妥善保存

(1)易挥发、潮解或风化的药物:应装瓶、盖紧,密封保存,置于阴凉干燥处,如乙醇、过氧乙酸、碘酊、糖衣片、酵母片等。

(2)易氧化和遇光变质的药物:应装在有色密盖瓶内或黑纸遮光的纸盒内,放于阴凉处避光保存,如维生素C、氨茶碱、盐酸肾上腺素等。

(3)易被热破坏的药物:应根据其性质和对贮藏条件要求,置于干燥阴凉(约20℃)处或冷藏于2~10℃环境中保存,如疫苗、抗毒血清、胎盘球蛋白等生物制品及抗生素等。

(4)易燃、易爆的药物:应密闭单独保存,置于阴凉处,远离明火,如乙醚、环氧乙烷、乙醇等。

(5)患者个人专用的贵重或特殊药物应单独存放,注明床号、姓名。

二、给药原则

给药原则是一切用药的总则,在药物治疗过程中必须严格遵守。

(一)遵医嘱给药

给药属于非独立性的护理操作,必须严格遵照医嘱给药。护士应具备基本的药理知识,熟悉常用药物的作用、用法、副作用和毒性反应等,熟悉用药患者的健康状况。对有疑问的医嘱,应及时向医生了解清楚,不可盲目执行,也不可擅自更改医嘱。

(二)严格执行查对制度

在给药过程中,护士必须做到"五准确",即将准确的药物,按准确的剂量,用准确的途径,在准确的时间内给予准确的患者。因此,在给药过程中护士必须严格、认真做好"三查八对"。

1. **三查** 操作前、操作中、操作后查(查八对内容)。

2. **八对** 对床号、姓名、药名、浓度、剂量、用法、时间和有效期。

注意检查药物质量,对疑有变质的药物,不能使用。

(三)安全正确给药

1. 准确掌握给药的次数、时间和方法,以维持有效血药浓度和发挥最大药效,同时注意药物的特性和个体的生理状况。

2. 药物备好后应及时发放使用,避免放置过久引起药物污染或药效降低。

3. 与患者有效沟通,以取得合作,并给予相应的用药指导及自我保护指导。

4. 对易发生过敏反应的药物,使用前应了解过敏史,按要求做过敏试验,结果阴性方可使用。

(四)观察用药反应

用药后护士要密切观察患者的病情变化,动态评估药物的疗效,及时发现药物的不良反应,并做好记录,以便为临床护理及诊疗计划提供依据。

(五)指导患者合理用药

护士应了解患者健康状况及过敏史,指导患者在查清病因、明确诊断后用药。用药前说明药物的作用、用法及不良反应,联合用药时注意药物间的相互作用,不可随意加大剂量或过早停药。注意评估患者的情绪和对药物的信赖程度,有无药物依赖、滥用或不遵医等行为,并给予正确指导。

三、给药途径

常用的给药途径有消化道给药(口服、舌下含化、直肠给药)、注射给药(皮内、皮下、肌内、静脉、动脉)、呼吸道吸入给药、皮肤黏膜给药等。药物吸收速度除静、动脉注射是将药液直接注入血液循环外,其他药物均有一个吸收过程,吸收速度由快至慢为:吸入、舌下含化、直肠、肌内注射、皮下注射、口服、皮肤。

四、给药的次数与时间

给药的次数与时间以药物的半衰期为依据,以能维持有效的血药浓度,发挥最大药效,又不引起毒性反应为最佳选择,尤其是抗生素类药物更应注意维持药物在血中的有效浓度。同时还要考虑药物的特性和人体生理状况,若肝、肾功能不良者可适当调整给药时间,给药间隔时间短易致蓄积中毒,间隔时间长则不能维持有效血药浓度。临床工作中常用外文缩写表示给药的次数与间隔时间(表 11-1);医院常用给药时间的安排(表 11-2)。

表 11-1 医院常用外文缩写和中文译意

外文缩写	中文译意	外文缩写	中文译意
qd	每日一次	tab	片剂
bid	每日二次	ad	加至
tid	每日三次	OD	右眼
qid	每日四次	OS	左眼
qh	每小时一次	OU	双眼
q2h	每 2 小时一次	AD	右耳
q4h	每 4 小时一次	AS	左耳
q6h	每 6 小时一次	AU	双耳
qm	每晨一次	ID	皮内注射
qn	每晚一次	H	皮下注射
qod	隔日一次	IM/im	肌内注射
biw	每周 2 次	IV/iv	静脉注射
aa	各	lv gtt	静脉滴注
ac	饭前	comp	复方
pc	饭后	pil	丸剂

外文缩写	中文译意	外文缩写	中文译意
hs	睡前	lot	洗剂
am	上午	mist	合剂
pm	下午	tr	酊剂
st	立即	pulv	粉剂/散剂
DC	停止	ext	浸膏
prn	需要时（长期）	cap	胶囊
sos	需要时（限用一次，12小时内有效）	sup	栓剂
12n	中午12时	syr	糖浆剂
12mn	午夜12点	ung	软膏剂
po	口服	inj	注射剂

表 11-2　给药时间与安排（外文缩写）

给药时间	安排	给药时间	安排
qm	6am	q2h	6am, 8am, 10am, 12n, 2pm…
qd	8am	q3h	6am, 9am, 12n, 3pm, 6pm…
bid	8am, 4pm	q4h	8am, 12n, 4pm, 8pm, 12mn…
tid	8am, 12n, 4pm	q6h	8am, 2pm, 8pm, 2am
qid	8am, 12n, 4pm, 8pm	qn	8pm

五、影响药物作用的因素

药物的疗效受药物的性质、剂量，机体内、外因素等多种因素的影响，护士应熟悉和掌握影响药物作用的各种因素，有助于采取恰当的护理措施，防止或减少不良反应的发生，使药物发挥更好的药效，达到最佳治疗效果。

（一）药物因素

1. **药物剂量**　不同的药物剂量会引起机体的不同反应。药量与药效存在着密切的关系，在一定范围内，药效随剂量的增加而增强。如果用药超过有效量，药效不会再增强，反而会导致药物毒性作用增强。在使用安全范围小的药物时，需要护士特别监测药物中毒反应情况，如洋地黄类药物。有些药物需要注意单位时间内进入机体的药量，如氯化钾溶液，静脉输液时速度过快会造成单位时间内进入体内的药量过大，引起毒性反应。

2. **药物剂型**　不同剂型的药物由于其吸收的量与速度不同，从而影响药物作用的快慢和强弱。一般而言，注射药物比口服药物吸收快，作用更明显。在注射给药时，水溶液比混悬液、油剂吸收快；口服给药时，液体制剂比固体制剂更易吸收。

3. **给药途径与时间**　不同的给药途径可影响药物的吸收与分布，直接影响到药物作用的快慢与强弱，如静脉给药时，药物直接进入血液循环，作用最快。在某些情况下，不同的给药途径会产生不同的药物效应，如硫酸镁口服给药产生导泻与利胆的作用，注射给药则产生镇静和降压作用。不同药物有各自不同的给药时间，为了提高疗效和降低毒副作用，应合理安排给药时间，如抗生素药物给药的次数和间隔时间取决于药物的半衰期,应以维持药物在血中的有效浓度为最佳选择。

4. 联合用药　联合用药是指为了达到治疗目的而采取的两种或两种以上药物同时或先后应用。若联合用药后使原有的药物效应增强称为协同作用;若联合用药后使原有的效应减弱称为拮抗作用。合理的联合用药可提高药效,减少不良反应,避免耐药性的产生,如异烟肼和乙胺丁醇合用可增强抗结核作用。不合理的联合用药,则会使药效降低,毒性增加,如庆大霉素与依他尼酸和呋塞米配伍,可致永久性耳聋。因此,护士应根据用药情况,判断联合用药是否合理,要严格遵守"常见药物配伍禁忌"的规定,指导患者安全用药。

(二)机体因素

1. 生理因素

(1)年龄与体重:一般而言,药物用量与体重成正比。由于儿童和老年人对药物的反应与成人不同,除体重因素外,还与生长发育和机体的功能状态有关。儿童的各种生理功能及调节机制发育尚不完善,与成人差别较大,对药物的反应比较敏感。老年人随年龄增长各组织器官及其功能出现生理性衰退,尤其是肝、肾功能的减退,影响到药物的代谢、排泄,因而对药物的耐受性降低。因此,儿童和老年人的用药剂量应以成人剂量为参考酌情减量。

(2)性别:性别对药物的反应一般无明显差异。但女性用药时应注意"三期"即月经期、妊娠期、哺乳期。在月经期、妊娠期,子宫对泻药、子宫收缩药及刺激性较强的药物较敏感,容易造成月经量过多、早产或流产。在妊娠期,有些药物可通过胎盘进入胎儿体内,影响胎儿的生长发育,严重可致胎儿畸形。在哺乳期,需注意药物经乳腺排泌进入婴儿体内可引起中毒。故妇女在妊娠期和哺乳期应用药物时一定要谨慎。

2. 病理因素　疾病可影响机体对药物的敏感性,改变药物的体内过程,从而影响药效。在病理因素中,应特别注意肝、肾功能受损程度。当肝功能不良时,经肝脏代谢的药物消除变慢,使药物的药理效应和不良反应增强,甚至引起药物蓄积中毒,加重肝功能损害。因此,主要在肝脏代谢的药物要注意减量、慎用或禁用,如地西泮、苯巴比妥、洋地黄毒苷等。肾功能减退时,主要经肾脏排泄的药物消除变慢,药物在体内蓄积,使药物作用增强,甚至产生毒性反应。因此,某些主要经肾脏消除的药物如氨基糖苷类抗生素、头孢唑林等应减少剂量或适当延长给药间隔时间,避免引起蓄积中毒。

3. 心理因素　心理因素在一定程度上可影响到药物效应,其中以患者的情绪、对药物的信赖程度、对治疗的配合程度、医护人员的语言及暗示作用等最为重要。因此,医护人员在给药过程中,应从社会和心理角度了解患者的心理需求,恰当运用沟通技巧,在药物治疗的同时给患者以情感上的满足和心理上的安慰,同时做好药物相关知识的介绍,以取得患者信任和配合,使药物更好地发挥药效。

(三)饮食因素

1. 饮食能促进药物吸收增强疗效　如酸性食物可增加铁剂的溶解度,促进铁吸收;高脂饮食可促进脂溶性维生素 A、维生素 D、维生素 E 的吸收,所以维生素 A、维生素 D、维生素 E 宜饭后服用,以增强疗效;粗纤维食物可促进肠蠕动,增强驱虫剂的疗效。

2. 饮食能干扰药物吸收降低疗效　如补钙时不宜同食菠菜,因菠菜中含有大量草酸,与钙结合成草酸钙而影响钙的吸收;服铁剂时不能与茶水、高脂饮食同时服用,因茶叶中的鞣酸与铁形成铁盐妨碍铁的吸收,脂肪抑制胃酸分泌也会影响铁的吸收。

3. 饮食能改变尿液的 pH 而影响疗效 如氨苄西林在酸性尿液中杀菌力强,为增强疗效,宜多进荤食,使尿液呈酸性,增强抗菌作用;而氨基糖苷类、头孢菌素和磺胺类药物在碱性尿液中疗效增强,则应多进素食,以碱化尿液增加疗效。

第二节　口服给药法

口服给药法(administering oral medications)是指药物经口服后,被胃肠道吸收进入血液循环,从而产生局部或全身的疗效,达到防治和诊断疾病的给药方法。是临床最常用的给药方式,具有方便、经济、安全的优点。但口服药物吸收较慢,产生疗效时间较长,且药效易受胃肠功能及胃内容物的影响,因此不适用于急救、意识不清、频繁呕吐、禁食等患者。

【目的】

协助患者遵医嘱安全正确的服药,以达到预防疾病、维持正常生理功能、协助诊断、减轻症状、治疗疾病的目的。

【操作前准备】

1. **评估患者并解释**

(1)评估

1)患者的生理状况、自理能力、病情及治疗情况。

2)用药史及过敏史。

3)患者的心理社会因素。

4)对用药计划的态度、是否配合、有无药物依赖以及是否具备用药的有关知识等。

(2)解释:向患者及家属解释给药目的和服药的注意事项。

2. **患者准备**　了解给药的目的、方法、注意事项,愿意配合给药。

3. **用物准备**　医嘱单、服药本、小药卡、发药车(发药盘)、药杯、药匙、量杯、滴管、研钵、湿纱布、包药纸、饮水管、治疗巾、水壶(内盛温开水)。

4. **环境准备**　整齐、清洁、安静,光线充足或有足够照明。

5. **护士准备**　衣帽整洁,修剪指甲,洗手,戴口罩。

【操作步骤】

操作步骤	要点与沟通
1. 核对、检查、备药	
（1）根据服药本查看所需药物是否齐全、是否在有效期内、是否足量	● 严格执行查对制度
（2）准备摆药、查对所需用物并放于适宜位置	● 对照服药本按顺序摆药
（3）将医嘱单、服药本和小药卡查对无误后，按服药本上床号、姓名、药名、浓度、剂量、方法、时间进行配药，注意用药起始时间	● 先配固体药后配水剂，含服药、夜间药另放
（4）取药：依据药物不同剂型采取不同的取药方法	
▲固体药（片剂、胶囊）用药匙取药取出所需药量，放入药杯。同时服用多种药片可放入同一药杯	● 粉剂、含化片用纸包好，放入药杯

操作步骤	要点与沟通

▲液体药

1）检查药物性质
2）摇匀药液
3）打开瓶盖，将瓶盖内面朝上放置
4）用量杯量取，一手持量杯，拇指置于所需刻度，使其和视线平齐，另一手持药瓶，标签朝向掌心，倒药液至所需刻度处
5）将药液倒入药杯
6）药液不足1ml或油剂，用滴管吸取，滴入事先倒入少量温开水的药杯内。若药液不宜稀释时，可将药液滴于饼干或面包上，嘱患者及时服下
7）用湿纱布擦净瓶口，将药瓶放回药柜原处，以便取用
8）更换药液品种时，洗净量杯，以免更换药液时发生化学变化

- 若有变质，应立即更换
- 避免溶质沉淀而影响给药浓度
- 保持瓶盖内面清洁
- 量杯刻度与药液水平面同高，保证药量准确
- 标签朝向掌心，防止药液沾污标签
- 不同的药液应分别倒入不同的药杯
- 以免药液粘于杯壁，影响服用剂量
- 1ml以15滴计算，滴药时滴管倾斜45°，使药量准确

（5）备药完毕，再次核对，准确无误后盖上治疗巾备用

- 严格执行三查八对，确保正确无误

2. 发药

（1）洗手，携带服药本，备好温开水，至患者床前

- 按规定时间发药，确保药物有效浓度
- 发药前评估患者，如因特殊检查或手术须禁食者，暂不发药，作好交班

（2）查对：查对患者床号、姓名、药名、浓度、剂量、方法、时间

- 称呼患者全名或让患者自己说出全名，确保无误后发药
- 同一患者所有药物应一次取出，以免发生错漏

（3）解释：解释用药目的及注意事项等，协助患者取舒适卧位

- 护士：您好！请问您叫什么名字？×××您好！我是您的责任护士×××，根据医嘱，我现在要为您发口服药，我先给您倒上温开水
- 取得合作，建立安全感

（4）协助患者服药，待患者服下后离开。危重及不能自行服药者应喂服，鼻饲患者须将药研碎溶解后从胃管注入并用少量温开水冲洗管腔

- 护士：您服用的药物是×××，此药物的作用有×××，为确保更好地发挥药效，需要×××时间服用，并请您配合按时服药，我来扶您坐起（患者需要协助才能坐起时）
- 按顺序依次发药，每次只发放一位患者
- 患者如提出疑问，应虚心听取，重新核对，确认无误后给予解释，再给患者服下
- 如更换药物或停药应及时告知患者
- 护士：这是您的药和温开水，请您现在把药服下
- 护士：您已服用×××药物，一般来讲××时间您的症状会有改善

3. 整理记录

（1）服药后，收回药杯，再次查对
（2）协助患者取舒适体位，整理床单位，交代注意事项

- 护士：现在请您躺好（根据患者具体情况取舒适体位或自由活动），如有不舒服请及时告知我们，我也会定时来看您，谢谢您的配合

（3）清洗消毒药杯后备用，清洁药车
（4）洗手、记录

- 若有异常，及时与医生联系

4. 观察患者服药效果及不良反应，必要时记录

【注意事项】

1. 严格执行查对制度，防止发生差错。

2. 个人专用药应单独存放，注明姓名、床号、药名、剂量，防止差错。

3. 应根据药物剂型，采用不同的取药方法。同时，在配药过程中如发现瓶签不清、变质可

疑的药物,不可使用。

4. 如患者服用麻醉药、抗肿瘤药、催眠药等应注意仔细观察用药反应。

5. 服药后收回药杯,先浸泡消毒,然后冲洗清洁,消毒后备用,同时清洁药盘。

6. 有配伍禁忌的药物不能同时或在短时间内先后服用。如胃蛋白酶忌与碳酸氢钠等碱性药物同时服用。

7. 发药后,应随时观察服药效果及不良反应。如有不良反应,应暂时停药并及时与医生联系,酌情处理。

【健康教育】

1. 健胃药、增进食欲的药物宜饭前服,以刺激舌的味觉感受器,使胃液大量分泌,增进食欲;对胃黏膜有刺激性的药物或助消化药宜饭后服用。

2. 对牙齿有腐蚀作用或使牙齿染色的药物,如酸类和铁剂,可用吸管吸入,服后漱口,避免药物与牙齿接触,保护牙齿。

3. 服用对呼吸道黏膜起安抚作用的药物后,不宜立即饮水,以免冲淡药液,降低药效,同时服用多种药物时,应最后服用,如止咳糖浆。

4. 磺胺类药物和发汗类药服后应多饮水。磺胺类药由肾脏排出,尿少时易形成结晶,堵塞肾小管。发汗类药多饮水,以充分发汗,增强药物疗效。

5. 强心苷类药物服用前先测脉率(心率)和脉律(心律),如频率低于60次/分或节律异常,应停止服用并报告医生。

问题与思考11-2　患者,孙某,女,65岁,某机关退休干部。因发热38.9℃,咽部红肿、疼痛来医院就诊。医疗诊断:上呼吸道感染、急性咽炎。医嘱:青霉素160万单位,每天一次,肌内注射,雾化吸入。

思考:

1. 护士执行注射医嘱时应遵循哪些原则?

2. 肌内注射常用部位有哪些? 臀大肌肌内注射该如何定位?

3. 注射过程中如何减轻患者疼痛?

第三节　注射给药法

注射给药法(administering injection)是将一定量的无菌药液或生物制剂注入体内,达到预防、诊断、治疗疾病的一种给药方法。注射给药的主要特点是药物吸收快,血药浓度迅速升高,吸收的量比较准确,适用于需迅速发挥药效、因各种原因不能或不宜口服给药、某些药物易受消化液影响而不能经胃肠道黏膜吸收等情况。但注射给药会造成一定程度的组织损伤,引起疼痛及潜在并发症(如感染)的发生。另外,由于药物吸收快,某些药物的不良反应出现迅速,处理相对困难。因此选择注射给药时应谨慎。根据患者治疗的需要,注射给药法分为皮内注射、皮下注射、肌内注射、静脉注射、动脉注射。

一、注射原则

注射原则是注射给药的总则,执行护士必须严格遵守。

(一)严格遵守无菌操作原则

1. **环境要求** 环境清洁,操作前30分钟停止打扫和走动。
2. **护士要求** 衣帽整洁,操作前后必须洗手(七步洗手法)、戴口罩,必要时戴手套。
3. **物品要求** 注射器空筒的内壁、活塞、乳头和针头的针梗、针尖必须保持无菌。
4. **注射部位要求** 按要求对注射部位消毒,并保持无菌。

皮肤常规消毒方法:无菌棉签蘸取2%碘酊,以注射点为中心,由内向外螺旋式旋转涂擦,直径在5cm以上;待干后,用75%乙醇以同法脱碘,待乙醇挥发后即可注射。或用0.5%碘伏或安尔碘以同法涂擦,消毒两遍。目前,临床上可将瓶装皮肤消毒液直接喷洒注射点局部皮肤,待干后即可穿刺注射。

(二)严格执行查对制度

1. 严格执行"三查八对",务必做到给药的"五个准确"。
2. 仔细检查药物质量,如发现药液变质、变色、混浊、沉淀、过期或安瓿有裂痕等现象均不可以使用。
3. 需同时注射多种药物时,应注意确认药物有无配伍禁忌。

(三)严格执行消毒隔离制度

1. 注射时应一人一套物品,包括注射器、针头、止血带、小棉枕上的一次性治疗巾,以防交叉感染。
2. 所用物品均须按消毒隔离制度处理;对一次性物品应按规定处理,不可随意丢弃;污染针头置损伤性锐器盒中,按损伤性废弃物处理;使用后注射器空筒与活塞分离,经毁形后集中装在医用垃圾袋中按感染性废弃物处理。

(四)选择合适的注射器和针头

根据药物剂量、黏稠度及刺激性的强弱以及给药途径选择合适的注射器和针头。注射器应完整无损,不漏气;针头锐利、无钩、不弯曲,型号合适;注射器和针头衔接紧密。一次性注射器须在有效时间内使用,且包装须密封。

(五)选择合适的注射部位

注射部位应避开神经和血管处(动、静脉注射除外),不可在炎症、瘢痕、硬结、皮肤受损处进针。对需长期注射的患者,应有计划地更换注射部位。

(六)药液应现用现配

注射药液应在规定时间内临时抽取,即刻注射,以防药物效价降低或被污染。

(七)注射前排尽空气

注射前必须排尽注射器内的空气,特别是动、静脉注射,以防空气进入血管内形成空气栓塞。排气时要防止药液浪费。

（八）掌握合适的进针角度及深度

1. 各种注射法分别有不同的进针角度和深度要求（图 11-1）。

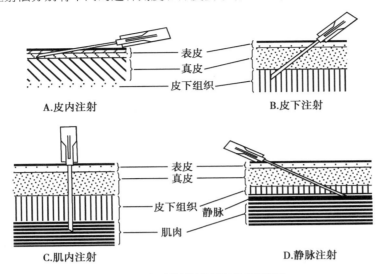

图 11-1 各种注射法的进针角度和深度

2. 进针时不可将针梗全部刺入注射部位，以防不慎断针时增加处理的难度。

（九）注药前检查回血

进针后、推注药液前，抽动注射器活塞，检查有无回血。动、静脉注射必须见有回血后方可注入药物。皮下注射、肌内注射如有回血，须拔出针头重新进针，不可将药液注入血管内。

（十）掌握无痛注射技术

1. 合理解释，消除患者思想顾虑，分散其注意力。

2. 指导并协助患者取合适的体位，使肌肉放松，易于进针。

3. 注射时做到"二快一慢加匀速"，即进针、拔针快，推药速度缓慢并均匀。

4. 注射刺激性较强的药物时，应选用细长针头，并且进针要深。

5. 需同时注射多种药物，一般先注射刺激性较弱的药物，再注射刺激性强的药物。

二、注射前的准备

（一）用物准备

1. 注射盘（也称基础治疗盘）　置于治疗车的上层，常规放置以下物品：

（1）无菌持物钳或镊：浸泡于消毒液内或盛放于灭菌后的干燥容器内。

（2）皮肤消毒液：安尔碘或 2%碘酊和 75%乙醇。

（3）其他：无菌棉签、砂轮、弯盘、启瓶器，静脉注射另备止血带、小棉枕等。

2. 注射器及针头　注射器由空筒和活塞组成。空筒前端为乳头，空筒表面有刻度，活塞后部为活塞轴、活塞柄。针头由针尖、针梗及针栓三部分组成（图 11-2）。根据注射目的选择合适的注射器和针头，常用注射器规格和针头型号有多种（表 11-3）。注射器和针头放于注射盘内。

3. 注射药液　按医嘱准备。

4. 治疗车下层　污物桶2个(一个盛医疗废弃物,一个盛生活垃圾),锐器盒1个。

5. 注射本或注射卡　根据医嘱准备注射本或注射卡,作为注射给药的依据。

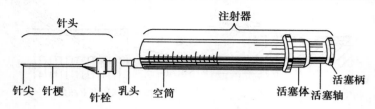

图 11-2　注射器和针头的构造

表 11-3　注射器和针头规格及主要用途

注射器规格（ml）	针头型号	主要用途
1	$4^{1/2}$ 号	皮内注射,注射小剂量药液
1、2	5~6 号	皮下注射
2、5	6~7 号	肌内注射、静脉采血
5、10、20、30、50、100	6~9 号	静脉注射、静脉采血

（二）药液抽吸法
【操作方法】

操作步骤	要点与沟通
1. 护士洗手,戴口罩 2. 查对药物 3. 吸取药液	● 七步洗手法 ● 严格执行无菌操作原则和查对制度
▲自安瓿内吸取药液 （1）消毒及折断安瓿:将安瓿尖端药液弹至体部,在安瓿颈部划一锯痕,用75%乙醇棉签消毒后折断安瓿	● 安瓿颈部若有蓝色标记,则不需划痕,用75%乙醇棉签消毒颈部后,折断安瓿
（2）抽吸药液:持注射器,将针头斜面向下置入安瓿内的液面下,持活塞柄,抽动活塞,吸取药液（图 11-3,图 11-4）	● 针头不可触及安瓿外口,针尖斜面向下,利于吸药 ● 抽药时不可触及活塞体部,以免污染药液
▲自密封瓶内吸取药液 （1）除去铝盖中心部分,常规消毒瓶塞,待干 （2）注射器内吸入与所需药液等量的空气,将针头插入瓶内,注入空气	● 以增加瓶内压力,利于吸药
（3）倒转药瓶,使针头在液面下,吸取药液至所需量,以示指固定针栓,拔出针头（图 11-5）	
4. 排尽空气　将针头垂直向上,轻拉活塞,使针头内的药液流入注射器,并使气泡集于乳头口,轻推活塞,驱出气体	● 如注射器乳头偏向边,排气时,使注射器乳头向上倾斜,使气泡集中于乳头根部,驱出气体
5. 保持无菌　排气毕,将安瓿或药瓶套在针头上再次核对无误后置于注射盘内备用	● 也可套针头套,须将安瓿或药瓶放于一边,以便查对
6. 洗手	

【注意事项】

1. 严格执行查对制度和无菌操作原则。

2. 手法正确且规范,抽药时手不能握住活塞体部,以免污染药液;排气时不可浪费药液,以免影响药量的准确性。

3. 根据药液的性质抽取药液

(1)混悬剂:摇匀后立即吸取。

(2)结晶、粉剂药物:用无菌生理盐水或注射用水或专用溶媒将其充分溶解后吸取。

(3)油剂:可稍加温或双手对搓药瓶(药液遇热易破坏者除外)后,用稍粗针头吸取。

4. 药液抽吸时间 最好现用现抽吸,避免药液污染和效价降低。

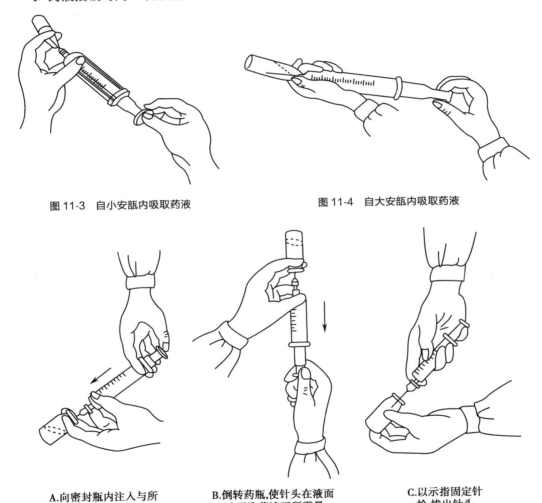

图 11-3　自小安瓿内吸取药液　　　　图 11-4　自大安瓿内吸取药液

A.向密封瓶内注入与所需药液等量的空气　　B.倒转药瓶,使针头在液面下,吸取药液至所需量　　C.以示指固定针栓,拔出针头

图 11-5　自密封瓶内吸取药液

三、常用注射法

(一)皮内注射法

皮内注射法(intradermic injection,ID)是将小剂量药液或生物制品注入表皮与真皮之间的方法。

【目的】

1. 进行药物过敏试验,以观察有无过敏反应,保证用药安全。

2. 预防接种,如卡介苗。

3. 局部麻醉的先驱步骤。

【注射部位】

根据皮内注射的目的选择合适部位。

1. 药物过敏试验　常选用前臂掌侧下段,因该处皮肤较薄,易于注射,且易辨认局部反应。

2. 预防接种　常选用上臂三角肌下缘。

3. 局部麻醉的先驱步骤　选择麻醉处。

【操作前准备】

1. 评估患者并解释

(1)药物过敏试验:合理解释药物过敏试验的目的,详细地询问用药史、过敏史、家族史;注射部位常选前臂掌侧下段内侧,因该处皮肤较薄,易于进针,且肤色较浅淡,易于辨别试验结果。

(2)评估:评估患者的意识状态、心理状态、对用药的认知及合作程度。

(3)解释:向患者解释皮内注射的目的、方法、注意事项及配合要点。

2. 患者准备

(1)患者了解皮内注射的目的、方法、注意事项及配合要点。

(2)协助患者取舒适体位并暴露注射部位。

3. 用物准备

(1)注射盘。

(2)1ml 注射器、$4^{1/2}$号针头、注射卡。

(3)药液:按医嘱准备,抽取药液。

(4)若为药物过敏试验,则另备 0.1%盐酸肾上腺素、2ml 注射器。

4. 环境准备　安静、整洁,光线适宜或有足够的照明,温湿度适宜。

5. 护士准备　衣帽整洁,修剪指甲,洗手,戴口罩。

【操作步骤】

以青霉素药物过敏试验为例

操作步骤	要点与沟通
1. 评估患者并解释	● 护士:您好!　我是您的责任护士×××,能告诉我您的床号和名字吗?　××床×××您好!　根据医嘱,需要为您做青霉素皮试,您用过青霉素吗?您和家人有过敏的吗 ● 护士:好,那我们就先做过敏试验。　我去准备用物,一会儿见
2. 备药　按医嘱备药,抽取药液	● 严格执行查对制度和无菌技术操作原则
3. 核对患者　携用物至患者床旁,核对患者	● 护士:您好,为了安全,请再告诉我一遍床号和名字,好吗

操作步骤	要点与沟通
4. 选择注射部位	● 根据注射目的选择合适部位 ● 护士：让我们先来选择一下注射部位，就这个部位（前臂掌侧下段）吧，因该处皮肤较薄，易于注射，且容易辨认局部反应
5. 消毒皮肤　75%乙醇消毒皮肤	● 忌用碘酊或碘伏消毒，以免影响对局部反应的观察 ● 护士：现在我给您消毒
6. 再次核对，排尽空气	
7. 穿刺、注射　一手绷紧皮肤，一手持注射器，以示指固定针栓，针头斜面向上，与皮肤成5°刺入皮内（图11-6）。针头斜面完全进入皮内后，放平注射器，用绷紧皮肤的手固定针栓，另一手推动活塞注入皮试液0.1ml，局部隆起形成一皮丘	● 进针角度不宜过大，否则会刺入皮下 ● 注入的剂量要准确 ● 如需作对照试验，在另一前臂相应部位注入0.1ml生理盐水 ● 皮丘呈半球状，皮肤变白并显露毛孔 ● 护士：注射过程会有点疼，忍耐一下，马上就好
8. 拔针　注射完毕，迅速拔出针头，勿按压针眼	● 15~20分钟后观察局部反应，作出判断 ● 护士：疼吗？您切勿按揉注射部位，以免影响结果的观察
9. 再次核对	● 护士：我们核对一下，××床×××，医嘱（×××），您现在有不适的感觉吗？现在是9：00，20分钟后（9：20）我来观察结果
10. 安置患者，交代注意事项	● 护士：您这个卧位还舒适吗？请把前臂露出来，不要碰到注射部位；这期间您也不要离开病房，以免发生意外耽误救治 ● 护士：在这段时间内如果您有胸闷、皮肤发痒等异常现象，请按呼叫器，也可以随时找我，一会儿见
11. 整理用物	● 按消毒隔离原则处理用物
12. 洗手、记录	● 将过敏试验结果记录在病历上，阳性用红笔标记"+"，阴性用蓝笔或黑笔标记"-"

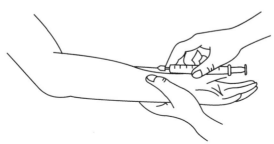

图11-6　皮内注射

【注意事项】

1. 严格执行三查八对制度和无菌技术操作制度。

2. 做药物过敏试验前，护士应详细询问患者的用药史、过敏史及家族史，如患者对需要注射的药物有过敏史，则不可做皮试，应及时与医生联系，更换其他药物。

3. 忌用碘类消毒剂，以免影响对局部反应的观察，且易和碘过敏反应相混淆。

4. 进针角度以针尖斜面能全部进入皮内为宜，进针角度过大易将药液注入皮下，影响结果的观察和判断。

5. 在为患者做药物过敏试验前，要备好急救药品，以防发生意外。

6. 药物过敏试验结果如为阳性反应，告知患者或家属，不能再用该种药物，并记录在病历上。

【健康教育】

1. 给患者做药物过敏试验后,嘱患者切勿离开病室(或注射室),等待护士,于 20 分钟后观察结果。同时告知患者,如有不适应立即通知护士,以便及时处理。

2. 指导患者拔针后勿揉擦局部,以免影响结果的观察。

(二)皮下注射法

皮下注射法(hypodermic injection,HD)是将小量药液或生物制剂注入皮下组织的方法。

【目的】

1. 需在一定时间内产生药效,而药物不能或不宜口服给药时。

2. 预防接种,如百白破三联针、麻疹疫苗。

3. 局部麻醉用药。

【注射部位】

根据皮下注射的目的选择合适部位:常选用上臂三角肌下缘,也可选用两侧腹壁、后背、大腿前侧和外侧(图 11-7)。

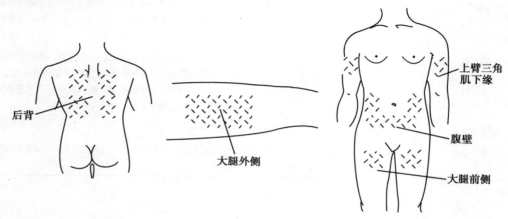

图 11-7 皮下注射部位

【操作前准备】

1. **评估患者并解释**

(1)评估

1)病情、治疗情况、用药史及药物过敏史。

2)患者的意识状态、肢体活动能力、对用药计划的了解及合作程度。

3)注射部位的皮肤及皮下组织状况。

(2)解释:向患者解释皮下注射的目的、方法、注意事项、药物的作用及配合要点。

2. **患者准备**

(1)患者了解皮下注射的目的、方法、注意事项、药物的作用及配合要点。

(2)协助取舒适体位并暴露注射部位。

3. **用物准备**

(1)注射盘。

(2)1~2ml 注射器、$5^{1/2}$~6 号针头、注射卡。

(3)药液:按医嘱准备,抽取药液。

4. **环境准备**　安静、整洁,光线及温湿度适宜,必要时用屏风遮挡患者。

5. 护士准备 衣帽整洁, 修剪指甲, 洗手, 戴口罩。

【操作步骤】

操作步骤	要点与沟通
1. 评估患者并解释	● 护士: 您好! 可以告诉我您的床号和名字吗? ×床 ××, 我是您的责任护士 ×××, 根据医嘱为您皮下注射 ×××, 我去准备用物, 请稍等
2. 备药 按医嘱备药, 抽取药液	● 严格执行查对制度和无菌操作原则
3. 核对患者 携用物至患者床旁, 核对患者	● 护士: 为了安全, 请您再告诉我一遍您的床号和名字 ● 根据注射目的选择合适部位
4. 选择注射部位	● 护士: 这个部位可以吗 ● 护士: 现在消毒皮肤, 可能会有点凉
5. 皮肤消毒 安尔碘消毒皮肤两遍	
6. 再次核对, 排尽空气	● 进针不宜过深以免刺入肌层
7. 穿刺、推药一手绷紧皮肤, 一手持注射器, 以示指固定针栓, 针头斜面向上, 与皮肤成 30°~40°快速刺入皮下 (图 11-8), 松开绷紧皮肤的手, 抽动活塞, 确定无回血, 缓慢推注药液	● 一般刺入针梗的 1/2~2/3, 勿全部刺入以免不慎断针增加处理难度 ● 确保针头未刺入血管内 ● 推药速度宜缓慢、均匀, 以减轻疼痛 ● 护士: 注射过程会有点疼, 忍耐一下, 马上就好 ● 护士: 请您协助按压至不出血即可
8. 拔针 注射完毕, 用无菌干棉签轻压针刺处, 迅速拔针后按压片刻	
9. 再次核对	● 护士: 我们核对一下, ×床 ××, 医嘱 (×××, 您现在有不适的感觉吗
10. 安置患者 协助患者取舒适卧位, 嘱咐注意事项	● 护士: 您这个卧位还舒适吗? 如有问题请按呼叫器, 也可以随时找我, 祝您早日康复
11. 整理用物	● 按消毒隔离原则处理用物
12. 洗手、记录	● 记录注射时间, 药物名称、浓度、剂量、患者的反应等

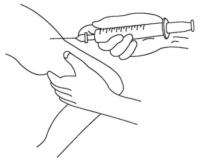

图 11-8 皮下注射

【注意事项】

1. 严格执行查对制度和无菌技术操作原则。

2. 刺激性强的药物不宜皮下注射。

3. 注射少于 1ml 的药液时, 必须用 1ml 注射器抽吸药液, 以保证注入药液剂量准确无误。

4. 进针角度不宜超过 45°, 以免刺入肌层。对过于消瘦者, 护士可捏起局部组织, 适当减小穿刺角度。在三角肌下缘注射时, 进针方向稍向外侧, 以免药液注入肌层。

【健康教育】

对长期注射者, 应让患者了解, 建立轮流交替注射部位的计划, 经常更换注射部位, 以促进药物的充分吸收。

（三）肌内注射法

肌内注射法（intramuscular injection,IM）将一定量药液注入肌肉组织的方法。人体肌肉组织有丰富的毛细血管网,药液注入肌肉组织后,可通过毛细血管壁进入血液循环。毛细血管壁是多孔的类脂质膜,药物透过的速度较其他生物膜快,故吸收较完全而迅速。

【目的】

1. 需在一定时间内产生疗效,而不能或不宜口服的药物。

2. 药物不宜或不能静脉注射,要求比皮下注射更迅速发挥疗效。

【常用注射部位及定位】

注射部位一般选择肌肉丰厚且距大血管及神经较远处。其中最常用的部位为臀大肌,其次为臀中肌、臀小肌、股外侧肌及上臂三角肌。

1. 臀大肌注射定位法 臀大肌起自髂后上棘与尾骨尖之间,肌纤维平行向外下方止于股骨上部。坐骨神经起自骶丛神经,自梨状肌下孔出骨盆至臀部,在臀大肌深部,约在坐骨结节与大转子之间中点处下降至股部,其体表投影为自大转子尖至坐骨结节中点向下至腘窝。注射时应注意避免损伤坐骨神经。臀大肌注射的定位方法有两种。

（1）十字法:从臀裂顶点向左或向右划一水平线,然后从髂嵴最高点作一条垂线,将一侧臀部分为四个象限,其外上象限避开内角即为注射部位(图 11-9A)。

（2）连线法:从髂前上棘至尾骨作一连线,其外上 1/3 处即为注射部位(图 11-9B)。

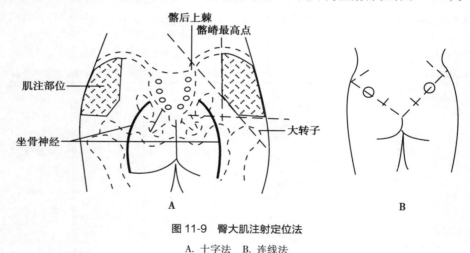

图 11-9　臀大肌注射定位法

A. 十字法　B. 连线法

2. 臀中肌、臀小肌注射定位法

（1）构角法:以示指尖和中指尖分别置于髂前上棘和髂嵴下缘处,在髂嵴、示指、中指之间构成一个三角形区域,此区域即为注射部位(图 11-10)。

（2）三横指法:髂前上棘外侧三横指处(以患者的手指宽度为标准)。

3. 股外侧肌注射定位法 大腿中段外侧,一般成人可取髋关节下 10cm 至膝关节上 10cm 的部位(宽约 7.5cm)。此处大血管、神经干很少通过,且注射范围较广,可供多次注射,尤适用于 2 岁以下婴幼儿。

4. 上臂三角肌注射定位法 上臂外侧,肩峰下 2~3 横指处。此处肌肉较薄,只可作小剂量注射(图 11-11)。

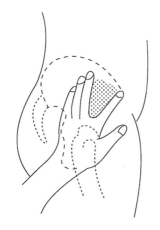

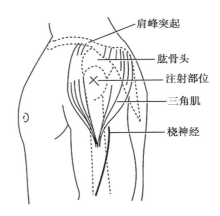

图 11-10　臀中肌、臀小肌注射定位法　　　　　图 11-11　上臂三角肌注射定位法

【患者体位】

肌内注射时,为使注射部位肌肉放松,减轻疼痛与不适,可采用以下姿势:

1. **平卧位**　常用于危重及不能翻身的患者。

2. **侧卧位**　上腿伸直使臀部肌肉放松,下腿稍弯曲。

3. **俯卧位**　足尖相对,足跟分开,头偏向一侧。

4. **坐位**　是门诊患者接受注射时常用体位。

【操作前准备】

1. **评估患者并解释**

(1)评估

1)患者病情及治疗情况。

2)意识状态,肢体活动能力,对给药计划的了解、认识程度及合作程度。

3)注射部位的皮肤及肌肉组织状况。

(2)解释:向患者解释肌内注射的目的、方法、注意事项及配合要点、药物作用及其副作用。

2. **患者准备**

(1)患者了解肌内注射的目的、方法、注意事项及配合要点、药物作用及其副作用。

(2)协助取舒适卧位,暴露注射部位。

3. **用物准备**

(1)注射盘。

(2)2~5ml 注射器、6~7 号针头、注射卡。

(3)药液:按医嘱准备,抽取药液。

4. **环境准备**　安静、整洁,光线及温湿度适宜,必要时用屏风遮挡患者。

5. **护士准备**　衣帽整洁,修剪指甲,洗手,戴口罩。

【操作步骤】

操作步骤	要点与沟通
1. 评估患者并解释	● 护士:您好!　我是您的责任护士×××,可以告诉我您的床号和名字吗?　××床 ×××您好!　根据医嘱为您肌内注射×××,您看这时间可以吗?　好的,我去准备用物,请稍等
2. 备药　按医嘱备药,抽取药液	● 严格执行查对制度和无菌操作原则

操作步骤	要点与沟通
3. 核对患者　携用物至患者床旁，核对患者	● 护士：为了安全，请您再告诉我一遍您的床号和名字
4. 选择注射部位	● 根据注射目的选择合适部位 ● 护士：请让我看一下您注射部位的情况，请您左侧卧位，稍褪裤。您上腿伸直，下腿弯曲，这个姿势利于进针，也会缓解注射疼痛。我按这儿疼吗？好，就用这个部位注射吧
5. 皮肤消毒　安尔碘消毒皮肤两遍	● 护士：现在消毒皮肤，可能会有点凉
6. 再次核对，排尽空气	
7. 穿刺、推药　一手绷紧皮肤，一手持注射器，中指固定针栓，快速垂直刺入（图 11-12），松开绷紧皮肤的手，抽动活塞，确定无回血，缓慢推注药液	● 勿将针头全部刺入，以防针梗从根部衔接处折断，难以取出 ● 消瘦者及患儿进针深度酌减 ● 推药速度宜缓慢、均匀，以减轻疼痛 ● 护士：我会动作轻柔的，您不会感觉很疼的。现在感觉怎么样了？我开始推药了
8. 拔针　注射完毕，用无菌干棉签轻压针刺处，迅速拔针后按压片刻	● 护士：注射完了，您配合得很好！您感觉怎么样？我已经拔针了，请您协助按压至不出血即可
9. 再次核对	● 护士：我们核对一下，××床×××，医嘱（×××），您现在有不适的感觉吗
10. 安置患者　协助患者取舒适卧位，嘱咐注意事项	● 护士：您这个卧位还舒适吗？如有问题请按呼叫器，也可以随时找我，祝您早日康复
11. 整理用物	● 按消毒隔离原则处理用物
12. 洗手、记录	● 记录注射时间，药物名称、浓度、剂量、患者的反应等

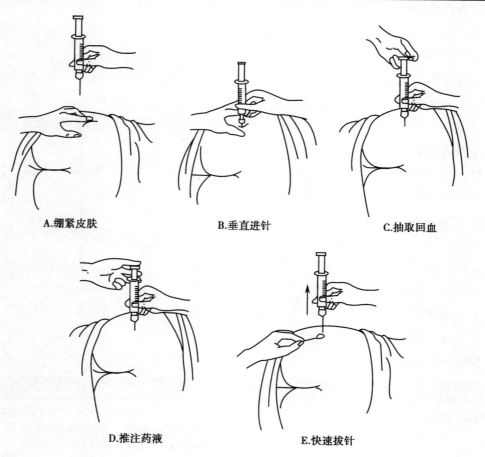

A.绷紧皮肤　　　　B.垂直进针　　　　C.抽取回血

D.推注药液　　　　E.快速拔针

图 11-12　肌内注射

【注意事项】

1. 严格执行查对制度和无菌技术操作原则。

2. 2 岁以下婴幼儿不宜选用臀大肌注射,因婴幼儿未能独立行走,其臀大肌尚未发育好,注射时有损伤坐骨神经的危险,最好选择臀中肌和臀小肌注射。

3. 进针时切勿将针梗全部刺入,防止不合作者躁动时,针梗从衔接处折断。若针梗折断,应先稳定患者情绪,并嘱患者保持原位不动,固定局部组织,以防断针移位,同时尽快用无菌血管钳夹住断端取出针头;若断端全部埋入肌肉,应速请外科医生处理。

4. 对需长期注射者,应交替更换注射部位,并选用细长针头,以避免或减少硬结的发生。如因长期多次注射出现局部硬结时,可采用热敷、理疗等方法予以处理。

【健康教育】

1. 臀部肌内注射时,为使臀部肌肉放松,减轻疼痛与不适,嘱咐患者取适宜卧位。为使局部肌肉放松,侧卧位时嘱患者上腿伸直,下腿稍弯曲;俯卧位时足尖相对,足跟分开,头偏向一侧。

2. 对因长期多次注射出现局部硬结的患者,教给其局部热敷的方法。

（四）静脉注射法

静脉注射(intravenous injection,IV)是指自静脉注入无菌药液的方法。

【目的】

1. 注入药物,用于药物不宜口服、皮下或肌内注射,需迅速发挥药效时,尤其是急危重症患者治疗时。

2. 诊断性检查,由静脉注入药物,如肝、肾、胆囊等 X 线片。

3. 静脉营养治疗。

4. 输液、输血或采集血标本。

【注射部位】

1. **四肢浅静脉**　上肢常用肘部浅静脉(贵要静脉、肘正中静脉、头静脉)、腕部及手背静脉;下肢常用大隐静脉、小隐静脉及足背静脉(图 11-13)。

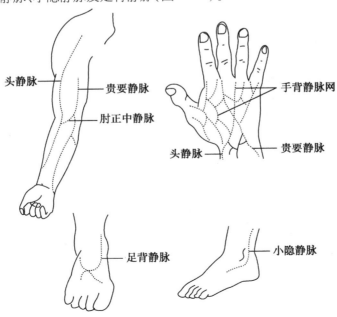

图 11-13　四肢浅静脉

2. 头皮静脉 小儿头皮静脉极为丰富,分支甚多,互相沟通交错成网且静脉表浅易见,易于固定,方便患儿肢体活动,故患儿静脉注射多采用头皮静脉(图 11-14)。

3. 股静脉 股静脉位于股三角区,在股神经和股动脉的内侧 0.5cm 处(图 11-15)。

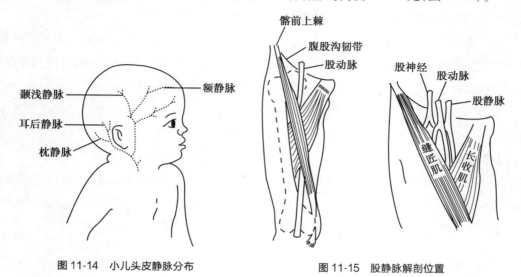

图 11-14 小儿头皮静脉分布　　　　　　图 11-15 股静脉解剖位置

【操作前准备】

1. 评估患者并解释

(1)评估

1)患者病情及治疗情况。

2)意识状态,肢体活动能力,对给药计划的了解、认识程度及合作程度。

3)穿刺部位的皮肤状况、静脉充盈度及管壁弹性。

(2)解释:向患者解释静脉注射的目的、方法、注意事项及配合要点、药物的作用及副作用。

2. 患者准备

(1)患者了解静脉注射的目的、方法、注意事项及配合要点、药物的作用及副作用。

(2)协助取舒适卧位,暴露注射部位。

3. 用物准备

(1)注射盘。

(2)注射器(规格视药量而定)、6～9 号针头或头皮针、无菌纱布、止血带、注射用小棉枕、胶布、注射卡。

(3)药液:按医嘱准备,抽取药液。

4. 环境准备 安静、整洁,光线及温湿度适宜,必要时用屏风遮挡患者。

5. 护士准备 衣帽整洁,修剪指甲,洗手,戴口罩。

【操作步骤】

操作步骤	要点与沟通
▲四肢表浅静脉注射 1. 评估患者并解释	● 护士:您好! 我是您的责任护士×××,可以告诉我您的床号和名字吗? ××床×××,根据医嘱将要为您静脉注射×××,您看这个时间可以吗? 注射需要 30 分钟左右,您如果想去卫生间,现在可以去,我去准备用物,一会儿见

操作步骤	要点与沟通
2. 备药　按医嘱备药，抽取药液	● 严格执行查对制度和无菌操作原则
3. 核对患者　携用物至患者床旁，核对患者	● 护士：为了安全，请您再告诉我一遍您的床号和名字
4. 选择合适静脉	● 长期静脉注射者，应有计划地选择静脉，由远心端到近心端
	● 护士：今天您想用哪只手进行注射呢？好的，就右手吧。我按压这儿疼吗？我看这条血管没有硬结，没有红肿，适合注射。那就在这条血管进行静脉注射，好吗
5. 皮肤消毒　安尔碘消毒皮肤两遍	● 护士：现在消毒皮肤，可能会有点凉
6. 垫小枕、系止血带	● 止血带末端向上，以防污染
7. 再次核对，排尽空气	
8. 穿刺　一手绷紧静脉下端皮肤使其固定，一手持注射器，示指固定针栓，针头斜面向上，与皮肤成15°~30°刺入静脉，见回血后可再沿静脉走行进针少许（图 11-16）	● 护士：请您握拳，我尽力一次穿刺成功
9. 两松一固定　松拳、松止血带，固定针头	● 动作轻柔
10. 推药	● 护士：注射过程中，如您有不适请及时告诉我……感觉怎么样
11. 拔针、按压　注射完毕，用无菌干棉签轻压穿刺点上方，迅速拔针，按压片刻	● 护士：注射完毕，我要拔针，请您协助按压至不出血即可
12. 再次核对	● 护士：我们再核对一下，××床×××，医嘱（×××），您现在有不适的感觉吗
13. 安置患者　协助患者取舒适卧位，嘱咐注意事项	● 护士：您这个卧位还舒适吗？如有问题请按呼叫器，也可以随时找我，祝您早日康复
14. 整理用物	● 按消毒隔离原则处理用物
15. 洗手、记录	
▲股静脉注射 1. 同四肢表浅静脉注射步骤 1~3	
2. 体位　协助患者取仰卧位	● 护士：请您稍褪裤，并把下肢伸直，略外展外旋，这样暴露部位，易于操作
3. 消毒皮肤　常规消毒局部皮肤并消毒操作者左手示指和中指	
4. 再次核对、排尽空气	
5. 确定穿刺部位　左手示指放于腹股沟，扪及股动脉搏动最明显部位并予固定	● 护士：我触摸一下股动脉，这样便于成功穿刺
6. 穿刺　在股动脉内侧 0.5cm 处，针头与皮肤成 90°或 45°刺入，抽动活塞见有暗红色回血，提示针头进入股静脉	● 如抽出血液为鲜红色，则提示进入股动脉，立即拔出针头，用无菌纱布加压按压穿刺处 5~10 分钟，直至不出血为止 ● 护士：您不要紧张，穿刺成功了
7. 固定针头，注入药液	
8. 拔针、按压　注射毕拔出针头，局部用无菌纱布加压止血，然后用胶布固定	● 充分按压，以免引起出血或形成血肿 ● 护士：我已经为您拔针了，用无菌纱布包扎固定，请您协助按压 3~5 分钟
9. 同四肢表浅静脉注射步骤 13~16	
▲小儿头皮静脉注射 1. 同四肢表浅静脉注射步骤 1~3	
2. 选择静脉	● 患儿取仰卧位或侧卧位，必要时剃去注射部位的毛发

操作步骤	要点与沟通
3. 消毒皮肤、待干	
4. 再次核对、排尽空气	
5. 穿刺　由助手固定患儿头部。操作者一手拇指、示指固定静脉两端，一手持头皮针针柄，沿静脉向心方向平行刺入，见回血后推药少许。如无异常，固定针头	• 注射过程中注意约束患儿，防止抓拽注射部位 • 注药过程中要试抽回血，保证针头在静脉内。如有肿胀隆起或有局部疼痛、无回血，提示针头滑出血管外，应拔针，更换部位，重新穿刺
6. 同四肢表浅静脉注射步骤 11~16	

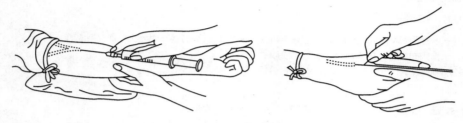

图 11-16　静脉注射进针法

【注意事项】

1. 严格执行查对制度和无菌技术操作制度。

2. 注射对组织有强烈刺激性的药物，应另备抽有生理盐水的注射器和头皮针，穿刺成功后，先注入少量的生理盐水，证实针头确在静脉内，再换上抽有药液的注射器进行推药，以免药液外溢导致组织坏死。

3. 静脉穿刺或推药过程中，一旦出现局部疼痛、肿胀、抽吸无回血，应立即停止注射，拔出针头，局部按压，另选静脉重新穿刺。

4. 有出血倾向患者不宜采用股静脉注射，进针后如抽出鲜红色血液，提示针头刺入股动脉，应立即拔出针头，用无菌纱布紧压穿刺处 5~10 分钟，确认无出血后，在另一侧股静脉穿刺。

5. 根据患者的年龄、病情及药物性质，掌握药物注入的速度，并随时听取患者主诉，观察注射局部及病情变化，确保用药安全。

【健康教育】

1. 向患者或家属说明静脉注射的目的和配合要求。

2. 向患者或家属说明保护静脉的意义。

【特殊患者静脉穿刺要点】

1. **肥胖患者**　肥胖者皮下脂肪较厚，静脉位置较深且不明显，但相对固定，注射时，在摸清血管走向后由静脉上方进针，进针角度稍加大（30°~40°）。

2. **水肿患者**　可沿静脉解剖位置，用手按揉局部，以暂时驱散皮下水分，使静脉充分显露后再行穿刺。

3. **脱水患者**　血管充盈不良，穿刺困难。可做局部热敷、按摩，待血管充盈后再穿刺。

4. **老年患者**　老人皮下脂肪较少，静脉易滑动且脆性较大，针头难以刺入或易穿破血管对侧。注射时，可用手指分别固定穿刺段静脉上下两端，再沿静脉走向穿刺。

【静脉注射失败的常见原因】

1. **针头未刺入静脉内**　针头刺入过浅，或因静脉滑动，针头未刺入静脉内。表现为抽吸无回血,推药后局部隆起,有疼痛感。

2. 针头斜面未完全刺入静脉 针尖斜面部分在静脉外。表现为抽吸虽有回血,但推药时药液溢至皮下,局部隆起,有疼痛感。

3. 针头刺入较深刺破对侧血管壁 针头斜面一半穿破对侧血管壁。表现为抽吸有回血,推注少量药液,局部可无隆起,但因部分药液溢出至深层组织,患者有疼痛感。

4. 针头刺入过深,穿破对侧血管壁 针头穿透下面血管壁。表现为抽吸无回血,药液注入深层组织,有疼痛感。

第四节 雾化吸入法

雾化吸入法(nebulization)是应用雾化装置将水分或药物变成细微的气雾,经口或鼻吸入,以达到湿化气道、减轻局部炎症、祛痰、解除支气管痉挛等目的的一种给药方法。

雾化吸入药物除了对呼吸道局部产生作用外,还可通过肺组织吸收而产生全身性疗效。雾化吸入用药具有奏效较快、药物用量较小、不良反应较轻的优点,临床应用广泛。常用的雾化吸入法有超声波雾化吸入法、氧气雾化吸入法、压缩雾化吸入法和手压式雾化器雾化吸入法。

一、超声波雾化吸入法

超声波雾化吸入法(ultrasonic atomizing inhalation)是利用超声波声能,将药液变成细微的气雾,再由呼吸道吸入,以达到改善呼吸道通气功能和防治呼吸道疾病等目的的方法。超声波雾化吸入的雾量大小可以调节,雾滴小而均匀,药液可随深而慢的吸气到达终末支气管和肺泡。

【目的】

1. 湿化呼吸道 常用于呼吸道湿化不足、痰液黏稠、气道不畅患者,也可作为气管切开术后常规治疗手段。

2. 控制呼吸道感染 消除炎症,减轻呼吸道黏膜水肿,稀释痰液,帮助祛痰。常用于咽喉炎、支气管扩张、肺炎、肺脓肿、肺结核等患者。

3. 改善通气功能 解除支气管痉挛,保持呼吸道通畅。常用于支气管哮喘等患者。

4. 预防呼吸道感染 常用于胸部手术前后的患者。

5. 治疗肺癌 间歇吸入抗癌药物治疗肺癌。

【操作前准备】

1. 评估患者并解释

(1)评估:①患者的病情、治疗情况、用药史、所用药物的药理作用;②患者的意识状态、心理状态、对治疗计划的了解及合作程度;③患者的呼吸道是否感染,有无支气管痉挛、呼吸道黏膜水肿、痰液等,患者面部及口腔黏膜有无感染、溃疡等。

(2)解释:向患者解释超声波雾化吸入法的目的、方法、注意事项及配合要点。建议患者采取坐位、半坐位或侧卧位,利用重力作用使膈肌下降,增加肺的活动度,提高雾化效果。

2. 患者准备

（1）患者了解超声波雾化吸入法的目的、方法、注意事项及配合要点。

（2）患者能配合采取坐位、半坐位或侧卧位。

3. 用物准备

（1）超声波雾化吸入器一套（图11-17）。

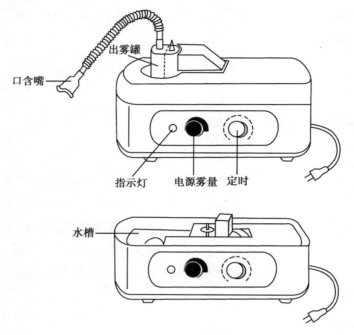

图 11-17　超声雾化器

1）构造

a. 超声波发生器：通电后可输出高频电能，其面板上有电源和雾量调节开关、指示灯及定时器。

b. 水槽与晶体换能器：水槽内盛冷蒸馏水，其底部有一晶体换能器，接收发生器输出的高频电能，并将其转化为超声波声能。

c. 雾化罐与透声膜：雾化罐内盛药液，其底部的半透明膜为透声膜，超声波声能可透过此膜作用于罐内药液，产生雾滴喷出。

d. 螺纹管和口含嘴（或面罩）：每次必须严格消毒处理后使用。

2）作用原理：超声波发生器通电后输出高频电能，电能通过水槽底部晶体换能器转换为超声波声能，声能震动并透过雾化罐底部的透声膜作用于罐内的药液，使药液表面张力和惯性受到破坏，成为细微雾滴喷出，通过螺纹管随患者深而慢的吸气而进入呼吸道。

（2）水温计、冷蒸馏水、弯盘、生理盐水、纸巾、电源插座等。

（3）药液：按医嘱准备，用生理盐水稀释药液至30~50ml。常用的药物有：①抗生素：常用庆大霉素、卡那霉素，可控制呼吸道感染，消除炎症；②平喘药：常用氨茶碱、沙丁胺醇，可使支气管扩张，解除支气管痉挛；③祛痰药：常用α-糜蛋白酶、乙酰半胱氨酸，可稀释痰液，帮助祛痰；④糖皮质激素：常用地塞米松，与抗生素同时使用，增加抗炎效果，减轻呼吸道黏膜水肿。

4. 环境准备　安静、整洁，光线充足，温湿度适宜。

5. 护士准备　衣帽整洁，修剪指甲，洗手，戴口罩。

【操作步骤】

操作步骤	要点与沟通
1. 评估患者并解释	● 护士：您好！我是您的责任护士×××，可以告诉我您的床号和名字吗？×××，根据医嘱我将要为您做雾化吸入，以缓解您咽喉炎的不适症状，您看这时间可以吗？我去准备用物，请稍等
2. 检查、连接设备	● 确保完好状态
（1）检查雾化罐，确保无松动、脱落等异常情况	
（2）连接雾化罐主件与附件	
（3）水槽内加冷蒸馏水	● 切忌加温水或热水，水槽无水时不可开机，以免损坏机器
3. 加药　将药液倒入雾化罐内	● 动作轻柔，勿损坏透声膜（透声膜质脆，易损坏）
4. 核对解释	● 护士：为了安全，请您再告诉我一遍您的床号和名字？这项操作没有什么痛苦，您不要紧张，现在进行治疗可以吗
5. 开始雾化	
（1）协助取舒适卧位	
（2）接通电源，打开电源开关，预热3~5分钟	
（3）调整定时开关至所需时间	一般每次为15~20分钟
（4）打开雾化开关，调整雾量	水槽内须保持有足够的冷水，如发现水温超过50℃或水量不足，应关机，更换或加入冷蒸馏水
（5）将口含嘴放入患者口中（也可用面罩），指导患者做深呼吸	● 护士：现在开始雾化，您能坐起来吗？这样能够提高雾化效果。我已经调好了雾化时间和雾量，请您将口含嘴放到您口中，它是供您专用的，可以放心使用。请您做深呼吸，用口吸气，用鼻呼气。您感觉雾量合适吗？雾化吸入需要20分钟，在这过程中如有不适请及时按呼叫器，要注意安全，不要碰到电源，我也会随时来看您
6. 停止雾化	
（1）治疗毕，取下口含嘴	● 护士：×××，雾化时间到了，我为您取下口含嘴，好吗？这次雾化吸入疗法结束了，您感觉怎么样
（2）关雾化开关，再关电源开关	● 连续使用雾化器时，中间需间隔30分钟
7. 安置患者　擦干患者面部，协助其取舒适卧位，整理床单位	● 护士：在治疗期间，您要多饮水，饮食宜清淡，尽量少说话，谢谢您的配合，祝您早日康复
8. 整理用物	● 倒掉水槽内的水并擦干
	● 将雾化罐、螺纹管浸泡消毒1小时，再洗净晾干备用
9. 洗手、记录	● 记录雾化开始时间及持续时间、患者的反应及效果等

【注意事项】

1. 在使用过程中，水槽内要保证有足够量的蒸馏水，水温不宜超过50℃；连续使用需间隔30分钟；使用中注意监测水温，如超过50℃应关机更换冷蒸馏水。

2. 注意保护雾化罐底部的透声膜及水槽底部晶体换能器，因透声膜及晶体换能器质脆易破碎，在操作及清洗过程中，动作要轻，防止损坏。

3. 治疗过程中需添加药液时，直接从小孔中添加，不必关机。

4. 治疗过程中应观察患者痰液排出是否困难，若因黏稠的分泌物经湿化后膨胀致痰液不易咳出时，应予以拍背以协助痰液排出，必要时给予吸痰。

【健康教育】

1. 向患者介绍超声波雾化吸入器的作用原理并教会其正确的使用方法。

2. 教给患者深呼吸的方法及用深呼吸配合雾化的方法。

二、氧气雾化吸入法

氧气雾化吸入法（oxygen nebulization）是利用一定压力的氧气产生的高速气流，使药液形成雾状，随吸气进入患者呼吸道，以控制呼吸道感染和改善通气功能。临床上常用于咽喉炎、支气管炎、支气管扩张、支气管哮喘、肺炎、肺脓肿、肺结核等患者。

【目的】

1. 解除支气管痉挛，使呼吸道通畅，改善通气功能。

2. 消除呼吸道炎症反应，减轻黏膜水肿，稀释痰液。

【操作前准备】

1. **评估患者并解释**　同超声波雾化吸入法。

2. **患者准备**　同超声波雾化吸入法。

3. **用物准备**

（1）氧气雾化吸入器

氧气雾化器吸入器也称射流式氧气雾化器（图11-18），是借助高速氧气气流通过毛细管并在管口产生负压，将药液由邻近的小管吸出，所吸出的药液又被毛细管口高速气流撞击成细微的雾滴喷出，随患者吸气而进入呼吸道。

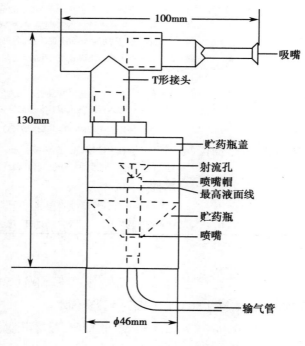

图 11-18　射流式氧气雾化器

（2）氧气装置一套（不用湿化瓶）、弯盘、药液、适量生理盐水。

4. **环境准备**　安静、整洁，光线充足，温湿度适宜。

5. **护士准备**　衣帽整洁，修剪指甲，洗手，戴口罩。

【操作步骤】

操作步骤	要点与沟通
1. 评估患者并核对解释	• 同超声波雾化吸入法
2. 加药液	• 按医嘱备药,用蒸馏水或生理盐水稀释药液至5ml,注入雾化器
3. 检查、连接管路	• 将雾化器的进气口与氧气装置的输出管连接
4. 调节氧气流量	• 氧气流量一般为6~8L/min,气流不可过大,以免损坏雾化器
5. 开始雾化	• 操作中注意用氧安全,严禁接触烟火和易燃品 • 护士:×××,现在开始雾化了,请您坐起来,手持雾化器,将吸嘴放入口中,紧闭嘴唇深吸气,用鼻呼气,如此反复,直至药液吸完为止
6. 停止雾化	• 同超声波雾化吸入法
7. 安置患者 擦干患者面部,协助其取舒适卧位,整理床单位	• 护士:谢谢您的配合,祝您早日康复
8. 整理用物	• 按规定消毒处理用物以备用
9. 洗手、记录	• 记录内容同超声波雾化吸入法

【注意事项】

1. 正确使用供氧装置,注意用氧安全,室内应避免火源。
2. 氧气湿化瓶内勿放水,以免液体进入雾化器内使药液稀释影响疗效。
3. 注意观察患者痰液排出情况,如痰液仍未排出,可给予拍背、吸痰等方法协助排痰。

【健康教育】

同超声波雾化吸入法。

三、手压式雾化吸入法

手压式雾化吸入法是将药液预置于雾化器中,将雾化器倒置,利用其内腔形成的高压,用拇指按压雾化器顶部(图11-19),使药液从喷嘴喷出,形成细微的雾滴,作用于口腔及咽部气管、支气管黏膜,从而被局部吸收的给药方法。

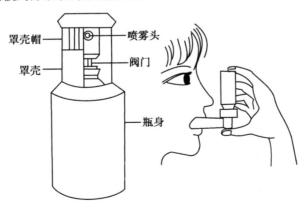

罩壳帽　喷雾头
罩壳　阀门
瓶身

图11-19　手压式雾化吸入器及吸入法

【目的】

主要通过吸入拟肾上腺素药、氨茶碱或沙丁胺醇等支气管解痉药,改善通气功能,适用于支气管哮喘、喘息性支气管炎的对症治疗。

【操作前准备】

1. **评估患者并解释** 同超声波雾化吸入法。

2. **患者准备** 同超声波雾化吸入法。

3. **用物准备** 按医嘱准备手压式雾化吸入器(内含药物)。

4. **环境准备** 安静、整洁,光线充足,温湿度适宜。

5. **护士准备** 衣帽整洁,修剪指甲,洗手,戴口罩。

【操作步骤】

操作步骤	要点与沟通
1. 备手压式雾化吸入器	● 手压式雾化吸入器内含药物
2. 核对解释	● 护士:您好,为了安全,请您告诉我一遍您的床号和名字?这项操作没有什么痛苦,您不要紧张,现在进行治疗可以吗
3. 开始雾化	● 护士:×××,您这样坐舒适吗?这个体位可增强雾化效果;现在开始雾化,请您将雾化器倒置,接口端放入双唇间;您紧闭嘴唇,吸气开始的时候按压气雾瓶顶部,使药物喷出;先深吸气,屏气(尽可能延长屏气时间,最好坚持 10 秒左右),然后呼气,这样反复 1~2 次就行了
4. 停止雾化	
5. 安置患者	● 护士:×××,喷雾器使用后宜放在阴凉处保存,塑料外壳可用温水清洁;谢谢您的配合,祝您早日康复
6. 整理用物	
7. 洗手、记录	● 记录内容同超声波雾化吸入法

【注意事项】

1. 喷雾器使用后宜放在阴凉处(30℃以下)保存,塑料外壳可用温水清洁。

2. 药液随着深吸气的动作经口腔吸入,尽可能地延长屏气时间(最好能坚持 10 秒左右),然后呼气。

3. 每次按压 1~2 次即可,两次使用间隔时间不少于 3~4 小时。当疗效不满意时,不随意增加或减少喷药次数和每次喷用量,防止用药过量。

【健康教育】

1. 指导患者或家属正确使用手压式雾化吸入器给药方法。

2. 教会患者评价疗效,当疗效不满意时,不随意增加或减少用量或缩短用药间隔时间,以免加重不良反应。

3. 帮助患者分析并解释引起呼吸道痉挛的原因和诱因,指导其选择适宜的运动,预防呼吸道感染。

四、压缩雾化吸入法

压缩雾化吸入法是利用压缩空气,将药液变成细微的气雾(直径 $3\mu m$ 以下),随患者呼吸将药液直接吸入呼吸道的一种治疗方法。

【目的】

同氧气雾化吸入法。

【操作前准备】

1. **评估患者并解释** 同超声波雾化吸入法。

2. **患者准备** 同超声波雾化吸入法。

3. **用物准备**

(1)压缩雾化吸入器装置

1)构造

a. 空气压缩机:通电后可将空气压缩。其面板上有电源开关、过滤器及导管接口。

b. 喷雾器:其下端有空气导管接口与压缩机相连;上端可安装进气活瓣(如使用面罩,则不用安装进气活瓣);中间部分为药皿,用以盛放药液。

c. 口含器:带有呼气活瓣。

2)作用原理:空气压缩机通电后输出的电能将空气压缩,压缩空气作用于喷雾器内的药液,使药液表面张力破坏而形成细微的雾滴,通过口含嘴随着患者的呼吸进入呼吸道。

(2)常用药物:同超声波雾化吸入法。

(3)其他用物:弯盘、纱布、治疗巾、电源插座等。

4. **环境准备** 安静、整洁,光线充足,温湿度适宜。

5. **护士准备** 衣帽整洁,修剪指甲,洗手,戴口罩。

【操作步骤】

操作步骤	要点与沟通
1. 评估患者并解释	● 同超声波雾化吸入法
2. 连接雾化器和压缩机	
3. 将药液注入喷雾器	
4. 核对解释	● 护士:为了安全,请您再告诉我一遍您的床号和名字? 这项操作没有什么痛苦,您不要紧张,现在进行治疗可以吗
5. 开始雾化	● 护士:现在开始雾化,您能坐起来吗? 这个体位能够提高雾化效果。 时间和雾量我已经为您调整好了,请您将口含嘴放到您口中,它是一次性的,可以放心使用。 请您做深呼吸,用口吸气,用鼻呼气;您感觉雾量合适吗? 雾化吸入需要20分钟,在这过程中如有不适请及时按呼叫器,要注意安全,不要碰到电源,我会随时来看您 ● 一般每次定时 15~20 分钟
6. 停止雾化 取下口含嘴,关闭电源	● 护士:×××,雾化时间到了,我为您取下口含嘴,好吗? 这次雾化吸入,您感觉怎么样
7. 安置患者 擦干患者面部,协助其取舒适卧位,整理床单位	● 护士:在治疗期间,您要多饮水,饮食宜清淡,尽量少说话,谢谢您的配合,祝您早日康复
8. 整理用物	
9. 洗手、记录	● 记录内容同超声波雾化吸入法

【注意事项】

1. 压缩雾化器在使用时要放在平坦、光滑且稳定的平面上,切勿放置在地毯或粗糙的表面上,以免堵塞通风口;操作时切勿覆盖压缩机表面。

2. 压缩雾化器在使用时,导管一端连接压缩机,另一端连接雾化器,一定要连接牢固。

3. 治疗过程中,应密切观察患者的病情变化,出现不适可适当休息或平静呼吸;如有痰液嘱咐患者咳出,不可咽下。

4. 定期检查压缩机的空气过滤器内芯,喷雾器要定期清洗,发现喷嘴堵塞应反复清洗或更换。

【健康教育】

1. 向患者及家属介绍雾化吸入的相关知识,指导其正确吸入药液,使药液充分达到呼吸道深部,更好地发挥疗效。

2. 指导患者雾化后正确咳嗽,以促进痰液的排出,减轻呼吸道感染。

3. 指导患者及家属了解有关呼吸道疾病发生的相关知识。

第五节　药物过敏试验法

临床上使用某些药物时,可发生不同程度的过敏反应。药物过敏反应的发生与所用药物的药理作用和用药的剂量无关,仅与人的过敏体质有关。临床表现为发热、皮疹、血管神经性水肿、血清病综合征等,严重者可发生过敏性休克而危及生命。

药物过敏反应是异常的免疫反应,仅发生于少数人。其基本原因在于抗原抗体的相互作用。药物作为一种抗原,进入机体后,有些个体体内会产生特异性抗体(IgE、IgG 及 IgM),使 T 淋巴细胞致敏,当再次应用同类药物时,抗原抗体在致敏淋巴细胞上相互作用,引起过敏反应。

为防止过敏反应,在使用高致敏性的药物前,应详细询问患者用药史、过敏史、家族过敏史,同时还应作药物过敏试验。在做过敏试验过程中,护士应准确配置试验药液,严格掌握方法,认真观察反应,正确判断结果,同时做好急救的准备工作并熟练掌握过敏反应的急救处理。

问题与思考11-3　　　患者李女士,45 岁。主诉:突发寒战、高热 1 日,咳嗽、气急,胸痛半日。检查:T 39.7℃,P 116 次/分,R 35 次/分,BP 120/65mmHg。神智清楚,急性面容,呼吸急促,左上胸呼吸运动减弱,可闻及支气管呼吸音及细啰音,白细胞计数 $16×10^9$/L。诊断为大叶性肺炎。青霉素皮试后 8 分钟,自述皮肤瘙痒,胸闷不适,继而面色苍白、出冷汗,查体:脉搏 120 次/分,血压 70/50mmHg,患者神志清。

思考:

1. 请问李女士出现了什么问题?

2. 护士应采取的紧急措施是什么?

一、青霉素过敏试验及过敏反应的处理

青霉素主要用于敏感的革兰阳性球菌、革兰阴性球菌和螺旋体感染的治疗,是目前常用的抗生素之一,具有疗效高、毒性低的特点。但易发生过敏反应,其发生率在各种抗生素中最高,约3%~6%。任何年龄、性别、剂量、剂型、给药途径和给药时间均可能发生过敏反应。因此在使用各种青霉素制剂前都应做过敏试验,试验阴性者方可用药,同时要加强青霉素使用前后的

监测,及时发现过敏反应并处理。

(一)青霉素过敏反应发生机制

青霉素本身不具有抗原性,其制剂中所含的高分子聚合物及其降解产物(如青霉烯酸、青霉噻唑酸等)作为半抗原进入机体后,可与蛋白质、多糖及多肽分子结合成为全抗原,使 T 淋巴细胞致敏,刺激 B 淋巴细胞分化增殖产生特异性抗体 IgE。IgE 黏附于某些组织的肥大细胞及血清中的嗜碱性粒细胞表面,使机体对抗原处于致敏状态。当机体再次接触类似的抗原时,肥大细胞和嗜碱性粒细胞表面的 IgE 即与之结合,导致细胞破裂,释放组胺、白三烯、缓激肽等血管活性物质,这些物质分别作用于效应器官,使平滑肌收缩、毛细血管扩张和通透性增高、腺体分泌增多,从而产生一系列过敏反应的临床表现(图 11-20)。

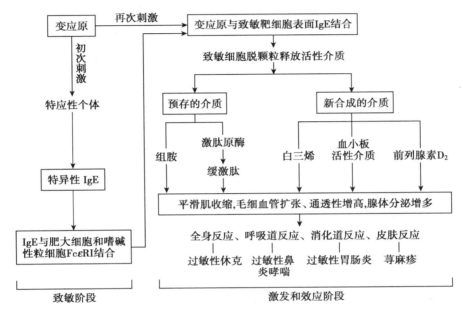

图 11-20　青霉素过敏反应(Ⅰ型)原理

(二)青霉素过敏反应的临床表现

过敏性反应的临床表现与释放的生物活性物质有关,临床表现多种多样,包括皮肤、呼吸道、消化道等过敏症状,其中最严重的表现为过敏性休克。

1. 过敏性休克　青霉素过敏性休克多在注射后 5~20 分钟内,甚至在用药数秒内发生,既可发生于皮内试验过程中,也可发生于初次肌内注射或静脉注射时(皮内试验结果阴性);还有极少数患者发生于连续用药过程中。主要表现为:

(1)呼吸道阻塞症状:由喉头水肿、支气管痉挛、肺水肿引起,表现为胸闷、气促、哮喘、呼吸困难,伴濒死感。

(2)循环衰竭症状:由周围血管扩张导致有效循环量不足引起,表现为面色苍白、出冷汗、发绀、脉搏细弱、血压下降等。

(3)中枢神经系统症状:由脑组织缺氧引起,表现为面部及四肢麻木、意识丧失、抽搐、大小便失禁等。

2. 血清病样反应　一般于用药后 7~12 天发生,临床表现和血清病相似,有发热、腹痛、皮肤瘙痒、荨麻疹、全身淋巴结肿大、关节肿痛等症状。

3. 各器官或组织的过敏反应

(1)皮肤过敏反应:主要有瘙痒、荨麻疹,严重者可发生剥脱性皮炎。

(2)呼吸道过敏反应:哮喘或诱发原有的哮喘发作。

(3)消化系统过敏反应:过敏性紫癜,以腹痛和便血为主要症状。

相关链接

青霉素的发现简史

1928年弗莱明在研究金黄色葡萄球菌的菌落形态时,一个培养平板偶然污染了青霉。他用放大镜检查了这个平板时,发现青霉菌落周围的金黄色葡萄球菌菌落被明显溶解。弗莱明注意到青霉菌斑点的四周有一圈无菌区,认为这是一个微生物拮抗现象的有趣例子。而后他有意识地在金黄色葡萄球菌和其他细菌平板上接种这种特异青霉菌,证实了特异青霉菌对葡萄球菌的许多细菌均有裂解作用。他进一步研究发现,不仅这种青霉菌具有强烈的杀菌作用,而且过滤除菌后的特异青霉菌培养液也有较好的杀菌能力。于是,弗莱明推论真正的杀菌物质是这种特异青霉菌生长过程产生的代谢物,并将它命名为青霉素(penicillin,盘尼西林)。1929年,弗莱明在《英国实验病理学杂志》上发表了自己的发现。

此后,在长达四年的时间里,弗莱明对这种特异青霉菌进行了专门研究,结果表明青霉素对许多能引起严重疾病的传染病菌有显著的抑制和破坏作用,而且杀菌作用极强。为此,弗莱明获得了1945年的诺贝尔生理学或医学奖。

(三)青霉素过敏试验法

青霉素过敏试验通常以0.1ml(含青霉素20~50U)的试验液皮内注射,根据皮丘变化及患者全身情况来判断试验结果,过敏试验结果阴性方可使用青霉素治疗。

【目的】

通过青霉素过敏试验,确定患者对青霉素是否过敏,以作为临床应用青霉素治疗的依据。

【操作前准备】

1. 评估患者并解释

(1)评估:①患者的用药史、过敏史及家族过敏史,如有青霉素过敏史者应停止该项试验,有其他药物过敏史或变态反应疾病史者应慎用;②病情、治疗情况、用药情况,如曾使用青霉素,已停药3天需要再次使用,或在使用过程中更换青霉素批号时,需重做过敏试验;③心理状态和意识状态;④对青霉素过敏试验的认识程度及合作态度。

(2)解释:向患者及家属解释过敏试验的目的、方法、注意事项及配合要点。

2. 患者准备

(1)患者了解过敏试验的目的、方法、注意事项及配合要点。

(2)患者空腹时不宜进行皮试,因个别患者于空腹时注射用药,会发生眩晕、恶心等反应,易与过敏反应相混淆。

3. 用物准备

（1）注射盘、1ml 注射器、2～5ml 注射器、$4^{1}/_{2}$～5 号针头、6～7 号针头、青霉素药液（青霉素 G 80 万 U/瓶）、生理盐水。

（2）抢救物品：0.1% 盐酸肾上腺素、急救车（备常用抢救药物）、氧气、吸痰器等。

4. 环境准备　注射环境安静、整洁、光线适宜。

5. 护士准备　衣帽整洁，修剪指甲，洗手，戴口罩。

【操作步骤】

1. 试验液的配制　皮内试验液以每 ml 含青霉素 200～500U 的生理盐水溶液为标准（表 11-4），以 0.1ml（含 20～50U）为注入标准。

表 11-4　青霉素皮肤试验液的配制（以青霉素钠 80 万 U 为例）

青霉素钠	加 0.9% 氯化钠溶液（ml）	每 ml 药液青霉素钠含量（U/ml）	要点与说明
80 万 U	4	20 万	用 5ml 注射器，6～7 号针头
0.1ml 上液	0.9	2 万	以下用 1ml 注射器，6～7 号针头
0.1ml 上液	0.9	2000	每次配制时均需将溶液摇匀
0.1ml 上液	0.9	200	配制完毕换接 $4^{1/2}$ 号针头，妥善放置

2. 试验方法　确定患者无青霉素过敏史，于患者前臂掌侧下段皮内注射青霉素皮试溶液 0.1ml（含青霉素 20～50U），注射后观察 20 分钟，20 分钟后判断并记录试验结果。

3. 试验结果判断（表 11-5）。

表 11-5　青霉素皮肤试验结果的判断

结果	局部皮丘反应	全身情况
阴性	大小无改变，周围无红肿，无红晕	无自觉症状，无不适表现
阳性	皮丘隆起增大，出现红晕硬块，直径大于 1cm，周围有伪足伴局部痒感	可有头晕、心慌、恶心，甚至发生过敏性休克

【注意事项】

1. 青霉素过敏试验前详细询问患者的用药史、药物过敏史及家族过敏史。

2. 凡初次用药、停药 3 天后再用，以及在应用中更换青霉素批号时，均须按常规做过敏试验。

3. 皮肤试验液须现配现用，浓度与剂量必须准确。

4. 严密观察患者，首次注射后须观察 30 分钟，注意局部和全身反应，倾听患者主诉，并做好急救准备工作。

5. 皮试结果阳性者禁止使用青霉素，并在体温单、病历、医嘱单、床头卡醒目注明，同时将结果告知患者及其家属。

6. 如皮试结果怀疑阳性，应作对照试验。可疑阳性表现为皮丘不扩大，周围有红晕，但直径小于 1cm；或局部皮试结果为阴性，但患者有胸闷、头晕等全身症状。对可疑阳性患者，应在对侧前臂皮内注射生理盐水 0.1ml 作对照，如出现同样结果，说明前者不是阳性。确认青霉素皮试结果为阴性方可用药。使用青霉素治疗过程中要继续严密观察患者。

（四）青霉素过敏性休克的处理

由于青霉素过敏性休克发生迅猛，要务必做好预防及急救准备并在使用过程中密切观察患者的反应,一旦出现过敏性休克应立即采取以下措施,迅速及时、就地抢救。

1. 立即停药,协助患者平卧,报告医生,就地抢救。

2. 立即皮下注射0.1%盐酸肾上腺素1ml,小儿剂量酌情减量。如症状不缓解,可每隔半小时皮下或静脉注射该药0.5ml,直至脱离危险期。盐酸肾上腺素是抢救过敏性休克的首选药物,具有收缩血管、增加外周阻力、提升血压、兴奋心肌、增加心输出量及松弛支气管平滑肌的作用。

3. **维持呼吸** 改善缺氧症状,给予氧气吸入。呼吸受抑制时,应立即进行口对口人工呼吸,并肌内注射尼可刹米或洛贝林等呼吸兴奋剂。喉头水肿导致窒息时,应尽快施行气管插管或气管切开术。

4. **抗过敏** 根据医嘱静脉注射地塞米松5~10mg或将琥珀酸钠氢化可的松200~400mg加入5%~10%葡萄糖溶液500ml内静脉滴注;应用抗组胺类药物,如肌内注射盐酸异丙嗪25~50mg或苯海拉明40mg。

5. **补充血容量** 静脉滴注10%葡萄糖溶液或平衡溶液扩充血容量。如血压仍不回升,可按医嘱加入多巴胺或去甲肾上腺素等升压药物静脉滴注。

6. 若发生呼吸心搏骤停,立即进行复苏抢救。如施行体外心脏按压,人工呼吸或气管内插管等急救措施。

7. 密切观察病情,记录患者生命体征、神志和尿量等病情变化;不断评价治疗与护理的效果,为进一步处置提供依据。

二、链霉素过敏试验及过敏反应的处理

链霉素主要对革兰阴性菌及结核杆菌有较强的抗菌作用。链霉素本身具有毒性作用,主要损害第八对脑神经,而且链霉素所含杂质(链霉素胍和二链霉胺)具有释放组胺的作用,可引起中毒反应和过敏反应。过敏性休克发生率虽较青霉素低,但死亡率很高,故使用链霉素时,应做过敏试验。

(一)链霉素过敏试验法

试验用物准备除链霉素制剂(100万U/g)、10%葡萄糖酸钙或5%氯化钙外,其他用物同青霉素过敏试验法。

1. **试验液的配制** 以每毫升试验液含链霉素2500U为标准,具体配制方法见(表11-6)。

表11-6 链霉素皮肤试验液的配制

链霉素	加0.9%氯化钠溶液(ml)	每毫升药液链霉素含量(U/ml)	要点与说明
100万U	3.5ml	25万	用5ml注射器,6~7号针头
0.1ml上液	0.9	2.5万	换用1ml注射器
0.1ml上液	0.9	2500	每次配制时均需将溶液摇匀,配制完毕换接$4\frac{1}{2}$号针头,妥善放置

2. **试验方法** 取上述皮试药液0.1ml(含链霉素250U)作皮内注射,注射后观察20分钟,20分钟后判断皮试结果,其结果判断标准与青霉素相同。只有链霉素过敏试验结果阴性方可使用链霉素治疗。

（二）链霉素过敏反应的临床表现及处理

链霉素过敏反应的临床表现与青霉素过敏反应大致相同。轻者表现为发热、皮疹、荨麻疹，重者可出现过敏性休克。一旦发生过敏性休克，其救治措施与青霉素过敏性休克基本相同。

链霉素的毒性反应比过敏反应更常见、更严重，可出现全身麻木、抽搐、肌肉无力、眩晕、耳鸣、耳聋等症状。患者若有抽搐，可用10%葡萄糖酸钙或5%氯化钙，静脉缓慢推注，小儿酌情减量；因钙离子可与链霉素络合，从而减轻链霉素的毒性症状。患者若有肌肉无力、呼吸困难，宜用新斯的明皮下注射或静脉注射。

三、破伤风抗毒素过敏试验及脱敏注射法

破伤风抗毒素（tetanus antitoxin，TAT）是用破伤风类毒素免疫的马血浆经物理、化学方法精制而成，是一种特异性抗体，具有中和破伤风毒素的作用。用于预防和治疗破伤风。已出现破伤风或其可疑症状时，应及时使用抗毒素治疗；开放性外伤（特别是创口深、污染严重者）有感染破伤风的危险时，及时应用抗毒素进行预防。

TAT对于人体而言是一种异种蛋白，具有抗原性，注射后容易引起过敏反应。首次使用TAT前，应做过敏试验。曾用过破伤风抗毒素超过1周者，如再使用，仍需重做过敏试验。结果阴性，方可把所需剂量一次注射完。TAT是一种特异性抗体，没有可以代替的药物，即使皮试结果阳性，仍需考虑使用。但要采用脱敏注射法，注射过程要密切观察，一旦发现异常，立即采取有效的处理措施。

（一）TAT过敏试验法

1. **TAT皮试液配制** 用1ml注射器吸取TAT药液（1500U/ml）0.1ml，加生理盐水稀释至1ml（1ml内含TAT 150U），即可供皮试使用。

2. **试验方法** 取上述皮试液0.1ml（内含TAT 15U）进行皮内注射，20分钟后判断皮试结果。皮试结果判断标准：

阴性：局部皮丘无变化、全身无异常反应。

阳性：局部皮丘红肿，硬结直径大于1.5cm，红晕范围直径超过4cm，有时出现伪足或有痒感，全身过敏性反应与青霉素过敏反应相类似。

如皮试结果为阴性，可将所需剂量一次肌内注射完毕。如结果为阳性，需采用脱敏注射法。

（二）TAT脱敏注射法

脱敏注射法是将所需要的TAT以小剂量多次的方式注入体内（表11-7）。脱敏的机制是小剂量抗原进入机体后，同吸附于肥大细胞或嗜碱性粒细胞上的IgE结合，使其逐步释放出少量的组胺等活性介质。由于生物活性介质释放量少，不至于引起临床症状。短时间内连续多次注射可以逐渐消耗体内产生的IgE，最终可以全部注入所需药量而不致发病。但这种脱敏只是暂时的，经过一定时间后，IgE再产生而重建致敏状态。故日后如再用TAT，还需重做过敏试验。

采用TAT脱敏注射时，应按抢救过敏性休克的要求提前准备好急救物品。

表 11-7　破伤风抗毒素脱敏注射法

次数	TAT（ml）	加 0.9%氯化钠溶液（ml）	注射途径
1	0.1	0.9	肌内注射
2	0.2	0.8	肌内注射
3	0.3	0.7	肌内注射
4	余量	稀释至 1ml	肌内注射

按照上表，每隔 20 分钟肌内注射一次，直至完成总剂量（TAT 1500U）。在脱敏注射过程中，应密切观察患者的反应。如发现患者出现面色苍白、发绀、荨麻疹及头晕、心跳等不适或过敏性休克时，应立即停止注射并配合医生进行抢救。如反应轻微，可待症状消退后，酌情将剂量减少、注射次数增加，在密切观察患者情况下，顺利注入余量。

四、普鲁卡因与碘过敏试验

（一）普鲁卡因过敏试验

普鲁卡因为常用局部麻醉药，偶可引起轻重不一的过敏反应。凡首次应用普鲁卡因或注射普鲁卡因青霉素者均须做过敏试验。

1. 过敏试验方法　皮内注射 0.25%普鲁卡因溶液 0.1ml（0.25mg），20 分钟后观察试验结果并记录。

2. 结果的判断和过敏反应的处理　同青霉素过敏试验及过敏反应的处理。

（二）碘过敏试验

临床上常用碘化物造影剂进行肾脏、胆囊、膀胱、支气管、心血管、脑血管造影检查。此类药物可发生过敏反应，症状严重程度不一，重症可致命。凡首次用药者应在碘造影前 1~2 天须做过敏试验，结果为阴性时方可做碘造影检查。

1. 过敏试验方法

（1）口服法：口服 5%~10%碘化钾 5ml，每日 3 次，连服 3 天，观察结果。

（2）皮内注射法：皮内注射碘造影剂 0.1ml，20 分钟后观察结果。

（3）静脉注射法：静脉注射碘造影剂（30%泛影葡胺）1ml，5~10 分钟后观察结果。

在静脉注射造影剂前，应该首先做皮内注射，然后再行静脉注射，结果阴性时方可进行碘剂造影。

2. 结果判断

（1）口服法：有口麻、头晕、心慌、恶心、呕吐、流泪、流涕、荨麻疹等症状为阳性。

（2）皮内注射法：局部有红肿、硬块，直径超过 1cm 为阳性。

（3）静脉注射法：有血压、脉搏、呼吸、面色等情况有改变为阳性。

有少数患者虽过敏试验阴性，但在注射碘造影剂时也会发生过敏反应，故造影时仍需备好急救药品。过敏反应的处理同青霉素过敏反应的处理。

五、头孢菌素类药物过敏试验

头孢菌素类药物是一类高效、低毒、广谱的抗生素，因可引起过敏反应，故用药前需做皮肤过敏试验。此外,应注意头孢菌素类和青霉素之间可呈现部分交叉过敏反应,对青霉素过敏者约有 10%～30% 对头孢菌素过敏,而对头孢菌素过敏者绝大多数对青霉素过敏。

(一)过敏试验方法

以先锋霉素Ⅵ(头孢拉定)为例,以每毫升试验液含先锋霉素Ⅵ500μg 为标准,皮试注入剂量为 0.1ml(含先锋霉素 50μg)。具体配制方法如下(表 11-8):

表 11-8　先锋霉素Ⅵ皮肤试验液的配制

先锋霉素Ⅵ	加 0.9% 氯化钠溶液（ml）	每 ml 药液先锋霉素Ⅵ含量	要点与说明
0.5g	2	250mg	用 2～5ml 注射器, 6～7 号针头
取上液 0.2ml	0.8	50mg	以下换用 1ml 注射器, 6～7 号针头
取上液 0.1ml	0.9	5mg	每次配制时均须将溶液摇匀
取上液 0.1ml	0.9	500 μg	配制完毕换接 4$\frac{1}{2}$ 号针头,妥善放置

(二)注意事项

1. 头孢菌素类药物皮肤试验前应详细询问患者的用药史、药物过敏史和家族过敏史,凡既往使用头孢菌素类药物发生过敏性休克时,不得再做过敏试验。

2. 凡初次用药、停药 3 天后再用,以及更换批号时,均须按常规做过敏试验。

3. 皮肤试验液必须现配现用,浓度与剂量准确。

4. 严密观察患者的反应,首次注射后须观察 30 分钟,注意局部和全身反应,倾听患者的主诉,做好急救准备工作。

5. 皮肤试验结果阳性者禁止使用头孢菌素类药物,应及时报告医生,同时在体温单、病历、医嘱单、床头卡和注射本上加以注明,并将结果告知患者及其家属。

有关皮试结果的判断以及过敏反应的处理,参见青霉素过敏试验相关内容。

第六节　其他给药法

除了前面介绍的主要给药途径之外,根据各专科特殊治疗需要,还可采用以下其他给药方法。

一、滴药法

(一)滴眼药法

【目的】

1. 将药液滴入结膜囊,起到杀菌、收敛、麻醉、缩瞳、散瞳的作用。

2. 做某些眼部疾病诊断的辅助检查。

【操作前准备】

1. 评估患者并解释

(1)评估:患者眼部疾患情况、用药的目的、自理能力,以及对用药计划的了解、认识和合作程度。

（2）解释：向患者及家属解释用药目的和用药后的注意事项。

2. **患者准备** 了解用药目的。

3. **用物准备** 弯盘、消毒棉签或棉球、滴管或无菌眼药滴瓶、医嘱用药。

4. **环境准备** 安静、整洁，光线适宜。

5. **护士准备** 衣帽整齐，修剪指甲，洗手，戴口罩。

【操作步骤】

操作步骤	要点与沟通
1. 核对 护士备齐用物携至患者床旁，核对并解释操作的目的和过程	• 护士：您好！ 请问您叫什么名字？ ×××您好！ 我是您的责任护士×××，根据医嘱，我现在要往您的眼睛里滴入药物，帮您治疗眼部疾病
2. 协助患者取坐位或仰卧位	
3. 用棉签或棉球擦净眼部分泌物，患者头稍后仰，眼向上看	
4. 一手将患者下眼睑轻轻向下方牵拉，另一手持滴管或滴瓶，手掌根部轻轻置于患者前额上，滴管距眼睑2~3cm，将药液滴入下穹隆的结膜囊内1~2滴	• 护士：我现在给您滴药，请您配合一下 • 滴药时勿触及眼睑、睫毛和手指，以免污染 • 滴药时勿压迫眼球
5. 用手指将上睑轻轻提起，使药液在结膜囊内分布均匀	
6. 用干棉球擦干流出的药液，嘱患者闭眼1~2分钟	
7. 操作后处理	
（1）协助患者取舒适体位，整理床单位和用物	
（2）洗手，记录	

【注意事项】

1. 滴药时勿压迫眼球，尤其对角膜溃疡、角膜软化和角膜有伤口的患者更应注意，防止内容物脱出。

2. 滴入散瞳和缩瞳药后，应用棉签压迫泪囊部，防止药液经鼻泪管流入鼻腔被吸收而引起全身不良反应，尤其小儿更应注意。

3. 同时滴数种药液时，先滴刺激性弱的药物，再滴刺激性强的药物。

4. 眼药水与眼药膏同用时先滴眼药水后涂眼药膏，中间需间隔2~3分钟。

【健康教育】

1. 嘱患者在滴入药物后，闭眼1~2分钟。

2. 教会患者自行操作的方法。

（二）滴耳药法

【目的】

1. 软化耵聍。

2. 治疗耳道及中耳疾病。

【操作前准备】

1. **评估患者并解释**

（1）评估：患者耳部疾患情况、用药的目的、自理能力，以及对用药计划的了解、认识和合作程度。

（2）解释：向患者及家属解释用药目的和用药后的注意事项。

2. **患者准备** 了解用药目的。

3. **用物准备** 弯盘、滴耳药物、滴管、棉花及耳科专用棉签。

4. **环境准备** 安静、整洁，光线适宜。

5. **护士准备** 衣帽整齐，修剪指甲，洗手，戴口罩。

【操作步骤】

操作步骤	要点与沟通
1. 核对　护士备齐用物携至患者床旁，核对并解释操作的目的和过程	● 护士：您好！请问您叫什么名字？×××您好！我是您的责任护士×××，根据医嘱，我现在要往您的耳朵里滴入药物，帮您治疗耳部疾病
2. 协助患者取患耳部朝上的体位	
3. 用耳科专用棉签清洁外耳道，以保证滴耳药的充分吸收和最佳疗效	● 滴药前必须把外耳道脓液洗净
4. 轻拉耳廓使外耳道变直，将药液顺耳道后壁滴入 2~3 滴	● 护士：我现在给您滴药，请您配合一下 ● 滴管头不可触及耳部，避免药液污染
5. 轻压耳屏数下，并保持原位 2~3 分钟	
6. 用消毒棉球轻塞外耳道口	
7. 操作后处理	
（1）协助患者取舒适体位，整理床单位和用物	
（2）洗手，记录	

【注意事项】

1. 滴药前必须把外耳道脓液洗净。

2. 药物温度以接近体温为宜，不宜太热或太凉，以免刺激迷路，引起眩晕、恶心呕吐等不适感。

3. 如滴耵聍软化液，应事先告知患者滴入药液量要多，滴药后可能有耳塞、闷胀感，以免患者不安。

【健康教育】

1. 嘱患者在滴入药物后，保持此体位 3~4 分钟，以免药液外流。

2. 教会患者自行操作的方法。

（三）滴鼻药法

【目的】

1. 保持鼻腔润滑，防止干燥结痂。

2. 保持鼻腔引流通畅，达到治疗目的。

【操作前准备】

1. 评估患者并解释

（1）评估：患者鼻腔黏膜情况、用药的目的、自理能力，以及对用药计划的了解、认识和合作程度。

（2）解释：向患者及家属解释用药目的和用药后的注意事项。

2. **患者准备** 了解用药目的。

3. **用物准备** 弯盘、滴鼻药物、滴管、清洁棉球或纸巾少许。

4. **环境准备** 安静、整洁,光线适宜。

5. **护士准备** 衣帽整齐,修剪指甲,洗手,戴口罩。

【操作步骤】

操作步骤	要点与沟通
1. 核对 护士备齐用物携至患者床旁,核对并解释操作的目的和过程	• 护士:您好! 请问您叫什么名字? ×××您好! 我是您的责任护士×××,根据医嘱,我现在要往您的鼻腔里滴入药物,帮您润滑鼻腔黏膜,起到通气的作用
2. 协助患者将鼻涕轻轻擤出	
3. 患者取仰卧位,肩下垫枕头或头悬于床头,头尽量后仰	• 使鼻部低于口和咽喉部的位置
4. 将药液滴入鼻腔内,用棉球轻轻按压下鼻翼,使药液均匀分布在鼻黏膜上	• 护士:我现在给您滴药,请您配合一下
5. 保持原位 2~3 分钟后坐起	
6. 用棉球或纸巾擦去外流的药液	
7. 操作后处理	
(1)协助患者取舒适体位,整理床单位和用物	
(2)洗手,记录	

【注意事项】

1. 滴药时,滴管口或瓶口勿触及鼻孔,以免污染药液。

2. 体位要正确,滴药时勿吞咽,以免药液进入咽部引起不适。

3. 滴药后交替按压鼻翼,使药液与鼻腔黏膜广泛接触,以利于药物的吸收,增强治疗效果。

4. 需要同时滴几种药物时,应先滴入减轻鼻充血药液,使鼻腔黏膜收缩后再滴入其他药液。

【健康教育】

1. 将药液滴入鼻腔内,用棉球轻轻按压下鼻翼,使药液均匀分布在鼻黏膜上。

2. 嘱患者在滴入药物后,保持此体位 2~3 分钟,以免药液外流。

3. 教会患者自行操作的方法。

二、栓剂给药法

栓剂是药物与一定的基质混合制成的供插入人体不同腔道的一种固体制剂,其熔点为37℃左右,插入体腔后缓慢融化而产生药效。常用的栓剂有直肠栓剂(rectal suppository)和阴道栓剂(vaginal suppository)。

(一)直肠栓剂给药法

【目的】

1. 直肠插入甘油栓,软化粪便,以利排出。

2. 栓剂中有效成分被直肠黏膜吸收,而达到全身治疗作用,如解热镇痛栓剂。

【操作前准备】

1. **评估患者并解释**

(1)评估:患者的病情、用药的目的、自理能力,以及对用药计划的了解、认识和合作程度。

(2)解释:向患者及家属解释用药目的和用药后需平卧的时间。

2. **患者准备** 了解用药目的,掌握放松和配合的方法。

3. **用物准备** 直肠栓剂、指套或手套、卫生纸。

4. **环境准备** 需要时用屏风或围帘遮挡患者。

5. **护士准备** 衣帽整齐,修剪指甲,洗手,戴口罩。

【操作步骤】

操作步骤	要点与沟通
1. 核对 护士备齐用物携至患者床旁,核对并向患者解释操作的目的和过程	● 护士:您好! 请问您叫什么名字? ×××您好! 我是您的责任护士×××,根据医嘱,我现在要通过您的肛门往直肠里面插入甘油栓,帮您解决便秘的困扰
2. 协助患者取侧卧位,膝部弯曲,暴露肛门	
3. 戴上指套或手套	● 避免污染手指
4. 让患者张口深呼吸,尽量放松	● 使肛门括约肌松弛
5. 将栓剂插入肛门,并用示指将栓剂沿直肠壁朝脐部方向送入 6~7cm(图 11-21)	● 护士:我现在要把药插到您的肛门里面了,请您配合一下 ● 必须插至肛门内括约肌以上,并确定栓剂靠在直肠黏膜上; 若插入粪块,则不起作用
6. 置入栓剂后,保持侧卧位 15 分钟,若栓剂滑脱出肛门外,应予重新插入	● 防止栓剂滑脱或融化后渗出肛门外 ● 不能下床者,将便器、卫生纸、呼叫器放于患者易取处 ● 注意观察药物疗效
7. 操作后处理	
(1)协助患者穿裤子,取舒适体位,整理床单位和用物	
(2)洗手,记录	

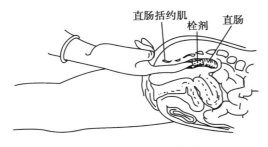

图 11-21 直肠栓剂给药法

【注意事项】

1. 严格执行查对工作。

2. 注意保护患者隐私部位。

3. 指导患者放松以及配合的方法,采取提高用药效果的措施。

【健康教育】

1. 嘱患者在置入药物后,至少平卧 15 分钟。

2. 教会患者自行操作的方法。

(二)阴道栓剂给药法

【目的】

自阴道插入栓剂,以起到局部治疗的作用,如插入消炎、抗菌药物治疗阴道炎。

【操作前准备】

1. **评估患者并解释**

(1)评估:患者的病情、对用药计划的了解、对隐私部位用药的接受程度和配合治疗情况以及用药的自理能力。

（2）解释：向患者及家属解释用药目的和用药后需平卧的时间。

2. 患者准备　了解用药目的，掌握放松和配合的方法。

3. 用物准备　阴道栓剂、栓剂置入器或手套、卫生棉垫。

4. 环境准备　需要时用屏风或围帘遮挡患者。

5. 护士准备　衣帽整齐，修剪指甲，洗手，戴口罩。

【操作步骤】

操作步骤	要点与沟通
1. 核对　护士备齐用物携至患者床旁，核对并向患者解释操作的目的和过程	• 护士：您好！请问您叫什么名字？×××您好！我是您的责任护士×××，根据医嘱，我现在要往阴道里面插入消炎药，帮您治疗阴道炎
2. 体位　协助患者取屈膝仰卧位，双腿分开，暴露会阴部	• 注意保暖
3. 铺巾　铺橡胶单及治疗巾于会阴下	
4. 戴套取栓　一手戴上指套或手套取出栓剂	• 避免污染手指
5. 嘱患者放松：嘱患者张口深呼吸，尽量放松	
6. 置栓　利用置入器或戴上手套将栓剂沿阴道下后方轻轻送入 5cm，达阴道穹隆（图 11-22）	• 护士：我现在要把药插到您的阴道里了，请您配合一下 • 必须确定阴道口后才能置药，避免误入尿道 • 成年女性阴道长约 10cm，故必须置入 5cm 以上深度，以防滑出
7. 保持平卧位　嘱咐患者至少平卧 15 分钟，以利药物扩散至整个阴道组织，利于药物吸收	• 如患者愿意自行操作，可教其方法，以便自行操作
8. 操作后处理	
（1）取出治疗巾及橡胶单，为避免药物或阴道渗出物弄污内裤，可使用卫生棉垫	
（2）协助患者取舒适卧位，整理床单位及用物	
（3）洗手，记录	

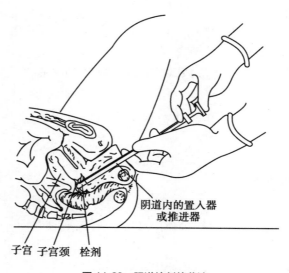

阴道内的置入器
或推进器

子宫　子宫颈　栓剂

图 11-22　阴道栓剂给药法

【注意事项】

1. 严格执行查对工作。

2. 注意保护患者隐私部位。

3. 准确判断阴道口,必须置入足够深度。

4. 做好提高用药效果的措施。

【健康教育】

1. 嘱患者在置入药物后,至少平卧 15 分钟,并指导患者在治疗期间避免性生活。

2. 教会患者自行操作的方法。

三、皮肤给药

皮肤给药是将药物直接涂于皮肤,以达到局部治疗的作用。皮肤用药有溶液、油膏、粉剂、糊剂等多种剂型。

【操作前准备】

1. 评估患者并解释

(1)评估:患者的病情、自理能力;局部皮肤情况;对局部用药计划的了解、认识和合作程度。

(2)解释:向患者及家属解释用药目的和相应剂型用药的注意事项。

2. 患者准备 了解用药目的和注意事项,清洁局部皮肤。

3. 用物准备 皮肤用药、棉签、弯盘,需要时备清洁皮肤用物。

4. 环境准备 需要时用屏风或围帘遮挡患者。

5. 护士准备 衣帽整齐,修剪指甲,洗手,戴口罩。

【操作步骤】

1. 涂搽药物前先用温水与中性肥皂清洁患处皮肤,如有皮炎者仅用清水清洁。

2. 根据药物剂型的不同,采用相应的护理方法。

(1)溶液剂:一般为非挥发性药物的水溶液,如 3% 硼酸溶液、依沙吖啶溶液,有清洁、收敛、消炎等作用。主要用于急性皮炎伴有大量渗液或脓液者。方法如下:用塑料布或橡胶单垫于患处下面,用钳子夹持沾湿药液的棉球洗抹患处,至清洁后用干棉球抹干。亦可用湿敷法给药。

(2)糊剂:为含有多量粉末的半固体制剂,如氧化锌糊、甲紫糊等,有保护受损皮肤、吸收渗液和消炎等作用。适用于亚急性皮炎,有少量渗液或轻度糜烂者。用法:用棉签将药糊直接涂于患处,药糊不宜涂得太厚,亦可将糊剂涂在纱布上,然后贴在受损皮肤处,外加包扎。

(3)软膏:指药物与适宜基质均匀混合制成的具有一定稠度的半固体外用制剂,如硼酸软膏、硫酸软膏等。具有保护、润滑和软化痂皮等作用。一般用于慢性增厚性皮损。用法:用搽药棒或棉签将软膏涂于患处,不必过厚,如为角化过度的皮损,应略加摩擦,除用于溃疡或大片糜烂受损皮肤外,一般不需包扎。

(4)乳膏剂:指药物溶解或分散于乳状液型基质中形成的均匀的半固体外用制剂。分霜剂(如樟脑霜)和脂剂(如尿素脂)两种,具有止痒、保护、消除轻度炎症的作用。方法:乳膏剂使用前,最好用干净的湿布湿润皮肤,擦干,然后用棉签将乳膏剂涂于患处,禁用于渗出较多的急性皮炎。

（5）酊剂和醑剂：不挥发性药物的乙醇溶液为酊剂，如碘酊；挥发性药物的乙醇溶液为醑剂，如樟脑醑。二者均具有消炎、杀菌、止痒等作用。适用于慢性皮炎苔藓样变。方法：用棉签蘸药涂于患处，注意因药物有刺激性，不宜用于有糜烂面的急性皮炎，黏膜以及眼、口的周围。

（6）粉剂：为一种或数种药物的极细粉均匀混合制成的干燥粉末样制剂，如滑石粉、菲子粉等。能起干燥，保护皮肤的作用。适用于急性或亚急性皮炎而无糜烂渗液的受损皮肤。方法：将药粉均匀地扑撒在受损皮肤处。注意粉剂多次应用后常有粉块形成，可用生理盐水湿润后除去。用药后注意观察局部皮肤的反应，并了解患者主观感觉（如痒感是否减轻或消除），动态地评价用药效果。

【注意事项】

1. 用药后观察局部皮肤的反应情况，尤其注意对小儿和老年患者的观察。
2. 了解患者对局部用药处的主观感觉，并有针对性地做好解释工作。
3. 动态地评价用药效果，并实施提高用药效果的措施。

【健康教育】

1. 说明用药的目的，在了解患者对用药顾虑的基础上进行有针对性的解释。
2. 强调相应剂型用药的注意事项。

四、舌下用药

药物通过舌下口腔黏膜丰富的毛细血管吸收入血后，直接进入体循环，可避免胃肠刺激、吸收不全和首过消除作用，而且生效快。如目前常用的硝酸甘油剂，一般舌下含服 2~5 分钟即可发挥作用，用药后患者心前区压迫感或疼痛感可减轻或消除。

舌下用药时直接将药物置于舌下，药物可快速溶解，通过舌下黏膜吸收而发挥速效作用。如口腔干燥时可口含少许水，有利于药物溶解吸收。应注意不可嚼碎吞下，否则影响药效；也不可像吃糖果似的把药含在嘴里，因为舌表面的舌苔和角质层很难吸收药物。

（徐艳斐　吴子敬）

学习小结

给药是临床最常用的治疗方法之一。日常护理工作中，执行药物治疗是护士重要的职责之一，药疗技术是护士必须掌握的重要技能。为了保证患者准确、安全、有效的用药，护士需要明确安全给药的原则，掌握药物保管原则、注射原则，按照操作程序正确、规范、熟练地完成口服给药、药液抽吸、皮内注射、皮下注射、肌内注射、静脉注射、雾化吸入、常用药物过敏试验液配制、青霉素过敏反应的观察与处理等这些重要知识与技能，同时应了解有关用药的基本知识，指导患者安全用药，正确评估患者用药后的疗效及反应，并做好药品的管理工作，关爱患者，合理解释，有效沟通，保证临床用药安全、有效。

复习思考题

1. 王某，女，38岁，因确诊为甲亢，现需服用普萘洛尔10mg，每6小时1次。问题：怎样保证患者服药安全？

2. 患者，女，27岁，小学教师。近日感觉咽部干燥、灼热、吞咽疼痛，并伴有食欲缺乏、发热。门诊医生建议其进行雾化吸入疗法。问题：

（1）该患者进行雾化吸入疗法的目的是什么？常用哪些药物？

（2）实施超声波雾化吸入时应注意哪些问题？

3. 呼吸科病房王某，青霉素皮试后8分钟，自述皮肤瘙痒，胸闷不适，继而面色苍白、出冷汗，查体：脉搏116次/分，血压70/50mmHg，患者神志清。请问王某出现了什么问题？护士应采取的紧急措施是什么？

第十二章　静脉输液与输血

12

静脉输液与输血是临床治疗和抢救的重要措施,用于纠正人体水、电解质及酸碱平衡失调,恢复内环境稳定并维持机体正常生理功能。正常情况下,人体内水、电解质、酸碱度均保持在恒定的范围内,以维持机体内环境的相对平衡状态,保证机体正常的生理功能。但在疾病和创伤时,易发生水、电解质及酸碱平衡紊乱。通过静脉输液和输血,可以迅速、有效地补充机体丧失的体液和电解质,增加血容量,改善微循环,还可以通过静脉输注药物,达到治疗疾病的目的。因此,护士必须熟练掌握静脉输液与输血的相关知识和技能,确保患者的治疗、抢救安全有效。

问题与思考12-1　　患者李某,女,58岁,因上呼吸道感染入院治疗。医嘱:0.9%氯化钠溶液100ml,青霉素400万单位,静脉滴注,每天2次。

　　思考:

　　1. 该患者输液的目的是什么?

　　2. 患者输液结束1小时后出现寒战、发热,体温达到39℃,并伴有恶心、呕吐等全身症状。患者出现了什么情况?应采取哪些护理措施?

第一节　静脉输液

一、概述

静脉输液(intravenous infusion)是将大量无菌溶液或药物直接输入静脉的治疗方法。

(一)静脉输液的原理

静脉输液是利用大气压和液体静压形成的输液系统内压高于人体静脉压的原理将液体输入静脉内。

(二)静脉输液的目的

1. 补充水和电解质,预防和纠正水、电解质和酸碱平衡紊乱。常用于各种原因引起的脱水、酸碱平衡失调患者,如禁食、中暑、腹泻、剧烈呕吐、大手术后。

2. 增加循环血量,改善微循环,维持血压。常用于治疗严重烧伤、大出血、休克等患者。

3. 输入药物,治疗疾病。常用于中毒、感染、脑及各种组织水肿以及各种需经静脉输入药物治疗的患者。

4. 供给热量,补充营养,促进组织修复,增加体重,维持正氮平衡。常用于慢性消耗性疾病、胃肠道吸收障碍及不能经口进食(如昏迷、口腔疾病)的患者。

(三)常用的静脉输液溶液及作用

1. **晶体溶液**　分子量小,在血管内存留时间短,对维持细胞内外水分的相对平衡,纠正体内的水、电解质失调效果显著。常用溶液有:

(1)葡萄糖溶液:用于补充水分及热量,减少蛋白质消耗,防止酮体产生,促进钠(钾)离子进入细胞内。每克葡萄糖可产生的热量约为 16.7kJ(4kcal)。葡萄糖进入人体后分解迅速,一般不产生高渗和利尿作用。临床常用的有 5% 葡萄糖溶液和 10% 葡萄糖溶液。

(2)等渗电解质溶液:用于补充水分和电解质,维持体液和渗透压平衡。电解质紊乱常发生于体液丢失时。血液中钠离子水平与血浆容量密切相关,缺钠时,血容量往往也下降。因此,补液时应注意水与电解质的平衡。临床常用的有 0.9% 氯化钠溶液、复方氯化钠溶液(林格氏等渗溶液)及 5% 葡萄糖氯化钠溶液。

(3)高渗溶液:用于利尿脱水,可迅速提高血浆渗透压,回收组织水分进入血管内,消除水肿,同时可降低颅内压,改善中枢神经系统的功能。临床常用的有 20% 甘露醇、25% 山梨醇及 25%~50% 葡萄糖溶液。

(4)碱性溶液:用于纠正酸中毒,调节酸碱平衡。

1)碳酸氢钠溶液:碳酸氢钠溶液进入人体后,解离成钠离子和碳酸氢根离子,碳酸氢根离子与体液中过剩的氢离子结合生成碳酸。此外,碳酸氢钠还可直接提高血中二氧化碳结合力。此溶液的优点为补碱迅速,且不易加重乳酸血症。但值得注意的是,碳酸氢钠在中和氢离子以后生成的碳酸,必须以二氧化碳形式经肺排出,因此对呼吸功能不全的患者,需限制使用此溶液。临床常用的有 4% 碳酸氢钠溶液和 1.4% 碳酸氢钠溶液两种。

2)乳酸钠溶液:乳酸钠进入人体后,可解离为钠离子和乳酸根离子,钠离子在血液中与碳酸氢根离子结合形成碳酸氢钠。乳酸根离子可接收氢离子生成乳酸。但值得注意的是,对乳酸利用能力相对较差的患者,如休克、肝功能不全、缺氧、右心衰竭患者或新生儿等,易加重乳酸血症,故不宜使用。临床常用的浓度有 11.2% 乳酸钠溶液和 1.84% 乳酸钠溶液两种。

2. 胶体溶液 分子量大,在血管内存留时间长,能有效维持血浆胶体渗透压,改善微循环,增加血容量,提高血压。常用溶液有:

(1)右旋糖酐溶液:为水溶性多糖类高分子聚合物,常用的溶液有中分子右旋糖酐和低分子右旋糖酐。低分子右旋糖酐能减少红细胞聚集,降低血液黏稠度,改善微循环,防止血栓形成;中分子右旋糖酐能提高血浆胶体渗透压,扩充血容量。

(2)代血浆:作用与低分子右旋糖酐相似,有良好的扩容效果,输入后可显著增加循环血量和心排出量,在体内停留时间较右旋糖酐长,且过敏反应少,急性大出血时可与全血共用。常用的代血浆有羟乙基淀粉(706 代血浆)、氧化聚明胶、聚乙烯吡咯酮等。

(3)血液制品:增加循环血量(1g 蛋白约吸收 20~25ml 水),提高胶体渗透压,补充蛋白质和抗体,促进组织修复,增强机体免疫力。常用的有 5% 清蛋白和血浆蛋白等。

3. 静脉高营养溶液 主要成分为氨基酸、脂肪酸、维生素、矿物质、高浓度葡萄糖或右旋糖酐以及水分。适用于营养摄入不足或不能经消化道供给营养的患者,能为患者提供热量,补充蛋白质,维持正氮平衡,并补充各种维生素和矿物质。常用的高营养液包括复方氨基酸、脂肪乳等。

(四)静脉补液原则

根据患者体内水、电解质及酸碱平衡紊乱的程度来确定输入溶液的种类和量,一般遵循"先盐后糖""先晶后胶""先快后慢""宁酸勿碱"的原则。在给患者补钾过程中,应遵循"补钾四不宜"原则,即:不宜过早(见尿补钾:当尿量超过 40ml/h 或 500ml/d 方可补钾);不宜过浓(浓度不超过 0.3%);不宜过多(成人每日补钾 2~3g,严重缺钾不超过 6g,小儿每公斤体重

0.1~0.3g);不宜过快(不超过 20~40mmol/h)。

二、静脉输液的部位

静脉输液时需根据患者的年龄、神志、病情缓急、所输溶液的性质和量、病程长短、合作程度或即将进行的手术部位等情况选择合适的穿刺部位和静脉治疗工具,并评估穿刺点的皮肤及血管状况。常用的输液部位有:

(一)周围浅静脉

1. **上肢浅静脉**　常用的有手背静脉网、肘正中静脉、贵要静脉、头静脉(图 12-1)。手背静脉网是成人输液的首选部位,肘正中静脉、贵要静脉和头静脉常作为静脉注射、采集血标本或作为经外周静脉置入中心静脉导管(Peripherally Inserted Central Catheter,PICC)的穿刺部位。

2. **下肢浅静脉**　常用的有大隐静脉、小隐静脉和足背静脉网(图 12-1)。下肢浅静脉不作为成人静脉输液的常规部位,因为其有静脉瓣,容易形成血栓。小儿常用足背静脉,但成人不主张用足背静脉,因其容易引起血栓性静脉炎。

(二)头皮静脉

头皮静脉分布较多,互相沟通,交错成网,且表浅易见,不宜滑动,便于固定,常用于小儿静脉输液,但不宜首选。较大的头皮静脉有额静脉、颞浅静脉、枕静脉及耳后静脉等(图 12-2)。

(三)颈外静脉和锁骨下静脉

常用于需要中心静脉压测定、长期持续输液或静脉高营养的患者。因此处静脉管径粗大、血流量大、速度快、不易塌陷,导管置入后保留时间较长。

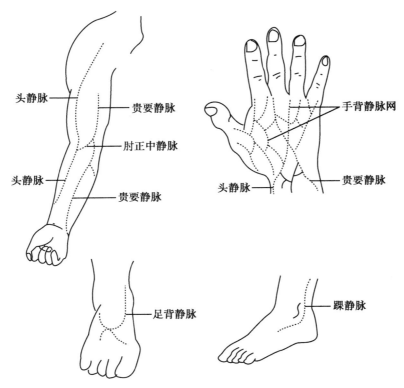

图 12-1　四肢浅静脉

三、常用静脉输液法

（一）密闭式周围静脉输液法

1. 一次性静脉钢针输液法

【目的】

同"静脉输液的目的"。

【操作前准备】

（1）评估患者并解释

1）评估：患者年龄、病情、过敏史、意识状态、自理能力、营养状况、静脉治疗方案及药物性质等；穿刺部位的皮肤、血管状况及肢体活动度等；心理状态、对静脉输液的了解程度及配合程度等。

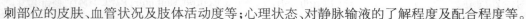

图 12-2　小儿头皮静脉分布

2）解释：向患者及家属解释静脉输液的目的、方法、注意事项及配合要点。

（2）用物准备

1）治疗车上层：治疗盘、无菌治疗巾、无菌棉签、弯盘、液体及药物（按医嘱准备）、加药用注射器及一次性静脉输液钢针、止血带、输液胶贴、胶布、垫巾、瓶套、砂轮、开瓶器、一次性输液器、输液巡视卡、输液记录单、皮肤消毒剂、速干手消毒剂、手表、笔。

2）治疗车下层：锐器盒、医疗废物桶、生活垃圾桶。

3）其他：输液架，必要时备手套、棉垫、绷带、小夹板及输液泵等。

（3）环境准备　安静、整洁、舒适、安全。

（4）护士准备　衣帽整洁，洗手，戴口罩。

【操作步骤】

操作步骤	要点与沟通
1. 护士仪表端庄、衣帽整洁，洗手、戴口罩	
2. 准备并核对药物	• 严格执行无菌技术操作原则、查对制度和操作规程
（1）按治疗单准备并查对输液用药的名称、浓度、剂量、有效期、用法、时间	
（2）清洁液体瓶身，检查瓶体有无裂缝、瓶盖有无松动、药液有无混浊、沉淀或絮状物、变质等	
3. 填写、粘贴输液贴并加药　填写瓶签倒贴于液体瓶上，套瓶套，打开瓶盖中心，消毒瓶塞，根据需要待干后加药	• 勿将瓶签遮盖输液瓶原有瓶签
4. 插输液器　漏气，打开后插入瓶塞至针头根部	• 插入时注意无菌操作
5. 核对患者并解释　将用物按使用顺序置于治疗车上推至患者床旁，核对床号、姓名、性别，解释此项操作的目的、方法、配合要点。询问患者有无需求并帮助解决，协助患者取合适卧位	• 护士：您好！请问您叫什么名字？可否让我看一下您的腕带？×床，×××，我是您的责任护士×××，根据医嘱需要为您进行静脉输液，此项操作的目的是×××××。操作过程中我会应用无痛技术减轻您的痛苦，请您配合一下可以吗？请问您还有什么需要吗？这样躺舒服吗

操作步骤	要点与沟通
6．排气 （1）将输液瓶倒挂于输液架上，倒置茂菲滴管，并挤压滴管，使药液迅速流出，当药液平面达茂菲滴管 1/2～2/3 满时，迅速倒转滴管，使液平面缓缓下降，直至排尽导管内空气（图 12-3），关闭调节器 （2）将输液管末端放入输液器包装内，置于治疗盘中待用	● 清除输液管内空气，防止发生空气栓塞
7. 选择穿刺部位　评估穿刺部位皮肤情况和静脉条件，穿刺部位下铺垫巾，在穿刺点上方扎止血带	● 护士：让我看一下您的手臂好吗？请您放松，避免紧张造成肌肉收缩影响穿刺
8. 卫生手消毒，备输液胶贴或胶布	
9. 消毒皮肤　常规消毒穿刺部位皮肤，消毒范围直径大于 5cm，自然待干	
10. 再次核对	
11. 静脉穿刺 （1）再次排气 （2）嘱患者握拳，取下护针帽，绷紧皮肤，沿静脉走向以 15°～30°进针，见回血后将针头再平行进入血管少许 （3）固定针柄，松开止血带，嘱患者松拳，打开调节器。待液体滴入通畅、患者无不适后，用输液胶贴（或胶布）固定针柄、穿刺处和针头附近输液管（图 12-4）。必要时使用夹板	● 护士：×床，×××，性别× ● 穿刺前确认导管内无气泡 ● 护士：请您握拳 ● 护士：请松拳
12. 调节滴速并核对　根据患者病情、年龄及药物性质调节滴速，并再次核对	● 护士：×床，×××，性别×
13. 操作后的处理 （1）取出止血带和垫巾，协助患者取舒适卧位，交代注意事项，将呼叫器放于患者伸手可及处，整理床单位 （2）整理用物，卫生手消毒，并在输液巡视卡（图 12-5）上记录患者姓名、床号、药物、输液时间、滴速等，签操作者全名	● 护士：×××，现已为您建立好了静脉通道。我们会定时巡视，请您和您的家人不要自行调节滴速，以免因速度过快而加重心脏负荷、速度过慢影响药效等；请您适当限制穿刺侧肢体活动，以免发生药液渗漏导致局部组织损伤或坏死；如果您在输液过程中出现发热、发冷、皮肤瘙痒、荨麻疹、心慌、胸闷、头晕等不适症状请及时告知护士；请您注意保持穿刺部位皮肤的清洁干燥，如遇意外污染请及时通知护士处理
14. 更换液体　核对需更换的液体确保无误后，常规消毒瓶塞，确保茂菲滴管中的高度至少 1/2 满，拔出输液插头，迅速插入待换溶液瓶内，检查输液管中有无气泡、滴管液面高度是否合适等，待输液通畅后方可离开	
15. 输液完毕后的处理 （1）确认全部液体输完后，关闭调节器，轻揭输液贴（或胶布），用无菌棉签轻压穿刺点上方，迅速拔针，局部按压片刻至无出血 （2）整理床单位，清理用物 （3）洗手，记录	● 护士：输液完毕后，为避免局部血肿形成，请您自行按压 5～10 分钟，不要揉搓，当天避免局部长时间洗浴；为保证您的安全，输液结束后，请观察 20 分钟后再离开病房

【健康教育】

（1）向患者介绍输液反应的症状及防治措施，告知患者一旦出现输液反应症状，应及时使用呼叫器。

（2）向患者介绍影响输液速度的主要因素，嘱患者不可自行调节滴速，以免发生意外。

（3）对于需要长期输液的患者，护士应做好患者的心理护理，消除其焦虑和厌烦情绪。

【注意事项】

（1）严格执行无菌技术操作原则。

（2）严格执行查对制度，应对患者进行两种以上方式的身份识别。

（3）在满足治疗需要的情况下，尽量选择较细、较短的静脉穿刺工具。

（4）宜选择上肢静脉作为穿刺部位，避开静脉瓣、关节部位以及有瘢痕、炎症、硬结等处的静脉。成人不宜选择下肢静脉进行穿刺。

（5）一次性静脉输液钢针适用于短期或单次给药，腐蚀性药物不应使用一次性静脉输液钢针。

（6）根据病情需要合理安排输液顺序，并注意药物的配伍禁忌，对刺激性强或特殊药物应先确定针头在静脉内后再输注。

（7）输液过程中应定时巡视，观察患者有无输液反应，穿刺部位有无红、肿、热、痛、渗出等表现。

（8）切勿在静脉输液的肢体采集血标本或测量血压。

（9）输液器应每 24 小时更换 1 次，如怀疑被污染或完整性受到破坏时，应立即更换。

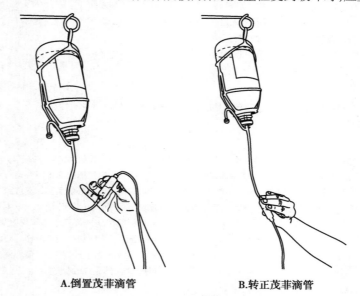

A.倒置茂菲滴管　　　　　　　　B.转正茂菲滴管

图 12-3　静脉输液排气法

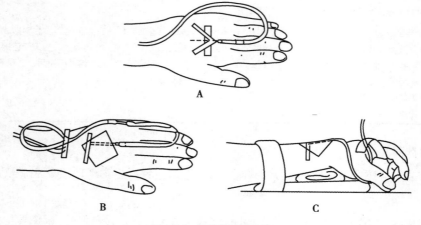

图 12-4　静脉输液固定法

静脉输液巡视卡

科别：　　　　床号：　　　　姓名：　　　　　　　日期：

时间	药名	剂量	滴速	余液量	患者情况	签名

图 12-5　静脉输液巡视卡

2. 外周静脉留置针输液法　外周静脉留置针输液法适用于输液时间长、输液量较多的患者；老人、儿童、躁动不安的患者；输全血或血液制品的患者；需做糖耐量试验以及连续多次采集血标本的患者。其优点是保护患者静脉，避免因反复穿刺给患者造成的痛苦。对于危重症患者，保持了畅通的静脉通道，便于及时抢救和治疗。

【目的】

（1）保护静脉，减少反复穿刺造成的痛苦和损伤。

（2）保持静脉通道通畅，利于抢救和治疗。

【操作前准备】

同"一次性静脉钢针输液法"。另备静脉留置针 1 套、无菌透明敷料 1 块、无菌手套 1 副、封管液适量（无菌生理盐水或稀释肝素溶液）。

【操作步骤】

操作步骤	要点与沟通
1. 同"一次性静脉钢针输液法"1~6	● 严格执行无菌技术操作原则、查对制度和操作规程
2. 检查并连接留置针 （1）检查留置针的有效期、包装是否完好等，确认无误后打开静脉留置针与无菌透明敷料外包装 （2）手持外包装将肝素帽对接在留置针的侧管上，并将输液器与肝素帽连接	
3. 排气　打开调节器，排尽留置针内的空气，关闭调节器后放在留置针盒里备用	● 清除输液管内空气，防止发生空气栓塞
4. 选择穿刺部位　在穿刺肢体下放置垫巾，在穿刺点上方扎止血带，尾端向上	● 护士：×床，×××。请您轻握拳
5. 卫生手消毒，备胶布	

操作步骤	要点与沟通

6. 消毒皮肤　常规消毒穿刺部位皮肤，直径大于 8cm，自然待干

7. 再次核对

* 护士：×床，×××

8. 静脉穿刺

（1）取下针套，旋转松动外套管（图 12-6），并再次排气

（2）嘱患者握拳，左手绷紧皮肤，右手持留置针，针尖斜面向上，使针头与皮肤呈 15°~30°进针，见回血后降低至 5°~10°，顺静脉走向进针 2~3cm

（3）左手持"Y"形连接口固定，右手后撤针芯 0.5cm

（4）右手绷紧皮肤，左手将穿刺针及导管送入血管内

（5）抽回血确认导管在血管内，松开止血带和调节器，并嘱患者松拳

（6）左手固定导管座，右手撤出针芯弃于利器盒中

9. 固定

（1）打开无菌透明敷料，以穿刺点为中心妥善固定：无张力垂放（单手持膜），透明敷料中央对准穿刺点，放置透明敷料，固定留置针。固定手法：①先捏：捏导管座，进行塑形；②再抚：抚平整块透明敷料；③后压：边撕边按压透明敷料边缘

（2）固定延长管：用胶布将输液接头/肝素帽向心端成 U 形固定，高于导管尖端，与血管平行，Y 形接口向外

（3）固定肝素帽内的输液器针头和输液管（图 12-7），注明穿刺日期和时间，操作者签全名

10. 调节滴速并核对　根据患者病情、年龄及药物性质调节滴速，并再次核对

11. 操作后的处理

（1）取出止血带和垫巾，协助患者取舒适卧位，交代注意事项，将呼叫器放于患者伸手可及处，整理床单位

（2）整理用物，卫生手消毒，并在输液巡视卡上记录患者姓名、床号、药物、输液时间、滴速等，签操作者全名

* 护士：×××，现已为您建好静脉通道。我们会定时巡视，输液过程中不要过度活动，以免造成输液管道接口处松脱，导致空气进入和血液外溢等，在输液过程中如有需要请按呼叫器，我也会经常来看您

12. 封管　用注射器向肝素帽内注入封管液，边推注边退针，确保正压封管

* 护士：×床，×××，您已输液完毕，现在为您封管，此操作无任何痛苦，请您配合一下好吗？脱衣服时请注意先脱未留置导管肢体，穿衣时先穿留置导管肢体，注意避免将导管带出；留置针的延长管内可能会有少量出血，属正常现象，请不要紧张

* 缓慢推注 2~5ml 封管液，剩 0.5~1ml 后边退针边推注药液

* 注意执行查对制度和无菌操作技术

13. 再次输液的处理　再次输液时，常规消毒静脉帽胶塞，再将静脉输液针头插入静脉帽即可

14. 拔管　停止输液需拔管时，先轻轻撕下胶布，再揭开无菌敷料，将无菌棉签放于穿刺点上方迅速拔出留置针，并按压穿刺点至无出血为止

* 注意避免穿刺点出血

* 护士：×床，×××，您已输液完毕，我现在为您拔针，拔针后请按压至无出血为止，谢谢您的配合

15. 整理床单位，清理用物，洗手，记录

【注意事项】

（1）严格执行无菌技术操作原则及查对制度。

（2）在满足治疗需要的情况下，尽量选择较细、较短的静脉穿刺工具。

（3）宜选择上肢静脉作为穿刺部位,避开静脉瓣、关节部位以及有瘢痕、炎症、硬结等处的静脉。成年人不宜选择下肢静脉进行穿刺,小儿不宜选择头皮静脉。

（4）接受乳房根治术和腋下淋巴结清扫术患者应选健侧肢体进行穿刺,有血栓史和血管手术史的静脉不应进行置管。

（5）外周静脉留置针适用于短期静脉输液治疗,不宜用于腐蚀性药物等持续性静脉输注。

（6）给药前后宜用生理盐水脉冲式冲洗导管,如遇到阻力或抽吸无回血应进一步确定导管的通畅性,不应强行冲洗导管。

（7）每次输液完毕后应用生理盐水或肝素盐水正压封管,封管量为导管容积加延长管容积2倍,肝素盐水浓度为 10U/ml。

（8）保持穿刺部位清洁干燥,敷料发生松动、污染等完整性受损时应立即更换。

（9）穿刺侧手臂避免过度活动,睡觉时避免压迫穿刺部位。

（10）外周静脉留置针应 72~96 小时更换一次。

（11）导管有相关性可疑感染时,应立即停止输液,拔出外周静脉留置针。

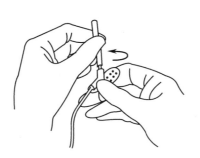 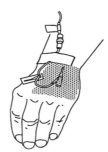

图 12-6　旋转松动外套管　　　图 12-7　静脉留置针固定法

（二）密闭式中心静脉输液法

密闭式中心静脉输液法包括颈外静脉穿刺置管输液法、锁骨下静脉穿刺置管输液法及经外周静脉置入中心静脉导管(Peripherally Inserted Central Catheter,PICC)输液法。在临床上,前两种密闭式中心静脉输液法护士的主要职责是配合医师完成操作及静脉导管的维护。护士取得 PICC 操作资质后,可独立进行 PICC 穿刺,本节重点介绍 PICC。

PICC 是经上肢贵要静脉、肘正中静脉、头静脉、肱静脉,颈外静脉(新生儿还可通过下肢大隐静脉、头部颞静脉、耳后静脉等)穿刺置管,尖端位于上腔静脉或下腔静脉的导管。PICC 输液法具有适应证广、创伤小、操作简单、保留时间长、并发症少的优点,广泛应用于肿瘤化疗、成人术后肠外营养和早产儿的营养通路的建立等方面。PICC 留置时间不宜超过一年或遵照产品使用说明书。

【目的】

1. 维持静脉通路,宜用于中长期静脉治疗的患者。

2. 避免刺激性药物对外周血管和局部组织的损伤,减少反复穿刺,保护患者外周静脉。

【操作前准备】

1. 评估患者并解释

（1）评估:患者年龄、病情、血管条件、意识状态、治疗需求、心理反应及合作程度;了解既往静脉穿刺史、有无相应静脉的损伤及穿刺侧肢体功能状况;评估是否需要借助影像技术帮助确认和选择血管;了解患者过敏史、用药史、凝血功能及是否安装起搏器;了解患者对血管通路部位选择的意愿、经济状况及延续护理能力;确认患者或委托人签署经外周静脉置入中心静脉导管知情同意书。

（2）解释：向患者及家属解释 PICC 的目的、方法、注意事项及配合要点。

2. 用物准备

（1）PICC 穿刺套件：PICC 导管、延长管、思乐扣、链接器、肝素帽或正压接头、皮肤保护剂。

（2）PICC 穿刺包：垫巾、大单、洞巾、测量尺、2%葡萄糖酸氯已定乙醇溶液消毒棉棒或含碘消毒棉棒、酒精棉棒、无菌透明敷料、无菌手套、无菌隔离衣、止血带、无菌免缝胶带、医用胶带。

（3）其他物品：无菌治疗盘、皮肤消毒剂、2%利多卡因、1ml 注射器、输液接头、速干手消毒剂、胶布、皮尺、剪刀、弹力绷带、导管维护手册。

3. 环境准备　整洁,安静,光线充足,符合无菌技术操作要求。

4. 护士准备　衣帽整洁,洗手,戴口罩、手术帽。

5. 查对医嘱及相关化验报告,确认已签署置管知情同意书。

【操作步骤】

操作步骤	要点与沟通
1. 准备 （1）操作者：衣帽整齐,洗手,戴口罩,必要时带手术帽 （2）患者：向患者解释置管的意义、目的、注意事项等,并签署知情同意书,协助患者进入治疗室	● 严格执行无菌技术操作原则、查对制度和操作规程 ● 护士：您好! 请问您叫什么名字? 可否让我看一下您的腕带? ×床,×××。 我是您的责任护士×××,根据医嘱需要为您进行静脉输液,此项操作的目的是×××× ×。 由于您需要输入药物对血管的刺激比较大,且需要长期输注,为保护血管,现在给您建立长期静脉通道,这项操作对您来说是安全的,就是在您的上臂选择一根血管进行穿刺置管,针头比普通输液时针头稍粗,请您不要紧张,操作过程中我会应用无痛技术减轻您的痛苦,请您配合我好吗? 请问您还有什么需要吗? 这样躺舒服吗 ● 护士：请您让我看下您的手臂好吗? 请您放松,避免紧张造成肌肉收缩影响穿刺
2. 同"一次性静脉钢针输液法"2~6	
3. 患者体位　协助患者取平卧位,穿刺侧上肢外展与躯干呈45°~90°	
4. 选择穿刺点并测量导管置入长度及臂围：根据上臂皮肤和血管的情况选择穿刺点,首选贵要静脉（肘上或肘下两横指处,尽量避开肘关节）；自预穿刺点沿静脉走向至右胸锁关节,再向下反折至第三肋间的长度即为导管置入长度；用皮尺在肘横纹处上方 10cm 处测量置管侧臂围并记录（图 12-8）	● 首选右侧贵要静脉,因其直、短且静脉瓣少,其次为肘正中静脉、头静脉
5. 卫生手消毒,再次查对患者身份无误	
6. 皮肤消毒　打开 PICC 穿刺包,戴无菌手套,在穿刺侧肢体下铺治疗巾,将患者置管侧手臂外展。 ①以穿刺点为中心,用 75%乙醇棉签按顺-逆-顺时针方向用力摩擦清洁消毒,直径≥20cm,两侧至臂缘。（建议整臂消毒：上至肩关节处,下至腕关节处）待干。 ②用 2%葡萄糖酸氯己定乙醇溶液消毒棉棒以穿刺点为中心,来回往复摩擦消毒皮肤 30 秒；或含碘消毒剂棉棒以穿刺点为中心,由内向外螺旋消毒皮肤,消毒 3 遍,自然待干	● 消毒范围要大,避免感染
7. 脱手套,卫生手消毒	

操作步骤	要点与沟通
8. 建立无菌区 穿无菌手术衣，更换无菌手套；手臂下铺无菌治疗巾，放无菌止血带于治疗巾上，并两端交叉放于穿刺点上方 10cm 处；铺治疗巾覆盖患者下臂及整只手，铺无菌大单，覆盖患者全身，铺孔巾，暴露穿刺部位	• 遵守最大无菌屏障原则
9. 置管	• 置管前检查导管的完整性
（1）预冲导管：用无菌生理盐水预冲洗导管，再将导管置于无菌生理盐水中（图 12-9），冲洗过程中注意观察导管的完整性	• 使导管内充满液体，防止空气进入血管内
（2）修剪导管：剥开保护套至导管预定长度，撤出导丝至预修剪长度短 0.5~1cm 处，按预测量的置管长度切割导管	• 注意剪切导管时不可切到导丝，否则导丝将损坏导管，伤害患者
（3）由助手协助扎止血带，嘱患者握拳，使静脉充盈。（可在穿刺部位用 2% 利多卡因 0.5~1ml 局部浸润麻醉）	• 护士：请您握紧拳头
（4）去除穿刺针的保护套，左手绷紧皮肤，右手以 15°~30°角进针，见回血后降低穿刺角度，再进针少许，确保导入鞘在血管中	
（5）助手松开止血带，嘱患者松拳，右手固定针芯，推送外套管，左手拇指固定外套管，示指轻轻按压外套管前端的血管，右手撤出针芯	• 护士：请您松拳
（6）导入鞘下垫无菌纱布，将导管沿导入鞘缓慢、匀速送入 15cm 后，嘱患者头转向穿刺侧，下颌贴近肩部，阻止导管误入颈静脉。将导管继续缓慢、匀速送入距预定长度 10cm 处，退出并撕裂导入鞘，再将导管送至预定长度	• 护士：请您低头，将下颌向下压并偏向左/右侧肩膀
（7）连接生理盐水注射器抽回血，确认导管在静脉内，见回血后生理盐水脉冲式冲管	• 不得使用 10ml 以下注射器，以免造成高压致导管破裂
（8）固定好导管，缓慢平直撤出导丝，检查导丝完整性及有无弯曲，将导丝盘好放入弯盘内。连接无针输液接头，肝素盐水正压封管	• 禁止暴力抽出导丝
（9）以无菌方式移除孔巾，用无菌生理盐水纱布清洁穿刺点周围皮肤。禁用 75% 乙醇刺激穿刺点	
10. 固定导管	• 保持穿刺点周围处于无菌状态，减少污染
（1）将导管与皮肤成钝角摆放至合适位置	
（2）无菌免缝胶带或思乐扣固定导管	
（3）无菌纱布覆盖穿刺点，将导管放置呈 S 形或 L 形弯曲，再以穿刺点为中心无张力覆盖 10cm ×12cm 无菌透明敷料，将导管全部覆盖在透明敷料下：一捏（捏导管，进行塑形）；二抚（由中心向四周抚平整块无菌透明敷料）；三压（边撕边按压无菌透明敷料边缘）	
（4）第一条无菌蝶形胶布交叉固定导管尾端，第二条注明导管类型、置管日期、操作者姓名的胶布横向固定在导管尾端的贴膜与皮肤交接处，第三条无菌胶布固定导管尾端（图 12-10）	
（5）弹力绷带加压包扎，松紧度以能插入 1~2 指为宜，询问患者有无不适	
11. 调节滴速，再次核对。整理用物，向患者介绍注意事项，将患者送回病房休息	• 护士：×床，×××。置管已成功，谢谢您的配合
12. 行胸部正位片 X 线检查，确定导管尖端位置	

操作步骤	要点与沟通

13. 记录
（1）PICC 穿刺记录单及 PICC 护理记录单，包括患者基本信息、穿刺方式、导管类型、型号、规格、批号、置入体内长度、外露长度、臂围、所穿刺静脉名称、穿刺过程是否顺利、送管情况、穿刺日期、时间、穿刺者姓名、胸片结果等。粘贴条形码，放入患者病历中存档
（2）记录 PICC 维护手册，交患者妥善保存
（3）告知患者及家属置管后注意事项
（4）记录 PICC 个人档案
（5）核对医嘱并签字

14. 拔管　停止输液需拔管时，先轻轻撕下胶布，再揭开无菌敷料，将无菌棉签放于穿刺点上方，沿静脉走向轻轻拔出导管，拔出后立即压迫止血（有出血倾向的患者，压迫止血时间要超过 20 分钟），并用无菌纱布块覆盖伤口，再用透明敷料粘贴 24 小时，以免发生空气栓塞和静脉炎。并对照穿刺记录观察导管有无损伤、断裂、缺损

● 护士：×床，×××，现在要为您拔管，拔管后请您轻轻按压穿刺点 20 分钟，我用无菌纱布覆盖伤口，用透明敷料粘好，请保留 24 小时，以免发生空气栓塞和静脉炎，谢谢您的配合，如有需要请按床旁呼叫器，我也会随时来看您

15. 协助患者取舒适卧位，整理床单位，清理用物，洗手，记录

【健康教育】

1. 置管前教育　向患者及家属介绍 PICC 置管的目的、优点、适应证、操作方法及并发症等。

2. 置管中教育

（1）告知患者 PICC 置管是一项严格的无菌技术操作，经消毒后的上肢不可随意活动，以免污染操作区域，影响操作。

（2）指导患者放松心情，以减低应激反应，防止血管痉挛。

（3）指导患者采取正确卧位和做好转头动作。

（4）告知患者在操作过程中，若有心悸、胸闷立即通知护士，操作者放缓置管速度，将导管向外退出 3~5cm 即可。

3. 置管后教育

（1）告知患者认真阅读 PICC 健康教育手册，如有疑问，可随时咨询专业护士。

（2）告知患者穿刺点出血及穿刺手臂肿胀的处理方法，如局部按压止血、冰袋冷敷止血等。

（3）告知患者置管后可做握拳松拳的动作，促进血液循环，可以防止血栓形成。

（4）告知患者更换无菌敷料和接头的时间。

（5）告知患者应保持穿刺处皮肤的清洁干燥，发现敷料有卷边、脱落、松动等现象，应立即更换。

（6）告知患者避免穿刺侧手臂长期受压、负荷过重或剧烈运动等，以防导管脱落。一旦脱落，严禁自行将导管送入。

（7）告知患者带管期间可以沐浴，但应避免游泳、盆浴等，若敷料潮湿应及时更换。

（8）告知患者严格遵循导管维护时间，不得随意拖延。如有不适，应及时到医院就诊。

【注意事项】

1. 严格执行无菌技术操作原则和查对制度。

2. 护士须取得 PICC 操作资质,方可进行独立穿刺。

3. 接受乳房根治术或腋下淋巴结清扫的术侧肢体、锁骨下淋巴结肿大或有肿块侧、安装起搏器侧不宜进行同侧置管,患有上腔静脉压迫综合征的患者不宜进行置管。

4. 宜选择肘部或上臂静脉作为穿刺部位,避开肘窝、感染及有损伤的部位;新生儿还可选择下肢静脉、头部静脉和颈部静脉。

5. 有血栓史、血管手术史的静脉不应进行置管;放疗部位不宜进行置管。

6. 置管部位不应接触丙酮、乙醚等有机溶剂,不宜在穿刺部位使用抗菌油膏。

7. 置管侧上臂避免测量血压,不可在置管上方行静脉穿刺。

8. 送管时速度不宜过快,如有阻力,不可强行置入。

9. 输入化疗药物、氨基酸、脂肪乳等高渗、强刺激性药物或输血前后,应及时冲管。

10. 置管后应密切观察穿刺局部有无异常,如出现红、肿、热、痛等症状,应及时测量臂围,并与置管前臂围相比较。观察肿胀情况,必要时行 B 超检查。

11. 置管后应指导患者:①进行适当的功能锻炼,如置管侧肢体做松握拳、屈伸等动作,以促进静脉回流,减轻水肿,但应避免置管侧上肢过度外展、旋转及屈肘运动;②勿提重物;③应尽量避免物品及躯体压迫置管侧肢体。

12. 疑似导管移位时,应行 X 线检查,以确定导管尖端所处位置。

13. 禁止使用<10ml 注射器注射药液和冲洗导管。

14. 禁止在 CT 和磁共振检查时使用高压注射器注射造影剂(耐高压导管除外)。

15. 禁止将脱出体外的导管再送入体内。

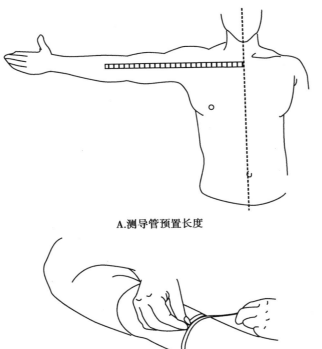

A.测导管预置长度

B.测臂围

图 12-8　测量导管预留长度及臂围

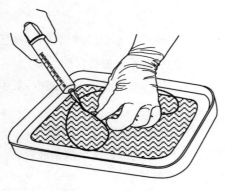

图 12-9　预冲导管

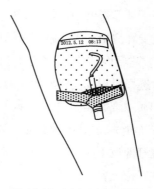

图 12-10　固定 PICC 导管

理论与实践　　　　　　植入式静脉输液港

　　植入式静脉输液港(venous port access,VPA),又称植入式中央静脉导管系统(central venous port access system,CVPAS),简称输液港,是一种可以完全植入体内的闭合静脉输液系统,可用于长期输注高浓度化疗药物、完全肠外营养液、血制品以及血样的采集等。该系统应用无损伤针经皮肤刺入封闭的注射座,形成输液通路,因其操作步骤少,损伤小,维护少,增加了患者活动的自由度而优于外周静脉导管。20世纪80年代至今,随着输液港的广泛应用,其伴随的导管相关并发症也渐有报道,严重者还可导致导管的重置,给患者带来二次手术的痛苦。因此,输液港的植入需要经过专门培训的人员进行,并统一细化无菌操作技术,加强导管的维护和管理,降低导管相关性并发症的发生率,提高使用满意度。

(三)输液泵的应用

　　输液泵(infusion pump)是指机械或电子的输液控制装置(图 12-11),它通过作用于输液管达到控制输液速度的目的。常用于需要严格控制输液速度和药量的患者,如心血管疾病患者、危重患者的抢救和治疗、升压药物和抗心律失常药物的使用以及婴幼儿的静脉输液或静脉麻醉等。

　　1. 输液泵的分类与特点　　根据输液泵的控制原理,可将其分为活塞型和蠕动滚压型两类,而蠕动滚压型又可分为容积控制型和滴数控制型两种。

　　(1)活塞型注射泵:又称微量注射泵,具有输注药液流速平稳、均衡、精确的优点,且体积较小、方便携带,便于急救中使用,其调节幅度为 0.1ml/h。多用于病情危重、患儿及心血管疾病患者的抢救与治疗,也可用于输注需避光或半衰期极短的药物。

　　(2)蠕动滚压型输液泵

　　1)容积控制型输液泵:输注剂量准确,且不受溶液的浓度、黏度及输液管内径的影响。实际工作中只需选择所需输液总量及每小时的速率,输液泵便可按设定的方式工作,并能自动监控各参数。

　　2)滴数控制型输液泵:可以准确计算滴数,但由于液滴的大小受溶液的黏度、输液管内径等的影响,故输入液量不够精确。

2. 输液泵的使用方法:输液泵的种类很多,其主要组成与功能大体相同。以 JMS-T-601 型 (图 12-11)为例,简要介绍输液泵的使用方法。

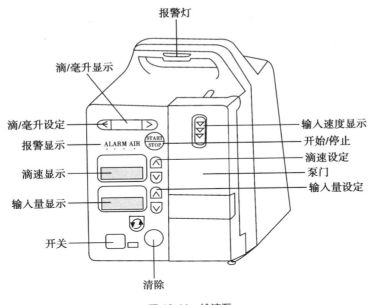

图 12-11 输液泵

(1)将输液泵固定在输液架上或放置在床旁桌上。

(2)接通电源,打开电源开关。

(3)按常规排净输液管内的空气。

(4)打开输液泵门,将输液管呈"S"形放置在输液泵的管道槽中,关闭泵门。

(5)遵医嘱设定每毫升滴数以及输液量。

(6)按常规穿刺静脉,成功后将输液针与输液泵连接。

(7)再次检查输液泵设置,确认无误后,按压"开始/停止"键,启动输液。

(8)当输液量接近预先设定的输液量限制时,"输液量显示"键闪烁,提示输液结束。

(9)输液结束时,按压"开始/停止"键,停止输液。

(10)按压"开关"键,关闭输液泵,打开泵门,取出输液管。

(11)清洁输液泵,放于固定地点备用。

3. 注意事项

(1)在输液泵使用过程中,护士应加强巡视。一旦输液泵报警,应立刻查找可能的原因,如有气泡、注射器或输液器安装不当、输液管堵塞或输液结束等,并做出相应的处理。

(2)对患者或家属进行指导

1)输液泵出现报警,应及时通知护士。

2)不可随意移动输液泵,防止因牵拉致输液泵电源线脱落。

3)输液肢体不可剧烈活动,防止因牵拉致输液管道脱出。

4)告知患者输液泵内有蓄电池,如需如厕,可暂时拔掉电源。

(3)定期测试输液泵的流量、容量和堵塞压力等参数。

四、输液速度及时间计算

静脉输液时每毫升溶液的滴数称为该输液器的点滴系数（drop coefficient）。临床上常用输液器的点滴系数有 10、15、20 三种。以输液器上生产厂家标明的点滴系数为准。静脉输液滴速与时间可按下列公式计算。

1. 已知每分钟滴数和液体总量，计算输液所需时间。

$$输液时间（小时）= \frac{液体总量（毫升）\times 点滴系数}{每分钟滴数 \times 60（分钟）}$$

例如：某患者需输入 1500ml 液体，要求每分钟滴数为 50 滴，输液器的点滴系数为 15，问需用多长时间？

$$输液时间（小时）= \frac{1500 \times 15}{50 \times 60} = 7.5（小时）$$

2. 已知输入液体总量和计划所需输液时间，计算每分钟的滴数。

$$每分钟滴数 = \frac{液体总量（毫升）\times 点滴系数}{输液时间（分钟）}$$

例如：某患者需输液体 2000ml，要求 10 小时输完，点滴系数为 15，问每分钟滴数是多少？

$$每分钟滴数 = \frac{2000 \times 15}{10 \times 60} = 50（滴）$$

五、常见输液故障及排除方法

（一）液体不滴

1. **针头滑出血管外** 液体注入血管外皮下组织，局部肿胀疼痛，挤压输液管无回血。处理：拔出针头，另选血管重新穿刺。

2. **针头斜面紧贴血管壁** 液体输入不畅或不滴，局部无肿胀疼痛，挤压输液管有回血。处理：适当变换肢体位置或调整针头位置，直至滴注通畅。

3. **针头堵塞** 一手捏住滴管下端输液管，另一手轻轻挤压针头端的输液管，若感觉有阻力，松手后无回血，则表示针头已堵塞。处理：拔出针头，重新选择静脉穿刺。禁忌：强行挤压输液管或用溶液冲注针头，避免凝血块注入静脉而形成栓塞。

4. **压力过低** 常因输液瓶位置过低、输注侧肢体抬举过高或患者周围循环不良所致。处理：抬高输液瓶或放低输注侧肢体位置。

5. **静脉痉挛** 局部无疼痛、无隆起，但点滴不畅。常因穿刺肢体在低温环境中暴露时间过长或输入液体温度过低所致。处理：局部保暖或热敷注射部位上端血管。

（二）茂菲滴管内液面过高

1. **滴管侧壁有调节孔** 先夹紧滴管上端的输液管，开放调节孔，待滴管内液体降至低于滴管口，见到点滴时，再关闭调节孔，松开上端输液管。

2. **滴管侧壁没有调节孔** 取下输液瓶，倾斜，使瓶内的针头露出液面，待滴管内液体缓慢下流直至露出液面，再将输液瓶挂于输液架上继续输液。

（三）茂菲滴管内液面过低

1. **滴管侧壁有调节孔** 先夹紧滴管下端的输液管,打开调节孔,待滴管内液面升高至1/2~2/3时,再关闭调节孔,松开滴管下端的输液管。

2. **滴管侧壁无调节孔** 先夹紧滴管下端的输液管,用手挤压滴管,待滴管内液面升高至1/2~2/3时,停止挤压,再松开滴管下端的输液管即可。

（四）茂菲滴管内液面自行下降

输液过程中,如果出现茂菲滴管内液面自行下降的情况,应检查输液管上端与插瓶针头衔接处及滴管有无松动、漏气或裂缝存在,必要时更换输液器。

六、常见输液反应及护理

（一）发热反应（fever reaction）

1. **原因** 因输入致热物质(致热原、死菌、游离菌体蛋白等)引起。致热物质多来源于溶液或药物制品不纯、消毒保存不良,输液器消毒不严格或被污染,输液过程中违反无菌操作规程等。

2. **临床表现** 患者表现为发冷、寒战、发热等症状,多发生于输液后数分钟至1小时。轻者体温在38℃左右,停止输液后数小时内可恢复正常;严重者初起寒战,继之体温高达40~41℃,并伴有恶心、呕吐、头痛、脉速等全身症状。

3. **护理措施**

(1)预防

1)输液前严格检查药液的质量,输液器的包装是否完整及灭菌日期、有效期。

2)输液操作中严格遵守无菌技术操作原则。

(2)处理

1)发热反应轻者,应立即减慢滴注速度,注意保暖,通知医生,并密切观察体温变化。

2)发热反应严重者,应立即停止输液,并给予物理降温,严密观察患者生命体征变化,必要时遵医嘱给予抗过敏药物或激素治疗。除对症处理外,还应保留输液器具和溶液送检验科做微生物培养,以查找发热反应原因。

（二）循环负荷过重反应（circulatory overload reaction）

循环负荷过重反应也称为急性肺水肿。

1. **原因** 输液速度过快或短时间内输入大量液体,导致循环血容量急剧增加,心脏负荷过重而引起,或患者原有心肺功能不良,尤其是急性左心功能不全者。

2. **临床表现** 患者突然出现呼吸困难、胸闷、气促、咳嗽、咳粉红色泡沫样痰,严重时痰液可从口、鼻腔涌出。肺部可闻及湿啰音,脉搏快而弱,心律不齐。

3. **护理措施**

(1)预防:输液时,根据患者年龄、病情和药物种类调节滴速。输液过程中,密切观察患者情况,滴注速度不宜过快,液量不可过多,对老年人、婴幼儿及心肺功能不良者尤需注意。

(2)处理

1)出现上述症状,立即停止输液,迅速通知医生。病情允许时,使患者取端坐位,双腿下垂,以减少回心血量,减轻心脏负荷。同时给予心理安慰缓解其紧张情绪。

2)给予6~8L/min的高流量氧气吸入,以提高肺泡内压力,减少肺泡内毛细血管渗出液的产生。同时,在湿化瓶内加入20%~30%乙醇溶液,以减低肺泡内泡沫的表面张力,使泡沫破裂消散,改善肺部气体交换,迅速减轻缺氧症状。

3)遵医嘱给予镇静、平喘、扩血管、强心、利尿药物,可使周围血管扩张,回心血量减少,心脏负荷减轻,液体排出加速。

4)必要时进行四肢轮流结扎。方法:在四肢上用止血带或血压计袖带适当加压,以阻断静脉回流,但动脉血流通畅。每5~10分钟轮流放松一个肢体上的止血带,可有效减少静脉回心血量。待症状缓解后,可逐渐解除止血带。

(三)静脉炎 (phlebitis)

1. **原因** 长期输入高浓度、刺激性较强的药物或静脉内置管时间过长、置入刺激性较大的留置管等,引起局部静脉壁的化学炎性反应,输液过程中未严格执行无菌操作也可导致局部静脉感染。

2. **临床表现** 沿静脉走向出现条索状红线,局部组织红、肿、热、痛,有时伴有畏寒、发热等全身症状。

3. **护理措施**

(1)预防:严格执行无菌技术操作并注意保护静脉。对血管有刺激性的药物应充分稀释后再应用,并放慢输注速度,防止药液漏出血管外。有计划地更换输液部位。静脉内置管时,应选择无刺激性或刺激性小的导管,留置时间不宜过长。

(2)处理

1)停止此部位输液,抬高患肢并制动。

2)局部用50%硫酸镁行湿热敷,每日2次,每次20分钟。亦可超短波理疗,每日1次,每次15~20分钟。

3)用醋将如意金黄散调成糊状,局部外敷,每日2次,具有清热、止痛、消肿、疏通气血的作用。

4)局部应用水胶体敷料。

5)必要时遵医嘱给予抗生素治疗。

(四)空气栓塞 (air embolism)

1. **原因** 输液导管连接不紧密、有漏缝或管内空气未排尽;加压输液、输血时无人守护,液体输完未及时更换药液或拔针;连续输液过程中,更换溶液瓶不及时,导致气体进入下段输液导管后未及时将气体排尽;拔出近胸腔的、较粗的深静脉导管后,穿刺点封闭不严。

空气进入静脉形成气栓,首先随血流进入右心房,然后进入右心室。若空气量少,则随着心脏搏动被右心室挤压入肺动脉,并分散到肺小动脉内,最后经毛细血管吸收,因而对身体损害较小;若空气量大,则空气在右心室内阻塞肺动脉入口(图12-12),使血液不能进入肺内,导致气体交换发生障碍,引起机体组织严重缺氧,甚至立即死亡。

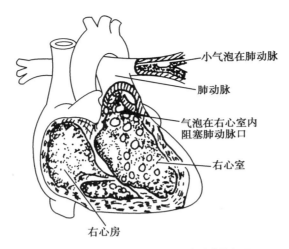

图 12-12　空气在右心室内阻塞肺动脉入口

2. 临床表现　　患者突然感到胸部异常不适或有胸骨后疼痛,随即出现呼吸困难和严重发绀,伴有濒死感。心前区听诊可闻及响亮的、持续的"水泡声"。心电图表现为急性肺心病和心肌缺血改变。

3. 护理措施

(1)预防

1)输液前认真检查输液器的质量;输液时排尽输液管内的空气;输液过程中加强巡视,及时更换输液瓶或添加药液;输液完毕及时拔针。

2)加压输液或输血时应安排专人守护,严密观察。

3)较粗的、近胸腔的深静脉导管拔管后,必须立即严密封闭穿刺点。

(2)处理

1)患者出现上述症状,应立即将患者置于左侧头低足高位。该体位可使肺动脉的位置处于右心室的下部,气泡则向上漂浮避开了肺动脉入口(图 12-13)。随着心脏搏动,较大的气泡破碎成泡沫,分次少量进入肺动脉内,逐渐被吸收。

2)给予高流量氧气吸入,可提高血氧浓度,纠正患者缺氧状态。

3)必要时可使用中心静脉导管抽出空气。

4)严密观察患者病情变化,如有异常及时处理。

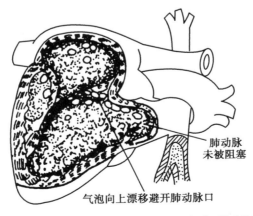

图 12-13　置患者于左侧头低足高位,使气泡避开肺动脉入口

七、输液微粒污染

输液微粒(infusion particle)是指输液过程中进入人体内的非代谢性颗粒杂质,其直径一般为 $1\sim15\mu m$,少数较大的输液微粒直径可达 $50\sim300\mu m$。输液微粒污染(infusion particle pollution)是指在输液过程中,将输液微粒带入人体并对人体造成严重危害的过程。常见的输液微粒有橡胶塞、玻璃屑、药物微晶、碳粒、碳酸钙、氧化锌、纤维素等。

(一)输液微粒的来源

1. 药液生产制作工艺不完善或管理不严格,混入杂质,如空气、水、原材料污染等。
2. 盛装药液容器和橡胶塞不洁净或液体存放时间过久,容器内壁和橡胶塞被浸泡后腐蚀剥脱,形成输液微粒。
3. 输液器与加药用的注射器不洁净。
4. 输液过程中的污染。如切割安瓿、加药时反复穿刺溶液瓶橡胶塞及输液环境不洁净等,均可造成输液微粒污染。

(二)输液微粒污染的危害

输液微粒对机体的危害程度与微粒的大小、形状、化学性质、阻塞血管的部位、血流阻断的程度及人体对微粒的反应等因素有关。肺、脑、肝、肾等是最容易受损的器官。输液微粒污染对机体的危害包括以下几个方面:

1. 液体中输液微粒过多,引起局部血管堵塞和供血不足,造成局部组织缺血、缺氧甚至坏死。
2. 引起血小板减少症和过敏反应。
3. 微粒进入肺毛细血管,引起巨噬细胞增殖形成肺内肉芽肿,影响肺功能。
4. 微粒进入血管后,红细胞聚集在微粒上形成血栓,引起血管栓塞和静脉炎。
5. 某些微粒还能刺激组织产生炎症或形成肿块。

(三)防止和消除微粒污染的措施

1. **制剂生产方面**　制药企业应改善车间的环境卫生条件,安装空气净化装置,消除空气中悬浮的尘粒及细菌污染。严格执行制剂生产的操作规程。采用先进生产工艺,提高检验技术,确保药液质量。

2. **输液操作方面**

(1)采用含终端滤过器的密闭式一次性医用塑料输液(血)器或精密输液器,可有效防止输液微粒污染,保证患者安全。

(2)严格执行无菌技术操作,遵守操作规程。缩短药物存放时间,药液应现用现配,避免污染,确保安全。注意药物配伍禁忌。

(3)严格执行查对制度。输液前认真检查液体的质量,注意其透明度、溶液瓶有无裂痕或破损、瓶盖有无松动、瓶签字迹是否清晰等,并注意有效期。

(4)净化治疗室空气。有条件的医院在一般病室也可安装空气净化装置,保持洁净的输液环境,减少输液微粒污染。

（5）有条件的医院可采用超净工作台进行输液前的配液准备和药物添加工作。

相关链接 　　　　　　精密输液器的构成及作用原理

　　　　　精密输液器一般由静脉针、护帽、鲁尔接头、输液软管、药液过滤器、流速调节器、滴壶、精密过滤装置、瓶塞穿刺器、进气管空气过滤器连接组成。输液微粒的直径在 $1\sim15\mu m$ 之间，安装在输注装置末端的精密过滤装置绝对孔径 $\leqslant5\mu m$。当药液到达精密过滤装置时，输液微粒被精密过滤装置截留，从而有效地阻止了输液微粒进入血液，起到较好的保护作用。

问题与思考12-2　　　　　患者，吴某，女，30岁，不幸遭遇交通事故，急症入院，初步诊断，肝破裂，出血性休克，测血压 60/40mmHg，心率 130 次/分，面色苍白，大汗淋漓，表情淡漠，神志清楚。医嘱：立即输血400ml。

　　思考：

　　1. 该患者输血的目的是什么？

　　2. 当患者输入约 15ml 左右血时，突然出现寒战、胸闷、腰背部疼痛、四肢麻木。患者出现了什么情况？应采取哪些护理措施？

第二节　静脉输血

　　静脉输血（blood transfusion）是将全血或血液成分如血浆、红细胞、白细胞、血小板等通过静脉输入体内的治疗方法，是临床抢救和治疗疾病的重要措施之一。

一、静脉输血的目的及原则

（一）静脉输血的目的

1. **补充血容量**　增加有效循环血量，提高血压，增加心排出量。

2. **纠正贫血**　增加红细胞、血红蛋白含量，提高携氧能力。

3. **补充凝血因子和血小板**　改善凝血功能，有利于止血。

4. **补充抗体和补体**　增强机体免疫力，提高抗感染能力。

5. **补充血浆蛋白**　改善营养状况，增加蛋白质，纠正低蛋白血症，维持血浆胶体渗透压，减少组织渗出和水肿。

6. **排除有害物质**　改善组织缺氧状态，用于一氧化碳、苯酚等化学物质中毒。

（二）静脉输血的原则

1. 合理使用血液，提倡成分输血。既能节约血源，减轻个人和社会负担，又能避免输注不必要的血液成分可能造成的不良反应。

2. 输血前必须做血型鉴定及交叉配血试验。

3. 无论是输全血还是输成分血,必须选用同型血液输注。但在紧急抢救危重患者时,如无同型血,也可选用 O 型血输给患者,AB 型血的患者可接受 A 型、B 型以及 O 型血液,但要求直接交叉配血试验阴性(不凝集),且必须一次少量输入。因为输入少量异型血时,输入血清中的抗体可被受血者体内大量的血浆稀释,而不引起红细胞凝集。因此,在这种特殊情况下,必须一次少量输入,一般最多不超过 400ml,且要放慢速度。

二、血液制品的种类

(一)全血

全血指的是采集后除加入适量抗凝剂外未经任何加工处理而全部保存备用的血液,分为新鲜血和库存血。

1. 新鲜血 指在 4℃ 环境下保存不超过 1 周的血液,其基本保留了血液的所有成分,多用于血液病患者补充各种血细胞、凝血因子及血小板。

2. 库存血 指在 4℃ 环境下保存 2~3 周的血液。库存血虽含有血液的各种成分,但白细胞、血小板和凝血酶原等成分破坏较多。随保存时间的延长,红、白细胞逐渐破坏,细胞内钾离子外溢,使血浆钾离子含量增多,且葡萄糖分解,乳酸增高,pH 值逐渐下降。因此,大量输注库存血时应警惕酸中毒和高钾血症的发生。库存血适用于各种原因引起的大出血患者。

(二)成分血

成分血是将血液中的成分进行分离、加工后提取的各种血液制品。

1. 血浆 是全血分离后所得到的液体成分,主要成分是血浆蛋白,不含血细胞和凝集原。用于补充血容量、凝血因子和蛋白质。常用的血浆制剂有以下几种:

(1)新鲜血浆:含全部凝血因子,适用于凝血因子缺乏的患者。

(2)保存血浆:适用于血浆蛋白低及血容量不足的患者。

(3)冰冻血浆:在 -30℃ 的环境中保存,有效期 1 年,使用前需放在 37℃ 的温水中融化,并于 6 小时内输入。

(4)干燥血浆:冰冻血浆放在真空装置下加以干燥制成,有效期 5 年。使用时可加适量的等渗盐水或 0.1% 枸橼酸钠溶液溶解。

2. 血细胞成分 包括红细胞、白细胞和血小板 3 类。除红细胞制品以每袋 100ml 为 1 个单位外,其余制品(如白细胞、血小板、凝血因子等)每袋规格均以 25ml 为 1 个单位。

(1)红细胞制品 可提高血液的携氧能力。红细胞制品包括以下 3 种:

1)浓缩红细胞:新鲜血经离心或沉淀移除血浆后的剩余部分。适用于携氧功能缺陷、心肺功能不全和血容量正常的贫血患者。

2)洗涤红细胞:红细胞经生理盐水数次洗涤后,再加适量生理盐水制成,含抗体较少。4℃保存,24 小时内有效。适用于溶血性贫血患者和器官移植术后患者。

3)红细胞悬液:提取血浆后的红细胞加入等量红细胞保养液制成。适用于战地急救及中小手术患者。

(2)白细胞浓缩悬液:新鲜全血离心,取其白膜层的白细胞,于 4℃ 环境中保存,48 小时内有效。适用于粒细胞缺乏伴严重感染的患者。

（3）血小板浓缩悬液：新鲜全血离心所得，于22℃环境中保存，24小时内有效。适用于血小板减少或功能障碍性出血患者。

（三）血浆蛋白成分

1. **清蛋白制剂**　常用20%的浓缩清蛋白液，可室温下保存，能提高机体血浆蛋白含量及胶体渗透压。适用于治疗肝硬化、营养不良性水肿或其他原因所致的低蛋白血症患者。

2. **凝血酶原复合物**　适用于各种原因引起的凝血因子缺乏的出血性疾病患者。

3. **免疫球蛋白**　含多种抗体，可增加机体免疫力。

4. **抗血友病球蛋白浓缩剂**　适用于血友病患者。

三、静脉输血的适应证与禁忌证

（一）静脉输血的适应证

1. 各种原因引起的急性出血，如手术、创伤等。成人一次出血量<500ml时不需输血，机体可自我代偿。一次出血量超过1000ml时，应立即输血，补充血容量，预防和治疗休克。

2. 血液系统疾病引起的严重贫血、某些慢性消耗性疾病以及严重烧伤引起的低蛋白血症患者。

3. 细胞或体液免疫缺乏症、感染性休克患者。

4. 各种凝血功能障碍患者，如血友病等。

（二）静脉输血的禁忌证

急性肺水肿、恶性高血压、充血性心力衰竭、真性红细胞增多症以及肺栓塞等患者应禁忌输血。

四、血型及交叉配血试验

（一）血型

血型（blood group）是指红细胞膜上特异抗原的类型。此类抗原能促进红细胞凝集（又称凝集原）。根据红细胞所含的抗原，可将人的血型分为若干类型，其中与临床关系最密切的是1900年发现的ABO血型系统和Rh血型系统。

1. **ABO血型系统**　根据红细胞膜上是否存在A抗原和B抗原，将血液分为A、B、AB、O四型（表12-1）。其中A型血红细胞膜上有A抗原，B型血红细胞膜上有B抗原，AB型血红细胞膜上有A抗原和B抗原，O型血红细胞不含A抗原和B抗原。不同血型的血清中含有不同的抗体（又称凝集素），但不会含有与自身红细胞抗原相对应的抗体。A型血的血清中含有抗B抗体，B型血的血清中含有抗A抗体，AB型血的血清中不含有抗A抗体和抗B抗体，O型血的血清中既含有抗A抗体又含有抗B抗体。

表 12-1　ABO 血型系统

血型	红细胞膜上的抗原（凝集原）	血清中的抗体（凝集素）
A	A	抗 B
B	B	抗 A
AB	A 和 B	—
O	—	抗 A 和抗 B

2. Rh 血型系统　人类红细胞膜上除了含有 A、B 抗原外，还有的 C、c、D、d、E、e 等六种抗原称为 Rh 抗原。其中，D 抗原的抗原性最强，医学上常将红细胞膜上含 D 抗原者称之为 Rh 阳性，不含 D 抗原者即为 Rh 阴性。中国人中 99% 的人为 Rh 阳性，Rh 阴性者不足 1%。

（二）血型鉴定

血型鉴定是为了避免受血者输入不相容的红细胞，确保受血者安全，主要鉴定 ABO 血型和 Rh 血型。

（1）ABO 血型鉴定：一般通过已知的抗 A 和抗 B 血清来检测红细胞抗原并确定血型。若待检血液在抗 A 血清中发生凝集，在抗 B 血清中不发生凝集，则该血液为 A 型。若待检血液在抗 B 血清中发生凝集，在抗 A 血清中不发生凝集，则该血液为 B 型。若待检血液在抗 A 血清和抗 B 血清中均发生凝集，则该血液为 AB 型。若待检血液在抗 A 血清和抗 B 血清中均不凝集，则该血液为 O 型。

（2）Rh 血型鉴定：一般通过抗 D 血清来确定血型。若待检血液在抗 D 血清中发生凝集则为 Rh 阳性，不发生凝集则为 Rh 阴性。

（三）交叉配血试验

交叉配血试验的目的是检查受血者与供血者之间次要的抗原与其相应抗体的反应情况。输血前虽已验明双方血型相同，但为确保输血安全，在输血前还需做交叉配血试验。

1. 直接交叉配血试验　受血者血清和供血者红细胞进行配合试验，检查受血者血清中有无破坏供血者红细胞的抗体，其结果绝对不可有凝集或溶血现象。

2. 间接交叉配血试验　供血者血清和受血者红细胞进行配合试验，检查供血者血清中有无能破坏受血者红细胞的抗体。

3. 如果直接交叉和间接交叉试验结果均无凝集或溶血现象，即交叉配血试验阴性（表 12-2），为配血相合，可进行输血。

表 12-2　交叉配血试验

	直接交叉配血试验	间接交叉配血试验
供血者	红细胞	血清
受血者	血清	红细胞

五、静脉输血的方法

（一）输血前的准备

1. 评估　了解患者血型、既往输血史、不良反应史、心理状况、接受能力，对输血是否恐惧，评估患者年龄、病情、意识状态、所输入血液的种类和剂量、穿刺部位皮肤和血管情况，选择合适的静脉和针头等。

2. **知情同意**　输血前,应先向患者及家属解释并征求同意,签署知情同意书。

3. **备血**　根据医嘱选择采血试管,抽取适量的血标本,一般情况下采取静脉血标本 2ml,与输血申请单和配血单一起送至血库,做血型鉴定和交叉配血试验。禁止同时采集两个患者的血标本,避免混淆。

4. **取血**　对于间接输血法的患者,护士与血库人员共同认真做好"三查八对"。"三查"即查血液的有效期、血液的质量及输血装置是否完好;"八对"即对姓名、床号、住院号、血袋(瓶)号、血型、交叉配血试验结果、血液种类和血量。核对时应注意核对血袋是否完整、有无裂隙,血液有无过期、变色、浑浊、凝血块、气泡或其他异常物质、库存血分层是否明显(上层为淡黄色的血浆,下层为暗红色的红细胞,两者边界清楚,无红细胞溶解)。核对无误后,护士在交叉配血试验单上签名。

5. **取血后注意事项**　切勿剧烈振荡,以免红细胞破坏而引起溶血。如为库存血,勿加温,在室温下放置 15~20 分钟后再输入,以免血浆蛋白凝固变性而引起不良反应。

6. **核对**　输血前,两名护士再次核对,确定无误后方可输血。

（二）输血法

目前临床均采用密闭式输血法,密闭式输血法有间接静脉输血法和直接静脉输血法两种。

【目的】

详见"输血的目的"。

【操作前准备】

1. **评估患者并解释**

(1)评估:

1)血型、输血史及过敏史、病史、症状、体征及实验室检查结果等资料。

2)根据病情、输血量、年龄选择静脉。一般采用四肢浅静脉,急需输血时多采用肘部静脉,周围循环衰竭时,可采用锁骨下静脉、颈外静脉。

3)了解患者的心理状态,及对输血有关知识的认知程度,为护理和健康教育提供依据。

(2)解释:向患者及家属解释输血的目的、方法、注意事项及配合要点。

2. **患者准备**　了解输血的目的、方法、注意事项和配合要点,排空大小便,取舒适卧位,并签署知情同意书。

3. **用物准备**

(1)间接静脉输血法:同密闭式周围静脉输液法,将一次性输液器换为一次性输血器,静脉穿刺针头为 9 号针头。

(2)直接静脉输血法:同静脉注射,另备 50ml 注射器及针头数只(根据输血量多少而定)、3.8%枸橼酸钠溶液等。

(3)血液制品(根据医嘱准备)、生理盐水、一次性手套等。

4. **环境准备**　安静、整洁、舒适、安全。

5. **护士准备**　衣帽整洁、洗手、戴口罩。

【操作步骤】

操作步骤	要点与沟通
▲ 间接静脉输血法	
1. 备齐用物携至患者床旁	
2. 核对　由2名护士进行"三查八对"，确认无误	• 护士：您好！　我是××护士，请问您叫什么名字 • 护士：让我看一下您的腕带好吗？　×床，×××， • 护士：×××，根据您的病情需要我现在为您输血（根据病情阐述输血目的），请问您以前输过血吗 • 护士：经过检验，您的血型是×型，现在为您输注×型血××ml，请您把手臂伸出来，让我看看您的皮肤和血管情况好吗 • 护士：（评估后）因为输血时间比较长，您有什么需求吗 • 护士：现在为您输血，您这样躺着舒服吗
3. 建立静脉通道　按照"一次性静脉钢针输液法"建立静脉通道，先输注少量生理盐水	• 两名护士再"三查八对" • 护士：请您握紧拳头，不要紧张，我会应用无痛技术为您穿刺
4. 再次查对并摇匀血液	
5. 输血 （1）操作者戴手套打开储血袋（瓶）封口，常规消毒开口处塑料管，从生理盐水瓶上拔出输液器针头，插入上述消毒部位，并缓慢将储血袋倒挂于输液架上 （2）调节滴速：开始输血时速度宜慢，观察15分钟，如无不良反应可根据病情进行调节	• 护士：输血顺利，有几点注意事项我要告诉您：输血时间较长，请您适当限制穿刺侧肢体活动。　现在滴速较慢，观察15分钟后，如果没什么不适，我会适当调整速度。　请您不要自己调节
6. 第三次查对	• 护士：我会定时巡视，巡视不到时，您感觉穿刺处或全身有红、肿、痛、痒等不适症状请按床头呼叫器，我们会及时为您解决 • 护士：请问您还有什么需要帮忙的吗？谢谢您的配合 • 严格执行查对制度，避免差错事故发生 • 按取血时的"三查八对"内容逐项进行核对和检查，确保无误 • 如发现库存血血浆变红、血细胞呈暗紫色、界限不清，提示可能溶血，不能使用
7. 协助患者取舒适卧位，清理用物，洗手，记录	
8. 续血　如需输注2袋以上的血液，前一袋血输完时应常规输入少量生理盐水冲洗输血器，再继续输注下一袋血	• 由3位护士共同操作：一人采血、一人传递、一人将血输给患者
9. 观察　输血过程中应严密巡视者有无任何不适反应，一旦出现输血反应，应立即停止输血，并给予相应处理，通知医生、保留余血	
10. 输血完毕后的处理 （1）输血结束后，继续滴入少量生理盐水直至将输血器中的血液全部输入体内再拔针。　输血结束后，贮血袋保留24小时后方可处理 （2）协助患者取舒适卧位，整理床单位，清理用物，洗手，记录	
▲ 直接静脉输血法	

操作步骤	要点与沟通
1. 准备 （1）护士准备同"间接静脉输血法" （2）患者准备：供血者和患者分别卧于床上，露出一侧上臂，并向供血者和患者解释目的和注意事项 （3）核对：查对受血者和供血者姓名、血型、交叉配血结果	● 沟通要点见"间接静脉输血法"
2. 抽、输血液 （1）将无菌注射器内加入抗凝剂 （2）选取适宜静脉（一般为肘正中静脉），戴手套，常规消毒皮肤，行静脉穿刺抽血，立即行静脉注射输给患者	
3. 输血完毕后的处理 （1）输血完毕，拔出针头，用无菌纱布按压穿刺点至无出血 （2）协助患者取舒适卧位，整理床单位，清理用物，洗手，记录	● 护士：谢谢您的配合

【健康教育】

1. 向患者解释输血的目的、方法、注意事项和配合要点。

2. 向患者解释常见输血反应的症状及防治方法。

【注意事项】

1. 血液必须保存在温度为4℃的指定冰箱内。血液自血库取出后30分钟内输入，如延迟输血，需将血液归还血库保存。

2. 严格遵守无菌技术操作原则和"三查八对"等制度，确保患者安全。

3. 输血前将血袋内的成分轻轻混匀，避免剧烈震荡。

4. 输血滴速应遵循先慢后快的原则，对年老体弱、严重贫血、心力衰竭患者应谨慎，滴速宜慢。

5. 输血过程中，加强巡视，保持输血通畅，密切观察患者有无输血反应，尤其是输血开始的前15分钟。若发生输血反应，立即减慢或停止输血，更换输血器，用生理盐水维持静脉通畅，通知医生给予对症处理，保留余血及输血器，并上报输血科。

6. 1个单位的全血或成分血需在4小时内输完。

7. 输血前后或输注2个以上供血者血液时，需输入少量生理盐水，以免发生免疫反应或凝集反应。

8. 多次输血或一次输入多人血液时，输血前遵医嘱酌情给予抗过敏药。

9. 血液制品不应加热，不可在血袋中加入其他药品或溶液，以免血液凝集或溶血。

10. 用于输注全血、成分血或生物制剂的输血器宜4小时更换一次。

11. 同一患者如申请多袋（种）血液制品，因血液透析、高热、外出检查等特殊情况无法输注时，不应将所有血液制品从输血科取回。

六、自体输血与成分输血

（一）自体输血

自体血回输（autologous transfusion）是指术前采集患者体内血液或手术中收集自体失血经

洗涤加工后回输给患者本人的方法。自体血回输是最安全的输血方法。

1. 优点

（1）无需做血型鉴定和交叉配血试验，避免了抗原抗体反应所致的溶血、发热和过敏等不良反应。

（2）节约血源。

（3）消除因输血而引起的传染性疾病。

2. 适应证与禁忌证

（1）适应证

1）估计出血量在 1000ml 以上的大手术，如肝叶切除术等。

2）胸腔或腹腔内大出血，如大动脉瘤破裂、异位妊娠破裂、脾破裂等大出血者。

3）体外循环或深低温下进行心脏直视手术者。

4）患者血型特殊，难以找到供血者时。

（2）禁忌证

1）凝血因子缺乏者。

2）胸腹腔开放性损伤达 4 小时以上者。

3）合并心脏病或原有贫血的患者。

4）有脓毒血症和菌血症者。

5）血液在术中受胃肠道内容物污染。

6）血液可能被肿瘤细胞污染者。

3. 形式　自体血回输有下列 3 种形式。

（1）预存式自体血回输：对于择期手术且预计术中出血量较大需要输血者，术前可采取患者自身的血液，低温保存于血库，待手术或需要时回输给患者。一般手术前 1 个月开始采集，每周或隔周采血 1 次，最后一次采血应在手术前 3 天，以利于机体恢复正常的血浆蛋白水平。自体血预存者术前应每日补充铁剂和给予营养支持。

（2）稀释式自体血回输：手术当日，手术开始前从患者一侧静脉采血，同时从另一侧静脉输入与采血量等量或多于采血量的晶体或胶体液，维持血容量不变，降低红细胞比容，使血液稀释，从而减少手术中红细胞的损失。每次采血量 800～1000ml，采血速度为 40ml/min。术中失血量超过 300ml 时即可回输自体血。输血顺序为先输最后采的血，再输最先采的血，因为最先采集的血液中红细胞和凝血因子的成分最多。

（3）回收式自体血回输：对手术过程中可能出血量较多者，如异位妊娠破裂、脾切除、肝脏手术等，事先做好回收自体血的准备，需要时采用自体输血装置，经过抗凝、过滤后再回输给患者。自体失血回输的总量应限制在 3500ml 以内，需大量回输自体血时，需适当补充血小板和新鲜血浆。

（二）成分输血

成分输血（componential transfusion）是依据血液成分比重的不同，使用血液分离技术，将新鲜血液快速分离成各种成分，然后根据患者的需要，输注一种或数种成分，又称为"血液成分疗法"，起到一血多用、减少输血反应的作用。

1. 优点

（1）提高输血疗效，降低输血反应：即可针对性地输给患者需要的血液成分，显著提高疗效，又可有效避免或减少因输入不必要的血液成分而导致的输血反应。

（2）一血多用，节约血源：全血经分离后可以选择性地用于不同的患者，既节约了血源，又减轻了个人和社会的负担。

2. 注意事项

（1）成分输血时，护士应全程守护在患者身边，严密监护，不得擅自离开患者，以免发生危险。

（2）输入各种成分血之前必须进行血型鉴定和交叉配血试验，血浆和清蛋白制剂除外。

（3）成分输血前应根据医嘱给予抗过敏药物，以减少过敏反应的发生。

（4）白细胞、血小板等成分存活期短，为确保成分输血的效果，必须在采血后24小时内输完（从采血开始计时）。

（5）对于需同时输入全血和成分血的患者，应先输入成分血，后输入全血，以确保发挥最佳效果。

七、常见输血反应及护理

（一）发热反应

发热反应是输血中最常见的反应，多发生在输血过程中或输血后1~2小时内。

1. 原因

（1）违反无菌操作原则，造成污染。

（2）由致热原引起，如血液、输血用具等被致热原污染。

（3）患者多次输血后，受血者的血液中产生白细胞和血小板抗体，再次输血时，受血者体内产生的抗体与供血者的白细胞和血小板发生免疫反应，引起发热。

2. 临床表现
患者先有畏寒，继之高热，体温升至39℃以上，可伴有皮肤潮红、头痛、恶心、呕吐、肌肉酸痛等全身症状。发热持续时间不等，轻者1~2小时后即可缓解，缓解后体温逐渐降至正常。

3. 护理措施

（1）预防：严格执行无菌操作，严格管理血库保养液和输血用具，有效消除致热原。

（2）处理：

1）反应轻者减慢输血速度，症状可自行缓解。

2）反应重者应立即停止输血，更换输血器，给予生理盐水静脉滴注，保留静脉通路，密切观察生命体征，通知医生给予对症处理。

3）必要时遵医嘱给予抗过敏药及解热镇痛药，如异丙嗪或肾上腺皮质激素等。

4）保留余血和输血器连同贮血袋一并送检，并填写输液反应报告卡。

（二）过敏反应

过敏反应多发生于输血后期或即将结束输血时。症状出现越早，过敏反应越重。

1. 原因

（1）输入的血液中含有致敏物质，如供血者在献血前服用过可致敏的药物或食物。

（2）患者为过敏体质，输入血液中的异体蛋白与患者机体的蛋白质结合，形成全抗原而致敏。

（3）患者体内输入供血者的变态反应性抗体后与相应的抗原接触，即可发生过敏反应。

（4）患者多次输血后，体内产生过敏性抗体，当再次输血时，抗原抗体相互作用而发生过敏发应。

2. 临床表现

（1）轻度反应：出现皮肤瘙痒、荨麻疹、轻度血管性水肿（表现为眼睑、口唇水肿）。

（2）中度反应：可因喉头水肿致呼吸困难、支气管痉挛、胸痛，两肺可闻及哮鸣音。

（3）重度反应：甚至发生过敏性休克。

3. 护理措施

（1）预防

1）对有过敏史的患者，输血前根据医嘱给予抗过敏药物。

2）选用无过敏史的供血者。

3）供血者在采血前4小时内不宜吃高蛋白和高脂肪的食物，宜用少量清淡饮食或糖水。

4）严格保管血液和血制品。

（2）处理：按反应程度给予相应处理。

1）对于反应程度轻者，减慢输血速度，遵医嘱给予抗过敏药物，继续观察。

2）对反应程度中重度以上者，应立即停止输血，更换输血器，保持静脉通路，输注生理盐水，并通知医生，遵医嘱皮下注射0.1%肾上腺素0.5~1ml或静脉滴注氢化可的松或地塞米松等抗过敏药物；呼吸困难者给予氧气吸入，严重喉头水肿者行气管切开；严密监测生命体征变化。如发生过敏性休克，即协助抗休克治疗。

（三）溶血反应

溶血反应是受血者或供血者的红细胞发生异常破坏或溶解，而引起的一系列临床症状。溶血反应是最严重的输血反应，分为血管内溶血和血管外溶血。

1. 血管内溶血

（1）原因

1）输入异型血：由血型不相容引起，供血者和受血者血型不符，造成血管内溶血，一般输入10~15ml血液即可出现症状，且后果严重。

2）输入变质血：输血前红细胞已经被破坏溶解，如血液保存温度不当（血库冰箱应恒温4℃）、血液贮存过久、血液受细菌污染、血液被剧烈震荡、血液内加入高渗或低渗溶液和影响血液pH的药物等。

（2）临床表现：依据临床表现，将溶血反应分为以下3个阶段：

1）第一阶段：由于受血者血浆中凝集素和输入血中红细胞凝集原发生凝集反应，致使红细胞凝集成团，阻塞部分小血管，可引起头部胀痛、四肢麻木、恶心、呕吐、心前区压迫感、腰背部剧烈疼痛和胸闷等症状。

2）第二阶段：由于凝集的红细胞发生溶解，大量血红蛋白释放到血浆中，可出现黄疸和血红蛋白尿（尿液呈酱油色），同时伴有寒战、高热、呼吸急促、发绀和血压下降等症状。

3）第三阶段：由于大量血红蛋白从血浆进入肾小管内，遇酸性物质后变成结晶体，阻塞肾小管；又因为血红蛋白的分解产物使肾小管内皮细胞缺血、缺氧而坏死脱落，进一步加重肾小管阻塞，导致少尿、无尿等急性肾衰竭症状，可迅速死亡。

（3）护理措施

1）预防

a. 认真做好血型鉴定与交叉配血试验，输血前仔细查对，确认患者身份，杜绝差错事故。

b. 严格遵守血液保存原则，不可使用变质血液。

2）处理

a. 立即停止输血，更换输血器，维持静脉通道，输注生理盐水，通知医生。

b. 给予氧气吸入，遵医嘱给予升压药或其他药物治疗。

c. 碱化尿液：口服或静脉滴注碳酸氢钠以碱化尿液，增加血红蛋白在尿液中的溶解度，防止或减少血红蛋白结晶阻塞肾小管。

d. 双侧腰部封闭，并用热水袋热敷双侧肾区，解除肾小管痉挛，保护肾脏。

e. 严密观察生命体征，留置导尿管，观察并记录每小时尿色和尿量。若发生肾衰竭，行腹膜透析或血液透析治疗。

f. 若出现休克，立即配合医师进行抗休克治疗。

g. 保留余血，采集患者血标本重做血型鉴定和交叉配血试验。安慰患者，消除其紧张、恐惧心理。

2. 血管外溶血　多由 Rh 系统内的抗体（如抗-C、抗-D 和抗-E 等）所致。临床常见 Rh 系统血型反应中，绝大多数是由 D 抗原与其相应的抗体相互作用所致。Rh 阴性患者首次输入 Rh 阳性血液不发生溶血反应，但输血 2~3 周后体内即产生抗 Rh 因子的抗体。如再次接受 Rh 阳性的血液，即发生溶血反应。Rh 因子不合所引起的溶血反应较少见，一般表现较轻，可在输血后 1 周或更长时间出现乏力、轻度发热、黄疸、血红蛋白下降、血胆红素升高等症状。此类患者应查明原因，尽量避免再次输血。

（四）与大量输血有关的反应

大量输血一般是指在 24 小时内紧急输血量相当于或大于患者总血量。常见反应有以下 3 种：

1. 循环负荷过重　即肺水肿，其原因、临床表现和护理措施同静脉输液反应。

2. 出血倾向

（1）原因

1）长期反复输血或超过患者原血液总量的大量输血，由于库存血中的血小板、凝血因子破坏较多，使凝血因子减少而出血。

2）大量输血可造成枸橼酸钠积聚，引起凝血障碍，造成出血。

（2）症状：表现为伤口渗血、皮肤黏膜瘀斑、牙龈出血等，严重者出现血尿。

（3）护理措施

1）短时间输入大量库存血时，密切观察患者皮肤、黏膜或伤口等有无出血。

2）在输入几个单位库存血时，应输入 1 个单位的新鲜血液或补充适量凝血因子。

3）根据凝血因子缺乏情况补充有关血液成分。

3. 枸橼酸钠中毒

（1）原因：短时间大量输入血时可造成枸橼酸钠积聚，与血中游离钙结合，使血钙浓度下降。

（2）症状：患者出现手足搐搦、颜面部麻木、血压下降、心率缓慢等症状，心电图为 Q-T 间期延长，严重者会出现心搏骤停。

（3）护理措施：严密观察患者的反应。在输入库存血 1000ml 以上时，遵医嘱静脉注射 10% 葡萄糖酸钙 10ml，以补充钙离子，预防发生低血钙。

（五）其他

空气栓塞、细菌污染反应、体温过低等，远期还可能存在输血传染性疾病（如病毒性肝炎、疟疾及艾滋病等）。严格把握采血、贮血和输血操作的各个环节，是预防输血反应的关键。

理论与实践　　　　输血反应处理流程

1. 输血过程中应先慢后快，根据病情和年龄调整输注速度，并严密观察受血者有无输血不良反应，如出现异常情况应及时处理：

（1）减慢或停止输血，静脉注射生理盐水维持静脉通路。

（2）立即通知值班医师和输血科（血库）值班人员，及时检查、治疗和抢救，并查找原因，做好记录。

（3）采取有效措施保护患者肾脏等器官，减少伤害。

（4）再次核对用血申请单、血袋标签、交叉配血试验记录；立即抽取受血者血液加肝素抗凝剂待检。

（5）完整地保存未输完的血液和全部输血器材待查。

2. 临床输血出现不良反应和发生输血相关疾病时，应详细记录输血反应报告卡并上报输血科（血库）及护理部，及时调查处理。

3. 医院输血管理委员会应对输血不良反应进行定期分析，制定对策，不断提高临床输血安全水平。

（宋葆云）

静脉输液是临床常用操作之一。通过静脉输液可以快速、大量地补充机体所丧失的水和电解质，增加血容量，改善微循环，维持血压；通过静脉输注药物，还可以达到治疗疾病、补充营养、供给热量的目的。静脉输液法包括密闭式周围静脉输液法和密闭式中心静脉置管法。然而，在输液过程中可能会出现溶液不滴、茂菲滴管内液面过高或过低等输液故障。此外，静脉输液还会发生局部或全身性反应：发热反应、循环负荷过重、静脉炎、空气栓塞、液体外渗等。因此，静脉输液治疗过程中，护士要严格执行无菌操作和查对制度，合理选择血管，严格控制输液速度，必要时使用输液泵，加强巡视，及时发现并处理输液故障和输液反应，以确保患者输液安全。

静脉输血是临床急救和治疗疾病的重要措施之一。通过静脉输血可以达到补充血容量，纠正贫血，补充凝血因子和血小板、抗体和补体、血浆蛋白的目的。静脉输血法包括间接输血法、直接输血法，临床多采用间接输血法。在输血过程中，护士要认真执行"三查八对"，严格控制输血速度，严密观察患者病情，及时发现并处理输血反应。常见的输血反应有发热反应、过敏反应、溶血反应、大量输血后反应（循环负荷过重、出血倾向、枸橼酸钠中度反应）等。严格控制采血、贮血和输血操作的各个环节是预防输血反应、保证患者安全的关键。

1. 张某，55岁，输液过程中出现呼吸困难和严重发绀，且心前区听诊可闻及"水泡声"。

问题：

（1）患者发生了什么问题？

（2）护士应协助患者采取什么体位？为什么？

2. 李某，68岁，因上呼吸道感染在某医院实施输液治疗，在50分钟输入800ml液体后，突然出现心慌、气促、咳嗽、咳红色泡沫痰等症状。护士立即停止输液，并通知医生。通过抢救护理之后患者得到了缓解。

问题：

（1）患者发生了什么问题？

（2）护士应采取哪些护理措施？如何预防？

第十三章　标本采集

13

临床检验项目在一定程度上能够反映机体的生理现象和病理改变,对明确疾病诊断、病情观察、推测病程进展、制定诊疗措施等具有重要意义。医生对患者进行临床诊断和治疗过程中,往往需要对患者的血液、体液、分泌物、排泄物以及组织细胞等标本进行检验,以获得反映患者机体功能状态、病理变化及病因等的客观资料。这些资料对医生明确疾病诊断、观察患者病情、制订防治措施以及判断预后等具有重要意义。在临床工作中,标本一般由护士采集,掌握正确的标本采集方法并将标本及时送检是保证检验质量的重要环节,也是护理人员应掌握的基本知识和基本技能。

第一节　概述

问题与思考13-1　　　急诊科护士小王在为患者抽取血标本,送至检验科后,检验科电话告知有一血标本跟采集项目容器不符合,需重新采集标本送检。

　　思考:请问护士小王在标本采集过程中,违反了哪一项操作原则?

一、标本及标本采集的概念

　　1. **标本（specimen）**　指患者少量的血液、排泄物(如大小便)、分泌物(如痰液、鼻腔分泌物)、呕吐物、体液(如胸腔积液、腹水)、脱落细胞(如食管、阴道等脱落细胞)等样本。

　　2. **标本采集（specimen collection）**　指在遵循标本采集基本原则的基础上,按照一定方法采集样本,并运用物理、化学或生物学的实验室技术和方法对其进行检验,可作为判断患者有无异常的依据。

二、标本采集的意义

（一）协助明确疾病诊断

　　如患者主诉头晕、食欲减退,并伴有皮肤苍白时,经实验室检查血红蛋白及铁的含量均低于正常值,则可考虑诊断为贫血。

（二）推测病程进展

　　治疗过程中,收集标本,通过实验室检查数值,了解疾病进展情况。

（三）制定治疗措施

　　如针对糖尿病患者,可依据其血糖及尿糖值调整胰岛素治疗量。

（四）病情观察

　　如患者大便隐血试验阳性,应尽早判断出血器官,及时治疗,防止其他问题的发生。

三、标本采集的原则

为保证检验标本质量,在采集各种检验标本时,除个别特殊要求外,应遵循的基本原则为:

(一)遵照医嘱

严格按照医嘱采集标本。护士在采集标本时,应认真查对医生填写的检验申请单,申请单应字迹清楚,目的明确,申请人签全名。若护士对检验申请单有疑问,应及时与申请医生核实,核实无误后方可执行。

(二)采集前做好充分准备

1. **明确标本采集的相关事宜** 采集标本前,护士应明确检验项目、检验目的、采集标本的量、采集方法以及注意事项。

2. **患者准备** 采集标本前,护士应向患者及家属说明检验目的及注意事项,消除其顾虑,取得配合。

3. **用物准备** 根据检验项目选择适当的标本容器,在标本容器上粘贴注明患者科别、床号、住院号、姓名、性别、检验项目、标本采集日期及时间的标签。

4. **操作者准备** 采集标本前,护士应做好自身准备,如衣帽整洁,修剪指甲,洗手,戴口罩、手套,必要时穿隔离衣或防护服等。

(三)严格执行查对制度

查对是保证标本采集无误的重要环节。采集标本前,护士应认真查对医嘱,核对采集容器,患者姓名、床号、住院号等信息是否与检验申请单一致。确认无误后方可采集,采集完毕及送检前再次查对。

(四)正确采集标本

标本的采集量、采集时间、采集容器及抗凝剂等的确定应符合检验专业分析前质量控制的要求。细菌培养标本应在患者使用抗生素前采集(如已使用,则在血药浓度最低时采集,并在检验单上注明),采集时应严格遵守无菌技术的操作原则,严禁混入防腐剂、消毒剂及其他药物,同时保证培养基足量、无浑浊变质。需由患者自行留取标本时(如中段尿标本、24小时尿标本、痰标本、大便标本的采集),应详细告知患者及其家属标本留取方法、注意事项,以保证采集的标本符合检验要求。

(五)及时送检

标本采集后应及时送检,不应放置过久,以免标本被污染或变质影响检验结果。特殊标本(如血气分析等)需注明采集时间。原则上,除门诊患者自行采集的某些标本允许患者自行送往检验窗口外,其他一律由工作人员送检。送检途中应妥善放置标本容器,避免过度震荡,防止标本被污染、丢失和混淆。

问题与思考13-2　　　护士小王为新来的住院患者准备好各项标本采集,其中包括多项血液标本,采集过程中,家属说道"我们家奶奶身体本身就差,检查抽

一管血不就可以了吗？抽这么多血要吃多少东西才补得回来"。

思考：根据患者目前疑惑，作为护士小王，你该如何向患者及家属解释？

第二节　常用标本的采集

不同标本的采集及处理不尽相同，不当的采集方法可影响标本检验结果。因此，标本的采集应遵照医嘱，在充分准备的前提下，经过严格查对，运用正确的采集方法，才能保证标本的质量。

一、血液标本的采集

血液检查是临床最常用的检验项目，能够反映机体各种功能及异常变化，为判断患者病情进展及疾病治疗提供参考。血液标本采集包括毛细血管采血法、静脉血标本采集法和动脉血标本采集法。静脉血标本又可分为全血标本、血清标本和血培养标本。

（一）毛细血管采血法

毛细血管采血法的常用采血部位为手指末梢和耳垂，成人以左手无名指为宜；婴幼儿可从拇指或足跟采血；严重烧伤患者，可选择皮肤完整处。耳垂采血疼痛较轻，操作方便，但耳垂外周血液循环较差，血细胞容易停滞，受气温影响较大，检查结果不够恒定。除通过毛细血管采血法进行血糖检测，其他多由检验科工作人员进行。下面介绍护理常用的经毛细血管检测血糖的方法。

【目的】

采集毛细血管血液，进行血糖检测。

【操作前准备】

1. 评估并解释

（1）评估：①患者的病情、诊断和治疗情况、意识状态及肢体活动能力；②对毛细血管采血进行血糖检测的了解及合作程度。

（2）解释：向患者及家属解释毛细血管采血进行血糖检测的时间、临床意义、注意事项及配合要点。

2. 患者准备　患者明确毛细血管采集的目的、临床意义、注意事项及配合要点；取舒适体位，暴露穿刺部位。

3. 用物准备

（1）治疗车上层：注射盘、血糖检测工具（血糖仪、血糖试纸、一次性血糖针）、75%的乙醇、棉签、治疗巾、检验单、无菌手套、手消毒液、血糖记录单。

（2）治疗车下层：生活垃圾桶、医用垃圾桶及锐器回收盒。

4. 环境准备　清洁、安静，温湿度适宜，光线或照明充足。

5. 护士准备　衣帽整洁，修剪指甲，洗手，戴口罩。

【操作步骤】

操作步骤	要点与沟通
1. 核对患者信息与检验单是否一致，备好用物	
2. 洗手、戴口罩，携用物至患者床旁，核对患者及检验单	● 护士：您好，请问您是×××吗？我是您的责任护士×××。根据医嘱，我现在要为您测血糖，请您配合我
3. 协助患者取舒适体位，将治疗巾铺于穿刺部位的肢体下，选择合适的指腹，用75%乙醇两次消毒，待干	● 常选用无名指、中指及小指
4. 打开血糖仪开关，将血糖试纸与仪器连接待用	
5. 打开一次性血糖针，待乙醇挥发完毕后，绷紧消毒指腹，垂直按向皮肤进行采血。用无菌棉球拭去第一滴血后，再用准备好的连接有血糖仪的试纸吸收第二滴血，进行血糖测定	● 护士：我现在用针轻轻扎一下您的指尖，可能会有一点点痛，请您忍耐一下
6. 再次核对患者，协助患者取舒适卧位，整理床单位，分类清理用物	● 操作后查对
7. 洗手、记录	● 物品按相关规定分类处理

【健康教育】

1. 向患者说明毛细血管采血法的目的、注意事项以及采集过程中的配合要点，使其能顺利配合护士完成操作。

2. 告知患者餐前、餐后正常血糖值范围，教会患者自我监控血糖。

【注意事项】

1. 应用毛细血管采血法进行血糖检测时，测血糖的试纸上含有的化学物质会与含碘物质发生化学反应，因此只能用75%的乙醇两次消毒，不能用含碘消毒液，否则会影响测试准确性。

2. 采血部位的选择，首选无名指，其次是中指和小指，不推荐食指和大拇指。扎针点尽量选择指腹两侧，此处神经分布较手指正中少，痛感较轻。但也不要太接近指甲边缘，这样不易消毒，且不易挤血。

3. 应用毛细血管采血法进行血糖检测时，因可能存在酒精未完全待干，为避免酒精影响血糖测量值，第一滴血应拭去，用第二滴血液进行血糖测定。

4. 扎针后，血液较少或没有时，可由手指根部向指尖推，不超过第一指间关节。尽量不在刺处周围进行挤压，否则更多组织液渗出，致血糖测得值偏低。

（二）静脉血标本采集法

静脉血标本采集（intravenous blood sampling）是从静脉抽取血标本的方法。常用的静脉有四肢浅静脉（贵要静脉、肘正中静脉、头静脉）、股静脉、颈外静脉等。可分为全血标本、血清标本及血培养标本。

【目的】

1. **全血标本** 测定血沉、血常规及血液中某些物质（如血糖、尿素氮、肌酐、尿酸、肌酸、血氨）的含量。

2. **血清标本** 测定脂类、血清酶、电解质、肝功能等。

3. **血培养标本** 培养检验血液中的病原菌。

【操作前准备】

1. 评估并解释

（1）评估：①患者的病情、诊断和治疗情况、意识状态及肢体活动能力；②对血标本采集的了解、认知及合作程度；③有无情绪变化（如检验前紧张、焦虑等），有无饮食、吸烟及服用药物、茶水或咖啡等；④静脉充盈度及管壁弹性，穿刺部位皮肤有无水肿、结节、瘢痕及伤痕等。

（2）解释：向患者及家属解释静脉血标本采集的目的、临床意义、注意事项及配合要点。

2. 患者准备 患者明确静脉血标本采集的目的、临床意义、注意事项及配合要点；取舒适体位，暴露穿刺部位。

3. 护士准备 衣帽整洁，修剪指甲，洗手，戴口罩。

4. 用物准备

（1）治疗车上层：注射盘、止血带、一次性注射器或真空采血双向针头、标本容器（抗凝管、干燥试管或血培养管）或真空采血管（表 13-1）、治疗巾、胶布、检验单、无菌手套、手消毒液，必要时备酒精灯、火柴（图 13-1）。

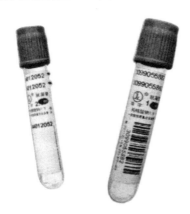
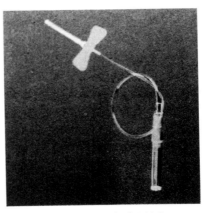

A. 安全采血器　　　　　　　B. 一次性安全采血针头

图 13-1　真空采血用物

（2）治疗车下层：生活垃圾桶、医用垃圾桶及锐器回收盒。

表 13-1　常用真空采血管的类型

管盖颜色	临床用途	标本类型	采集要求	添加剂
黄色	1. 免疫 ①肝炎标志物；②肿瘤标志物；激素；③甲状腺激素；④特定蛋白；⑤自身免疫抗体；⑥过敏原；⑦药物；⑧贫血及骨代谢 2. 生化 ①肝功能；②肾功能；③血脂；④心肌酶谱；⑤电解质；⑥电泳；⑦胆碱酯酶；⑧血渗透压；⑨ADA；⑩血清铁、总铁结合力；果糖胺；醛固酮；血清脂肪酶 3. 分子生物 ①HBV-DNA；②HBV-YMDD 变异	血清	采集后颠倒混匀 5 次	促凝剂
紫色	1. 药物 环孢霉素 2. 分子生物 CMV-DNA、MecA	全血或血浆	采集后颠倒混匀 8 次	EDTA-K$_2$
绿色	1. 生化 血黏度、血氨（3ml） 2. 药物 地高辛	血浆	采集后颠倒混匀 8 次	肝素锂
浅蓝色	生化：DIC 全套、凝血因子活性、血小板聚集功能	血浆	采集后颠倒混匀 8 次	枸橼酸钠

管盖颜色	临床用途		标本类型	采集要求	添加剂
灰色	生化：血糖、血酮、乳酸		血浆	采集后颠倒混匀8次	EDTA-NA$_2$
黑色	血沉		全血	采集后颠倒混匀8次	枸橼酸钠

5. 环境准备 清洁、安静，温湿度适宜，光线或照明充足，必要时屏风或围帘遮挡。

【操作步骤】

操作步骤	要点与沟通
1. 根据检验目的选择适当容器，在完好的容器外，粘贴注明科室、床号、姓名、性别、住院号等的标签	● 根据检验目的确定所需采血量
2. 洗手、戴口罩，携用物至患者床旁，核对患者、检验单及标本容器	● 护士：您好，请问您是××床的×××吗？我是您的责任护士×××。根据医嘱，我现在要为您采血，进行××检查，请您配合我
3. 协助患者取舒适体位，选择合适的静脉及穿刺点，将治疗巾铺于穿刺部位的肢体下，戴手套	● 常选用肘正中静脉、头静脉和贵要静脉
4. 按静脉注射法，在穿刺部位上方6cm处扎好止血带，常规消毒穿刺部位皮肤，嘱患者握拳	● 严格无菌操作 ● 护士：请您握拳，这样采血更容易
5. 操作中查对	● 再次确认患者
6. 标本采集	
▲ 注射器采血	
（1）手持一次性注射器或头皮针按静脉注射法行静脉穿刺，见回血后抽取所需血量	● 护士：现在我要进针了，请您配合
（2）抽血完毕嘱患者松拳，并松开止血带，迅速拔针并用干棉签按压局部至不出血（一般1~2分钟）	● 护士：请您慢慢松拳，并将棉球沿着血管方向按压一会，以防渗血
（3）将血液注入标本容器：	● 同时抽取不同种类的血液标本，应先注入血培养瓶，然后注入抗凝管，最后注入干燥试管
①血培养标本：去除瓶铝盖中心部分，常规消毒瓶塞，将抽好的血液注入瓶内，轻轻摇匀	● 一般血培养采血5ml，急性细菌性心内膜炎患者，为提高细菌培养阳性率，采血量需10~15ml
②全血标本：取下针头，将血液沿管壁缓慢注入抗凝试管内，轻轻摇匀，使血液和抗凝剂充分混匀	● 防止血液凝固
③血清标本：将血液沿管壁缓慢注入干燥试管内	● 避免震荡，以防红细胞破裂溶解
▲ 真空采血器采血	
（1）取下真空采血针护套，手持采血针，按静脉注射法穿刺静脉	● 护士：现在我要进针了，请您配合
（2）见回血后，拔掉采血针另一端护套，刺入真空采血管。若需多管采血，可继续接入所需真空采血管	● 见血液流出后，可松开止血带
（3）采血完毕时，嘱患者松拳，松开止血带，迅速拔针并用棉球顺着血管方向按压局部至不出血(一般1~2分钟)	● 采血结束时，先拔掉真空采血管，再拔针按压
7. 再次核对患者、标本、检验单，协助患者取舒适卧位，整理床单位，分类清理用物	● 操作后查对 ● 物品按相关规定分类处理
8. 洗手、记录	● 以免影响检验结果
9. 将标本连同检验单及时送检	● 特殊标本注明采集时间

【健康教育】

1. 向患者说明血标本采集的目的、注意事项以及采集过程中的配合要点，使其能顺利配合护士完成操作。

2. 操作过程中，护士应随时关注患者的感受，注意保持沟通交流，消除其恐惧心理。

【注意事项】

1. 严格执行查对制度和无菌操作制度。

2. 采集标本的方法、采血量及时间应准确。

考虑体位与运动对检验结果的影响，静脉血标本最好于晨起后 1 小时内采集。作生化检查时，需抽取晨起空腹静脉血标本，应事先通知患者抽血前勿进食进饮，以免影响检验结果。采集细菌培养标本尽可能在使用抗生素前或伤口局部治疗前、高热寒战期。

不同的血液测定项目对采集时间有不同要求，主要有：①空腹血：主要见于生化检测。进食进饮可改变血液中某些化学成分，影响检查结果。因此，需要求患者禁食禁饮 8 小时，或晚餐后次日晨空腹采血。但空腹时间过长，可使血液中某些成分分解、释放，从而导致某些检验结果异常，如血糖、转铁蛋白可因空腹时间过长而降低；甘油三酯、游离脂肪酸增高。②定时采血：即在规定的时间内采集静脉血标本。如口服葡萄糖耐量试验、药物血浓度检测、激素测定等。考虑到药物浓度峰值及服药时间的影响，检测药物血浓度时，一般在下次服药之前采集血液标本。

3. 采集血液标本时，结扎止血带的时间以 1 分钟为宜，过长易导致血液成分变化影响检验结果。

4. 使用真空采血法采血前，不可松动真空采血管管塞，或先将真空采血管和双向采血针的橡胶套端相连，以免采血管内负压消失影响采血。

5. 严禁在输液输血的针头处采集血标本，最好在对侧肢体采集，以防血液被稀释影响检验结果；女性患者乳腺切除术后，应在手术对侧手臂采血。

6. 作二氧化碳结合率测定时，采集的血标本应立即注入盛有液状石蜡的抗凝试管，注入时用长针头且应插至液状石蜡液面以下以隔绝空气，防止二氧化碳逸出影响检验结果的准确性。

（三）动脉血标本采集法

动脉血标本采集（arterial blood sampling）是从动脉抽取动脉血标本的方法。常用的动脉有桡动脉、股动脉。

【目的】

采集动脉血，进行血气分析，判断患者血液氧合情况，为治疗提供依据。

【操作前准备】

1. **评估并解释**

（1）评估：①患者的病情、诊断和治疗情况、意识状态及肢体活动能力；②对血标本采集的了解及合作程度；③有无情绪变化（如检验前紧张、焦虑等）；④用氧或呼吸机使用情况。

（2）解释：向患者及家属解释动脉血标本采集的目的、临床意义、注意事项及配合要点。

2. **患者准备**　患者明确动脉血标本采集的目的、临床意义、注意事项及配合要点；取舒适体位，暴露穿刺部位。

3. **用物准备**

（1）治疗车上层：注射盘、2ml 或 5ml 一次性注射器或一次性动脉采血器（包括血气针、塑料护帽、橡胶插）、无菌试管、无菌软木塞或橡胶塞、适量肝素、无菌手套、治疗巾、检验单、手消毒夜。

（2）治疗车下层：生活垃圾桶、医用垃圾桶及锐器回收盒。

4. 环境准备　清洁、安静，温湿度适宜，光线或照明充足，必要时屏风或围帘遮挡。

5. 护士准备　衣帽整洁，修剪指甲，洗手，戴口罩。

【操作步骤】

操作步骤	要点与沟通
1. 核对检验单，按要求在一次性注射器或动脉血气针外贴上注明科别、床号、姓名、性别、住院号、检验项目等的标签	
2. 洗手、戴口罩，携用物至患者床旁，核对患者、检验单及标本容器	• 确认患者，取得配合
3. 协助患者取舒适体位，选择合适动脉，在穿刺部位的肢体下铺治疗巾	• 一般选择桡动脉或股动脉
4. 常规消毒穿刺部位皮肤，范围大于 5cm，常规消毒操作者左手食指和中指或戴手套	• 严格无菌操作
5. 操作中查对	• 再次确认患者
6. 标本采集 ▲ 普通注射器采血 用戴无菌手套或消毒后的左手食指、中指触及动脉搏动最明显处并固定，右手持注射器，在两指间垂直进针，或与动脉走向成 40°进针，见有鲜红色血液涌入注射器时，右手固定穿刺针方向和深度，左手抽血至所需量	• 穿刺前抽取肝素 0.5ml，湿润注射器管腔后弃去余液，以防血液凝固 • 血气分析采血量一般为 0.5~1ml • 抽血过程中确保针尖固定
▲ 动脉血气针采血 取出动脉血气针，将血气针活塞拉至所需的血量刻度，采血针筒会自动形成吸引等量液体的负压。穿刺方法同上，见有鲜红色回血，右手固定血气针，血气针会自动吸取所需血量	• 护士：动脉血已经采完，请您按压 5~10 分钟，谢谢您的配合
7. 采血完毕拔出针头，局部用无菌纱布或无菌干棉球加压止血5~10分钟	
8. 针头拔出后立即将针尖刺入橡胶插，并取下针头，将血气针筒与塑料护帽相连，轻轻搓动注射器使血液与肝素混匀	• 防止针刺伤 • 避免凝血
9. 再次核对患者、化验单及标本，清理用物，协助患者取舒适体位，整理床单位，洗手、记录	• 用物按相关规定分类处理
10. 将标本连同检验单及时送检	• 以免影响检验结果

【注意事项】

1. 严格执行查对制度和无菌操作原则。

2. 有出血倾向者慎用动脉穿刺法采集动脉血标本，如病情需要进行动脉血气分析，可考虑沙袋加压止血及延长按压时间。

3. 注射器采集动脉血标本时，注射筒内不能留有空气，以免影响检验结果。

4. 桡动脉穿刺点位于前臂掌侧腕关节上约 2cm、动脉搏动明显处；股动脉穿刺点位于髂前上棘与耻骨结节连线的中点、股动脉搏动明显处。穿刺时患者呈仰卧位，下肢外展外旋，以暴露穿刺部位。新生儿宜选择桡动脉穿刺，因垂直进针行股动脉穿刺时，易伤及髋关节。

相关链接　　　　1937 年，Joseph J·Kleiner 创造性的发明了真空采血技术。从此以后，真空采血技术在临床应用过程中不断完善，并且在改革开放以后进入中国。20 世纪 90 年代初我国部分医院开始使用这一全新的采血法，如今，真空采血技术日渐普及，并逐渐呈现出代替注射器这种传统采血方法的趋势，同时真空采血法也提高了检测标本的质量与速度。对于护士和患者来说，真空采血法的优点可以概括为以下 3 个方面：

1. 安全　采血针易于销毁，而且刺入采血管端针头的橡胶套可以降低护士直接接触血液的可能性，减少医源性传染病。

2. 方便　对于患者来说一次静脉穿刺可采集多管标本，减轻患者反复穿刺的痛苦，也减少了护士不必要的重复操作，省时省力。

3. 采血管标识清楚　真空采血管的管盖被设计成不同颜色，有利于护士区分，减少差错事故的可能。

二、尿液标本的采集

尿液是血液经肾小球滤过，肾小管和集合管重吸收、排泄和分泌产生的终末代谢产物。尿液的组成和性状与泌尿系统疾病直接相关，且受机体各系统功能状态影响，反映了机体的代谢状况。临床上常采集尿标本作物理、化学、细菌学等检查，以了解病情、协助诊断及观察疗效。

尿标本可分为三种：尿常规标本、尿培养标本、12 小时或 24 小时尿标本。

【目的】

1. 尿常规标本　检查尿液的颜色、透明度、比重、有无细胞及管型，并作尿蛋白及尿糖定性检测等。

2. 尿培养标本　作细菌培养或细菌敏感试验，以了解病情，协助临床诊断及治疗。

3. 12 小时或 24 小时尿标本　用于尿的各种定量检查，如钠、钾、氯、17-酮类固醇、17-羟类固醇、肌酐、肌酸及尿糖定量或尿浓缩查结核分枝杆菌等。

【操作前准备】

1. 评估患者并解释　评估患者病情、诊断、治疗情况及理解合作程度，向患者及家属解释尿标本检查的目的、方法及配合要点。

2. 患者准备　患者了解操作目的和方法，明确配合时要点，体位舒适。

3. 用物准备

（1）尿常规标本：标本容器（50ml 或 100ml），必要时备便盆或尿壶。

（2）尿培养标本：无菌培养试管、无菌手套、无菌纱布、消毒液棉球、棉签、1∶5000 高锰酸钾溶液、试管夹、火柴、酒精灯、便器、纸巾、屏风、必要时备导尿包。

（3）12 小时或 24 小时尿标本：有盖便器、防腐剂。

4. 环境准备　病室宽敞、安静、整洁、明亮，屏风或拉帘遮挡，保护患者隐私。

5. 护士准备　衣帽整洁，修剪指甲，洗手，戴口罩。

【操作步骤】

操作步骤	要点与沟通
1. 核对医嘱及检验单上的科别、姓名、床号、住院号以及检验项目，备齐用物	• 严格执行查对制度
2. 携用物至患者床旁，再次核对，并向患者解释操作的目的及注意事项	• 护士：您好，能告诉我您的床号和姓名吗？我是您的责任护士××。根据医嘱，我现在要为您留取尿标本，进行××检查，请您配合我，好吗
3. 收集尿标本	• 屏风或拉帘遮挡，保护患者隐私
▲ 尿常规标本	
（1）嘱患者将晨起第一次尿液留于标本容器内，除尿比重检查需留取 100ml 以外，其余检查留取 30~50ml 即可，女患者月经期不宜留取	• 护士：请您将晨起第一次尿留取到这个容器中，因为晨尿浓度较高，且未受饮食的影响，所以检验结果较为准确，需留取 ××ml 即可，但不要将粪便混于尿液中
（2）对不能自理的患者协助其留尿	
（3）留取尿标本后贴上检验单标签	
▲ 尿培养标本	
（1）中段尿留取法	
1）嘱患者晨起先用 1∶5000 高锰酸钾溶液清洗外阴，并用无菌纱布擦干	• 护士：请您起床后先用我给您的消毒液体清洗外阴，再用这块纱布擦干
2）戴无菌手套，分开女患者阴唇或持男患者阴茎，按导尿术方法用消毒棉球消毒尿道口	• 护士：请您双腿屈曲，略张开，我来为您消毒
3）用试管夹夹住试管中下部，点燃酒精灯，消毒试管口及盖子	
4）将便器垫于患者臀下，嘱其排尿，弃去前段尿，以试管接取中段尿 5~10ml	• 护士：请您排尿，先冲洗一下尿道，我为您接取尿标本
5）再次消毒试管口及盖子，随即快速盖紧试管，熄灭酒精灯，并贴上检验单标签	• 标本不可倒置，以免受感染
6）清洁外阴，协助患者穿好裤子、并整理床单位，清理用物	• 使患者舒适
（2）导尿术留取法	
1）按照导尿术要求插入尿管于患者体内	
2）用无菌试管接取尿液 5~10ml，盖好瓶盖，其余步骤同中段尿留取法	
▲ 12 小时或 24 小时尿标本	
（1）取有盖便器，贴上检验单标签，注明留取尿液的起止日期和时间	• 12 小时尿标本时间为 7pm 至次晨 7am，24 小时尿标本时间为 7am 至次晨 7am
（2）将便器交予患者，嘱其于 7am 或 7pm 排空膀胱后开始留取尿液，至次晨 7am 留取最后一次尿液，便器内加入防腐剂（表 13-2）	• 护士：给您便器，请您在 ×× 时间排空尿液，之后 ×× 时间内的尿液均排在这个便器中，但需注意不要将粪便混入其中，便器要放在阴凉处
4. 洗手、记录，将采集到的尿标本及时送检，用物按常规消毒处理	

表 13-2 常用防腐剂的作用及方法

防腐剂	作用	用法	临床应用
甲醛	防腐并固定尿中有机成分	24 小时尿液加 40% 甲醛 1~2ml	艾迪计数（12 小时尿细胞计数）等
浓盐酸	防止尿中激素被氧化	24 小时尿液共加 5~10ml	内分泌系统检查，如 17-酮类固醇 17-羟类固醇等
甲苯	保持尿化学成分不变	每 100ml 尿液中加 0.5%~1% 甲苯 2ml，甲苯应在第一次尿液倒入后加入，使之形成薄膜覆盖于尿液表面，以防细菌污染	尿蛋白定量、尿糖定量、钠、氯、肌酐、肌酸检查等

【健康教育】

1. 留取尿标本前应根据检验目的不同向患者介绍尿标本留取的方法及注意事项,使其意识到正确留取尿标本对检验结果的重要性。

2. 留取尿标本前为患者提供宽敞、安静、隐蔽、尽量符合其排泄习惯的环境,以消除患者紧张、羞怯的心理。

【注意事项】

1. 患者会阴部分泌物较多时,应先清洁或冲洗,然后再留取尿标本。

2. 女性做早孕诊断试验时应留取晨尿,检查结果更为精准。

3. 采集尿培养标本时,应严格执行无菌技术操作,防止标本在采集时被污染,影响检验结果。

三、粪便标本的采集

粪便是由食物残渣、消化道分泌物、大量细菌和水分组成。粪便标本的检验结果有助于评估患者的消化系统功能。

粪便标本包括:常规标本、隐血标本、培养标本以及寄生虫或虫卵标本。

【目的】

1. **常规标本** 检查粪便的颜色、性状、细胞等。

2. **隐血标本** 检查粪便内肉眼不能观察到的微量血液。

3. **培养标本** 检查粪便中的致病菌。

4. **寄生虫或虫卵标本** 检查粪便中的寄生虫、幼虫及虫卵计数。

【操作前准备】

1. **评估患者并解释**

(1)评估:①患者的病情、诊断和治疗情况及意识状态;②患者对粪标本采集的了解及合作程度。

(2)解释:向患者及家属解释粪便标本采集的目的、临床意义、注意事项及配合要点。

2. **患者准备** 患者明确粪便标本采集的目的、临床意义、注意事项及配合要点。

3. **护士准备** 衣帽整洁,修剪指甲,洗手,戴口罩。

4. **用物准备** 除检验单、无菌手套、手消毒液、生活垃圾桶、医用垃圾桶外,根据检验的目的不同另备:

(1)常规标本、隐血标本:标本容器(内附检便匙)、清洁便器。

(2)粪培养标本:无菌标本容器、无菌检便匙、消毒便器。

(3)寄生虫或虫卵标本:标本容器(内附检便匙)、透明胶带或载玻片(查找蛲虫)、清洁便器。

5. **环境准备** 隐蔽、安静、舒适,必要时屏风或围帘遮挡。

【操作步骤】

操作步骤	要点与沟通
1. 查对医嘱和检验单上患者信息及检验项目是否一致	● 严格执行查对制度
2. 携用物至患者床旁，核对患者并解释操作的目的和注意事项	● 护士：您好，请问您是 ×× 床的 ××× 吗？我是您的责任护士 ×××。根据医嘱，我现在要为您留取粪标本，进行 ×× 检查，请您配合
3. 嘱患者解便前先排空膀胱	● 护士：请您先排尿，以免将尿液混入粪标本中
4. 收集粪便标本	
▲ 常规粪标本	
（1）嘱患者排便于清洁便器内	● 护士：请您排便在这个便器内
（2）用检便匙取粪便中央部分或黏液脓血部分约 5g，或水样便 15~30ml，置于标本容器送检	● 5g 粪便大约为蚕豆大小
▲ 隐血标本	
按常规标本留取	
▲ 培养标本	
（1）嘱患者排便于消毒便器内	● 护士：请您排便在这个便器内
（2）用无菌检便匙取中央部分或脓血黏液部分的粪便 2~5g，置于无菌标本容器内	● 尽可能取多处标本，提高检验阳性率
（3）患者无便意时，可用蘸有 0.9%氯化钠的长棉签，插入肛门 6~7cm，沿一个方向轻轻旋转后退出，置于无菌培养瓶内	● 护士：现在我用这个无菌棉签探入到您肛门内，以蘸取一些粪便作检查，可能有些不舒服，请您放松，或者深呼吸来配合我，好吗
▲ 寄生虫或虫卵标本	
（1）检查寄生虫及虫卵：在粪便不同部位取带血或黏液部分 5~10g 送检，做血吸虫孵化检查或服用驱虫药后应留取全部粪便	● 尽可能取多处标本，提高检验阳性率
（2）检查蛲虫：嘱患者睡前或清晨刚清醒时，将透明胶带贴在肛门周围处，取下并将粘有虫卵的透明胶带面粘贴在载玻片上，或将透明胶带对合，送检	● 蛲虫常在午夜或清晨时爬到肛门处产卵
（3）检查阿米巴原虫：将便器加温至接近人的体温，患者排便后，将标本在 30 分钟内连同便器一起送检	● 阿米巴原虫在低温环境下失去活力而难以查到 ● 及时送检，防止阿米巴原虫死亡

【健康教育】

1. 采集粪标本前根据检验目的不同向患者介绍所采集标本的方法、注意事项及配合要点，使其意识到正确留取标本对检验结果的重要影响。

2. 采集粪标本前为患者提供安全、隐蔽、尽量符合其排泄习惯的环境，消除紧张、羞怯心理。

【注意事项】

1. 采集隐血标本时，嘱患者检查前 3 天禁食肉类、动物肝脏、血制品、绿叶蔬菜以及含铁丰富的食物和药物，以免造成假阳性检验结果。

2. 做阿米巴原虫检查时，在采集标本前几天，嘱患者禁服钡剂、油质或含金属的泻剂，以免金属制剂影响阿米巴虫卵或胞囊的显露。

四、痰标本的采集

痰液是气管、支气管及肺泡所产生的分泌物，正常情况下分泌较少。当呼吸道黏膜受到刺激时,分泌物增多,痰量增多。痰液主要由黏液及炎性渗出物组成,不包括唾液及鼻咽分泌物。

临床上常用的痰标本包括:常规标本、培养标本及24小时标本。

【目的】

1. **常规痰标本** 检查痰的一般性状、细菌、虫卵或癌细胞等。

2. **痰培养标本** 检查痰液中的致病菌,为抗生素的选择提供依据。

3. **24小时痰标本** 检查24小时痰液的量及性状,协助诊断疾病。

【操作前准备】

1. **评估患者并解释**

(1)评估:①患者的病情、诊断和治疗情况及意识状态;②患者对痰标本采集的了解及合作程度。

(2)解释:向患者解释痰标本采集的目的、临床意义、注意事项以及配合要点。

2. **患者准备** 患者了解操作的目的和采集方法,能配合护士或自行留取标本。

3. **用物准备** 除检验单、手消毒液、生活垃圾桶、医用垃圾桶外,根据检验目的不同,另备:

(1)常规痰标本:标本容器、温水。

(2)痰培养标本:备无菌标本容器或培养瓶、漱口溶液。

(3)24小时痰标本:备容积约500ml的清洁广口集痰容器。

(4)患者无力咳痰或不能配合者:标本容器、吸引器、一次性无菌集痰器(图13-2)、0.9%氯化钠溶液、无菌手套。

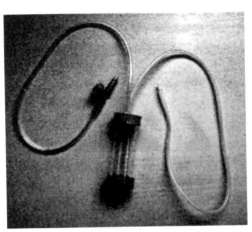

图13-2 一次性无菌集痰器

4. **护士准备** 衣帽整洁,修剪指甲,洗手、戴口罩。

5. **环境准备** 病室清洁、安静,温湿度适宜。

【操作步骤】

操作步骤	要点与沟通
1. 查对医嘱和检验单患者信息及检验项目等是否一致,备齐用物	● 严格执行查对制度
2. 携用物至患者床旁,再次核对,向患者解释操作的目的和注意事项	● 护士:您好,请问您是的××吗? 我是您的责任护士×××,根据医嘱,我现在要为您留取痰标本,进行××检查,请您配合
3. 收集痰标本	

操作步骤	要点与沟通

▲ 常规标本

（1）自行留取标本：嘱患者晨起后温水漱口，深呼吸数次，然后用力咳出气管深处痰液（即晨起后第一口痰液），吐入标本容器中，再次漱口

- 护士：请您先用温水漱口，然后像我这样深呼吸几次，用力咳出气管深处的痰，吐到这个容器里，然后再漱一次口

（2）无力咳痰或不能配合者：协助患者取舒适卧位，由下向上叩击患者背部。戴无菌手套，将集痰器接管端连接吸引器，按吸痰法用另一端吸痰管将痰液吸入集痰器内，取下集痰器上端带管的瓶盖，旋下尾端瓶盖盖在集痰器上

- 护士：请问这个姿势舒服吗？我给您叩叩背，这样痰更容易吸出来，现在我要为您吸痰了，可能不太舒服，请您稍忍耐一下，很快就好

培养标本

- 严格无菌操作，避免污染标本

（1）自行留取标本：嘱患者晨起后先用漱口溶液漱口，再用清水漱口，深呼吸数次后用力咳出气管深处痰液，吐入无菌标本容器内

- 护士：请您先用漱口溶液漱口，再用清水漱口，然后像我这样深呼吸用力咳嗽，将痰吐到这个容器内

（2）无力咳痰或不能配合者：采集方法同上

▲ 24 小时痰标本

在标本容器内先加一定量的水，注明留痰的起止时间，嘱患者晨起漱口后（7am）第一口痰开始留取，至次日晨起漱口后（7am）第一口痰作为结束，将 24 小时痰液全部吐入容器内

- 计算总量时将加入的水量扣除
- 护士：请您早晨起床后先漱口，从第一口痰开始到第二天早晨第一口痰结束，24 小时的痰全部吐到这个容器内，请注意不要将唾液、鼻涕及漱口水混入痰液中

4. 洗手

- 避免交叉感染

5. 观察、记录

- 痰液的颜色、性质和量

6. 送检

- 将化验单标签贴于标本容器上，及时送检

【健康教育】

1. 向患者介绍留取痰标本的目的、注意事项以及配合要点，使其了解正确的采集过程对检验结果的重要影响。

2. 告知患者，如有痰液，应尽量咳出，避免痰液长时间停留呼吸道，引起肺部感染。

3. 教会患者有效咳痰的方法，清除呼吸道分泌物，改善通气功能。

【注意事项】

1. 采集标本时应做到操作规范，如采集痰培养标本，应严格无菌操作，避免因操作不当污染标本，影响检验结果。

2. 痰液收集时间宜选择在清晨，因清晨痰量及痰内细菌较多，可提高检验阳性率。

3. 如果患者伤口疼痛，无法咳嗽、咳痰，可用软枕或手掌按压住伤口，以保护伤口，减轻张力，防止疼痛及伤口裂开。

4. 查找癌细胞的痰标本可用 10% 的甲醛或 95% 的乙醇固定后送检。

五、咽拭子标本采集

正常人咽颊部有口腔正常菌群，无致病菌。咽部细菌均来自于外界，正常情况下不致病，当机体全身或局部抵抗力下降和其他外部因素作用下可出现感染等而导致疾病。咽拭子（throat swab）标本采集是从咽部及扁桃体采集分泌物做细菌培养或病毒分离的一项技术。

【目的】

从咽部或扁桃体采集分泌物作细菌培养或病毒分离,查找病原菌,协助临床诊断。

【操作前准备】

1. 评估患者并解释

(1)评估:患者的病情、诊断和治疗情况及意识状态;患者对咽拭子标本采集的了解及合作程度。

(2)解释:向患者解释咽拭子标本采集的目的、临床意义、注意事项以及配合要点。

2. 患者准备　患者了解操作的目的和采集方法,能配合护士。

3. 用物准备

(1)治疗车上层:无菌咽拭子培养管、酒精灯、火柴、消毒压舌板、检验单、手消毒液、手电筒。

(2)治疗车下层:生活垃圾桶、医用垃圾桶。

4. 护士准备　衣帽整洁,修剪指甲,洗手,戴口罩。

5. 环境准备　病室环境整洁、安静、温湿度适宜。

【操作步骤】

操作步骤	要点与沟通
1. 查对医嘱和检验单患者信息及检验项目等是否一致,备齐用物	• 严格执行查对制度
2. 携用物至患者床旁,再次核对,向患者解释操作的目的和注意事项	• 护士:您好,请问您是××床的××吗?我是您的责任护士×××。根据医嘱,我现在要为您采集咽拭子标本,进行××检查,请您配合
3. 点燃酒精灯	
4. 嘱患者张口发"啊"的音,暴露咽部	• 必要时用压舌板下压舌部
5. 用咽拭子培养管内的消毒长棉签即咽拭子,以轻快的动作擦拭两侧腭弓、咽及咽扁桃体上的分泌物(图13-3)	• 护士:请您尽量张大嘴说:"啊",我用这个消毒棉签轻轻擦一下您的咽部,可能有些恶心,请您尽量配合,很快就好
6. 在酒精灯火焰上消毒试管口,并将棉签插入试管,塞紧	• 严格无菌技术操作,防止标本被污染
7. 洗手,取口罩,及时记录并送检	

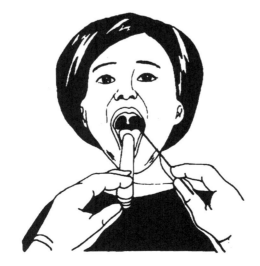

图 13-3　咽拭子标本采集

【健康教育】

采集前应向患者解释操作的目的、过程以及配合的注意事项,使其能配合护士顺利完成操作。

【注意事项】

1. 采集咽拭子标本过程中,咽拭子不可触及患者口腔内的其他部位,若碰触到患者口腔的其他部位,必须要更换棉签重新采集。

2. 做真菌培养时,须在口腔溃疡面取分泌物。

3. 采集咽拭子标本时,患者可能出现恶心、呕吐,为避免这种情况发生,应尽量避免在患者进食后 2 小时内采集。采集时,动作要轻、快、稳,避免引起患者不适。

(龙 霖)

学习小结

本章内容首先从标本采集的意义及原则等方面做了详尽的描述,学生通过本部分学习可以了解到标本采集的概念、意义及采集过程中需要遵循的主要原则;其次按照临床常用标本采集方法分别进行了阐述,主要包括血液、尿液、粪、痰和咽拭子的标本采集。学生通过本部分学习,应能掌握血液、尿液、粪、痰、咽拭子标本采集的类型、目的、临床意义、操作流程和注意事项。熟悉各项标本采集的概念、原则以及沟通要点。了解标本采集的意义。同时要熟练运用各项标本采集操作方法,操作过程中与患者的良好沟通。

复习思考题

1. 请简述标本采集的原则。

2. 临床常用的标本采集种类包括哪些?

3. 血液标本采集包括哪几种?其采集目的分别是什么?

危重患者的护理及常用急救技术

14

学习目标	
掌握	危重患者的病情监测及护理措施；各种抢救技术的操作方法及注意事项；呼吸、心搏骤停的原因、判断依据及临床表现；洗胃的目的、适应证、禁忌证及常用洗胃溶液。
熟悉	抢救室的设备管理要点；洗胃、心肺复苏的概念。
了解	人工呼吸器的主要参数设置。

危重患者的急救护理是医疗护理工作中一项重要而严肃的任务,急救工作的质量直接关系到患者的生命和生存质量。因此,急救工作不仅需要严密的组织管理、合理的分工、必要而完善的抢救设备,更需要护士细致而娴熟的抢救技术。作为护理人员必须熟练掌握心肺复苏、吸氧、吸痰、洗胃、人工呼吸器的使用等常用的急救技术,熟悉相应的抢救程序,与医生配合,保证急救工作及时、准确、有效地进行,全面、细致地为危重患者做好身心整体护理。

第一节　危重患者的管理

　　危重患者(critical clients)是指病情严重、随时可能发生生命危险的患者。抢救危重患者是医疗护理工作中的一项紧急任务。遇有危重患者,护士应从思想上、组织上、技术上、物质上做好充分准备,以娴熟的技术、高度的责任心、分秒必争、全力以赴地进行抢救。

一、抢救工作的组织管理与设备管理

(一)抢救工作的组织管理

　　1. **建立责任明确的组织系统**　接到抢救任务时,应立即成立抢救小组,指定抢救负责人,通常可分为全院性或科室(病区)性的抢救。全院性抢救一般用于大型灾难等突发事件,由院长组织实施,各相关科室均参与抢救工作。科室性抢救一般由科主任、护士长负责组织指挥,科室领导不在时由在场工作人员中职务最高者负责指挥,其他医务人员必须听从指挥。护士是抢救小组的重要成员,在医生到达之前,护士应根据病情需要,给予及时、适当的紧急处理,如体位固定、测量生命体征、建立静脉通道、给氧、吸痰、止血、配血、洗胃、人工呼吸、胸外心脏按压等基本抢救措施。参加抢救的医务人员必须明确分工,密切配合。

　　2. **制订抢救方案**　护士须参与抢救方案的制订,及时准确地找到患者的主要护理问题,并制订有针对性的护理计划,明确护理诊断和护理目标,实施正确、有效的护理措施,以解决患者现存的或潜在的健康问题。

　　3. **配合抢救**　护士负责抢救措施的有效实施,在抢救过程中护士应做到统一指挥,分工明确,互相配合,争分夺秒。一切抢救用品均应定点放置,保证应急使用。工作态度要严肃、认真、动作正确、迅速,保证高质量、高效率地抢救危重患者。

　　4. **做好抢救记录和查对工作**　记录要求及时、准确、清晰、扼要、完整,并注明执行时间。各种急救药物经两人核对无误后方可使用。执行口头医嘱时,护士须向医生复述一遍,尤其是药物名称、浓度、剂量、给药时间和方法等,待双方确认无误后方可执行,抢救结束后应及时请医生据实补写医嘱。抢救中的空安瓿、空药瓶、输液空袋(瓶)、输血空袋等均应集中放置,以便统计查对。

　　5. **密切观察病情**　责任护士应参加医生查房、会诊、病例讨论,熟悉危重患者的病情、重点观察的项目和抢救过程,了解治疗方案,做到心中有数、配合恰当。并注意抢救后的病情观察,做好交接班工作,随时掌握病情的动态变化。

（二）抢救设备的管理

1. **抢救室** 急诊室和病区应设立抢救室。病区抢救室宜设在靠近护士站的单独房间。抢救室要求宽敞、明亮、安静、整洁，各类急救设备齐全，并建立严密的科学管理制度。

2. **抢救床** 最好选用可升降的多功能抢救床，另外准备木板一块，以备胸外心脏按压时使用。

3. **抢救车** 严格按照要求备齐各种常用急救药品、急救用无菌用品以及其他急救用物。

（1）常用急救药品（表14-1）。

表14-1 常用急救药品

类别	常用药物
心三联	盐酸利多卡因、硫酸阿托品、盐酸肾上腺素
呼二联	尼可刹米（可拉明）、山梗菜碱（洛贝林）
升压药	去甲肾上腺素、多巴胺、间羟胺等
降压药	利血平、硝普钠、硫酸镁注射液、利喜定（盐酸乌拉地尔）等
强心药	西地兰（去乙酰毛花苷丙）、毒毛花苷K等
抗心绞痛药	硝酸甘油
抗心律失常药	利多卡因、普鲁卡因胺、盐酸维拉帕米、盐酸胺碘酮等
止血药	卡巴克洛、酚磺乙胺、维生素K_1、垂体后叶素、氨甲苯酸、鱼精蛋白等
镇静止痛、抗惊厥药	吗啡、盐酸哌替啶、苯巴比妥钠、氯丙嗪、地西泮、硫喷妥钠、苯妥英钠、硫酸镁等
解毒药	阿托品、碘解磷定、氯解磷定、亚甲蓝、硫代硫酸钠等
抗过敏药	盐酸异丙嗪、苯海拉明、阿司咪唑、氯苯那敏等
脱水利尿药	20%甘露醇、25%山梨醇、呋塞米、依他尼酸钠等
支气管扩张药	氨茶碱、二羟丙茶碱等
激素类药	氢化可的松、地塞米松、可的松
碱性药	5%碳酸氢钠
其他	10%葡萄糖酸钙、氯化钙、氯化钾、平衡液、代血浆、右旋糖酐40葡萄糖液、右旋糖酐70葡萄糖液等

（2）常用抢救物品及设备（表14-2）。

表14-2 常用抢救物品及设备

物品种类	物品名称
无菌物品	各种型号注射器和针头、输液器、输血器、静脉留置针、静脉切开包、气管切开包、气管插管包、各种穿刺包、缝合包、导尿包、无菌手套及敷料等
抢救器械	给氧系统（氧气筒、中心给氧、加压给氧装置）、吸氧管、吸氧面罩、吸痰管、负压连接管、电动吸引器或中心负压吸引装置、电除颤仪、心脏起搏器、心肺复苏器、心电监护仪、简易呼吸器、呼吸机、电动洗胃机等
护理物品	血压计、听诊器、开口器、舌钳、压舌板、牙垫、口咽通气管、喉镜、止血带、夹板、绷带、氧气导管、胃管、引流管、引流袋、玻璃接头、皮肤消毒用物、输液架、手电筒等
其他设备	自动传呼机、多孔电源插座、电话、对讲机、应急灯等

为了不贻误抢救时机，抢救室内抢救器械和药品应严格执行抢救物品的"五定制度"，即定品种数量、定点安置、定专人管理、定期消毒灭菌、定期检查维修；急救物品完好率达到100%，

以保证抢救时能随时使用;抢救室内物品不得外借,值班护士应班班交接并做好登记;抢救器械和药品应配有简明扼要的使用说明卡,护士要熟悉抢救器械的性能和使用方法,并能排除常见故障。

二、危重患者的护理

对危重症患者,护士不仅需要具有精湛的护理技术,还应全面、仔细地观察病情,判断疾病转归。必要时可安排专人进行护理,并在护理记录单上详细记录观察结果、治疗过程、护理措施,以便为医护人员进一步做诊疗、护理提供参考。

(一)危重患者的病情监测

危重患者由于病情危重且变化快,因此需对其各重要系统功能进行持续监测,以便动态了解患者的整体状态、疾病危险程度、各系统脏器的损害程度等,这对及时发现病情变化、及时诊断和抢救处理极为重要。危重患者病情监测的内容较多,最基本的病情监测主要是中枢神经系统、瞳孔、循环系统、呼吸系统和肾功能、体温的监测等。

1. **中枢神经系统监测** 主要包括意识水平监测、电生理监测(如脑电图)、影像学监测(如CT 与 MRI)、颅内压测定和脑死亡的判定等。其中最重要的是意识水平的监测,临床常采用格拉斯哥昏迷评分量表(glasgow coma scale, GCS)(表 14-3),对患者的意识水平及意识障碍的严重程度进行观察和测定。GCS 包括睁眼反应、语言反应、运动反应 3 个子项目,使用时分别测量 3 个子项目并评分,然后再将各个项目的分值相加求其总和,即可得到患者意识障碍程度的客观评分。GCS 量表总分范围为 3~15 分,15 分表示意思清醒,13~14 分表示轻度意识障碍,9~12分表示中度意识障碍,3~8 分表示重度意识障碍,总分低于 7 分者为浅昏迷,低于 3 分者为深昏迷或脑死亡。另外,也可通过对颅内压的测定了解脑脊液压力的动态变化,从而进一步了解其对脑功能的影响。

表 14-3 格拉斯哥昏迷评分量表

项目	状态	分数
睁眼反应(eye opening)	自发性的睁眼反应	4
	声音刺激有睁眼反应	3
	疼痛刺激有睁眼反应	2
	任何刺激均无反应	1
语言反应(verbal response)	对人物、时间、地点等定向问题清楚	5
	不能准确回答有关人物、时间、地点等问题	4
	言语不流利,但字意可辨	3
	能发出无法理解的声音	2
	无语言能力	1
运动反应(motor response)	能按指令动作	6
	对刺痛能定位	5
	对刺痛能躲避	4
	刺痛时肢体屈曲(去皮质强直)	3
	刺痛时肢体过伸 (去大脑强直)	2
	对刺痛无任何反应	1

2. **瞳孔的观察** 瞳孔的变化是许多疾病,尤其是神经系统疾病、药物中毒、昏迷等病情变化的一个重要指征。观察瞳孔要注意两侧瞳孔的大小、形状、位置、边缘、反应等。正常瞳孔为

圆形,两侧等大等圆,位置居中,边缘整齐,在自然光线下直径为2~5mm,对光反射和调节反射均存在。当瞳孔直径小于2mm称为"瞳孔缩小",两侧瞳孔缩小常见于有机磷、吗啡等中毒,严重时甚至出现针尖样瞳孔;单侧瞳孔缩小常见于同侧小脑幕裂孔疝早期。瞳孔直径大于5mm称为"瞳孔散大",单侧瞳孔散大、固定常提示同侧小脑幕裂孔疝;两侧瞳孔散大多见于双侧小脑幕裂孔疝、枕骨大孔疝、颠茄类药物中毒以及濒死期患者;若患者瞳孔突然散大,常常是病情急剧变化的表现。

3. 循环系统监 主要包括心率、心律、无创和有创动脉血压、心电功能及血流动力功能监测,如中心静脉压、肺动脉压、肺动脉楔压、心排量及心脏指数等。

4. 呼吸系统监测 主要有呼吸运动、频率、节律、呼吸音、潮气量、呼气压力测定、肺胸顺应性监测等;痰液的颜色、气味、性质、量、痰培养的结果;血气分析、胸片等。其中血气分析是比较重要的监测手段之一,护士应了解其各项指标的正常值及其临床意义。

5. 肾功能监测 肾脏是调节体液的重要器官,主要负责保留体内所需物质及排泄代谢产物、维持水电解质平衡及细胞内外渗透压平衡,同时肾脏也是最易受损的器官之一,因此对肾脏功能的监测有重要意义。肾功能监测主要包括尿量,血、尿钠浓度,血、尿的尿素氮,血、尿肌酐,血肌酐清除率测定等。

6. 体温监测 体温监测简便易行,是反映病情缓解或恶化的可靠指标,也是反映代谢率的指标。正常人体温较为恒定,当个体代谢旺盛、感染、创伤、术后等情况时,体温多有升高,而极重度或临终患者体温反而会下降。

(二)危重患者的支持性护理

1. 密切观察病情变化 护理人员应加强对危重患者的病情观察,特别要加强对生命体征、意识、瞳孔等内容的观察,及时了解患者心、肝、肺、肾、脑等重要脏器的功能状态及治疗效果,以便采取有效的救治措施。

2. 保持呼吸道通畅 对清醒患者鼓励并协助其经常变换卧位、定时做深呼吸、扣拍背部或者雾化吸入稀释痰液的药物如盐酸氨溴索(沐舒坦)等,协助患者排出分泌物;昏迷患者应将头偏向一侧,并及时吸出呼吸道分泌物,保持呼吸道通畅,预防坠积性肺炎及肺不张等的发生。

3. 加强基础护理

(1)眼睛护理:对眼睑不能自行闭合的患者,可在眼部涂上金霉素、红霉素眼膏或覆盖凡士林纱布,以保护角膜,防止发生角膜溃疡和结膜炎。

(2)口腔护理:加强口腔护理,保持口腔清洁卫生,以增进食欲,预防口腔炎症、口腔溃疡、口臭等并发症的发生。

(3)皮肤护理:危重患者由于长时间卧床、大小便失禁、大量出汗及营养不良等原因,极易发生压疮。护士应做好患者的皮肤护理,保持皮肤清洁干燥,加强预防压疮的各项护理措施,维持皮肤的完好状态。详见第六章第二节皮肤护理。

4. 肢体被动锻炼 保持患者肢体的功能位置,及时翻身,根据患者病情,每日为其做肢体的主动或被动关节活动范围练习2~3次,如伸屈、外展、内收、外旋、内旋等活动,并进行按摩以促进血液循环,增加肌肉张力,预防肌腱及韧带退化、肌肉萎缩、关节僵直、静脉血栓形成和足下垂等的发生。

5. 补充营养和水分 危重患者分解代谢增强,机体消耗大,因此需补充营养和水分。能够进食的患者,应鼓励其进食高热量、高蛋白、富含维生素、易消化吸收的饮食;不能自行进食者,可采用鼻饲或完全胃肠外营养支持。对大量引流或额外体液丧失等体液不足的患者,应补充足够的水分和电解质,以维持体液平衡。

6. 维持排泄功能 对于出现尿潴留的患者,可采取各种协助排尿的方法,必要时行导尿术。对留置导尿患者加强常规护理,保持引流通畅,防止泌尿系统的感染,并密切观察尿液颜色、量、性状,以判断病情的变化。对于便秘的患者,可用各种方法协助排便,必要时给予人工通便。

7. 保持各种引流管通畅 危重患者因病情重,身体常常置有各种引流管,如导尿管、胃肠减压管、伤口引流管等,护士应将各种引流管妥善固定,以防管道扭曲、受压、堵塞、脱落等,确保各管道通畅。在操作中要严格执行无菌技术,防止逆行感染。

8. 保证安全 对意识障碍、烦躁不安、谵妄的患者,应合理使用保护具,防止意外发生。对牙关紧闭、抽搐的患者,用缠有纱布的牙垫放在上下臼齿之间,防止因咀嚼肌痉挛而咬伤舌头。室内光线宜暗,医护人员动作要轻柔,以防因外界刺激而引起患者抽搐。

9. 心理护理 危重患者因疾病等因素的影响,心理、情绪波动比较大,而不良情绪对疾病的恢复极为不利。护理人员应给予患者更多的关心、同情和体贴,消除患者的孤独感,使其产生信任感和安全感。并加强巡视,密切观察患者言行举止,根据患者不同的个性特征,及时提供心理支持。采用气管插管、气管切开等维持呼吸的患者,无语言表达能力,可进行非语言交流,减轻和缓解患者焦虑、紧张的情绪。

问题与思考14-1　　　　患者,杨某,男性,19岁,既往有心肌炎病史。2016年7月15日,参加暑期足球训练,在完成1500米跑步(约30分钟)后,休息期间突然出现意识丧失,呼之不应,大小便失禁,教练立即拨打120后,急救人员及时赶到现场。

思考:

1. 作为急救护士,当你到达现场后首先应该怎么做?
2. 如果确定该患者呼吸心跳已停止,你该如何为患者实施救治?
3. 在为患者实施救治过程中,应注意什么?

第二节　现场急救技术

急救最基本的目的就是挽救生命。现场急救是急救医学工作的重点内容之一。而护理人员对急救技术的掌握程度会直接影响到危重患者抢救的成败,甚至影响到患者的生命。因此,护理人员必须熟练掌握急救知识以及现场急救技术。

一、概述

心肺复苏技术(cardio pulmonary resuscitation,CPR)是对由于外伤、疾病、中毒、意外、低温、淹溺和电击等各种原因,导致呼吸、心搏骤停,必须紧急采取重建和促进心脏、呼吸有效功能恢复的一系列措施。在常温下,心脏停搏3秒患者就会出现头晕;10秒即出现昏厥;30~40秒后瞳孔散大;60秒后呼吸停止;4~6分钟后大脑就发生不可逆的损伤。因此,对呼吸心搏骤停患者的抢救最好在4分钟内进行,开始的时间越早,成活率越高。

二、呼吸心搏骤停的原因及临床表现

(一)呼吸心搏骤停的原因

1. **意外事件** 如遭遇溺水、雷击、电击、气道异物、窒息、自缢、药物过量等。

2. **器质性心脏病** 如急性广泛性心肌梗死、急性心肌炎等均可导致室速、室颤、Ⅲ度房室传导阻滞的形成而致心搏骤停。

3. **神经系统病变** 如脑炎、脑血管意外、脑部外伤等疾病致脑水肿、颅内压增高,严重者可因脑疝发生,损害生命中枢导致心搏骤停和呼吸停止。

4. **手术和麻醉意外** 如麻醉药剂量过大、术中气管插管不当、心脏手术或术中出血过多导致休克,给药途径有误等。

5. **水电解质及酸碱平衡紊乱** 严重的高血钾和低血钾均可引起心搏骤停;严重的酸碱中毒,可通过血钾的改变最终导致心跳停止。

6. **药物中毒或过敏** 如化学农药中毒、洋地黄类药物中毒、安眠药中毒、青霉素过敏等。

(二)呼吸心搏骤停的临床表现

1. **突然面色死灰、意识丧失** 轻摇或轻拍患者双肩并大声呼叫,观察是否有反应,如确无反应,说明患者意识丧失。

2. **大动脉搏动消失** 因颈动脉浅表且颈部易暴露,通常作为首选测量部位。颈动脉位于气管与胸锁乳突肌之间,操作者可用示指、中指指端先触及气管正中(男性可先触及喉结),然后滑向颈外侧气管与肌群之间的沟内,触摸有无搏动;其次选股动脉,股动脉位于股三角区,可于腹股沟韧带稍下方触摸有无搏动。由于动脉搏动可能缓慢、不规律,或微弱不易触及,因此,触摸脉搏一般需5~10秒,时间过短不易触及,过长延误抢救时机。确认摸不到颈动脉或股动脉搏动,即可确定心跳停止。值得注意的是:如果对尚有心跳的患者进行胸外心脏按压,会导致严重的并发症。

3. **呼吸停止** 患者可出现无效的叹息样呼吸或呼吸停止,应在保持气道开放的情况下进行判断。操作者可用一侧面颊部靠近患者口鼻部,感觉有无气体逸出,同时听有无呼气声,并观察患者胸腹部有无起伏。

4. **瞳孔散大** 循环完全停止超过1分钟后才会出现瞳孔散大,同时要注意药物对瞳孔的改变也有一定影响。

5. **心尖搏动及心音消失** 听诊无心音,心电图表现为心室颤动或心室停顿,偶尔呈缓慢而无效的心室自主节律。

6. **皮肤苍白或发绀** 一般以口唇和指甲等末梢处最明显。

7. **伤口不出血** 心搏骤停时虽可出现上述多种临床表现,但其中以意识突然丧失和大动脉搏动消失这两项最为重要,故仅凭这两项即可作出心搏骤停的判断,并立即开始实施基础生命支持(basic life support,BLS)技术。在临床工作中抢救者不能等待心搏骤停的各种表现均出现后再行诊断。也不能因听心音、测血压、做心电图而延误宝贵的抢救时间。

三、基础生命支持

基础生命支持(basic life support,BLS)又称现场急救,是心肺脑复苏术中的初始急救技术。是指在事发现场,由专业或非专业人员对患者实施及时、有效的初步救护。分为判断技能和支持/干预技术两个方面。

BLS技术主要包括:胸外心脏按压(circulation,C)、开放气道(airway,A)、人工呼吸(breathing,B)、电除颤(defibrillation,D)。

BLS技术实施是否及时,操作方法是否得当与能否挽救患者的生命和获得良好的预后有非常密切的关系。据统计,如果能在心搏骤停4分钟内进行基础生命支持,患者的生存率可达32%。因此,一旦判断患者呼吸、心跳停止,应立即实施现场急救。

复苏成功的先决条件是及时心肺复苏,而最终关键是脑复苏。因而,完整的复苏概念应是心肺脑复苏(CPCR)。

(一)心肺复苏

【目的】

1. 通过实施心肺复苏术,帮助患者建立循环、呼吸功能。

2. 保证患者各重要脏器的血液供应,尽快促进心跳、呼吸及脑功能的恢复。

【操作前准备】

1. **评估患者** 意识状态、呼吸、脉搏、口腔内有无异物、活动义齿。

2. **患者准备** 护士可对患者体位进行调整,解开患者的领扣、领带及腰带等束缚物,以满足抢救需要。

3. **用物准备**

(1)治疗盘内放纱布(或隔离膜、简易呼吸皮囊)、血压计、听诊器、手电筒。

(2)必要时备一木板、脚踏凳、电除颤仪、心电监护仪。

4. **环境准备**

(1)光线充足,病室安静、安全。

(2)患者床单位周围宽阔,必要时用屏风遮挡,避免影响其他患者。

5. **护士准备** 衣帽整洁,修剪指甲,洗手,戴口罩。

【操作步骤】

操作步骤	要点与沟通
1. 立即识别患者情况	
(1)判断意识:抢救者双手轻拍患者面颊或双肩,并在其耳边大声呼唤	• 护士:你怎么了? 怎么了? 请说话 • 无反应,即可判断其无意识 • 在10秒内(大于5秒小于10秒)未扪及脉搏(仅限医务人员),应立即启动心肺复苏程序
(2)判断循环:抢救人员以示指、中指触摸患者气管正中(男性患者可触摸到喉结)后,再滑向颈外侧气管与肌肉群之间的沟内触摸颈动脉是否搏动	

操作步骤	要点与沟通
2. 立即呼救/启动急救医疗救护系统（EMS）	• 护士：来人啊，请帮助叫医生，拿除颤仪等抢救设备
3. 安置正确的救治体位：患者仰卧于硬板床或坚实地面上（卧于软床上的患者，其肩背下需垫心脏按压板），使头颈躯干成一直线，双上肢置于躯干两侧，去枕，头后仰，解开衣领口、领带、围巾及腰带	• 避免随意移动患者，该体位有助于提高胸外心脏按压的有效性；避免误吸，有助于呼吸
4. 胸外心脏按压(Circulation，C)	
（1）抢救者站在或跪于患者的一侧	
（2）将一手的掌根部放在按压部位，即胸骨中、下 1/3 交界处（图 14-1），确定按压部位的方法：抢救者把第一只手的示指及中指放在患者的肋缘上，沿肋缘向上滑至胸骨底部(剑突处)，把另一只手掌跟部放在该手指上方，即胸骨下半部，第一只手的手掌以拇指根部为轴心重叠放在这只手背上，手掌根部长轴与胸骨长轴确保一致，保证手掌全力压在胸骨上，手指并拢或相互握持，手指翘起不接触胸壁（图 14-2）	• 确定按压部位也可在胸骨中线与两乳头连线的相交处 • 按压部位必须准确，避免偏离胸骨而引起肋骨骨折
（3）按压时双肘关节伸直，依靠抢救者的体重、肘及臂力，有节律地垂直施加压力，使胸骨下陷 5~6cm（成人），儿童、婴儿至少下压胸部前后径的 1/3（儿童至少 5cm，婴儿至少 4cm），然后迅速放松，解除压力，使胸骨自然复位（图 14-3）	• 按压力量要适度，姿势正确，两肘关节固定不动，双肩位于双手臂的正上方
（4）按压频率：100~120 次/分，按压与放松时间之比为 1：1，施救者在按压间歇手掌根部不离开患者胸壁，但应避免倚靠在患者胸壁上，以保证每次按压后胸廓充分回弹	
5. 开放气道（Airway，A）	• 有利于呼吸道畅通
（1）清除口腔、气道内异物或分泌物，有义齿者应取下	
（2）手法开放气道	
▲ 仰头抬颏法：抢救者一手的小鱼际置于患者前额，用力向后压使其头部后仰，另一手示指、中指置于患者的下颌骨下方，将颏部向前上抬起（图 14-4）	• 使舌根上提，解除舌后坠，保持呼吸道通畅 • 注意手指不要压向颏下软组织深处，以免阻塞气道
▲ 仰头抬颈法：抢救者一手抬起患者颈部，另一手以小鱼际部位置于患者前额，使其头后仰，将颈部上托（图 14-5）	• 头、颈部损伤患者禁用
▲ 双下颌上提法：抢救者位于患者头顶方向，双肘置患者头部两侧，双手示、中、无名指放在患者下颌角后方，向上或向后抬起下颌（图 14-6）	• 患者头保持正中位，不能使头后仰，不可左右扭动；适用于怀疑有颈部损伤患者
6. 人工呼吸（Breathing，B）	
▲ 口对口人工呼吸法	• 首选方法
（1）在患者口鼻部盖一单层纱布/隔离膜	• 防止交叉感染
（2）抢救者用置于患者前额的手的拇指和示指捏住患者鼻翼下端	• 可防止吹气时气体从鼻腔逸出
（3）正常吸气后，双唇包住患者口部（不留空隙）缓慢吹气，每次吹气应持续至少 1 秒	• 首次吹气以连吹两口为宜，维持肺泡通气和氧合作用
（4）吹气毕，松开捏鼻孔的手，抢救者头稍抬起，侧转换气，同时注意观察患者胸部复原情况；吸气与呼气的时间比例为 1：1，在置入高级气道之前，按压与通气比率为 30：2	• 患者借助肺和胸廓的自行回缩将气体排出 • 有效指标：患者胸廓起伏，且呼气时听到或感到有气体逸出 • 无论单人还是双人操作，胸外心脏按压和人工呼吸的比例均为 30：2

操作步骤	要点与沟通
▲ 口对鼻人工呼吸法	• 用于口腔严重损伤或牙关紧闭患者
（1）用仰头抬颏法，同时抢救者用举颏的手将患者口唇闭紧	• 防止吹气时气体由口唇逸出
（2）正常吸气后，双唇包住患者鼻部缓慢吹气，吹气时用力要大，时间要长	• 克服鼻腔阻力
▲ 口对口鼻人工呼吸法	• 适用于婴幼儿
抢救者双唇包住患者口鼻部吹气，20 次/分，吹气时不可过分用力，时间要短	• 防止吹气时气体由口鼻逸出
	• 均匀缓缓吹气，吹气时间要短，防止气体进入胃部，引起胃膨胀
▲ 使用简易呼吸器辅助呼吸	
（1）抢救者站于患者头顶处，用左手示指和拇指将面罩紧扣于患者口鼻部，固定面罩；中指、无名指和小指放在患者下颌角处，向前上托起下颌，使气道通畅（左手呈 C-E 姿势）	• 避免漏气 • 保持气道通畅
（2）右手有规律地挤压气囊约 1/2~2/3,持续 1 秒，使胸廓抬起：连续 2 次，通气频率为 8~10 次/分	• 避免过量加压，否则会造成气压过大，易损伤患者肺部 • 注意确认挤压气囊时患者胸廓是否起伏 • 一次挤压可有 500~1000ml 的空气进入肺内，有氧情况下，简易呼吸器应连接氧气，调节氧流量至少 10~12L/min，放松气囊，肺内气体随呼气活瓣排出 • 按压通气要持续进行，直至除颤仪到来
7. 电击除颤（defibrillation，D）	• 除颤应越早越好
（1）体外自动除颤仪（AED）送达现场后，迅速熟悉、检查除颤仪是否完好，电量是否充足	
（2）确定患者为室颤或心电直线后立即除颤（具体操作详见本节电除颤内容）	
（3）除颤后继续胸外心脏按压及人工通气，反复循环进行	• 按压有效的主要指征：①能触及大动脉（股、颈动脉）搏动，肱动脉收缩压大于 8kPa（60mmHg）以上；②面色、口唇、甲床、皮肤等处色泽颜色由发绀转为红润；③室颤波由细小变为粗大，甚至恢复窦性心律；④散大的瞳孔随之缩小，有时可有对光反应；⑤呼吸逐渐恢复；⑥意识逐渐恢复，昏迷变浅，出现反射或挣扎

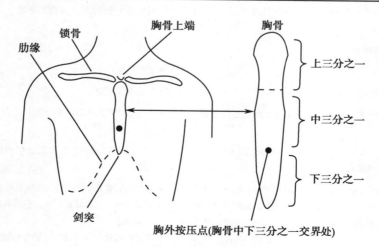

图 14-1 胸骨位置及按压部位

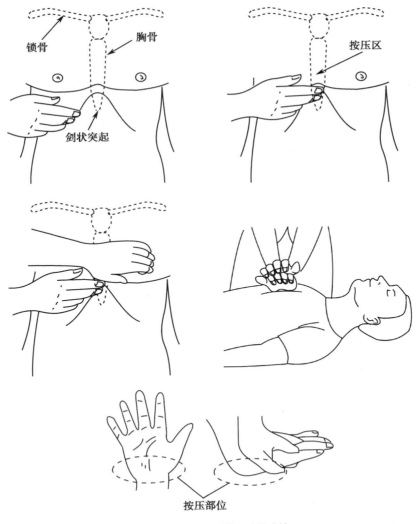

锁骨　胸骨　按压区　剑状突起　按压部位

图 14-2　胸外心脏按压定位方法

【健康教育】

1. 向患者家属介绍心肺复苏术的目的、作用、正确的操作方法。

2. 说明心肺复苏术的注意事项以及可能会出现的并发症。

【注意事项】

1. 遇有头颈、脊椎外伤者不宜抬颈或搬动，以免脊髓损伤。在环境安全的前提下，置患者于仰卧位，争分夺秒就地抢救，避免因搬动患者而延误了抢救时机。

2. 按压部位要准确，用力合适，防止胸骨、肋骨压折。严禁按压胸骨角、剑突下及左右胸部。按压力度要合适，过轻达不到抢救效果，过重容易造成肋骨骨折、血气胸甚至肝脾破裂等。成人按压深度为 5~6cm，儿童和婴儿至少为胸部前后径的 1/3（儿童至少 5cm，婴儿至少 4cm），并保证每次按压后胸廓回弹。按压姿势要正确，两臂伸直，两肘关节固定不动，双肩位于双手的正上方。为避免心脏按压时呕吐物逆流至气管，可将患者头部适当放低并略偏向一侧。

3. 清除口咽分泌物、异物，保证气道通畅。呼吸复苏失败最常见的原因是呼吸道阻塞和口对口接触不严密。由于呼吸道阻塞，舌起了活瓣作用，导致只让空气进入胃内，而不让空气再从胃内排出，造成严重的胃扩张，从而使膈肌显著升高，阻碍通气。更有甚者会导致胃内容物反流，造成误吸。每次吹气应有明显的胸廓隆起。

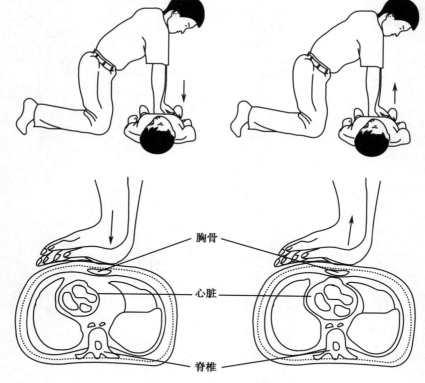

胸骨

心脏

脊椎

图 14-3 胸外心脏按压的手法及姿势

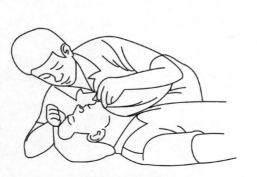

图 14-4 仰头提颏法

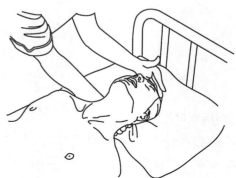

图 14-5 仰头抬颈法

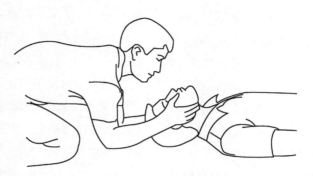

图 14-6 双下颌向上提法

4. 人工呼吸和胸外心脏按压同时进行,所有年龄段的单人施救按压与呼吸比均为30∶2;双人施救:成人30∶2,儿童和婴儿15∶2,新生儿3∶1(如果考虑是心脏源性心搏骤停,则为15∶2);换人操作时应在按压、吹气间歇进行,抢救中断时间不超过5~7秒,检查脉搏时间不应超过10秒。

5. 实施复苏术中要准确评估患者情况,如意识状态、自主呼吸、皮肤黏膜温度及颜色变化、大动脉搏动、瞳孔变化等。

(二)电除颤

1. **概述** 电除颤(defibrillator D)是以一定量的电流冲击心脏,使异位性快速心律失常终止,使之转为窦性心律的方法。由于最早用于消除心室颤动,故称为心脏电除颤或心脏电复律,是治疗心室纤颤的有效方法。

电除颤是心搏骤停抢救中必要的、有效的重要抢救措施。在有除颤仪时,首先实施电除颤,这样心搏骤停患者复苏的成功率会显著提高。临床和流行病学研究证实:在心血管急救系统中,早期电除颤是抢救患者生命最关键的一环。早期电除颤的原则要求第一个到达现场的急救人员应携带除颤仪,并有义务实施CPR。急救人员进行基础生命支持的同时应尽快除颤。早期电除颤应作为标准EMS的急救内容,争取在心脏停搏发生后院前5分钟内完成。

自动体外除颤仪(automated external defibrillator,AED)是用于心脏电复律的装置,包括单相波和双相波两类除颤波形。不同的波形对能量的需求有所不同,单相波电除颤:首次电击能量200J,第二次200~300J,第三次360J。双相波电除颤:早期临床试验表明,使用150J即可有效终止院前发生的室颤。低能量的双相波电除颤有效,而且终止室颤的效果与高能量单相波除颤相似或更有效。目前常用的为直流电除颤仪,由电极、除颤、同步触发、心电示波、电源等几部分组成,电击能量可达200~360J。

2. **尽早电除颤的原因**

(1)室颤是引起心搏骤停最常见的致死性心律失常,在发生心搏骤停的患者中,约80%为室颤引起,而室颤最有效的治疗手段就是电除颤。

(2)除颤的成功率随着时间的流逝而降低,除颤每延迟1分钟,成功率将下降7%~10%。

(3)室颤可能在数分钟内转为心搏骤停。因此,尽早快速除颤是生存链中最关键的一环。

3. **适应证** 电复律治疗异位性快速心律失常即时转复成功率在室性心动过速和心房扑动几乎达到100%,室上性心动过速和心房颤动则分别为80%和90%左右。

(1)转复心室颤动、心房颤动和扑动,可首选电除颤。

(2)性质未明或并发于预激综合征的异位快速心律失常,选用药物常有困难,宜用同步电复律治疗。

(3)转复各类异位快速心律失常,尤其是药物治疗无效者。

(4)转复室性和室上性心动过速,则先用药物或其他治疗,无效或伴有显著血流动力障碍时应用本法。

4. **电除颤方法**

【目的】

通过电除颤,纠正、治疗心律失常,恢复窦性心律。

【操作前准备】

1. **评估患者** 年龄、体重、心律失常类型、意识状态、胸部皮肤情况、有无安装起搏器等。

2. **患者准备** 去枕平卧于硬板床,暴露胸部,去除身上金属及导电物品。

3. **用物准备** 除颤仪、导电胶、治疗碗内放纱布数块、心电监测导联线及电极、抢救车等。

4. **环境准备**

(1)病室光线充足,安静、安全、整洁。

(2)患者床单位周围宽阔,必要时用屏风遮挡,避免影响其他患者。

5. **护士准备** 衣帽整洁,修剪指甲,洗手,戴口罩,熟悉除颤仪的操作方法。

【操作步骤】

操作步骤	要点与沟通
1. 体外自动除颤仪(AED)送达现场后,迅速熟悉、检查除颤仪各部位按键、旋钮、电极板是否完好,电量是否充足	• 心室颤动是引起心搏骤停最常见的原因(约占80%),早期电除颤(1分钟内)治疗心室颤动的成功率可达97%,随时间的延迟,成功率迅速下降,因此除颤应越早越好
2. 患者去枕仰卧于硬板床上,暴露胸部,去除身上金属及导电物品	• 暴露要充分
3. 抢救者位于患者右侧,打开电源开关,调试除颤仪至监护位置	
4. 迅速用干布擦干患者胸部皮肤,将电极板涂导电胶或垫以生理盐水浸湿的纱布	• 导电胶涂抹要均匀,防止皮肤灼伤
5. 按照电极板标示,将前电极板放在胸骨外缘上部、右侧锁骨下方;外侧电极板放在左下胸,乳头左侧,电极板中心在腋前线上	
6. 按压分析按钮,并观察心电波型,确定为室颤或心电直线	• 除颤仪可自动分析患者心律
7. 设置除颤功率,按压充电按键,达到所设置除颤功率	• 除颤仪释放的能量应是能够终止室颤的最低能量,能量和电流过低无法终止心律失常,过高则会导致心肌损害 • 首次双相波除颤功率设为200J,单相波除颤功率为360J • 儿童能量设置首次2~4J/kg,后续电击能量应至少4J/kg,并可考虑使用更高能量级别,但不超过10J/kg或成人最大剂量
8. 除颤电极板紧贴皮肤,适当加以压力,确定无周围人员直接或间接与患者接触,除颤仪显示可以除颤信号时,双手同时协调按压手控电极两个电极板的放电电钮进行电击	• 尽量使胸壁与电极板紧密接触,不留缝隙,以减少肺容积和电阻,保证除颤效果,也可防止发生皮肤烧灼 • 操作者与其他人不得接触患者身体
9. 放电结束不移开电极,通过心电示波器观察患者电击除颤后的心律是否转为窦性	• 若仍为室颤,可在五个循环的心肺复苏后(约2分钟),第二次除颤,无效,则再做五个循环后第三次除颤,能量分别选择200J~300J和360J
10. 继续胸外心脏按压及人工通气,反复循环进行	• 尽量缩短因除颤而中断的胸外按压时间,故电击后又立即进行胸外按压和人工呼吸
11. 除颤结束或除颤成功,调整除颤旋钮至监护,擦干患者胸壁皮肤,协助患者取舒适卧位,继续观察生命体征	• 收留并标记除颤时心电自动描记图纸
12. 清洁除颤电极板,正确归位,关机	• 整理用物,爱护仪器设备

【健康教育】

向患者家属介绍电除颤的目的、作用、必要性和正确的操作方法以及可能出现的并发症等。

【注意事项】

1. 除颤前确定患者除颤部位无潮湿、无敷料,避开起搏器和电极片位置。

2. 对于能明确区分 QRS 波和 T 波的室速,应进行同步电复律;无法区分者,采用非同步电除颤。

3. 若心电显示为细颤,应坚持心脏按压或用药,先用 1% 肾上腺素 1ml 静脉推注,3~5 分钟后可重复一次,使细颤波转为粗波后,方可施行电击除颤。

4. 触电早期(3~10 分钟内)所致的心搏骤停,宜先用利多卡因 100mg 静注。

5. **除颤效果评价**　根据电生理研究结果确定:电击后 5 秒心电图显示心搏停止或非室颤无电活动均可视为电除颤成功。第 1 次电除颤后,在给予药物和其他高级生命支持措施前,监测心律 5 秒,可对除颤效果提供最有价值的依据;监测电击后第 1 分钟内的心律还可提供其他信息,比如是否恢复规则的心律,包括室上性节律和室性自主节律,以及是否为再灌注心律等。

(1)"除颤指征":3 次除颤后,患者的循环体征仍未恢复,复苏者应立即实施 5 轮 CPR(约 2 分钟),若心律仍为室颤,则再行 1 组 3 次的电除颤(注:如 1 次除颤成功,不必再作第 2 次),然后再行 5 轮 CPR,并立即检查循环体征,直至仪器出现"无除颤指征"信息或实施高级生命支持(ACLS)。不要在 1 组 3 次除颤过程中检查循环情况,因为这会影响仪器的分析和电击,快速连续电击可部分降低胸部阻抗,提高除颤效果。

(2)"无除颤指征"

1)无循环体征:AED 提示"无除颤指征"信息,检查患者的循环体征,如循环未恢复,继续行 CPR,3 个"无除颤指征"信息提示成功除颤的可能性很小。因此,行 1~2 分钟的 CPR 后,需再次行心律分析,心律分析时,停止 CPR。

2)循环体征恢复:如果患者循环体征恢复,检查患者呼吸,如无自主呼吸,即给予人工通气,10~12 次/分;若有呼吸,将患者置于复苏体位,除颤仪应仍连接在患者身体上,如再出现室颤,AED 会发出提示并自动充电,再行电除颤。

四、氧气吸入法

详见第七章生命体征的评估及护理。

五、吸痰法

详见第七章生命体征的评估及护理。

相关链接　　　　　　2015 版美国心肺复苏指南更新要点

2015 年 10 月 16 日美国心脏协会(American Heart Association,AHA)在网站上公布了 2015 版心肺复苏指南(https://eccguidelines.heart.org),该指南十大更新要点如下:

1. 旧指南要求医务人员在患者无反应时再查看患者呼吸是否消

失。新指南建议一旦发现患者没有反应，医护人员必须立即呼救，同时检查呼吸和脉搏，然后再启动应急反应系统或请求支援。变更的用意是尽量减少延迟，鼓励快速有效、同步的检查和反应，而非缓慢、按部就班的做法。

2. 旧指南仅仅规定了按压深度不低于5cm。新指南首次规定了按压深度的上限，认为按压深度至少5cm，但应避免超过6cm。对于儿童（包括婴儿至青春期开始的儿童），按压深度为胸部前后径的三分之一，大约相当于婴儿4cm，儿童5cm，青少年应采用成人的按压深度，即5~6cm。超过此深度可能会出现并发症。

3. 按压频率规定为100~120次/分。原指南仅仅规定了每分钟按压频率不少于100次/分，但一项大样本的注册研究发现，如果按压频率（超过140次/分）过快，按压幅度则不足。指南也指出，在心肺复苏过程中，施救者应该以适当的速率（100~120次/分）和深度进行有效按压，同时尽可能减少胸部按压中断的次数和时间。

4. 施救者在按压间隙，双手应避免倚靠胸壁以保证每次按压后胸廓能充分回弹。原指南仅建议每次按压后，施救者应让胸廓完全回弹，以使心脏在下次按压前完全充盈。如果在两次按压之间，施救者倚靠在患者胸壁上，会妨碍患者的胸壁回弹。

5. 无论是否因心脏病所导致的心搏骤停，医护人员都应提供胸外按压和通气。旧版指南仅指出，急救人员和院内专业救援人员都可为心搏骤停患者实施胸外按压和人工呼吸。

6. 关于先除颤，还是先胸外按压的问题，新指南建议，当可以立即取得体外自动除颤仪（AED）时，应尽快使用除颤仪。当不能立即取得AED时，应立即开始心肺复苏，并同时让人获取AED，视情况尽快尝试除颤。

7. 当患者的心律不适合电除颤时，应尽早给予肾上腺素。

8. 新指南建议，所有疑似心源性心搏骤停患者，无论是ST段抬高的院外心搏骤停患者，还是疑似心源性心搏骤停而没有心电图ST段抬高的患者，也无论其是否昏迷，都应实施急诊冠状动脉血管造影。

9. 患者若在急诊科出现ST段抬高心肌梗死（STEMI），而医院不能进行冠脉介入治疗（PCI），应立即转移到PCI中心，而不应在最初的医院先接受溶栓治疗。如果SEMEI患者不能及时转诊至能够进行PCI的医院，可以将先接受溶栓治疗，在溶栓治疗后最初的3~6小时内（最多不超过24小时），对所有患者尽早转诊，进行常规血管造影，不建议只在患者因缺血需要血管造影时才转诊。

10. 所有在心搏骤停后恢复自主循环的昏迷，即对语言指令缺乏有意义的反应的成年患者，都应采用目标温度管理（TTM），温度控制在32~36℃之间，并至少维持24小时。

问题与思考14-2　患者,吴某,女性,24岁。因个人情感问题一时想不开而喝农药自杀,被家人发现后立即送往医院进行抢救。患者神志清楚,口中有大蒜味,不配合抢救。

思考:

1. 作为急救护士,当你接诊这样一位患者时应该怎么做?
2. 应采用什么方法为该患者实施救治?
3. 在为患者实施救治的过程中,应该注意什么?

第三节　洗胃法

一、概述

(一)概念

洗胃法(gastric lavage)是将胃管由口腔或鼻腔插入胃内,利用重力、虹吸或负压吸引作用的原理,将大量溶液灌入胃内反复冲洗,以达到排除胃内容物,减轻或避免吸收中毒的胃灌洗方法。

(二)洗胃的适应证及禁忌证

1. **适应证**　非腐蚀性毒物中毒,如安眠药、有机磷、重金属、生物碱及食物中毒等均需及时洗胃。

2. **禁忌证**

(1)食管胃底静脉曲张、胸主动脉瘤、近期内有上消化道出血及胃穿孔、胃癌患者不宜洗胃。

(2)吞服强酸、强碱等强腐蚀性药物者禁止插管洗胃,以免造成穿孔。应按医嘱给予牛奶、豆浆、蛋清、米汤等物理性拮抗剂保护胃黏膜。

(3)食管、贲门狭窄或梗阻者禁忌洗胃。

(4)血小板减少症、昏迷及严重心肺疾病患者慎用洗胃。

(三)洗胃溶液的选择

根据中毒物质的性质遵医嘱准备洗胃溶液,一般用量为10000~20000ml,洗胃溶液的温度在25~38℃范围内为宜。常用洗胃溶液和禁忌药物(表14-4)。

表14-4　常用洗胃溶液和禁忌药物

毒物种类	洗胃溶液	禁忌药物
酸性物	镁乳、蛋清水、牛奶	强酸药液
碱性物	5%乙酸、白醋、蛋清水、牛奶	强碱药液
氰化物	1:15 000~1:20 000 高锰酸钾	
敌敌畏	2%~4%碳酸氢钠、1%盐水、1:15 000~1:20 000 高锰酸钾	
美曲膦酯(敌百虫)	1%盐水或清水、1:15 000~1:20 000 高锰酸钾	碱性药物

毒物种类	洗胃溶液	禁忌药物
酚类、煤酚皂（来苏儿）	温开水、植物油洗胃至无酚味为止，洗胃后多次服用牛奶、蛋清，以便保护胃黏膜	液状石蜡
苯酚（石炭酸）	1∶15 000~1∶20 000 高锰酸钾	
巴比妥类（安眠药）	1∶15 000~1∶20 000 高锰酸钾洗胃，硫酸钠导泻	硫酸镁
异烟肼	1∶15 000~1∶20 000 高锰酸钾洗胃，硫酸钠导泻	
1605、1059、4049（乐果）	2%~4%碳酸氢钠	高锰酸钾
河豚、生物碱、毒蕈	1%~3%鞣酸	
发芽马铃薯	1%活性炭悬浮液	
液磷化锌（灭鼠药）	1∶15 000~1∶20 000 高锰酸钾或 0.1%硫酸铜洗胃；0.5%~1%硫酸铜溶液口服，每次 10ml，每 5~10min 口服一次，配合用压舌板等刺激舌根诱吐	鸡蛋、牛奶及其他的油类食物

注：①蛋清水可黏附于黏膜或创面上，从而起保护作用，并可减轻疼痛；②氧化剂能将化学毒物氧化，改变其性能，减轻或去除毒性；③敌百虫遇碱性药物可分解出毒性更强的敌敌畏，其分解过程随碱性的增强和温度的升高而加速；④巴比妥类药物采用硫酸钠导泻，是利用其在肠道内形成的高渗透压，可阻止肠道水分和残存的巴比妥类药物的吸收，从而促其尽早排出体外；硫酸钠对心血管和神经系统没有抑制作用，不会加重巴比妥类药物的中毒；⑤1605、1059、4049中毒禁用高锰酸钾洗胃，否则可氧化成毒性更强的物质；⑥磷化锌易溶于油类物质，忌用脂肪性食物，以免促使磷的溶解吸收

二、方法

临床常用的洗胃法有口服催吐法和胃管洗胃法。胃管洗胃法又包括：漏斗胃管洗胃法、电动吸引器洗胃法、全自动洗胃机洗胃法等。

【目的】

1. **解毒**　清除胃内毒物或刺激物，减少毒物吸收，还可利用不同性质的灌洗液中和解毒。适用于急性食物或药物中毒的患者，服毒物后 6 小时内洗胃最有效。

2. **减轻胃黏膜水肿**　幽门梗阻患者饭后常有食物滞留现象，引起不适，通过洗胃，可减轻潴留物对胃黏膜的刺激，减轻胃黏膜水肿和炎症。

3. **为某些手术或检查做准备**　如胃、食管下段、十二指肠手术前。

【操作前准备】

1. **评估患者并解释**

（1）全身状况：年龄、病情、诊断、意识状态、生命体征、中毒情况（如中毒时间、途径、中毒量、毒物性质）、手术情况（如手术时间、部位、麻醉方式）等。

（2）局部状况：口、鼻腔黏膜有无损伤、有无活动义齿。

（3）心理状态：对洗胃的耐受力及合作情况。

（4）健康知识：对疾病的认识情况，对洗胃目的及注意事项的了解程度。

2. **患者准备**　患者了解洗胃的目的、方法及注意事项，能主动配合操作。

3. **用物准备**

（1）口服催吐法：量杯、水温计、塑料围裙、压舌板、毛巾、漱口杯（可取自患者处）、水桶 2 只

（1只盛洗胃液、1只盛污水）。

（2）胃管洗胃法：无菌洗胃包（内置弯盘、胃管、纱布、压舌板、镊子、液状石蜡）、橡胶单、治疗巾、棉签、胶布、50ml注射器、听诊器、手电筒、水温计、量杯、送检标本容器或试管、一次性手套、洗胃溶液、水桶2只（1只盛洗胃液、1只盛污水），必要时备无菌张口器、牙垫、舌钳。

漏斗胃管洗胃法另备漏斗洗胃管；注洗器洗胃法另备50ml注洗器；全自动洗胃机洗胃法另备全自动洗胃机；电动吸引器洗胃法另备电动吸引器（5000ml容量的贮液瓶）、Y型三通管、调节夹或止血钳、输液架、输液瓶、输液器。

4. 环境准备 病室整洁，光线明亮，温度适宜，需要时用床帘或屏风遮挡患者。

5. 护士准备 着装整齐，修剪指甲、洗手，戴口罩，熟悉洗胃的方法。

【操作步骤】

操作步骤	要点与沟通
1. 核对 按照不同的洗胃方法备齐所需用物后携至患者床旁，认真核对床号、姓名，向患者和（或）家属解释洗胃的目的和方法，取得合作	• 耐心解释，取得患者配合。根据毒物性质选用拮抗性溶液洗胃，毒物性质不明时，可选用温开水或等渗盐水洗胃 • 护士：您好！请问您叫什么名字？×××您好！我是您的责任护士×××，根据您的病情及医嘱，我现在要为您进行洗胃，把您的胃内容物引流出来，有利于改善病情，解除您的痛苦
2. 安置体位 协助患者取合适体位	• 方便操作
（1）口服催吐法取坐位	
（2）胃管洗胃法：中毒较轻取坐位或半卧位，中毒较重取左侧卧位，昏迷患者去枕平卧、头偏向一侧	• 护士：您好！我现在给您摆好体位，这样方便插管
（3）有活动义齿应取下。弯盘置口角旁，污物桶置床旁。围好塑料围裙或橡胶单	• 操作规范正确，安全有效
3. 各种洗胃法操作	
▲ 口服催吐法	• 适用于病情较轻，意识清醒，合作的患者
（1）服洗胃液：指导患者每次自饮洗胃液300~500ml	• 护士：您好！现在我来指导您喝洗胃溶液和催吐的方法，请您配合，不要紧张
（2）刺激催吐：自呕和（或）用压舌板刺激舌根催吐，反复饮液、催吐，直至吐出的洗胃液澄清无味	• 表示毒物已基本清洗干净
▲ 漏斗胃管洗胃法（利用虹吸原理）	
（1）插管固定：液状石蜡润滑洗胃管前端后，经口插入胃管55~60cm，确定胃管在胃内后固定	• 护士：您好！我现在准备给您插管了，插管中会有一些不舒适的感觉，但只要您配合好，会很快完成的，请您不要紧张 • 挤压橡皮球形成负压，有利于吸出胃内容物
（2）吸胃内物：置漏斗低于胃部水平位置，挤压橡胶球，吸出胃内容物，毒物性质不明时，留取第一次吸出物作标本送检	• 遵循"先吸后灌"的原则，先吸出胃内毒物，减少毒物的吸收 • 利用虹吸原理
（3）反复灌洗：漏斗高于头部30~50cm，缓慢倒入洗胃液300~500ml，漏斗内尚余少量溶液时，迅速将其倒置于污水桶中。反复灌洗，直至洗出液澄清无味（图14-7）	• 每次灌入量不超过500ml,过多可导致急性胃扩张，加速毒物的吸收；过少不易稀释毒物，达不到洗胃的目的

操作步骤	要点与沟通
▲ 电动吸引器洗胃法（利用负压吸引原理）	• 能迅速有效地清除毒物，节省人力，并能准确计算洗胃的液体量 • 护士解释同上
（1）检查仪器：连接电源，检查吸引器性能	
（2）插管固定：经口腔插入洗胃管，确定在胃内后固定（同漏斗胃管洗胃法）	
（3）连接管道：将洗胃液倒入输液瓶内，排气后夹紧输液管挂于输液架上（图14-8），将输液管与Y型管的主管相连，胃管末端和吸引器贮液瓶的引流管分别与Y型管两分支相连。	
（4）调节负压：负压保持在13.3kPa左右	• 避免压力过高引起胃黏膜损伤
（5）吸胃内物：开负压开关，吸出胃内容物，留取第一次标本送检	• 一次灌入量不应超过500ml，以免发生危险
（6）反复灌吸：关负压开关，夹紧贮液瓶上引流管，开放输液管，将300~500ml洗胃液流入胃内。夹紧输液管，开放贮液瓶上引流管，开负压开关，吸出灌入液。反复灌洗至洗出液澄清无味为止	• 每次灌入量应保持和吸出量基本相等，以免造成胃潴留
▲ 自动洗胃机洗胃法（正、负压自动转换，完成冲和吸的动作）	• 能自动、迅速、彻底清除胃内毒物，通过自控电路的控制使电磁阀自动转换动作，分别完成向胃内灌入洗胃溶液和吸出胃内容物的灌注过程 • 护士解释同上
（1）检查仪器：接通电源，打开开关，检查调试自动洗胃机（图14-9）	
（2）插洗胃管并固定：同电动吸引器洗胃	
（3）连接管道：将已配好的洗胃液倒入水桶内，再将3根橡胶管分别与机器的药管（进液管）、胃管、污水管的接口相连，药管的另一端放入洗胃液桶内，胃管的另一端与已插好的患者胃管相连，污水管的另一端放入空水桶内，调节药量流速	• 药管管口必须始终浸没在洗胃液的液面以下
（4）吸出胃内容物：按"手吸键"，吸出胃内容物；再按"自动"键，仪器即开始对胃进行自动冲洗，直至洗出液澄清无味为止	• 冲洗时"冲"灯亮，吸引时"吸"灯亮
4. 观察　洗胃过程中，随时注意观察洗出液的性质、颜色、气味、量及患者面色、脉搏、呼吸和血压的变化	• 如患者出现腹痛、休克或洗出液呈血性，应立即停止洗胃，采取急救措施
5. 拔管　洗胃毕，反折胃管末端，拔出胃管，协助患者漱口，洗脸，帮助患者取舒适卧位，整理床单位	• 护士：×××您好！我现在已经为您把胃管拔出来了，您可以好好休息，有什么不舒适的情况，请及时叫我，谢谢您的配合
6. 清理用物　机器及管道清洗、消毒备用	• 以免各管道被污物堵塞或腐蚀
7. 记录　洗手，记录洗胃液的名称、量，洗出液的性质、气味、颜色和量以及患者的反应等	• 幽门梗阻患者需记录胃内潴留量，便于了解梗阻程度 胃内潴留量＝洗出量－灌入量 • 幽门梗阻患者洗胃，可在饭后4~6小时或空腹时进行

【健康教育】

1. 向患者及家属介绍洗胃的目的、作用及正确的操作方法。

2. 说明洗胃的注意事项和不良反应。

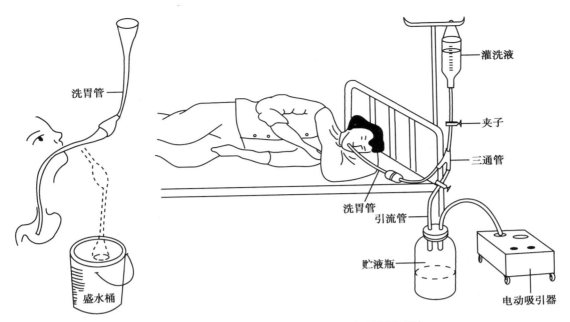

图 14-7 漏斗胃管洗胃法

图 14-8 电动吸引器洗胃法

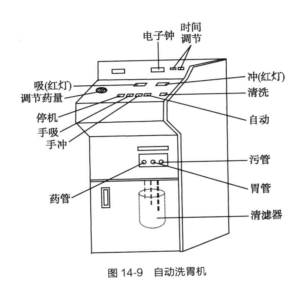

图 14-9 自动洗胃机

【注意事项】

1. 洗胃前应认真评估并了解患者的中毒情况,如中毒时间、途径、毒物种类、性质、量、入院前是否呕吐等。

2. 急性中毒的清醒合作者,应立即采用口服催吐洗胃法,必要时进行胃管洗胃,以减少毒物的吸收。对毒物性质不明时,应留取第一次胃内容物送检,洗胃液可选用温开水或生理盐水,待毒物性质明确后,再选用对抗剂洗胃。

3. 胃管洗胃时插管动作应轻、快,切勿损伤食管黏膜或误入气管。

4. 每次灌入量以 300~500ml 为宜,灌入量与引出量需平衡,灌入过多会导致急性胃扩张,胃内压上升,促使胃内容物进入十二指肠,加速毒素的吸收;突然的胃扩张可使迷走神经兴奋,引起反射性心搏骤停;同时,灌入过多也可引起液体反流,导致呛咳、误吸或窒息;灌入过少则洗胃液无法与胃内容物充分混合,不利于彻底洗胃,增加灌洗次数,延长洗胃时间。

5. 洗胃过程中应观察患者的面色、生命体征、意识、瞳孔变化情况,注意有无急性胃扩张、胃穿孔等并发症的发生。

6. 幽门梗阻患者洗胃时,需记录胃内潴留量,以了解梗阻情况。同时洗胃宜在饭后 4~6 小时或空腹时进行。

第四节　人工呼吸器

一、概述

(一) 概念

人工呼吸器(artificial respirator)是进行人工通气的工具。是采用人工或机械装置产生通气,用以代替、控制或改变患者的自主呼吸运动,达到维持和增加机体通气量,一定程度上改善气体交换功能,纠正低氧血症的目的。

(二) 适应证

1. **严重的急、慢性呼吸衰竭**　呼吸频率>40 次/分或<5 次/分,如重症哮喘、慢性阻塞性肺疾病(COPD)、严重肺部感染,急性呼吸窘迫综合征(ARDS)所致的严重换气功能障碍等。

2. 中枢神经系统或呼吸肌疾患所致的严重通气不足。

3. 心肺复苏后、心源性或非心源性肺水肿。

4. 胸部创伤、多发性肋骨骨折、连枷胸。

5. 大手术后通气弥散功能障碍或麻醉期间的呼吸管理等。

6. 鼻导管给氧后其氧分压(PaO_2)低于 8.0Kpa(60mmHg)的低氧血症患者。

7. 应用呼吸机进行呼吸道药物和气溶胶治疗。

二、方法

【目的】

1. 维持和增加机体通气量,纠正低氧血症。

2. 手术患者麻醉期间及术后未清醒患者的呼吸管理。

3. 维持急危重症患者转运途中的呼吸。

【操作前准备】

1. **评估患者并解释**

(1)全身状况:年龄、病情、生命体征、意识状态、有无自主呼吸及呼吸型态、循环状况、血气分析等。

(2)局部状况:呼吸道是否通畅,有无活动义齿等。

(3)心理状况:心理状态及配合情况。

(4)向患者及家属解释人工呼吸器使用的目的、方法、注意事项及配合要点。

2. 患者准备

（1）患者或家属了解人工呼吸器使用的目的、注意事项，能主动配合。

（2）患者去枕仰卧，头后仰，如有活动义齿应取下；解开领扣、领带及腰带；清除上呼吸道分泌物及呕吐物，保持呼吸道通畅。

3. 用物准备

（1）简易呼吸器：由呼吸囊、呼吸活瓣、面罩及衔接管构成（图14-10）。

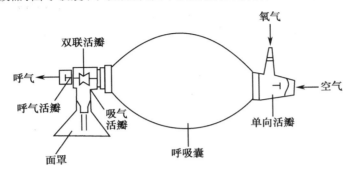

图 14-10　简易呼吸器

（2）人工呼吸机：分为定容型、定压型、多功能型。

（3）必要时准备氧气装置。

4. 环境准备　病室整洁，温度适宜，空气流通。

5. 护士准备　着装整齐，修剪指甲、洗手，戴口罩，熟悉人工呼吸器的使用方法。

【操作步骤】

操作步骤	要点与沟通
1. 核对　按照不同的人工呼吸器使用方法备齐所需用物后携至患者床旁，认真核对床号、姓名，向患者和（或）家属解释使用人工呼吸器的目的和方法，取得合作	• 耐心解释，取得患者配合 • 护士：您好！请问您叫什么名字？×××您好！我是您的责任护士×××，根据您的病情及医嘱，我现在要为您使用人工呼吸器，有利于改善病情，解除您的痛苦
2. 使用辅助呼吸装置	
▲ 简易呼吸器（操作详见心肺复苏操作步骤）是最简单的借助器械加压的人工呼吸装置	• 在未建立人工气道时、辅助呼吸机突然出现故障时使用
▲ 人工呼吸机	• 用于危重患者，长期循环、呼吸支持者
（1）开机前准备	• 操作规范正确，安全有效
1）连机准备：连接呼吸机各导管，氧气装置与呼吸机相连接	
2）开机检查：接通电源、打开开关和氧气阀门，检查机器有无漏气及启动运转情况	
3）调节参数：根据患者的病情调节各项预置参数（见表14-5）	• 护士：您好！我现在准备给您使用呼吸机，请您配合一下
（2）连接气道	
1）面罩法：面罩盖住患者口、鼻后与呼吸机连接	• 适用于神志清楚，能合作并间断使用呼吸机的患者 • 适用于神志不清的患者
2）气管插管法：气管内插管后与呼吸机连接	• 适用于长期使用呼吸机的患者
3）气管切开法：气管切开放置套管后与呼吸机连接	

操作步骤	要点与沟通
3. 观察护理：观察病情及呼吸机运行情况。及时清理呼吸道分泌物，定时翻身、叩背、吸痰，保持呼吸道通畅	• 观察呼吸机各参数是否符合病情需要；通气量是否合适，胸部是否随机械呼吸而起伏，两侧胸廓运动是否对称，双肺有无闻及对称的呼吸音 • 注意呼吸机工作是否正常，有无漏气，管路连接处有无脱落 • 观察神志、脉搏、呼吸、血压等变化，定期进行血气分析和电解质测定
4. 湿化呼吸道、排痰　采用加温湿化器将水加温后产生蒸汽，混进吸入气体，起到加温加湿作用	• 充分湿化呼吸道，防止患者气道干燥，分泌物堵塞，诱发肺部感染；鼓励患者咳嗽，深呼吸，并协助患者翻身、拍背，促进痰液排出，必要时吸痰 • 湿化罐内放蒸馏水，减少杂质
5. 撤机　根据医嘱撤离呼吸机	• 撤机前做好心理护理，先适当减少呼吸机通气量，减少患者对呼吸机的依赖，循序渐进地进行撤机
（1）分离导管或面罩、拔管、吸氧。关闭呼吸机电源开关	• 护士：×××您好！我现在已经给您撤离了呼吸机，您可以好好休息了，有什么不舒适的情况，请及时叫我，谢谢您的合作
（2）呼吸机撤离后，呼吸机和急救物品应暂留置床边，以备急用	
6. 记录　记录呼吸机参数、使用时间、效果及患者使用呼吸器后病情的改善情况等	
7. 整理用物　做好人工呼吸器的消毒及保养	• 做好呼吸机接口、螺纹管等物品的消毒处理，预防和控制交叉感染，保持病室整洁

表 14-5　呼吸机主要参数设置

项目	数值
呼吸频率（R）	10~16 次/分
每分通气量（VE）	8~10L/min
潮气量（VT）	10~15ml/kg（范围在 600~800ml）
吸/呼比值（1/E）	1：（1.5~2.0）
通气压力（EPAP）	0.147~1.96kPa（<2.94kPa）
呼气末正压（PEEP）	0.49~0.98kPa（渐增）
供氧浓度	30%~40%（<60%）

【健康教育】

人工呼吸器使用前向家属及清醒的患者介绍人工呼吸器使用的目的、作用、必要性和正确的使用方法，说明使用人工呼吸器的注意事项和不良反应。

【注意事项】

1. **密切观察病情变化**　监测患者生命体征和神志变化，定期进行血气分析和电解质测定。观察患者有无自主呼吸，并调整呼吸机与之保持同步。

2. **监测呼吸机工作情况**　注意呼吸机运转情况，有无漏气，各接头连接处有无脱落，各参数是否符合患者病情。

3. **观察通气量是否合适**　若通气量合适，患者吸气时能看到胸廓起伏，双肺呼吸音清楚，生命体征恢复并稳定；若通气量不足，出现二氧化碳滞留时，患者烦躁不安、皮肤潮红、多汗、血压升高、脉搏加速；若通气量过度，患者可出现昏迷、抽搐等碱中毒症状。

4. 预防感染发生　严格执行无菌吸痰技术，保持面部清洁，做好口腔护理；做好呼吸机接口、螺纹管、面罩等的消毒工作；定期空气消毒，保持病室清洁。

（李福英）

学习小结

　　危重患者的抢救是医疗护理工作中一项非常重要、紧急而严肃的任务，急救工作的质量直接关系到患者的生命质量和生存质量。因此，作为护理人员必须具有较高的急救护理技能，能够根据患者的病情准确无误地运用各项常用急救技术如基础生命支持、吸氧、吸痰、洗胃、人工呼吸器的使用等。本章详细介绍了基础生命支持、洗胃、人工呼吸器等常用抢救技术，要求护理人员必须掌握危重患者的病情监测及护理措施；各种抢救技术的操作方法及注意事项；呼吸、心搏骤停的原因、判断依据及临床表现；洗胃的目的、禁忌证及常用溶液。同时，护理人员还应以娴熟的技术、高度的责任心，分秒必争、全力以赴地抢救患者，详细记录观察结果、治疗过程、护理措施等，以方便其他医护人员及时了解患者的病情进展和整体状态，为判断疾病转归，进一步的诊疗、护理提供参考。从而提高危重患者的生命质量和生存质量。

复习思考题

　　1. 危重患者病情监测的内容和护理要点有哪些？

　　2. 引起呼吸心搏骤停的原因有哪些？如何急救？

　　3. 洗胃的禁忌证有哪些？为患者洗胃时应注意哪些问题？

第十五章　临终护理

15

生老病死是生命发展的自然过程,死亡则是生命的最后阶段,是一种不可避免的客观存在。每一个个体都无法抗拒死亡的命运,在个体即将到达人生终点的时刻,最需要的是关怀和帮助。作为护理人员,应充分了解临终患者的生理和心理变化,为其提供最佳的身心护理和人文关怀,以提高临终患者的生命质量,让其最终能够宁静、安详、有尊严地接受死亡。同时,对临终患者的家属及丧亲者给予安慰和情感支持,使其早日从悲伤中得以解脱,也是护理人员的重要职责。

问题与思考15-1　　　　患者陈某,男,56岁,因食欲缺乏、消瘦、面色灰暗、呈进行性吞咽困难近二个月,在家属陪同下到医院就诊,经过全面检查,确诊为"食道癌晚期伴转移"。建议保守治疗。

思考:

1. 当该患者得知疾病诊断后会出现哪些心理变化?

2. 针对该患者出现的生理、心理变化,护士该如何为其提供身心护理和人文关怀?

第一节　概述

自19世纪以来出现的临终关怀是贯穿生命末端全程的、立体式卫生服务项目,是实现人生临终健康的一种重要方式,是人类社会进步和发展的标志。临终关怀作为一种社会文化现象,已经越来越被社会所认可和重视,而临终患者享受临终人文关怀是个体的一项基本权利。

一、临终关怀

(一)临终关怀的概念

临终关怀(hospice care)又称终末护理,起源于西方,hospice字面意思为保护的场所,可译为"小旅馆""收容院""救济院",中国香港特别行政区将其翻译为"善终服务",中国台湾省将其翻译为"安宁照顾"。临终关怀是指向临终患者及其家属提供包括生理、心理、精神、社会等各方面的全面照护,其主要目的是为临终患者缓解痛苦,改善症状,使患者的生命得到尊重,从而提高患者的生存质量和生活质量,使其在临终时能够有尊严地、安详舒适地走完生命的最后旅程。同时使患者家属能正确面对丧亲之痛。临终关怀不仅是一种服务,也是一门以临终患者的生理、心理发展和为临终患者提供全面照护、减轻患者家属精神压力为研究对象的一门新兴学科。临终关怀涉及多学科知识,包括医学、护理学、心理学、伦理学、社会学、管理学、宗教学(西方较多)等,因此,也是一门综合性学科。

(二)临终关怀的发展

古代的临终关怀可以追溯到中世纪西欧的修道院和济贫院,当时那里作为为病重的朝圣者、旅游者提供照料的场所,使其得到最后的安宁。在中国可以追溯到两千多年前春秋战国时期祖国医学中的临终关怀思想。

近代临终关怀机构发展于17世纪,1600年法国教士Vince DePaul在巴黎成立了慈善修女会,开设院舍,照顾和操办贫病交加者的临终事宜。随后,英国的Marry Aikenhend于1840年在柏林创立了"爱尔兰慈善修女会",为临终患者提供服务。

现代化临终关怀组织机构创始于20世纪60年代,创始人为英国的桑得斯(Dame Cicely Saunders),1967年桑得斯博士在英国伦敦的希登汉建立了世界上第一所现代化、专业化的临终关怀机构——"圣·克里斯多弗临终关怀院",被誉为"点燃了世界临终关怀运动的灯塔",对世界各国开展临终关怀运动和研究死亡医学产生了巨大的影响。之后,美国、法国、日本、加拿大、荷兰、瑞典、挪威、以色列等60多个国家相继出现临终关怀服务,建立起各种类型的临终关怀组织服务机构。临终关怀事业由此开始逐步发展起来。

中国的临终关怀服务开始于20世纪80年代。1988年7月天津医学院在美籍华人黄天中博士的资助下,成立了中国第一个临终关怀研究中心——天津医学院临终关怀研究中心,崔以泰主任被誉为"中国临终关怀之父"。同年10月在上海诞生了中国第一家临终关怀医院——南汇护理院。1993年成立了"中国心理卫生协会临终关怀专业委员会",并于1996年正式创办《临终关怀杂志》。这些都标志着我国临终关怀研究领域已跻身于世界临终关怀研究与实践的行列。此后,沈阳、北京、南京、河北、西安等省市也相继开展临终关怀服务,建立临终关怀机构。临终关怀把医学对人类所承担的人道主义精神体现得更加完美,它是一项利国利民的社会工程。

死亡作为生命发展的必然结果,是人生命的最后阶段。人类不仅需要优生、优育、优活,还需要优死。所谓优死,就是在人生的最后阶段有一个适宜的环境和时间,在此期间对死亡不恐惧、不孤独,能战胜人生的失落和依恋,心愿已了,了无牵挂,没有痛苦和遗憾,身体完整,清洁整齐,在浓厚亲情友爱中告别人间。优死是一种坦然迎接"自然死亡"的人生观,是人类逐渐走向成熟的表现。最符合人性本质和人道主义精神的优死形式,需要通过临终关怀来实现。向濒临死亡的人献上一份爱心,使他们平静、安宁、没有痛苦和遗憾地离开人世,这是生命神圣的最好体现。

(三)临终关怀的研究内容

1. 临终患者的需求及照护 临终患者的需求主要包括生理、心理、精神及社会方面的需求。临终患者的照护包括医疗护理、生活护理、心理护理,特别应注意控制临终患者的疼痛,并给予相应的心理照护。临终关怀的核心是控制疼痛及其他主要的不适症状,如:恶心、呕吐、便秘、食欲减退、口腔炎、吞咽困难、焦虑、抑郁、意识障碍、惊厥及呼吸困难等,因这些问题会时刻影响临终患者并使其产生不适、焦虑甚至恐惧,降低其生存质量。

2. 临终患者家属的需求及照护 临终患者家属的需求主要包括家属对临终患者的治疗和护理要求、心理需求及为其提供殡丧服务等。临终患者家属的照护主要是为其提供情感支持。包括尽可能满足家属照顾临终患者的需要,尽可能指导家属参与临终患者的日常照顾;多与家属沟通,建立良好的关系;尽可能满足家属生理、心理、社会等方面的需求。

3. 死亡教育 死亡教育是探讨生与死的教学过程,是运用与死亡有关的医学、护理学、心理学及精神、经济、法律、伦理学等知识对人们进行教育,帮助人们树立正确的生死观、生命价值观、生命伦理观等,使受教育者更加珍爱生命、欣赏生命,并且减少盲目的轻生和不必要的死亡,能正确对待和接受死亡。对临终患者进行死亡教育的目的是帮助临终患者消除对死亡的恐惧,学习"准备死亡、面对死亡、接受死亡"。对临终患者家属进行死亡教育的目的是帮助他们适应临终患者病情的变化和死亡,帮助他们缩短哀伤的过程,敢于面对现实,认识自身继续生存的社会意义和价值。

4. 临终关怀的模式　由于东西方文化的不同导致临终患者对死亡的态度存在很大差异,这种差异决定了中国的临终关怀项目应具有中国特色。因此,探讨适合我国国情的临终关怀模式和特点,并从社会学角度寻求因地制宜地开展临终关怀工作的途径成为临终关怀研究的重要内容之一。

5. 其他内容　包括研究临终关怀机构所采用的医疗体系;临终医师应遵循的医疗护理原则;临终关怀机构的管理、实施的研究与实践;临终关怀工作人员的构成与培训;临终关怀与其他学科的关系;临终关怀与社会发展的关系等方面。

(四)临终关怀的理念

1. 以关爱照护为主　临终关怀的服务对象是各种疾病的末期、晚期肿瘤患者,治疗已不再生效,生命即将终结。对这些患者不是通过治疗使其免于死亡,而是通过全面身心照护,提供姑息性治疗,控制症状,缓解痛苦,消除焦虑、恐惧心理,获得心理、社会支持,使其得到最后安宁。因此,临终关怀的理念由以治愈为主的治疗转变为以对症为主的关爱照护,是以重视临终患者个人实际需求为前提,尽量按照临终患者和家属的意愿提供护理,最终达到满足临终患者舒适为目的的照护。

2. 以提高临终患者的生命质量为主　临终关怀不是以延长患者的生存时间为主要目的,而是在临终患者有限的生命阶段里,以提高其生命质量为宗旨。正确认识和尊重临终患者生命的价值,为其提供一个安静、舒适、有意义、有尊严的生活,让临终患者在有限的时间里,在可控制的病痛中,感受人生的关爱、关怀,能够安详、舒适地度过最后的临终阶段。临终关怀服务充分显示了人类对生命的尊重与热爱。

3. 维护临终患者的尊严和权利　临终患者是临近死亡而尚未死亡者,其仍有一定的思维、意识、情感、个人的尊严和权利。临终关怀强调在死亡前的临终阶段,患者的个人尊严不应该因生命活力的降低而递减,个人的权利也不可因身体衰竭而被剥夺。护理人员应注意维护和保持临终患者的价值和尊严,在临终照护中应允许患者保留原有的生活方式,尽量满足其合理要求,如参与医护方案的制订、保留个人隐私和权利等。

4. 满足临终患者家属的心理需求　在对临终患者提供全面照护的同时,也为临终患者家属提供心理、社会支持,使其获得死亡的事实,从而坦然地面对亲人死亡并能够接受。

(五)临终关怀的组织形式

目前,世界范围内临终关怀的服务形式呈现多样化、本土化的特点。如英国的临终关怀服务以住院照料方式为主,即注重临终关怀院的发展。美国则以家庭临终关怀服务为主,即开展社区服务。我国正在探索符合我国国情的临终关怀服务模式,从目前发展状况看,主要以临终关怀病房以及居家照护的形式较为普遍,也易于人们接受。

1. 临终关怀专门机构　一般配备较为完善的医疗设备和齐全的医护人员,提供专业化、规范化照护技术,组织管理较科学,可行使独立服务职能,为临终患者提供全面的照护服务。

2. 综合性医院内附设临终关怀病房　指在有条件的综合性医院、肿瘤医院或老年护理院内建立的临终关怀病区或专科病房,配备必要的设施和固定的专业工作人员,专为疾病终末期、癌症晚期以及衰老病危的老年人提供临终关怀服务。

3. 居家照护 是以社区为基础,以家庭为单位开展临终关怀服务。一般由临终关怀学术组织联合医院、社区保健机构共同协作进行。医护人员根据临终患者的病情,每日或每周定时到家中探望,提供临终照护。居家照护对临终患者来说,在生命的最后时刻感受家人的关心和体贴,能够减少其生理和心理上的痛苦;对家属来说,能给予临终患者尽力照顾,使逝者死而无憾,生者问心无愧。

4. 癌症患者俱乐部 这是一个具有临终关怀性质的群众性自发组织,而不是专门的医疗机构。其宗旨是促进癌症患者互相关怀、互相帮助,共同愉快地度过生命的最后历程。

二、濒死及死亡

(一)濒死

濒死(dying)又称临终,是临近死亡的阶段。指各种疾病和损伤导致人体主要器官功能衰竭,经过一段时间的维持性(支持性)治疗,仍不能好转,病情逐渐恶化,各种迹象显示生命活动即将终结的状态,因此,濒死是生命活动的最后阶段。

(二)死亡

死亡(death)是指心肺功能不可逆的终止。美国布拉克法律辞典将死亡定义为:"血液循环全部停止及由此导致的心跳、呼吸及脉搏等身体重要生命活动的终止",即死亡是个体生命功能的永久终止。

从古至今,人们一直把心脏跳动和呼吸视为生命的本质特征,进而把心脏停止跳动和呼吸停止作为判断死亡的标准。但当个体心跳呼吸停止时并不一定是死亡,特别是随着现代医学科学技术的不断发展,各种维持生命的医疗技术、仪器、药物等得以应用,对心跳、呼吸已停止的人可借助机器、药物等来维持生命,只要大脑功能保持着完整性,一切生命活动都有恢复的可能性。自20世纪50年代以来,人体脏器移植技术广泛开展,1967年人类历史上第一例心脏移植手术在南非获得成功,一个衰亡的心脏可被另一个强壮健康的心脏替换,这就意味着心死并不等于人死;1982年,美国制造出能够安置在人体胸腔内的人工心脏,这些技术的运用均使传统的死亡标准受到了冲击。现代医学表明,心跳停止时,人的大脑、肾脏、肝脏并没有死亡。因此,传统的死亡标准已不再构成对人整体死亡的威胁,因此,医学界人士提出了一个新的比较客观的标准,即脑死亡标准。

脑死亡(brain death)即全脑死亡,包括大脑、中脑、小脑和脑干的不可逆死亡。1968年由美国哈佛医学院在世界第22次医学会上提出脑死亡的诊断标准,指出不可逆的脑死亡是生命活动结束的象征。具体内容包括以下四点:

1. 对刺激无感受性及反应性。

2. 无运动、无呼吸。

3. 无反射。

4. 脑电波平直。

上述标准需24小时内多次复查无改变,并排除体温过低(低于32℃)及中枢神经系统抑制剂的影响,即可作出脑死亡的诊断。脑死亡标准的确立具有十分重要的意义,它不仅能指导医护人员正确实施复苏抢救、准确判断死亡时间、减少法律纠纷,还十分有利于器官移植的开展,益于合理使用社会资源,促进人们对生命质量的探寻。

2013年国家卫生和计划生育委员会脑损伤质控评价中心在多年来脑死亡判定临床实践与研究的基础上,不断进行了修改与完善,制定出《脑死亡判定标准与技术规范(成人质控版)》(附15-1)。

(三)死亡过程的分期

死亡不是骤然发生的,而是一个逐渐发展的过程,一般分为3期:

1. 濒死期 濒死期(agonal stage)又称临终期。是死亡过程的开始阶段。此期的主要特点是脑干以上的神经中枢功能丧失或深度抑制,机体各系统功能发生严重障碍,导致意识、心跳、血压、呼吸和代谢方面的紊乱。表现为意识模糊或丧失,各种反射减弱,肌张力减退或消失,心跳减弱,血压下降,呼吸微弱或出现潮式及间断呼吸。濒死期的持续时间可随患者机体状况及死亡原因而异,年轻者及慢性病患者较年老体弱者及急性病患者濒死期长;猝死、严重的颅脑损伤等患者可不经此期直接进入临床死亡期。此期生命处于可逆阶段,若能得到及时有效的救治,生命可有复苏的机会,反之,则进入临床死亡期。

2. 临床死亡期 临床死亡期(clinical death stage)又称躯体死亡或个体死亡,是临床上判断死亡的标准。此期主要特点为系统的抑制过程已由大脑皮质扩散到皮质下部位,延髓处于极度抑制和功能丧失状态。表现为心跳、呼吸完全停止,瞳孔散大,各种反射消失,但机体的各种组织细胞仍有微弱而短暂的代谢活动。此期一般持续5~6分钟,超过此时间,大脑将发生不可逆的变化。但在低温条件下,尤其是头部降温脑耗氧降低时,临床死亡期可延长达1小时或更久。对触电、溺水、大出血等致死患者,若及时采取积极有效的急救措施,患者仍有复苏的可能,因为此期重要器官代谢尚未完全停止。

3. 生物学死亡期 生物学死亡期(biological death stage)是死亡过程的最后阶段,又称全脑死亡、细胞死亡或分子死亡。此期主要特点为整个中枢神经系统及机体各器官的代谢活动相继停止,并出现不可逆的变化,整个机体已不可能复苏。随着此期的进展,相继出现早期尸体现象(尸冷、尸斑、尸僵等)及晚期尸体现象(尸体腐败等)。

(1)尸冷(algor mortis):是最先出现的尸体现象,死亡后因体内产热作用停止,散热作用继续,尸体温度会逐渐降低称尸冷。死亡后尸体温度的下降有一定的规律,一般死后10小时内尸温下降速度约为每小时1℃,10小时后为每小时0.5℃,大约经24小时左右,尸温与环境温度相同。

(2)尸斑(livor mortis):死亡后血液循环停止,因地心引力的作用,血液向身体的最低部位坠积,该处皮肤呈现暗红色斑块或条纹称尸斑。尸斑的出现时间一般是死亡后2~4小时。若患者死亡时为侧卧,则应将其转为仰卧,以防脸部颜色改变。

(3)尸僵(rigor mortis):尸体肌肉僵硬,并使关节固定称为尸僵。形成的主要机制是机体死亡后,由于肌肉中三磷酸腺苷(ATP)酶的缺乏,肌肉中ATP继续分解又不能重新再合成,致使肌肉收缩,尸体变硬。尸僵一般从面部小块肌肉开始,多呈下行性发展,表现为先由咬肌、颈肌开始,再到躯干、上肢和下肢部位。尸僵一般在死后1~3小时开始出现,4~6小时发展到全身,12~16小时达高峰,24小时后尸僵便开始减弱,肌肉逐渐变软,称为尸僵缓解。

(4)尸体腐败(postmortem decomposition):死亡后机体组织中的蛋白质、脂肪和碳水化合物在腐败细菌的作用下发生分解,致尸体腐败。一般在死后 24 小时后出现。尸体腐败常见的表现有尸臭、尸绿等。尸臭是肠道内有机物分解从口、鼻、肛门逸出的腐败气体。尸绿是尸体腐败时出现的色斑,一般在死后 24 小时先在右下腹出现,逐渐扩展至全腹,最后波及全身。

相关链接   安乐死

    安乐死一词来源于希腊文,原意是"无痛苦地死亡、幸福的死亡""安然去世"。安乐死一般是指那些有不治之症的患者在危重濒死状态,由于精神和躯体的极端痛苦,在患者或亲友的强烈要求下,经医生认可,停止无望救治或用人为的方法帮助患者无痛苦地度过死亡阶段。安乐死分为主动安乐死和被动安乐死。主动安乐死是由医务人员或其他人员采取某种措施,如口服或注射致命的药物等方法,主动结束患者的痛苦或加速患者的死亡进程。被动安乐死是指停止对患者采取的一切治疗措施,如停止用药和撤除维持生命的一切医疗器械,使其自然死亡。

    安乐死问题在国内外一直是一个争论比较大的问题,安乐死无论是在国内,还是在国外,都面临着短期内很难解决的问题。一是死亡究竟何时发生,客观上缺乏明确的标准,主观上也很难以判断;二是如果患者同意安乐死,那么由谁来执行;三是安乐死涉及医学、哲学,并牵涉到社会舆论,关系到患者、家属和医生等,没有一定的法律程序、社会基础,在短期内是很难实施的。目前荷兰是世界上唯一通过安乐死法案的国家。

第二节 临终患者及家属的护理

一、临终患者的护理

(一)临终患者的生理变化及护理

1. 临终患者的生理变化

(1)呼吸功能减退:表现为呼吸频率、深浅度的改变。呼吸由快变慢,由深变浅,出现潮式呼吸、鼻翼呼吸、张口呼吸等,因支气管内潴留分泌物,常会出现痰鸣音及鼾声呼吸,最终呼吸停止。

(2)循环功能减退:表现为皮肤苍白、湿冷、出汗,四肢发绀、斑点,脉搏快而弱、不规则甚至触不到,血压降低或测不出,心尖搏动常为最后消失。

(3)胃肠道蠕动逐渐减弱:表现为恶心、呕吐、腹胀不适、食欲减退、身体消瘦、便秘或腹泻、口干、严重者出现脱水。

(4)疼痛:多数临终患者会出现疼痛、全身不适。表现为烦躁不安,血压及心率发生改变,呼吸变快或减慢,瞳孔放大,出现疼痛面容(五官扭曲、眉头紧锁、双眼无神、眼睛睁大或紧闭、咬牙等）。

（5）肌肉张力丧失：表现为咀嚼费力、吞咽困难，大小便失禁，肢体软弱无力，躯体自主活动能力丧失，无法维持良好舒适的功能体位，脸部外观改变呈希氏面容（面肌消瘦，面部呈铅灰色、眼眶凹陷、双眼半睁半滞、下颌下垂、嘴微张）。

（6）感知觉功能改变：表现为视觉功能逐渐减退，由视觉模糊逐渐发展到只有光感，最后视力完全消失。眼睑干燥，分泌物增多。听觉常是临终患者最后消失的一个感觉。

（7）意识改变：随着病情逐渐加重，临终患者的意识功能发生改变，出现嗜睡、意识模糊、昏睡、昏迷等中枢神经系统症状。

2. 护理措施

（1）改善呼吸功能

1）保持室内空气新鲜，定时通风换气。

2）采取合适的卧位。神志清醒的患者采取半卧位，以扩大胸腔容量，减少回心血量，改善呼吸困难；昏迷患者采用仰卧位，头偏向一侧，或侧卧位，防止呼吸道分泌物误入气管引起窒息或肺部并发症。

3）改善缺氧状态。保持呼吸道通畅，必要时使用吸引器吸出痰液。根据患者呼吸困难的程度及时给予吸氧，以纠正缺氧状态，改善呼吸功能。

（2）促进血液循环

1）观察生命体征的变化，皮肤色泽和温、湿度等。

2）临终患者末梢循环差，当出现四肢冰冷不适时，可提高室温，加强保暖，必要时应用热水袋热敷，但需防止烫伤。

（3）增进食欲，加强营养

1）给予高蛋白、高热量、易消化的食物，多补充含维生素丰富的新鲜蔬菜和水果等。

2）注意食物的色、香、味，少量多餐，以减轻恶心，增进患者食欲。

3）吞咽困难者给予流质或半流质饮食。必要时采用鼻饲法或完全胃肠外营养（TPN），以保证营养供给。

4）加强监测，观察临终患者电解质指标及营养状况。

（4）减轻疼痛：因晚期癌症患者临终前常伴有疼痛。

1）观察：注意观察疼痛的性质、部位、程度及持续时间等。

2）对于癌性疼痛，目前临床普遍采用 WHO 推荐的三步阶梯疗法控制疼痛。具体方法：①第一阶梯：轻度疼痛的患者应选用非麻醉性镇痛药，如布洛芬、阿司匹林、对乙酰氨基酚等，以及一些辅助性药物如解痉药、皮质激素；②第二阶梯：中度疼痛的患者应选用弱麻醉性镇痛药，如可待因、曲马多等；③第三阶梯：重度和剧烈疼痛的患者，应选用强麻醉性镇痛药，如吗啡、美沙酮、哌替啶等。癌性疼痛药物治疗要掌握基本原则，把握好用药的阶段，注意观察用药后的反应，以达到控制疼痛的目的。

3）某些非药物止痛方法也具有一定的镇痛效果，如松弛术、音乐疗法、针灸疗法、物理疗法、生物反馈法等。

4）护理人员要多安慰、鼓励、同情患者，多与之交谈沟通，使其情绪保持稳定。并适当引导转移患者的注意力，也可达到缓解疼痛的目的。

（5）促进患者舒适

1）维持良好、舒适的体位:定时给患者翻身,更换合适的体位,避免某一部位长期受压损伤皮肤。

2）加强皮肤护理:大小便失禁者,注意保持会阴、肛门附近皮肤的清洁、干燥,必要时留置导尿;大量出汗时,应及时擦洗干净,勤换衣裤,床单位保持清洁、干燥、平整、无碎屑,以防发生压疮。

3）做好口腔护理:注意观察患者口腔黏膜的变化。在晨起、餐后、睡前协助患者漱口,对不能经口进食者,给予口腔护理每日 2 次,保持口腔清洁;口唇干裂者可涂润滑油,有溃疡或真菌感染者酌情涂药;口唇干裂者可适量喂水,用湿棉签湿润口唇或用湿纱布覆盖口唇。

（6）减轻感知觉功能改变的影响

1）提供合适安静的环境:保持室内空气新鲜、通风良好,配备一定的保暖设施,适当的照明,避免因视觉模糊而产生紧张、恐惧心理,增加临终患者的安全感。

2）做好眼部护理:对神志清醒的临终患者,可用清洁的温湿毛巾从眼睛内眦向外眦进行清洁护理;分泌物多时,可用温湿毛巾或棉球、纱布等浸生理盐水或淡盐水,进行湿敷后轻轻洗去;注意防止损伤皮肤、黏膜和结膜,禁忌用肥皂水洗眼,并防止交叉感染。对昏迷的临终患者,因其角膜反射减弱或消失,眼睑不能闭合,除清洁眼睛外还要保持眼睛湿润,可涂红霉素、金霉素眼膏或覆盖凡士林纱布,以保护角膜,防止角膜干燥发生溃疡或结膜炎。

3）听觉常是临终患者最后消失的感觉,护理中应避免在其周围窃窃私语,以免增加患者焦虑。可采用非语言方式交流如触摸等,配合柔软温和的语调、清晰的语言交谈,使临终患者在生命的最后时刻也不会感到孤独。

（7）加强病情变化的观察

1）密切观察临终患者的病情变化、瞳孔、意识状态等。

2）及时评估治疗与护理效果。

（二）临终患者的心理变化及护理

1. **临终患者的心理变化** 临终患者在接近死亡时,会产生一系列复杂的心理变化。美国医学博士库柏勒·罗斯（Kubler Ross）通过长期观察,将患者从获知病情到临终时期的心理变化分为 5 个阶段,即否认期、愤怒期、协议期、忧郁期、接受期。

（1）否认期:患者尚未做好接受疾病严重性的思想准备,当得知自己病重即将面临死亡时,其心理反应是"不,这不会是我,那不是真的,一定是弄错了!"以此极力否认,拒绝接受事实,认为是医生的误诊,他们怀着侥幸的心理四处求医。否认是为了减少不良信息对患者的刺激,以使患者暂时躲开残酷的现实,有时间来调整自己,面对死亡。这些反应是一种心理防卫机制。这种心理应激的适应时间长短因人而异,大部分临终患者都能很快度过,但有的临终患者直至死亡仍处于否认期。

（2）愤怒期:当疾病的严重性被进一步证实时,临终患者对病情的否认已无法再持续下去,会出现生气与愤怒的表现,产生"为什么是我,这太不公平"的心理,怨恨、嫉妒、痛苦、无助等复杂情绪交织在一起,使患者往往迁怒于医护人员和家属,责怪不公平,常会怨天尤人,无缘无故地甩东西以发泄内心的不满、苦闷与无奈,抱怨人们对他照顾不周,不满医护人员提供的治疗和护理,甚至会无故指责和辱骂别人,以此来弥补内心的不平。

（3）协议期:随着病情逐渐加重,患者确认已无法改变死亡这一事实时,愤怒的心理便会慢慢消失,开始承认和接受临终的事实,不再怨天尤人。请求医生想尽办法治疗疾病并期望奇迹的出现,还做出许多承诺作为交换条件,出现"如果你让我好起来,我一定会……"的心理。此期患者变得和善,对自己过去所做的错事表示悔恨,请求宽容,对自己的病情抱有希望,努力配合治疗和护理。

(4)忧郁期:当患者发现自己的身体状况日益恶化,认识到已无法阻止死亡的来临时,就会产生强烈的失落感,"好吧,那就是我",会表现出对任何事物都很淡漠,精神消沉、反应迟钝、抑郁、哭泣、退缩、沮丧等一系列心理情绪的变化,体验到一种准备后事的悲哀,想与亲朋好友见面,希望有自己喜爱的人陪伴照顾在身边。

(5)接受期:这是临终的最后阶段。在一切的努力、挣扎之后,患者变得很平静,认为自己已完成了人生的一切并做好接纳死亡到来的准备,产生"好吧,既然是我,那就去面对吧"的心理,对死亡不再恐惧和忧伤,表现为比较平和、安详、坦然,喜欢自己独处,睡眠时间会增加,情感减退,等待死亡的到来。

临终患者心理发展过程的五个阶段不应被视为是一成不变的"固定阶段",具有个体差异性,每个临终患者因情况不同在次序和程度上会有所差别,每个人也不一定都会经历这5个心理变化阶段。各个阶段持续时间不一定相同,而且不一定会按顺序发展,有时可能会交错或缺失。临终患者的心理变化非常复杂,需要护理人员在实际工作中认真细致地去观察。

2. 护理措施

(1)否认期

1)护理人员应具有真诚的态度,勿直接揭穿临终患者的心理防御机制,也不要欺骗,应坦然和蔼地回答临终患者对病情的询问,并且要注意医护人员对患者病情表述的一致性。

2)要多与临终患者沟通交流,注意应用非语言方式。协助满足心理方面的需要,让其感到自己并未被抛弃,时刻都有护理人员的关心和帮助。

3)护理人员在沟通交流中要注意自己的言行,可主动和临终患者一起讨论死亡,因势利导,循循善诱,使临终患者建立正确的生死观,能逐步面对死亡的事实。

(2)愤怒期

1)护理人员应把发怒看成是一种健康的正常行为,要有极大的耐心、爱心和同情心,要理解临终患者的过激行为,认真倾听患者的内心感受,提供适宜的环境,让其尽情发泄内心的痛苦、抱怨、不满、恐惧和愤恨等情绪,但同时要注意预防意外事件的发生。

2)做好临终患者家属的工作,让家属能够理解和宽容,并给予更多的关爱和情感、心理上的支持。

(3)协议期

1)此期临终患者对治疗持比较积极的态度,内心仍抱有希望,试图通过积极配合来延长自己的生命。

2)护理人员应当给予患者指导和关心,加强照护,尽量满足临终患者的要求,使临终患者更好地配合治疗,以减轻痛苦,控制症状。

3)临终患者的协议行为可能在私下进行,护理人员不一定能观察到,因此,要鼓励临终患者说出内心的感受,尊重临终患者的信仰,积极引导,减轻压力。

(4)忧郁期

1)护理人员应多给予临终患者同情和照顾,多一些时间陪伴,允许其用不同的方式宣泄情感,如悲伤、哭泣等。

2)给予精神上的支持,尽量满足临终患者的合理要求,安排亲朋好友见面、相聚,并尽量让家属多陪伴在身边。

3)加强防护,注意安全,及时观察临终患者出现的不良心理反应,预防轻生等意外事件的发生。

4)若患者因心情忧郁忽视个人清洁卫生,护理人员应协助和鼓励患者保持身体的清洁与舒适。

(5)接受期

1)为临终患者提供一个安静、舒适、单独的环境,避免干扰。

2)继续保持对临终患者的关心、支持,加强基础生活护理,让其安详、平静、有尊严地离开人世。

在临终阶段,癌症患者除了生理上的痛苦之外,更重要的是对死亡的恐惧。美国的一位临终关怀专家就认为"人在临死前精神上的痛苦大于肉体上的痛苦",因此,护士一定要在控制症状和减轻患者机体上的痛苦的同时,做好临终患者的心理关怀。

二、临终患者家属的护理

(一)临终患者家属的心理变化

经历并目睹患者的临终过程,也是其家属的心理应激过程,临终患者会给家庭成员带来很大的生理、心理压力。医生也总会将患者临近死亡的预测预先告知家属,当家属获知患者患了绝症或病情已无法医治时,首先要承受精神上的巨大打击,会表现出不理解、不知所措和惊恐等,在情感上也难以接受即将失去亲人的现实,继而出现难以抑制的悲痛心理过程,在行动上表现为四处求医以期盼奇迹能够出现,以延长亲人的生命。当看到亲人死亡不可避免时,他们的心情会变得十分沉重,烦恼、焦躁不安,继而产生愤怒,怨恨自己无助等情绪。临终患者家属会出现以下变化:

1. **社会角色的调整**　临终患者对整个家庭造成的影响是多方面的,尤其治疗费用的增加造成家庭经济条件的改变,平静生活的失衡、精神支柱的倒塌等。家庭成员在考虑整个家庭的状况后,会对自我角色与职责的扮演重新调整,个人的需求会推迟或放弃,如升学、就业、婚姻等。

2. **家庭角色与职务的调整**　当临终患者在家庭中所承担的角色缺失后,家庭将重新调整有关成员的角色,如慈母兼严父,长姐如母、长兄如父,以保持和维系家庭的稳定。

3. **压力增加,社会性交往减少**　照护临终患者期间,家属因过度哀伤和体力、财力的消耗而感到心力交瘁、疲惫不堪,正常的生活和工作秩序被打乱,又因长期照护临终患者,减少了与亲友、同学之间的社会交往。由于我国与西方国家的文化背景、风俗习惯、伦理道德观念等方面有着很大的不同,对待疾病的认知上,我国的文化习俗倾向于对患者隐瞒病情,避免其知晓后产生不良后果而加速病情的发展。因此,家属要压抑自我的哀伤,又要不断地隐瞒病情,更加重了身心压力。

(二)护理措施

1. **帮助家属满足照顾患者的需要**　1986年,费尔斯特和霍克(Ferszt&Houck)提出临终患者家属的七大需要:

(1)了解患者病情、照顾等相关问题的发展。

（2）了解临终关怀医疗小组中哪些人会照顾患者。

（3）参与患者的日常照顾。

（4）指导患者受到临终关怀医疗小组良好照顾。

（5）被关怀与支持。

（6）了解患者死亡后相关事宜,如处理后事等。

（7）了解有关资源:经济补助、社会资源、义工团体等。

2. 鼓励家属表达情感　护理人员要与家属积极沟通,建立良好的信任关系。提供安静、隐蔽的环境与家属会谈,并耐心倾听,鼓励家属说出内心的各种感受,积极解释临终患者的生理、心理变化产生的原因,减少家属疑虑。

3. 指导家属对患者的生活照料　为临终患者家属提供技术指导和帮助,使家属能更好地照料患者,同时,在照料过程中获得心理慰藉。

4. 协助维持家庭的完整性　协助家属在医院环境中安排日常的家庭活动,以增进患者心理调适能力,维持家庭完整性。如一起用餐、看电视、下棋、散步等活动。

5. 满足家属自身的生理、心理、社会方面的需要　对家属多关心体贴,帮助其安排陪伴期间的生活,尽力解决面临的实际困难。

第三节　死亡后的护理

死亡后护理包括对死亡者的尸体护理和丧亲者的护理这两部分。

一、尸体护理

尸体护理(postmortem care)是对患者实施整体临终关怀的最后步骤,是整体护理的具体体现,也是临终关怀的重要内容之一。做好尸体护理不仅是对死者人格的尊重,更是对死者家属心灵上的慰藉体现了人道主义精神和高尚的护士职业道德。尸体护理应在确认患者死亡,医生开具死亡诊断书后立即进行,以防止尸体僵硬,避免对其他患者产生不良影响。实施中,护理人员应以唯物主义死亡观和严肃认真的态度做好尸体护理工作,尊重患者的遗愿,满足家属的合理要求。

【目的】

1. 保持尸体清洁,维持良好的尸体外观,易于辨别。

2. 使家属得到安慰,减轻悲痛。

【操作前准备】

1. 评估患者并解释

（1）接到医生开出的死亡诊断后,进行再次核实,并填写尸体识别卡。

（2）通知死者家属并向丧亲者解释尸体护理的目的、方法、注意事项及配合要点。

2. 护士准备　衣帽整洁,修剪指甲,洗手,戴口罩,戴手套,熟悉尸体护理操作程序。

3. 用物准备

（1）治疗盘内备衣裤 1 套、血管钳 1 把、不脱脂棉球适量、尸单或尸袋 1 个、剪刀 1 把、尸体识别卡（表 15-1）3 张、梳子 1 把、松节油适量、绷带适量。

表 15-1　尸体识别卡

姓名	住院号	年龄	性别
病室	床　号	籍贯	诊断
住址			
死亡时间	年 月 日 时	分	
		护士签名	
			医院

（2）擦洗用具、屏风。

（3）有伤口者备换药敷料，必要时备隔离衣。

4. 环境准备　请其他人员回避，用屏风遮挡，保持环境安静、肃穆。

【操作步骤】

操作步骤	要点与沟通
1. 准备用物　备齐尸体护理用物携至床边，必要时用屏风遮挡	• 保护隐私
2. 劝慰家属　劝家属节哀，并请家属暂离病房或一同做尸体护理	• 护士：您好！ 我们已经尽力了，请您节哀，注意保重自己的身体。 请问还有什么特殊要求吗？ 如果没有，请暂时离开病房，我给死者整理一下好吗？ 如家属不在病区，应尽快通知家属来院探视遗体
3. 撤去用物　撤去所有治疗用物，如治疗仪器、各类导管等	• 动作轻稳
4. 安置体位　放平床支架，使尸体仰卧，头下垫枕；用大单遮盖尸体	• 尊重死者，防止面部淤血变色
5. 整理遗容　清洁洗脸，有义齿者代为放上，闭合口、眼。 若眼睑不能闭合，可用毛巾湿敷或在上眼睑下垫少许棉花，使上眼睑下垂闭合。 嘴不能闭者，轻揉下颌或用绷带托住固定	• 认真细致，一丝不苟
6. 填塞孔道　用血管钳夹取棉球填塞口、鼻、耳、阴道及肛门等孔道	• 防止体液外溢，棉花勿外露
7. 清洁全身　脱去衣裤，擦净全身。 如有胶布痕迹可用松节油擦拭；有创口者应更换敷料；有引流管者应拔出后缝合创口或用蝶形胶布封闭	• 保持尸体清洁，维持良好的尸体外观
8. 更换衣裤　更换备好的衣裤，系第一张尸体识别卡在死者的右手腕部。 用尸单或尸袋包裹尸体，分别在死者胸、腰、踝部固定，系第二张尸体识别卡于死者胸或腰前的尸单或尸袋上	• 便于尸体的识别，避免辨认错误
9. 运送尸体　盖上大单，将尸体送至太平间停尸屉内冷藏，系第三张识别卡于停尸屉外	• 防止尸体腐败
10. 终末处理	
（1）处理床单位及用物	• 按常规清洁消毒方法进行处理，如为传染病患者，应按照传染病终末消毒处理 • 注销各种执行单（治疗、药物、饮食卡等），整理病历、归档
（2）填写死亡通知单及各项记录，整理病历后归档，按出院手续办理结账 （3）整理清点遗物交于家属	• 护士：您好，这是您家人的生前遗物，请清点一下带回去吧，也请节哀多保重！（若家属不在，应由两人共同清点，列出清单后交护士长保管）

【健康教育】

1. 对丧亲者做好死亡教育,使其能够正确认识死亡,接受死亡的事实,避免过度悲伤,学会珍惜生命、热爱生命,能够平稳度过居丧期。

2. 鼓励丧亲者宣泄情感,以释放内心的痛苦,缩短居丧期。

3. 协助丧亲者培养新的兴趣,以分散注意力。鼓励其参加各种社会活动,通过活动可以抒发家属内心的郁闷,获得心理安慰,尽快从悲伤中解脱出来。在疏导中应注意家属的文化、信仰、性格、兴趣爱好和悲伤程度、悲伤时间及社会风俗等方面的差异。

【注意事项】

1. 尸体护理须由医生开出死亡诊断通知书,并得到家属同意后方可进行。

2. 尸体护理应及时进行,以防尸体僵硬。

3. 处理床单位及用物时,一般患者按常规方法进行清洁消毒处理,传染病患者须按传染病患者要求进行终末消毒处理。

4. 清理患者遗物时,若家属不在,应由两人共同清点并列出清单后交护士长保管。

二、丧亲者的护理

丧亲者即死者家属,主要是指失去父母、配偶、子女者。失去亲人,对丧亲者是一个重大的生活事件,也是一次非常痛苦的人生经历,会持续相当一段时间。对其身心健康、生活、工作均有很大的影响,因此做好丧亲者的护理工作是十分重要的。

(一)丧亲者的心理反应

丧亲者的心理特征主要表现为悲伤,根据派克斯的观点主要分为4个阶段。

1. **震惊与麻木阶段**　是丧亲者失去亲人后的最早反应,无论死者病程长短都会经历这个阶段。病程较短或突发意外死亡的,震惊和麻木的程度会更重,丧亲者可出现发呆症状,且无法发泄自己的悲伤,此过程可持续几小时到几天不等。极个别人因无法承受这种打击而自杀。

2. **渴望与思念阶段**　在震惊和麻木之后,逐渐从麻木中解脱出来,继而产生悲伤心理,意识到亲人确实死亡,痛苦、无助的情绪随之而来,哭泣是此期的主要表达方式,并伴有强烈的思念之情。渴望奇迹出现,亲人复活,表现为对亲人遗物的珍爱,对音容笑貌的思念,有时会有幻听、幻视,仿佛听到他/她的声音,看到他/她的身影,觉得亲人似乎还在身边。

3. **颓丧阶段**　随着时间的流逝,丧亲者慢慢能承认失去亲人的事实,但同时由于失去亲人导致原有生活的改变,伴随着无所适从的感觉,会出现孤独、颓丧,对任何事物都无兴趣,待人淡漠。

4. **恢复阶段**　经历过以上几个阶段后,丧亲者认识到亲人已离世,痛苦已成为过去,逐渐从颓丧中解脱出来,重新寻找生活的方向,恢复生活常态,增加了对社会活动的兴趣并能积极参加,对亲人的怀念将永远留在心里。

(二)影响丧亲者调适的心理因素

1. **对死者的依赖程度**　家人如果对死者在经济、生活、情感上依赖程度越强,面对患者死亡后的调适则越困难。多见于配偶关系。

2. **病程的长短**　急性死亡病例,由于突发事件,家人毫无思想准备,易产生自责、内疚心理;慢性死亡病例,家人已有预期性心理准备,则能较快调适。

3. 死者与家人的年龄 死者年龄越轻,家人越易产生惋惜和不舍,增加内疚和罪恶感。家属的年龄反映其人格的成熟度,影响其解决、处理后事的能力。

4. 其他支持系统 家属拥有其他支持系统,如亲朋好友、各种社会活动、宗教信仰等,且能提供支持满足其需要,对调整哀伤有一定的作用。

5. 失去亲人后的生活改变 失去亲人后生活改变越大,越难调适,如中年丧夫、老年丧子。

6. 家属的文化程度与性格 文化程度高的家属相对来说能正确理解死亡,也能够面对死亡现象。外向性格的家属,因其悲伤能够及时向外宣泄,悲伤期会较短;而性格内向的家属悲伤持续时间则较长。

(三) 丧亲者的护理

1. 做好尸体护理 做好死者的尸体护理,是对死者的尊重,也是给予丧亲者更好的心理安慰,以缓解家属悲伤痛苦的心理反应。

2. 做好丧亲者心理疏导 死亡是患者痛苦的结束,但却是丧亲者悲痛的高峰,必将影响其身心健康和生存质量。在得知亲人去世后,丧亲者最初的本能反应是麻木和不知所措,护理人员应安慰丧亲者面对现实,陪伴并认真聆听他们的倾诉。聆听时,可以握紧他们的手,鼓励其宣泄内心的痛苦。哭泣是死者家属最常见的情感表达方式,是一种很好的疏解内心忧伤情绪的途径。可以给丧亲者一定的时间,并创造适当的环境,让他们能够痛快地哭出来,以减少对健康的影响。

3. 满足丧亲者需要,协助解决实际困难 丧亲是人生中最痛苦的经历,护理人员应尽量满足丧亲者提出的需求,不能满足的需耐心解释、说明,以取得其谅解与合作。另外,患者去世后,家庭会面临许多需要解决的实际问题,护理人员应了解家属的实际困难,积极提供支持和帮助,如经济问题、子女问题、家庭组合、社会支持系统等,使家属感受到人世间的温情。

4. 丧亲者随访 对死者家属可通过信件、电话、家庭访视等进行追踪随访,鼓励其参加社会活动,并力所能及地帮助解决或协调困难和问题。

临终护理强调人道主义善终照顾,免除了无意义的检查与治疗,减轻了社会、家庭的经济负担,能够节约有限的医疗卫生资源;将患者与家属视为护理的整体,强调患者生理、心理、社会支持,让患者在人生的最后时刻身心得到最大满足,并有尊严的离开人世。同时给予家属情感支持,对家庭和社会均是一项有益的行为。

(江月英)

本章主要介绍了临终关怀、濒死、死亡、脑死亡、安乐死的相关知识，临终患者及其家属的护理及死亡后护理。临终关怀是为临终患者及其家属提供生理、心理、社会等各方面的整体照护，使临终患者的生命得到尊重，症状得到控制，生命质量得到提高，家属的身心健康得到维护和增强。护理人员应正确评估临终患者的生理及心理反应，特别是临终患者心理反应的五个时期：即否认期、愤怒期、协议期、忧郁期、接受期，针对护理问题实施护理照护，减少临终患者的痛苦，使患者在临终时能够无痛苦、安宁、舒适地走完人生的最后旅程。同时应掌握尸体护理的操作程序，以严肃认真的态度进行尸体护理，做好家属的心理疏导，缓解其身心痛苦。

1. 什么是临终关怀？

2. 临终关怀的理念是什么？

3. 案例分析：

患者许某，女，62岁，肺癌晚期伴多发性转移。近期患者发现自己的身体状况日益恶化，感到生命已到尽头，产生强烈的失落感，表现出精神消沉、反应迟钝、抑郁、常暗自哭泣、沮丧等一系列心理情绪的变化。

思考：

（1）该临终患者出现的表现属于哪种心理变化？

（2）护理人员应该为该临终患者及其家属提供哪些帮助？

附15-1 脑死亡判定标准与技术规范(成人质控版)

国家卫生和计划生育委员会脑损伤质控评价中心

脑死亡判定标准

一、判定的先决条件

（一）昏迷原因明确

（二）排除了各种原因的可逆性昏迷

二、临床判定

（一）深昏迷

（二）脑干反射消失

（三）无自主呼吸　靠呼吸机维持通气,自主呼吸激发试验证实无自主呼吸。

以上3项临床判定必须全部具备。

三、确认试验

（一）短潜伏期体感诱发电位(short latencyscmatosensory evoked potential, SLSET)正中神经 SLSEP 显示双侧 N9 和(或)N13 存在,P14、N18 和 N20 消失。

（二）脑电图　脑电图显示电静息。

（三）经颅多普勒超声(transcranial Doppler, TCD)TCD 显示颅内前循环和后循环血流呈振荡波、尖小收缩波或血流信号消失。

以上 3 项确认试验至少具备 2 项。

四、判定时间

临床判定和确认试验结果均符合脑死亡判定标准者可首次判定为脑死亡。首次判定 12 小时后再次复查，结果仍符合脑死亡判定标准者，方可最终确认为脑死亡。

第十六章　医疗与护理文件

16

学习目标	
掌握	医疗与护理文件的记录要求与管理要求；体温单各项目的记录内容与方法；出入液量记录单、特别护理记录单、病区交班报告的记录内容与方法。
熟悉	医嘱的分类；医嘱单的处理方法与注意事项。
了解	医疗与护理文件记录的意义；医院信息系统在临床中的应用。

医疗与护理文件（medical and nursing documents）是医院和患者的重要档案资料，记录了患者疾病的发生、诊断、治疗、护理、发展及转归全过程，是现代医学的法定文件，由医生和护士共同完成。包括医疗文件和护理文件两部分，医疗文件记录了患者疾病发生、诊断、治疗、发展及转归的全过程。护理文件是护理人员对患者进行病情观察和实施护理措施的原始文字记载。医疗和护理文件不仅为医疗、护理、教学科研提供基础资料，同时也是患者结算收费的依据和处理医疗纠纷的法律证据。因此，医疗和护理文件必须书写规范并妥善保管，以保证其正确性、完整性和原始性。目前全国各医院医疗与护理文件记录的方式不尽相同，但遵循的原则基本一致。

问题与思考16-1　　患者，男，35岁，因发热、咳嗽、咳铁锈色痰、胸痛来医院就诊，诊断为"肺炎球菌性肺炎"，住院后经抗生素、祛痰等治疗后，痊愈出院。

思考：如何整理患者的病案？

第一节　概述

病历是医疗护理文件的主要组成部分，是指医务人员在医疗活动中形成的文字、符号、图表、影像、切片、实验室检查结果等资料的总和，包括门（急）诊病历和住院病历。护士在医疗与护理文件的记录和管理中必须明确记录的重要意义，做到认真、细致、负责，并严格遵守专业技术规范。

一、医疗与护理文件记录的意义

（一）提供患者的信息资料

医疗与护理文件是诊断、治疗和护理最原始的文件记录和重要的参考依据，是关于患者病情变化、诊疗护理以及疾病转归全过程的客观全面、及时动态的记录，是医护人员进行正确诊疗、护理的依据，同时也是加强各级医护人员之间沟通与合作的纽带。医护人员可以通过阅读护理记录的资料（如体温、呼吸、脉搏、血压、出入量、危重患者观察记录等），了解患者的病情进展、进行明确诊断并制订和调整治疗方案。医疗与护理文件的连续记录保证了各班护理工作的连续性和完整性，同时加强了医护人员间的合作和协调。

（二）提供教学与科研资料

完整的医疗与护理记录体现出理论在实践中的具体应用，是最好的教学资料。一些特殊病例还是为教学提供案例讨论和个案分析的良好素材。完整的医疗护理记录也是开展科研工作有价值的资料来源，特别是在回顾性研究、流行病学调查，传染病管理方面具有重要的参考价值，是卫生管理机构制定和调整政策的重要依据。

（三）提供质量评价依据

完整而客观的医疗与护理文件记录可以反映医院的医疗护理服务质量、医疗技术水平、管理水平及医务人员的业务素质,是衡量医院医疗、护理及管理水平的重要标志之一。也可作为医院等级评定、医护人员考核评定的参考资料。

（四）提供法律依据

医疗与护理文件是具有法律效应、为法律所认可的证据性文件。其内容反映了患者在住院期间接受治疗与护理的具体情况,在法律上可作为医疗纠纷、人身伤害、保险索赔、犯罪刑事案件及遗嘱查验的证明。因此,及时、完整、准确的医疗和护理记录不仅可以有效地维护医务人员自身的合法权益,也可作为患者及家属提供处理以上相关事件的证明。

二、医疗与护理文件记录要求

医疗与护理文件记录是医院重要的档案资料,及时、准确、完整、简要、清晰是书写各项医疗与护理文件的基本原则。

1. **及时** 医疗与护理记录必须及时,不得拖延或提早,更不能漏记、错记,以保证记录的时效性,维持最新资料。可按照所在医疗机构对医疗护理文件记录的时间间隔要求进行记录。通常患者的病情越危重,越需要及时与详尽的记录。急诊病历、危重患者病程记录、抢救时间、死亡时间、医嘱下达时间等须记录到分钟。如因抢救急重症患者未能及时记录的,相关医护人员应当在抢救结束后 6 小时内据实补记,并注明抢救完成时间和补记时间。

2. **准确** 医疗与护理文件是临床患者病情进展的科学记录,记录的内容和时间必须真实准确、可靠无误,尤其对患者的主诉和行为应进行详细、真实、客观的描述。医学术语应用应确切,不应是医护人员的主观解释和有偏见的资料,必要时可成为重要的法律依据。记录者必须是执行者,记录的时间应为实际给药、治疗、护理的时间,而不是事先安排的时间。有书写错误时应在错误处用所书写的钢笔在错误字词上划线删除,并在上面签全名,不得涂改、刮擦、剪贴或使用修正液等方法除去或掩盖原来的字迹。如为电子记录,则按统一要求打印后由相关医务人员手写签名。

3. **完整** 医疗与护理文件的眉栏、页码、各项记录须填写完整。护理表格应按要求逐项填写,避免遗漏。记录应连续,不留空白。每项记录后签全名,以示负责。增加新的一页时,眉栏仍须逐项填写完整。医疗和护理文件不得随意拆散、损坏和外借,以免丢失。如患者出现病情恶化、拒绝接受治疗护理或有自杀倾向、意外、请假外出、并发症先兆等特殊情况,应详细记录并及时汇报、交接班等。

4. **简要** 记录内容应重点突出、简洁、流畅,并使用医学术语,用公认的缩写,避免笼统、含糊不清或过多修辞,以方便医护人员快速获取所需信息,此外,护理文件均可采用表格式,以节约书写时间,使护理人员有更多时间和精力为患者提供直接护理服务。

5. **清晰** 按要求分别使用红、蓝(黑)钢笔书写。一般白班用蓝(黑)钢笔,夜班用红钢笔记录。字迹清楚,保持表格整洁,字体端正,不得涂改、剪贴和滥用简化字,要保证书写格式的规范。

三、医疗与护理文件的管理要求

医疗与护理文件是医院重要的档案资料,由门诊病历和住院病历两部分组成。门诊病历包括首页、副页和各种检查报告单;住院病历包括医疗记录、护理记录、检查记录和各种证明文件等。由于医疗与护理文件是医护人员临床实践的原始文件记录,对医疗、护理、教学、科研、执法等方面都至关重要,所以无论是在患者住院期间还是出院后均应妥善管理,建立严格的管理制度,设置专门部门或专职人员,具体负责医疗与护理文件的保存与管理工作,严禁涂改、伪造、销毁、抢夺、盗取。

(一)管理要求

1. 各种医疗与护理文件按规定放置,记录和使用后必须放回原处。

2. 必须保持医疗与护理文件的清洁、整齐、完整,防止污染、破损、拆散、丢失,收到化验单等粘贴报告单应及时进行粘贴。

3. 住院病历放于病历柜中,患者及家属不得随意翻阅医疗与护理文件,不得擅自将医疗护理文件带出病区;因医疗活动或复印、复制等需要带离病区时,应当由病区指定专门人员负责携带和保管。

4. 患者出院或死亡时,患者本人或其代理人、死亡患者近亲属或其代理人、保险机构有权复印或复制患者的门(急)诊病历、住院病历、体温单、医嘱单、检验报告、医学影像检查资料、特殊检查(治疗)同意书、手术同意书、手术及麻醉记录单、病理报告、护理记录、出院记录以及国务院卫生行政部门规定的其他病历资料,但必须按规定履行申请手续,批准后方可按医疗与护理文件复印规程办理。

5. 发生医疗事故纠纷时,应于医患双方同时在场的情况下封存或启封死亡病例讨论记录、疑难病例讨论记录、上级医师查房记录、会诊记录、病程记录、各种检查报告单、医嘱单等,封存的病历资料可以是复印件,由医疗机构负责医疗服务质量监控的部门或者专(兼)职人员保管。

6. 患者住院期间病历由病房统一保管,出院或死亡后,医疗与护理文件应交病案室,并按卫生行政部门规定的保存期限妥善保存。各种记录保存期限为:

(1)体温单、医嘱单、特别护理记录单作为病历的一部分随病历放置,患者出院后送病案室长期保存,一般不少于 30 年。

(2)门(急)诊病历档案的保存时间自患者最后一次就诊之日起不少于 15 年。

(3)病区交班报告本由病区保存 1 年,以备查阅。

(二)病历排列顺序

1. 住院期间病历排列顺序

(1)体温单(按时间先后倒排)

(2)医嘱单(按时间先后倒排)

(3)入院记录

(4)病史及体格检查

(5)病程记录(手术、分娩记录单等)

(6)会诊记录

(7)各种检验和检查报告

(8)护理记录单

(9)长期医嘱执行单

(10)住院病历首页

（11）门诊和（或）急诊病历

2. 出院（转院、死亡）后病历排列顺序

（1）住院病历首页

（2）出院或死亡记录

（3）入院记录

（4）病史及体格检查

（5）病程记录

（6）各种检验和检查报告单

（7）护理记录单

（8）医嘱单（按时间先后顺排）

（9）长期医嘱执行单

（10）体温单（按时间先后顺排）

门诊病历一般由患者自行保管。

第二节　医疗与护理文件的书写

医疗与护理文件的书写，包括填写体温单、医嘱单、特别护理记录单和书写病区交班报告等。是护士交接班时核对工作的依据。随着医院信息系统的应用推广，人们越来越认识到医院信息系统的优势，如操作简单便捷、节约时间和费用等，医疗与护理文件的记录将逐步过渡到电子记录。

一、体温单

体温单记录了患者的体温、脉搏、呼吸、血压、大便次数、出入量、身高、体重、出入院、手术、分娩、转科或死亡时间等重要情况（表 16-1）。由于体温单可以反映出患者的概况，因此，在患者住院期间，体温单排在病历的最前面，以便查阅，各项目记录方法如下：

（一）眉栏　用蓝（黑）钢笔填写

1. 一般情况　患者姓名、年龄、性别、科别、床号、入院日期、住院日数及住院病历号等项目。

2. 日期栏　每页第 1 日应填写年、月、日，中间以短线连接，如"2017-12-20"，其余 6 天只写日。如在 6 天中遇到新的年度或月份开始，则填写月、日或年、月、日。

3. 住院日数　从患者入院当天为第 1 日开始填写，直至出院。用阿拉伯数字"1、2、3……"表示。

4. 手术（分娩）后日数　用红钢笔填写，以手术（分娩）次日为第 1 日，依次填写至第 14 日为止。若在 14 日内进行第 2 次手术，则将第 1 次手术日数作为分母，二次手术日数作为分子进行填写。

（二）40～42℃横线之间的内容

1. 根据患者的具体情况，用红钢笔在40～42℃横线之间相应的时间格内，纵行填写患者入院时间、转入时间、手术、分娩、出院、死亡时间等，除了手术不写具体时间外，其余均采用24小时制，精确到分钟。

2. **填写要求**

（1）入院、转入、分娩、出院、死亡等项目后写"于"或划一竖线，其下用中文书写时间。如"入院于八时十五分"或"入院——八时十五分"。

（2）手术不写具体名称和时间。

（3）转入时间由转入病区填写，如"转入于十五时二十分"。

（三）体温、脉搏曲线的绘制和呼吸的记录

1. **体温曲线的绘制**

（1）用蓝笔绘制，符号为口温以蓝"●"表示，腋温以蓝"×"表示，肛温以蓝"○"表示。

（2）每1大格为1℃，每一小格为0.2℃，将实际测量的度数，用蓝笔绘制于体温单35～42℃的相应时间格内，相邻温度用蓝线相连，相同两次体温间可不连线。

（3）物理或药物降温30分钟后，应重测体温，测量的体温以红圈"○"表示，绘在物理降温前温度的同一纵格内，并用红虚线与降温前的温度相连，下次测得的温度用蓝线仍与降温前温度相连。

（4）体温低于35℃时，为体温不升，应在35℃线以下相应时间纵格内用红钢笔写"不升"，不再与相邻温度相连。

（5）若患者体温与上次温度差异较大或与病情不符时，应重新测量，重测相符者在原体温符号上方用蓝笔写上一小写英文字母"v"（verified，核实）。

（6）若患者因拒测、外出进行诊疗活动或请假等原因未能测量体温时，则在体温单40～42℃横线之间用红钢笔在相应时间纵格内填写"拒测""外出"或"请假"等，并且前后两次体温断开不相连。

（7）需每两小时测一次体温时，应记录在q2h体温专用单上。

2. **脉搏、心率曲线的绘制**

（1）脉搏、心率符号：脉率以红点"●"表示，心率以红圈"○"表示。

（2）每一小格为4次/分，将实际测量的脉率或心率，用红笔绘制于体温单相应时间格内，相邻脉率或心率以红线相连，相同两次脉率或心率间可不连线。

（3）脉搏与体温重叠时，先绘制体温符号，再绘制脉搏。具体方法：①口腔温度在蓝点外画一红圈表示脉搏；②腋下温度在蓝叉外画一红圈；③直肠温度在蓝圈内画一红点。

（4）脉搏短绌时，相邻脉率或心率用红线相连，在脉率与心率之间用红笔划线填满。

3. **呼吸的记录**

（1）用蓝（黑）色钢笔填写在相应的呼吸栏内，将实际测量的呼吸次数，以阿拉伯数字表示，如每日记录呼吸2次以上，应将两次的呼吸上下交错记录，第一次呼吸记录在上方。

（2）使用呼吸机患者的呼吸以®表示，在体温单相应时间内顶格用黑笔画®。

（四）特殊项目栏

内容包括血压、尿量、入量、大便次数、体重、身高等。不写计量单位,以阿拉伯数字记录用蓝(黑)钢笔填写在相应栏内。

1. 血压 以 mmHg 为单位填入。新入院患者应记录血压,根据患者病情及医嘱测量并记录。

（1）记录方式:收缩压/舒张压。

（2）一日内连续测量血压时,则上午血压写在前半格内,下午血压写在后半格内;术前血压写在前面,术后血压写在后面。

（3）如为下肢血压应当标注"下"。

2. 尿量

（1）以毫升(ml)为单位,记前一日 24 小时的尿液总量,每天记录 1 次。

（2）排尿符号:导尿以"C"表示;尿失禁以"※"表示。例如:"1200/C"表示导尿患者排尿 1200ml。

3. 入量 以毫升(ml)为单位,记前一日 24 小时的总入量在相应的日期栏内,每天记录 1 次。也有的体温单中入量和出量合在一栏内记录,则将前一日 24 小时的出入总量填写在相应日期栏内,分子为出量、分母为入量。

4. 大便次数

（1）记前一日 24 小时的大便次数,每日记录 1 次。

（2）记录方法:未解大便以"0"表示;大便失禁以"※"表示;人工肛门以"☆"表示;灌肠以"E"表示,灌肠后排便以 E 作分母、排便次数作分子表示,例如,$\frac{1}{E}$ 表示灌肠后排便 1 次;$1\frac{1}{E}$ 表示自行排便 1 次,灌肠后又排便 1 次。

5. 体重 以 kg 为单位填入。新入院患者当日应测量体重并记录,根据患者病情及医嘱测量并记录。病情危重或卧床不能测量的患者,应在体重栏内注明"卧床"。

6. 身高 以 cm 为单位填入,一般新入院患者当日应测量身高并记录。

7. "空格栏"作为机动,根据病情需要记录,如痰量、腹围、特殊用药、药物过敏试验、记录管路情况等。

二、医嘱单

医嘱(physician order)是医生根据患者病情的需要,为达到诊治的目的而拟定的书面嘱咐,由医护人员共同执行。一般由医生开写医嘱,护士负责执行。

医嘱的内容包括:日期、时间、床号、姓名、护理常规、护理级别、饮食、体位、药物(注明剂量、用法、时间等)、各种检查及治疗、术前准备和医生护士的签名。

（一）医嘱的种类

1. 长期医嘱 长期医嘱是指自医生开写医嘱起至停止医嘱,有效时间在 24 小时以上的医嘱,医生注明停止时间后医嘱失效。主要包括:护理级别、护理常规、饮食种类、病危或病重、隔离种类、体位、给药医嘱,如二级护理、心内科护理常规、低盐饮食、硝酸异山梨酯 10mg po tid。

2. 临时医嘱 有效时间在 24 小时以内,应在短时间内执行,一般只执行一次,有的需立即执行(st),如 0.1%盐酸肾上腺素 1ml H st;有的需在限定时间内执行,如会诊、手术、药物过敏试验、各项辅助检查、出院、转科、死亡等。

3. 备用医嘱 根据病情需要分为长期备用医嘱和临时备用医嘱两种。

(1)长期备用医嘱:指有效时间在 24 小时以上,必要时用,医生注明停止时间后失效的医嘱,两次执行之间有时间间隔。如派替啶 50mg im q6h prn。

(2)临时备用医嘱:指自医生开写医嘱起 12 小时内有效,必要时用只可执行一次,过期未执行则失效的医嘱。如索米痛 0.5g po sos。需一日内连续用药数次者,可按临时医嘱处理。如奎尼丁 0.2g q2h ×5。

(二)与医嘱相关的表格

1. 医嘱记录单 用于医生开写医嘱,包括长期医嘱单(表 16-2)和临时医嘱单(表 16-3),医嘱单存于病历中,作为整个诊疗过程的记录,不仅是护士执行医嘱的依据,也是出院患者结算的依据。

2. 各种执行单 将医嘱转抄至相应的执行单上,如服药单、注射单、治疗单、输液单、饮食单等,以便于治疗和护理的实施。

(三)医嘱的处理

1. 长期医嘱的处理 医生将医嘱写在长期医嘱单上,注明日期和时间,并签上全名。护士将长期医嘱单上的医嘱分别转抄至各种执行卡上(如服药单、注射单、治疗单、输液单、饮食单等),转抄时须注明具体时间并签全名。定期执行的长期医嘱应在执行卡上注明具体的执行时间。如沙丁胺醇 0.1mg tid,在服药单上则应注明沙丁胺醇 0.1mg 8am、12n、4pm。护士执行长期医嘱后应在长期医嘱执行单上注明执行的时间,并签全名。若使用序号式长期医嘱执行单,必须保证长期医嘱执行单上的序号与长期医嘱序号对应,与执行医嘱的内容相一致。

2. 临时医嘱的处理 医生将医嘱写在临时医嘱单上,注明日期和时间,并签上全名。护士将临时医嘱转抄至临时治疗单上。需立即执行的临时医嘱,护士执行后,必须注明执行时间并签上全名。会诊、手术、检查等各种申请单应及时送到相应科室。

3. 备用医嘱的处理

(1)长期备用医嘱的处理:由医生开写在长期医嘱单上,必须注明执行时间,如哌替啶 50mg im q6h prn。需要时由护士执行,每次执行后在临时医嘱单上记录执行时间并签全名,执行时注意间隔时间,以供下一班参考。

(2)临时备用医嘱的处理:由医生开写在临时医嘱单上,12 小时内有效。执行后注明执行时间并签全名。如地西泮 5mg po sos,过时未执行,则由护士用红笔在该项医嘱栏内写"未用"二字。凡需下一班执行的临时医嘱应交班。

4. 停止医嘱的处理 停止医嘱时,医生在长期医嘱"停止"栏下注明日期、时间及签名后,护士在执行医嘱时,应在相应执行单上将此项目注销,同时注明停止日期和时间,并在医嘱单原医嘱后,填写停止日期、时间,最后在执行者栏内签全名。

5. 重整医嘱的处理 凡长期医嘱单超过 3 张,或医嘱调整项目较多时需重整医嘱。重整医嘱时,在原医嘱最后一行下面划一红色横线(红线上下均不得有空行),在红线下正中用红笔写"重整医嘱",再将红线以上有效的长期医嘱,按原日期、时间的排列顺序抄于红线下栏内。抄录完毕核对无误后签上全名。

6. 手术、分娩或转科的处理　医生将相关医嘱写在临时医嘱栏内,护士在原医嘱最后一项下面划一红色横线,表示此前的医嘱全部自动停止,并在其下用红笔写"术后医嘱""分娩后医嘱""转入医嘱"等,同时按停止医嘱处理相应执行单。医生在医嘱单上开具手术后医嘱或分娩医嘱后,护士按新开医嘱处理的方法处理。

7. 出院、转院医嘱处理　医生在临时医嘱单上开具医嘱,护士按停止医嘱方法处理相应执行单。

(四)注意事项

1. 先急后缓,先处理临时医嘱,再处理长期医嘱,处理多项医嘱时应首先判断需执行医嘱的轻重缓急,合理、及时地安排执行顺序。

2. 医嘱必须经医生签名后方为有效。在一般情况下不执行口头医嘱,在抢救或手术过程中医生下口头医嘱时,执行护士应先复诵一遍,双方确认无误后方可执行,抢救或手术结束后,医生应立即(最迟不超过 6 小时)补记并签署所有执行过的医嘱。

3. 对有疑问的医嘱,必须核对清楚后方可执行。

4. 医嘱需每班、每日核对,每周总查对,查对后签全名。

5. 凡需下一班执行的临时医嘱要交班,并在护士交班记录上注明。

6. 凡已写在医嘱单上而又不需执行的医嘱,不得贴盖、涂改,应由医生用红笔写"取消"字样,并在医嘱后用蓝(黑)钢笔签全名。

各医院医嘱的书写和处理方法不尽相同,目前,有些医院使用医嘱本;有的则由医生将医嘱直接写在医嘱记录单上,护士执行;有的使用计算机医嘱处理系统(见医疗与护理文件的信息化)。

三、出入液量记录单

正常人体每日液体的摄入量和排出量之间保持着动态的平衡。当患者有肾脏疾病、休克、心脏病或肝硬化腹水、出血及大手术后,可能发生体液失衡。记录 24 小时摄入和排出的液体量对于动态掌握患者病情变化、确定治疗方案非常重要。

(一)记录内容和要求

1. 摄入量　包括每日的饮水量、食物含水量、输入的液体量、输血量等。患者饮水时应使用固定的饮水容器,并测定其容量;固体食物应记录单位数量或重量,如汤面条 1 中碗(约 100g)、橘子 1 个(约 50g)等,再根据医院常用食物含水量(表 16-4)及各种水果含水量(表 16-5)核算其含水量。

表 16-4　医院常用食物含水量

食物	单位	原料重量(g)	含水量(ml)	食物	单位	原料重量(g)	含水量(ml)
米饭	1 中碗	100	240	藕粉	1 大碗	50	210
大米粥	1 大碗	50	400	鸭蛋	1 个	100	72
大米粥	1 小碗	25	200	馄饨	1 大碗	100	350
面条	1 中碗	100	250	牛奶	1 大杯	250	217
馒头	1 个	50	25	豆浆	1 大杯	250	230

食物	单位	原料重量（g）	含水量（ml）	食物	单位	原料重量（g）	含水量（ml）
花卷	1个	50	25	蒸鸡蛋	1大碗	60	260
烧饼	1个	50	20	牛肉		100	69
油饼	1个	100	25	猪肉		100	29
豆沙包	1个	50	34	羊肉		100	59
菜包	1个	150	80	青菜		100	92
水饺	1个	10	20	大白菜		100	96
蛋糕	1块	50	25	冬瓜		100	97
饼干	1块	7	2	豆腐		100	90
煮鸡蛋	1个	40	30	带鱼		100	50

表 16-5　各种水果含水量表

水果	重量（g）	含水量（ml）	水果	重量（g）	含水量（ml）
西瓜	100	79	葡萄	100	65
甜瓜	100	66	桃	100	82
西红柿	100	90	杏	100	80
萝卜	100	73	柿子	100	58
李子	100	68	香蕉	100	60
樱桃	100	67	橘子	100	54
黄瓜	100	83	菠萝	100	86
苹果	100	68	柚子	100	85
梨	100	71	广柑	100	88

2. **排出量**　主要为尿量，必要时需单独记录。此外其他途径的排出液，如大便量、呕吐物量、咯出物量（咯血、咳痰）、出血量、引流量、胃肠减压吸出液、创面渗液量等，也应作为排出量加以测量和记录。除大便记录次数外，液体以毫升为单位记录。为准确记录尿量，对昏迷患者、尿失禁患者或需密切观察尿量的患者，最好留置导尿；婴幼儿测量尿量可先称干尿布的重量，然后称湿尿布的重量，两者之差即为尿量；对于难以收集的排出量，可依据定量液体浸湿棉织物的情况进行估计。

（二）记录方法

1. 用蓝（黑）钢笔填写眉栏各项，包括患者姓名、科别、床号、住院病历号、诊断及页码（表 16-6）。

2. 日间 7 时至 19 时用蓝（黑）钢笔记录，夜间 19 时至次晨 7 时用红钢笔记录。

3. 记录数量以毫升为单位，但免记计量单位。

4. 记录同一时间的摄入量和排出量，应自同一横格上开始记录；对于不同时间的摄入量和排出量，应各自另起一行记录。

5. 出入量一般分别于 12 小时、24 小时总结一次。12 小时做小结，用蓝（黑）钢笔在 19 时记录的下面一格上下各划一横线，将 12 小时小结的液体出入量记录在划好的格子上；24 小时做总结，用红笔在次晨 7 时记录的下面一格上下各划一横线，将 24 小时总结的液体出入量记录在划好的格子上，需要时应分类总结，并将结果分别填写在体温单相应的栏目上。

6. 不需继续记录入液量后,记录单无须保存。但是若出入量是记录在特别护理记录单上的部分,则随病历存档保留。

四、特别护理记录单

特别护理观察记录是指护士根据医嘱和病情对危重、大手术后或接受特殊治疗须严密观察病情的患者所做的客观记录,目的是及时了解和全面掌握患者情况,观察治疗或抢救后的效果(表16-7)。

(一)记录内容

包括患者基本的人口统计学资料,如姓名、年龄、病室、床号、住院号等一般情况,及生命体征、出入液量、病情动态、治疗和护理措施及其效果等。

(二)记录方法

1. 用蓝(黑)钢笔填写眉栏各项及页码,包括患者姓名、年龄、性别、科别、床号、住院病历号、入院日期、诊断等。

2. 日间7时至19时用蓝(黑)钢笔记录,夜间19时至次晨7时用红钢笔记录(也有医疗机构全部用蓝黑钢笔记录)。

3. 及时准确地记录患者的生命体征及出入量等。计算单位写在标题栏内,记录栏内只填数字。记录出入量时,除填写量外,还应将性状、颜色记录于病情栏内,并将24小时总量填写在体温单的相应栏内。

4. 病情及处理栏内要详细记录患者的病情变化,治疗、护理措施以及效果,并签全名。

5. 每12小时、24小时就患者的总出入量、病情、治疗护理做一次小结及总结。12小时小结用蓝(黑)钢笔书写,24小时总结用红钢笔书写,以便于下一班快速、全面地掌握患者的情况。

此外,除了特别护理记录单外,护理观察记录单还包括一般护理记录单和手术护理记录单。一般护理记录单是护士遵照医嘱和患者的病情,对一般患者住院期间护理过程的客观记录;手术护理记录单是巡回护士对手术患者手术中护理情况及所用器械、敷料的记录。护理记录单是护理人员在为患者实施护理过程中的原始有力的证据,应当规范、准确、客观地书写,患者出院或死亡后,随病历留档保存。

五、病区交班报告

病区交接班报告是由值班护士书写的书面交班报告,其内容为值班期间病区的情况及患者病情的动态变化。通过阅读病区交班报告,接班护士可了解病室全天的工作动态和患者的情况,明确需继续观察的问题和需进一步实施的护理措施(表16-8)。

(一)交班内容

1. **出院、转出、死亡患者** 出院者写明离开时间;转出者注明转往的医院、科别及转出时间;死亡者简要记录抢救过程及死亡时间。

2. 新入院及转入患者 应写明入院或转入时原因、时间、主诉、主要症状、体征、既往重要病史(尤其是过敏史),存在的护理问题以及下一班需观察及注意的事项,给予的治疗,护理措施及效果。

3. 危重患者、有异常情况以及做特殊检查或治疗的患者 应写明主诉、生命体征、神志、病情动态、特殊抢救及治疗护理、压疮预防护理、生活护理情况(如口腔护理),下一班需重点观察和注意的事项。

4. 手术患者 准备手术的患者应写明术前准备和术前用药情况等。当天手术患者需写明麻醉种类,手术名称及过程,麻醉清醒时间,回病房后的生命体征、切口敷料有无渗血、各引流管是否通畅及引流液情况、输血、输液、是否排尿和排气及镇痛药应用等情况。

5. 产妇 应报告胎次、产式、产程、分娩时间、分娩方式、会阴切口或腹部切口及恶露情况等;自行排尿时间;新生儿性别及评分等。

6. 老年、小儿及生活不能自理的患者 应报告生活护理情况,如口腔护理、压疮护理及饮食护理等。

病室交班报告中还应报告上述各类患者的心理状况和需要接班者重点观察及完成的工作事项。夜间记录还应注明患者的睡眠情况。

(二)书写顺序

1. 用蓝(黑)钢笔填写眉栏各项,如病室、日期、时间、患者总数和入院、出院、转出、转入、手术、分娩、病危及死亡患者数等。

2. 先写离开病区的患者(出院、转出、死亡),再写进入病区的患者(入院、转入),最后写本班重点患者(手术、分娩、危重及有异常情况的患者)。同一栏内的内容,按床号先后顺序书写报告。

(三)书写要求

1. 书写内容应全面、真实、简明扼要、重点突出。

2. 字迹清楚、不得随意涂改、粘贴,日间用蓝(黑)钢笔书写,夜间用红钢笔书写。

3. 应在经常巡视和了解患者病情的基础上于交班前 1 小时书写。

4. 填写时,先写姓名、床号、住院病历号、诊断,再简要记录病情、治疗和护理。

5. 对新入院、转入、手术、分娩患者,在诊断的右下角分别用红笔注明"新""转入""手术""分娩",危重患者做红色标记"※"或用红笔注明"危"。

6. 写完后,注明页数并签全名。

7. 护士长应对每班的病区交班报告进行检查,符合质量后签全名。

六、护理病历

在临床实施整体护理过程中,有关患者的健康资料、护理诊断、护理目标、护理措施、护理记录和效果评价等,均应有书面记录,这些记录构成护理病历。目前,各医院护理病历的设计不尽相同,一般包括入院评估表、住院评估表、护理计划单、护理记录单、出院指导和健康教育等。

1. 入院评估表 用于对新入院患者进行初步的护理评估,并通过评估找出患者的健康问题,确立护理诊断。主要内容包括患者的一般资料、现在健康状况、既往健康状况、心理状况、社会状况等(表16-9)。

2. 住院评估表 为及时、全面掌握患者病情的动态变化,护士应对其分管的患者视病情每班、每天或数天进行评估。评估内容可根据病种、病情不同而有所不同(表16-10)。

3. 护理计划单 即护理人员对患者实施整体护理的具体方案。主要内容包括护理诊断、护理目标、护理措施和效果评价等。

为节约时间,护理人员以"标准护理计划"的形式预先编制每种疾病的护理诊断及相应的护理措施、预期目标等,护士可参照它为自己负责的每一个患者实施护理。使用标准护理计划的最大优点是可减少常规护理措施的书写,护士将有更多的时间和精力用于对患者的直接护理上。但因患者的个体差异性,使用时一定要根据患者需要恰当选择并进行必要的补充。

4. 护理记录单 护理记录单是护士运用护理程序的方法为患者解决问题的记录。其内容包括患者的护理诊断/问题、护士所采取的护理措施及执行措施后的效果等。常用的记录格式有两种:P(problem,问题)、I(intervention,护理措施)、O(outcome,结果)格式和 S(subjective data,主观信息)、O(objective data,客观信息)、A(assessment,评估)、P(plan,计划)、E(evaluation,评价)格式。

5. 健康教育计划 健康教育计划是为恢复和促进患者健康并保证患者出院后能获得有效的自我护理能力而制订和实施的帮助患者掌握健康知识的学习计划与技能训练计划。主要内容包括:

(1)住院期间的健康教育计划:包括:①入院须知、病区环境介绍、医护人员概况;②疾病的诱发因素、发生与发展过程及心理因素对疾病的影响;③可采取的治疗护理方案;④有关检查的目的及注意事项;⑤饮食与活动的注意事项;⑥疾病的预防及康复措施等。

(2)出院指导:出院指导是对患者出院后的活动、饮食、服药、伤口护理、复诊等方面进行指导。教育和指导的方式可采用讲解、示范、模拟、提供书面或视听材料等方式。

相关链接　　　　　没有记录,就等于没有做(not documented,not done)

　　患者入院分娩。根据护士记录,凌晨02:45开始使用静脉缩宫素诱发分娩。按照操作规定,使用缩宫素的患者应该持续监护,以防止子宫收缩过强引起胎儿窒息或子宫破裂等并发症的发生。然而,直至凌晨05:15,护士的护理记录单上仍未记录患者的临床表现。分娩后,患者由于出现严重子宫出血且无法止血而行全宫切除术。后来,患者向法院起诉并控告医院,称其并发症的发生是由于缩宫素的使用不当和用药后病情监护缺乏造成的。虽然负责手术的两名医生都证明用药的同时确实进行了监护,然而,他们却没有证据证明他们按照医嘱的规定对患者诊断和治疗的资料进行了详细的记录,包括患者的治疗反应。由此,患者获得了赔偿。本案例中,医院被患者控告由于不当的用药和监护导致子宫出血,由于护士没有记录患者使用静脉缩宫素后的病情变化,无法证明自己所进行的正确的护理活动。

第三节　医疗与护理文件的信息化

一、概述

随着医学护理模式的转变以及信息技术的飞速发展,医院信息系统(hospital information system,HIS)普遍应用于医院,已成为医院现代化管理的基础,是医院发展的必然趋势。其作用是利用电子计算机和通讯设备,为医院所属各部门提供患者诊疗信息和行政管理信息的收集、存储、处理、提取和数据交换,并满足授权用户的功能需求。其有效的开发及应用使得医疗护理工作更加系统化、信息化、规范化及科学化。医院信息系统主要包括临床医疗信息系统和医院管理信息系统。

二、信息化的应用

(一)在临床护理工作中的应用

1. 闭环医嘱信息化应用

(1)规范化字典整理:医嘱字典涵盖临床使用的所有医嘱内容,通过医嘱的多种特性参数,将医嘱划分为护理医嘱、饮食医嘱、卧位医嘱、常规医嘱、全排斥医嘱、手术医嘱等。通过医嘱与收费内容进行关联绑定设置,实现医嘱执行时费用的自动计取。

(2)医嘱闭环处理

1)医嘱的录入:医生通过医生工作站完成医嘱的录入与确认工作。

2)医嘱的处理:护理人员接收到医嘱执行提示,录入工作代码及密码进入护士工作站系统,在医嘱核对界面进行新医嘱的核对工作,核对医嘱需要双人完成,核对的内容包括医嘱类别、内容、执行时间及方式等。对有疑问的医嘱需及时跟医生沟通询问,严禁盲目执行。医嘱执行并计费成功后,会推送至其相应的执行科室。

系统通过医嘱的执行流程,能够自动提取医嘱单所需的所有有效信息,从而生成电子医嘱单。并能通过医嘱的执行频率区分临时医嘱与长期医嘱,且能自动提取并打印当日需执行医嘱(如输液卡、执行单、注射卡、摆药单、输液瓶贴等)。

3)医嘱闭环处理的优点:医嘱闭环处理实现了医嘱与费用的计取一体化,保证了患者费用的准确无误,使得护理人员从费用录入人员的角色中脱离出来。

利用信息化系统高度共享这一特性,在医嘱执行的各个环节,实现了"流水线"式的信息采集,避免重复工作,确保了医嘱信息准确、快速的传递。也为临床辅助科室提供了准确的医疗操作系统凭证。

2. 护理病历的电子化应用

(1)体温单的电子化:体温单依据系统信息能自动提取患者的基本信息、入院时间、出院时间、转入时间、手术时间、分娩时间等,自行计算出入院天数及手术日数,并能从医嘱单中自动获得患者的过敏情况。检温表依据检温原则自动计算出患者的检温次数,护理人员在患者列表中提取患者,将其各项生命体征数值录入后,系统依据所录入的数值自动"画"出曲线。

(2)护理记录单的电子化:与体温单一样,电子化后的护理记录单,可自动提取系统共享信息,据有控制非常规值录入的功能,例如禁止超范围体温值的录入。每日的小结与总结记录系统可自动计算完成。

(3)全护理文书的电子化:病历模板编辑器能够制作标准护理病历模板,以及编辑与制作个性化护理文书。各科室护理人员可根据需要直接提取规范格式的护理文书,包括手术护理文书、透析室护理文书、重症监护室护理文书、门诊急诊留观护理文书等。

(4)护理病历电子化应用的优点:以临床护理为中心的护理病历的信息化系统建设,实现了护理病历的标准化、规范化、无纸化。护理文书的信息能够进行"自动化"提取,保证了医疗病历信息的一致性,让医生和护理人员的沟通更加清晰,避免了因信息的差异带来的诊疗差错。同时将护理人员从纸张中解放出来,还原其护理工作的本质"回归到护理中去",大大提高了护理质量。

(二)移动物联设备的护理应用

1. 患者就诊的条码标识

(1)患者身份标识:患者在入院时,系统自动分配病案号(多次入院患者会继承既往病案号),对患者进行独立标识,病案号是患者在院的唯一标识。

(2)生成条码腕带:系统将患者病案号生成条码腕带,并通过打印设备打印出符合临床使用的腕带,便于患者佩戴。

2. 移动设备的临床应用 通过无线网络的支撑,移动设备实现了护理信息化系统跟随护理人员来到患者床前。

(1)输液流程再造:护理人员在为患者输液时,利用移动设备对患者的腕带与药品条码进行扫描,完成药品与患者的匹配校验,校验通过后系统将医嘱的执行人与执行时间进行实时记录。

(2)查房流程再造:护理人员在查房时,用移动护理查房设备扫描患者腕带便可查看患者的护理情况,并能通过移动设备实时完成患者体征的录入。

(3)移动物联设备的护理应用优点:对临床护理一直存在的问题,如医嘱执行过程中的医嘱转抄错误、患者识别错误、药品识别错误,剂量错误等,移动输液管理系统提供了更有效的解决方案。通过移动护理查房系统,护理人员可随时查看患者的护理计划、录入生命体征等,保证了护理行为的时效性。移动物联设备的使用终结了以往护理信息化系统只限于护理工作站、患者床旁仍使用手工的历史,大大提高了护理人员的工作效率和用药安全。

实践证明,医院信息系统的建立具有明显的经济和社会效益,对改善医院管理、提高医院各系统运作的效率,以及促进部门之间的合作与运营,支持医教研方面具有重要的意义。

(张 晶)

医疗与护理文件是医院和患者的重要档案资料，也是教学、科研、管理以及法律上的重要资料。因此，体温单、出入液量记录单、特别护理记录单等记录患者病情的各种护理文件，护士要及时、准确、完整、简要、清晰的完成。所有医疗和护理文件必须书写规范并妥善保管，以保证其正确性、完整性和原始性。患者出院或死亡后按出院顺序排列整齐后交病案室统一保管。

正确执行医嘱是护士工作的重要内容，根据有效期是否在 24 小时内，医嘱可分为长期医嘱和临时医嘱；根据病情需要分为长期备用医嘱（prn）和临时备用医嘱（sos）。护士要按照先急后缓、先临时后长期、执行者签全名的原则处理和执行医嘱。

随着科学技术水平的提高，医院信息系统的先进性越来越明显，其有效的开发及应用使得医疗护理工作更加系统化、信息化、规范化及科学化。

复习思考题

1. 患者黄某，女，38 岁，因不明原因腹痛急诊入院，下午 02：30 轮椅推入病房。测体温 36.8℃，脉搏 108 次/分，呼吸 22 次/分，血压 115/86mmHg。

请问：患者的体温单应该如何填写？

2. 患者张某，2 周前有上呼吸道感染病史，近日来全身水肿，尿量 24 小时小于 400ml，伴肉眼血尿，临床诊断为急性肾小球肾炎。医嘱的一项内容为记录液体出入量。

请问：

（1）该医嘱属何种类型？

（2）应如何执行该医嘱？

表 16-1　体温单

姓名　李钢　性别　男　年龄　45岁　科别　普外科　床号　6　　入院日期　2017-09-10　住院病历号　25631

日　期	2017-09-10	11	12	13	14	15	16
住院日数	1	2	3	4	5	6	7
手术后日数			1	2	3	4	5
时　间	2 6 10 14 18 22	2 6 10 14 18 22	2 6 10 14 18 22	2 6 10 14 18 22	2 6 10 14 18 22	2 6 10 14 18 22	2 6 10 14 18 22

脉搏 次/分	体温 ℃
180	42
160	41
140	40
120	39
100	38
80	37
60	36
40	35
20	34

入院－九时四十分

手术－十四时

呼吸（次/分）	18 18 20	18 20 24 24	22 24 20 24	22 18 18 18	20 18	18 16 18	18 16 18
血压（mmHg）	130/80	135/85	130/75	125/75	140/90	130/85	125/80
入量（ml）	2000	1900	2200	2600	2200	2200	2000
出量（ml）	1800	1700	1500	1800	1700	1900	1800
大便（次/日）	1	0	0	1	0	1	1
体重（Kg）	68	卧床					
身高（cm）	175						
皮试	青霉素（＋） 普鲁卡因（－）						

表 16-2 长期医嘱单

姓名 林一飞   科别 内 1   病室   2   床号 15   住院号 04152

| 开 | | 始 | | | 停 | | 止 | |
日 期	时间	医 嘱	医师签名	护士签名	日期	时间	医师签名	护士签名
2017-9-6	9：10	内科护理常规	李欣	丁晶				
9-6	9：10	二级护理	李欣	丁晶				
9-6	9：10	普通饮食	李欣	丁晶				
9-6	9：10	青霉素 80 万 U IM bid	李欣	丁晶	9-12	9：00	李欣	丁晶
9-6	9：10	10% 葡萄糖 500ml ⎤	李欣	丁晶				
9-6	9：10	10% 氯化钾 10ml ⎦ ivgtt qd	李欣	丁晶				
9-6	9：10	维生素 E 0.1 tid	李欣	丁晶				
9-6	9：10	维生素 C 0.1 tid	李欣	丁晶				

第 1 页

表 16-3　临时医嘱单

姓名　林一飞　　科别　内 1　　病室　　2　　床号 15　　　　住院号 04152

日期	时间	医　　嘱	医师签名	执行护士签名	执行时间
2017-9-6	9：00	心电图	李欣	王丹	9：10
9-6	9：00	X 线胸片	李欣	王丹	9：10
9-6	9：00	血常规	李欣	王丹	9：10
9-6	9：00	青霉素皮试（-）	李欣	丁晶	9：10
9-6	16：00	氧气吸入 3L/min	李欣	王思璇	16：10

第 1 页

表 16-6 出入液量记录单

科别 消化内科　姓名 刘芳　年龄 71 岁　性别 女　床号 6　住院号 05612

日期	时间	入　量		出　量		签　名
		项目	量（ml）	项目	量（ml）	
2017-9-20	7：00	牛奶	200	大便	200	赵梅
9-20	7：00	鸡蛋	30	尿	300	赵梅
9-20	10：00	西瓜汁	200	尿	300	赵梅
9-20	10：00	5% 葡萄糖	250			赵梅
9-20	12：00	瑞能	200	呕吐	200	赵梅
9-20	14：00	菜粥	200	尿	300	赵梅
9-20	14：00	5% 葡萄糖盐水	250			赵梅
9-20	17：00	牛奶	200	尿	200	赵梅
9-20	19：00	瑞能	200			刘丽
	12 小时小结		1730		1500	刘丽
2017-9-20	21：00	瑞能	200	尿	300	高燕
9-20	22：00	水	100			高燕
9-21	2：00			尿	300	高燕
9-21	7：00	水	200	尿	250	高燕
	24 小时小结		2230		2350	

第 1 页

表16-7　特别护理记录单

科别　消化内科　姓名　计亚平　性别　女　年龄　53　床号　4　住院病历号　03678　入院日期　2017-7-10　诊断　消化道出血

日期	时间	意识	体温℃	脉搏 次/分	呼吸 次/分	血压 mmHg	血氧饱和度%	吸氧 L/min	入量 名称	入量 ml	出量 名称	出量 ml	皮肤情况	管路护理	病情观察及措施	护士签名
2017-7-1	10:00		36.5	108	24	80/50		鼻导管	10%GS	500	呕血	400	完整		患者呕血 头晕 为暗红色，通知医生、抽血，作血型鉴定，	
								4	VitK1	2				胃管通畅	给予止血药物、胃肠减压，密切观察。	洪杏
	10:45			110	23	90/55			低分子右旋糖酐	250				胃管通畅	血压略有回升，洛塞克40mg IV。	洪杏
									0.9%NS	10	胃液	100		胃管通畅	抽出血性液体约100ml。	洪杏
									洛塞克40mg	4					输血。	洪杏
	11:30			108	23	90/60			新鲜血	200					继续输血。	洪杏
	12:30			100	20	100/60			新鲜血	200	尿	100				洪杏
	14:00		36.8	90	20	110/64			平衡液	500					血压恢复正常，继续观察。	洪杏
									止血敏2g	4						
	16:00			88	20	112/64			0.9%NS	10						
	18:00								洛塞克40mg	4	尿	300		胃管通畅	患者今呕血 400ml，血压下降，给予胃肠减压，酚妥应用止血剂，输血处理，目前血压恢复正常，胃管内有少许咖啡样液体引出，继续观察。	
									10%GS	500	胃液	200				
12h小结									输入	2184	排出	1000			尿 300ml，胃液 200ml，呕血 400ml。	洪杏
	19:0		36.6	82	18	110/76			0.9%NS	10			完整	胃管通畅	胃管内引流液转为淡黄色。	赵华
	22:0			80	18	112/70			洛塞克40mg	4					输液完毕。	赵华
	0:00			82	16	100/64								胃管通畅	患者无出血情况，安静入睡。	赵华

第 1 页

表 16-8 病区交班报告

病区 06　　2017年11月17日　　

床号姓名诊断 / 总报告	上午八时至下午五时 患者总数36人	下午五时至午夜十二时 患者总数36人	午夜十二时至上午八时 患者总数36人
统计	入院1 出院1 转入1 转出2 手术0 分娩0 出生0 病危1 死亡0	入院0 出院0 转入0 转出0 手术0 分娩0 出生0 病危1 死亡0	入院0 出院0 转入0 转出0 手术0 分娩0 出生0 病危1 死亡1
3床 王小兰	今日10:30出院。		
7床 项红	今日14:30出院。		
6床 陈芳	今日14:00转外科，继续治疗。		
12床 王红 风心病、房颤 心功能3级 "新"	女性，45岁，"因反复咳喘伴胸闷3年，加重6天"于14:30收治入院。入院时轮椅推入，神志清楚，精神萎靡，呼吸26次/分钟，口唇微紫绀，不能平卧。体温37.2℃，听诊心率96次/分钟，血压106/70mmHg。遵医嘱给予吸氧、强心、利尿及青霉素抗感染等治疗。现患者半卧位休息，持续低流量吸氧，呼吸22次/分钟，主诉胸闷，气喘好转，输液通畅，请晚夜班加强病情观察。	患者晚间病情平稳，持续给氧2L/min持续，呼吸：20次/分钟，未诉不适，半卧位，入睡好，18:00体温36.8℃，心率88次/分钟，请夜班加强观察。	患者夜间取半卧位休息，仍予持续低流量氧气吸入，呼吸平稳，20次/分钟，睡眠佳，晨起无不适。6:00体温：36.3℃，心率90次/分钟，呼吸18次/分钟。血压112/74mmHg。
21床 张威 急性前壁心肌梗死 "转入、危"	患者因"急性前壁心肌梗死"住监护室治疗，今日心梗后第九日，病情平稳。予以转出监护室。现患者精神好，无特殊不适主诉。血压112/76mmHg，心率80次/分钟。现输液未完，患者目前仍需卧床休息，请晚夜班加强病情观察。	患者晚间呼吸平稳，无不适主诉，无心前区压痛及胸闷现象。血压120/76mmHg，心率80次/分钟，律齐。21:30主诉入睡困难，给予地西泮5mg口服，效果好，现安静入睡。23:45输液完毕，无异常，请夜班再观察。	患者夜间睡眠较好，呼吸平稳，晨起未主诉不适。6:00体温：36.2℃，心率：80次/分钟，律齐，血压112/74mmHg。
护士签名	张伟	孟昭	孙元

表 16-9　入院护理评估单

姓名：_____　床号：_____　科别：_____　病室：_____　住院号：____

一般资料

入院方式：步行□　扶行□　轮椅□　平车□

卫生处置：沐浴□　更衣□　剃胡须□　剪指甲□　未处理□

入院时间：____年__月__日__时　入院医疗诊断：_____主管医生：_____

简要病情（过去病史及此次发病经过）：_____

_____

过敏史：无□　有□（药物_____　食物_____　其他_____）

家族史：无□　高血压病□　心脏病□　糖尿病□　肿瘤□　哮喘□　癫痫□

　　　　精神病□　传染病□　遗传病□　其他____

用药史：无□　降血压药□　降血糖药□　利尿剂□

　　　　抗忧郁药□　抗癫痫药□　心脏用药□　其他____

生活状况及自理程度

1. 饮食 基本膳食：普食□　软食□　半流质□　流质□　禁食□　低盐□　低脂□

　　进食方式：正常□　鼻饲□　胃造□　肠造□　TPN□　其他____

　　进食情况：正常□　增加□　吞咽困难□　禁食（NOP）□　其他____

　　近期体重变化：无□　增加/下降____kg/月（原因____）其他____

2. 休息/睡眠

　　休息后体力是否恢复：是□　否□（原因_____）

　　睡眠：正常□　入睡困难□　易醒□　早醒□　多梦□　梦魇□　失眠□

　　辅助睡眠：药物□　其他方法____

3. 排泄

　　排便：____次/日　性状：正常□　便秘□　腹泻□　便失禁□　人工肛门□　其他____

　　排尿：正常□　尿频□　尿急□　尿痛□　尿失禁□　排尿困难□

　　　　　尿潴留□　人工造瘘□　导尿管□

　　排尿：____次/天　颜色：正常□　茶色□　混浊□　血尿□

　　尿量：少尿□　无尿□　尿崩□　其他____

4. 烟酒嗜好

　　吸烟：无□　偶尔吸烟□　经常吸烟□　____年____支/天　已戒____年

　　饮酒/酗酒：无□　偶尔饮酒□　经常饮酒□　____年____ml/d　已戒____年

　　吸毒：无□　有□（名称____量____已吸时间____）已戒____年

5. 活动

　　自理：正常□　需帮助□（喂饭□　沐浴□　卫生□　穿着□　修饰□　如厕□）　完全依赖□

　　步态：稳□　不稳□（原因____）轮椅活动□　跌倒高危险因子评分____分

　　医疗/疾病限制：床上活动□　卧床不起□　偏瘫□　截瘫（高位/低位）　石膏固定□　牵引□　其他____

　　活动能力（ADL）：0级□　1级□　2级□　3级□　4级□

　　肌肉系统：强度 手R/L____分 脚R/L____分

体格检查

T____℃　P____次/分钟　R____次/分钟　BP____mmHg（kPa）　身高____cm　体重____kg

1. 神经系统

　　意识状态：清醒□　意识模糊□　嗜睡□　谵妄□　昏迷□　昏迷评分（GCS）____

　　定向能力：准确□　障碍□（自我定向、时间、地点、人物）

　　语言表达：清醒□　含糊□　语言困难□　失语□

2. 皮肤黏膜

　　皮肤颜色：正常□　潮红□　苍白□　发绀□　黄染□

　　皮肤温度：温□　热□　凉□　皮肤湿度：正常□　干燥□　潮湿□　多汗□

完整性：完整□ 皮疹□ 出血点□ 其他____ 皮肤危险因子评估：____分

压疮：部位____级数_____ 大小：_____ cm×_____ cm×_____ cm

外伤：部位_____ 大小：_____ cm×_____ cm×_____ cm

口腔黏膜：正常□ 充血□ 出血点□ 糜烂溃疡□ 疱疹□ 白斑□ 其他_____

3. 呼吸系统

呼吸方式：自主呼吸□ 机械呼吸□

节律：规则□ 呼吸过速□ 呼吸过缓□ 不规则呼吸□

深浅度：正常□ 深□ 浅□

呼吸困难：无□ 轻度□ 中度□ 重度□

咳嗽：无□ 偶尔□ 经常□ 咳嗽能力：自咳□ 需协助□ 吸痰□

痰：无□ 容易咳出□ 不易咳出□ 痰色□ 黏稠度量：少□ 中□ 多□ 其他____

4. 循环系统

心率：正常□ 过缓（＜60次/分钟）□ 过速（＞100次/分钟）□ 不规则□ ____次/分钟

一般性活动引起心悸：不会□ 轻度□ 严重□ 更严重（休息时就会）□

心绞痛：从未发生□ 剧烈活动时会□ 有压力、饭后、冷天气、走超过一层楼会□

走过一层楼会□ 轻微活动或休息时会□

水肿情形：用拇指加压显出凹陷 没有□ 很快恢复□ +2 需要10～15秒钟恢复□ 需要1分钟才恢复□ 需要2分钟以上才能恢复□ 部位____其他____

5. 消化系统

胃肠症状：恶心□ 呕吐□ 颜色____性质____次数____总量____
嗳气□ 反酸□ 烧灼感□ 腹痛□（部位/性质____）

腹部：软□ 肌紧张□ 压痛□ 反跳痛□ 可触及包块（部位/性质____ 腹水□（腹围____cm）

6. 生殖系统

性生活：□正常 □障碍 生育史：孕次：____产次：____

月经 正常□ 紊乱□ 痛经□ 绝经□ 经量：正常□ 一般□ 多□ 持续时间：____其他____

7. 认知/感受

疼痛：无□ 有□（部位/性质____） 疼痛指数____（1-10）

视力：正常□ 模糊（左、右） 近视（左、右） 老花（左、右） 失明（左、右） 弱视（左、右）

听力：正常□ 耳鸣（左、右） 重听（左、右） 耳聋（左、右） 助听器（左、右）

触觉：正常□ 障碍□（部位____） 嗅觉：正常□ 减弱□ 缺失□

思维过程：正常□ 注意力分散□ 远/近期记忆力下降□ 思维混乱□ 其他____

心理–社会方面

1. 情绪状态 镇静□ 易激动□ 焦虑□ 恐惧□ 悲哀□ 无反应□ 其他____

2. 近期个人重大事件 无□ 有□（结婚□ 离婚□ 丧偶□ 其他____）

3. 就业状态 固定职业□ 丧失劳动力□ 失业□ 待业□

4. 沟通方式 语言□ 文字□ 手势□
与人交流 好□ 差□ 语言：普通话□ 方言□ 其他____

5. 医疗费用来源 医疗保险□ 自费□（能支付□ 有困难□） 其他____）

6. 住院顾虑 无□ 有□（经济方面□ 照顾方面□ 家庭方面□ 其他____）

7. 对疾病认识 完全明白□ 一知半解□ 不知□

8. 与亲友关系 和睦□ 冷淡□ 紧张□
家属的态度：关心□ 不关心□ 过于关心□ 无人照顾□

9. 住院期间的主要照顾者：配偶□ 父母□ 子女□ 看护□ 其他____

10. 患者重要关系（决策）人：称谓_____ 姓名_____ 联系电话_____

入院介绍

入院介绍：已介绍□（_____） 未介绍□

资料来源：患者□ 家属□ 其他_____

负责护士签名_____记录日期/时间_____

表 16-10 住院患者护理评估表

姓名　　　　　科别　　　　病室　　　　　床号　　　　　住院号

项　目	日　期						
呼吸　A.咳嗽　B.气急　C.哮喘　D.咳嗽困难　E.其他							
循环　A.心悸　B.水肿　C.晕厥　D.高血压　E.低血压							
意识　A.正常　B.嗜睡　C.烦躁　D.谵妄　E.昏迷　F.其他							
皮肤　A.完整　B.感染　C.压疮　D.其他							
口腔　A.清洁　B.口臭　C.出血　D.黏膜完整　E.黏膜破溃　F.其他							
排尿　A.正常　B.失禁　C.潴留　D.困难　E.血尿　F.其他							
排便　A.正常　B.未解便　C.便秘　D.腹泻　E.失禁　F.其他							
食欲　A.正常　B.差　C.其他							
活动　A.自如　B.受限　C.其他							
日常生活　A.自理　B.协助　C.其他							
安全　A.易跌伤　B.易坠床　C.易烫伤　D.其他							
舒适　A.轻度疼痛　B.剧烈疼痛　C.不适　D.其他							
睡眠　A.正常　B.紊乱　C.其他							
心理　A.稳定　B.焦虑　C.恐惧　D.抑郁　E.其他							
健康知识　A.了解　B.缺乏　C.其他							
签名							

参考文献

<<<<<< 1. 陈永强.《2015 美国心脏协会心肺复苏及心血管急救指南更新》解读［J］.中华护理杂志，2016，51(2)：253-256.

<<<<<< 2. 程红缨，杨燕妮.基础护理技术操作教程.第 2 版.北京：人民军医出版社，2015.

<<<<<< 3. 大田仁史，三好春树.完全图解-现代照护.北京：科学出版社，2007.

<<<<<< 4. 狄树亭，姜志连，雷芬芳.急救护理技术.武汉：华中科技大学出版社，2010.

<<<<<< 5. 窦健萍，梁萍.纳米材料介导肿瘤热疗的研究进展［J］.解放军医学院学报.2017，38(4)：360-363.

<<<<<< 6. 范瑾，罗新.女性压力性尿失禁的诊断［J］.实用妇产科杂志，2013，(7)：483-485.

<<<<<< 7. 国家卫生计生委，国家中医药局.关于印发《进一步改善医疗服务行动计划》的通知［国卫医发［2015］2号］.［EB/OL］.2015-1-28.http://www.nhfpc.gov.cn/yzygj/s3593g/201501/5584853cfa254d1aa4e38de0700891fa.shtml.

<<<<<< 8. 郝淑芹，孙海民，李德成等.失眠患者焦虑抑郁的相关性研究［J］.现代中西医结合杂志，2012，21(32)：3535-3537.

<<<<<< 9. 姜安丽.新编护理学基础.第 2 版.北京：人民卫生出版社，2012.

<<<<<< 10. 蒋勇，占盛鹤.精密过滤输液器的原理与应用发展［J］.医疗卫生装备，2012，33(6)：80-102.

<<<<<< 11. 景钦华，安秋月.护理学基础.第 2 版.北京：清华大学出版社，2014.

<<<<<< 12. 李小寒，尚少梅.基础护理学.第 5 版.北京：人民卫生出版社，2012.

<<<<<< 13. 李小寒，尚少梅.基础护理学.第 6 版.北京：人民卫生出版社，2017.

<<<<<< 14. 李晓松.基础护理技术.第 2 版.北京：人民卫生出版社，2011.

15. 梁妮，杨克勤，林少虹，等.持续加压冷疗在软组织损伤早期治疗中的应用［J］.护理研究，2016，30(9C)：3390-3391.

16. 楼滨城，朱继红.《2015 美国心脏协会心肺复苏及心血管急救指南更新》解读之一：概述及基础心肺复苏［J］.临床误诊误治，2016，29(1)：69-74.

17. 美国心脏协会.2010 美国心脏协会心肺复苏及心血管急救指南，2010.

18. 美国心脏协会.2015 美国心脏协会心肺复苏及心血管急救指南，2015.

19. 彭义.医疗建筑中视觉障碍者的导识系统构建研究［J］.同济大学学报（社会科学版），2015，26(5)：59-66.

20. 钱晓路.护理学基础.上海：复旦大学出版社，2011.

21. 沈洪.急诊医学.北京：人民卫生出版社，2008.

22. 石贞仙.张晓红.基础护理技术操作标准及流程.北京：人民卫生出版社，2011.

23. 宋高坡，赵英，聂志强.等速肌力训练在康复医学领域的应用进展［J］.中国伤残医学，2016，24(17)：89-91.

24. 宋玉磊，林征，林琳，等.生物反馈治疗联合综合护理干预对功能性便秘患者临床症状及生活质量的影响［J］.中华护理杂志，2012，47(6)：485-487.

25. 藤野章子，长谷部佳子.护理技术-临床读本.北京：科学出版社，2007.

26. 王建荣.静脉治疗护理实践指南与实施细则.北京：人民军医出版社，2009.

27. 王显勋.全膝关节置换后局部加压冷疗结合 CPM 功能对早期关节功能恢复的影响［J］.中国组织工程研究，2017，21(7)：998-1003.

28. 王晓芳.新编基础护理学.西安：西安交通大学出版社，2015.

29. 王在英.护理安全管理与应急预案.北京：中国医药科技出版社，2007.

30. 王增舞，董颖.2015《AHA 心肺复苏与心血管急救指南》解读［J］.中国循环杂志，2015，(30)：8-20.

31. 吴姣鱼.护理学基础（案例版）.第 2 版.北京：人民卫生出版社，2010.

32. 席淑新.眼耳鼻咽喉口腔科护理学.第 3 版.北京：人民卫生出版社，2012.

33. 徐小兰.护理学基础.北京.高等教育出版社，2011.

34. 压疮的预防与治疗：快速参考指南.第 2 版.美国压疮

咨询委员会，欧洲压疮咨询委员会，泛太平洋压力损伤联盟.2014.

<<<<<< 35. 闫夔.聚焦互联网医院［J］.现代养生，2016，(5)：6-7.

<<<<<< 36. 杨立群.基础护理学.北京：人民卫生出版社，2013.

<<<<<< 37. 中华人民共和国卫生行业标准：

WS/T367-2012《医疗机构消毒技术规范》

WS/T313-2009《医务人员手卫生规范》

WS/T311-2009《医院隔离技术规范》

WS310.1—-2016/WS310.2—-2016/ WS310.3-2016《医院消毒供应中心》

GB15982—2012代替GB15982—1995《医院消毒卫生标准》

<<<<<< 38. 张爱珍.临床营养学.第3版.北京：人民卫生出版社，2012.

<<<<<< 39. 张帆.青霉素发现简史［J］.生物学教学，2008，33(7)：70-71.

<<<<<< 40. 张鹏，赵忠新.《中国成人失眠诊断与治疗指南》解读［J］.中国现代神经疾病杂志，2013，13(5)：363-368.

<<<<<< 41. 赵非一，赵英侠，娄淑杰等.运动训练抗失眠及对睡眠-觉醒周期调控的神经生物学机制［J］.武汉体育学院学报，2016，50(2)：75-78.

<<<<<< 42. 中华人民共和国卫生部，中国人民解放军总后勤部卫生部.临床护理实践指南（2011版）.北京：人民军医出版社，2011.

<<<<<< 43. 中华人民共和国卫生部.临床护理实践指南（2011版）.北京：人民军医出版社，2011.

<<<<<< 44. 钟华荪.静脉输液治疗护理学.北京：人民军医出版社，2007.

<<<<<< 45. 周春美，张连辉.基础护理学.北京：人民卫生出版社，2014.

<<<<<< 46. 周春美，陈焕芬.基础护理技术.北京：人民卫生出版社，2016.

<<<<<< 47. 朱正华.热辐射诱导全身热疗治疗晚期肿瘤的护理［J］.全科护理，2015，13(7)：1646-1647.

<<<<<< 48. Berman,A.,Snyder,S.,& Frandsen,G.(2016).Kozier & Erb's Fundamentals of nursing concepts, process,and practice.10th ed.Pearson;pp.797-798.

索 引